HIPERTROFIA MUSCULAR

2ª edição

HIPERTROFIA MUSCULAR
CIÊNCIA E PRÁTICA

Brad Schoenfeld
PhD, CSCS, *D, CSPS, *D, NSCA-CPT, *D, FNSCA
Lehman College, Bronx, Nova York

Título original em inglês: *Science and Development of Muscle Hypertrophy, 2nd edition*
Copyright © 2021, 2016 Brad Schoenfeld. Todos os direitos reservados.
Publicado mediante acordo com a Human Kinetics.

Produção editorial: Retroflexo Serviços Editoriais

Tradução:
Fernando Gomes do Nascimento

Maiza Ritomy Ide
Fisioterapeuta pela Universidade Estadual de Londrina (UEL)
Mestre em Ciências pela Faculdade de Medicina da
  Universidade de São Paulo (FMUSP)
Doutora em Reumatologia pela FMUSP
Pós-doutora em Reumatologia pela Universidade de Cantabria (Espanha)

Revisão de tradução e revisão de prova: Depto. editorial da Editora Manole
Projeto gráfico: Depto. editorial da Editora Manole
Diagramação: Sônia Midori Fujiyoshi
Adaptação da capa para a edição brasileira: Depto. de arte da Editora Manole
Imagem da capa: Istock

CIP-BRASIL. CATALOGAÇÃO NA PUBLICAÇÃO
SINDICATO NACIONAL DOS EDITORES DE LIVROS, RJ

S39h
2. ed.

Schoenfeld, Brad.
  Hipertrofia muscular : ciência e prática / Brad Schoenfeld ; tradução Maiza Ritomy Ide e Fernando Gomes do Nascimento. - 2. ed. - Santana de Parnaíba [SP] : Manole, 2023.

  Tradução de: Science and development of muscle hypertrophy.
  ISBN 9786555766516.

  1. Músculos - Hipertrofia. 2. Exercícios físicos. 3. Musculação I. Nascimento, Maiza Ritomy Ide. II. Nascimento, Fernando Gomes do. III. Título.

22-79333
CDD: 613.71
CDU: 613.72

Gabriela Faray Ferreira Lopes - Bibliotecária - CRB-7/6643

Todos os direitos reservados.
Nenhuma parte desta obra poderá ser reproduzida, por qualquer processo,
sem a permissão expressa dos editores.
É proibida a reprodução por fotocópia.

A Editora Manole é filiada à ABDR – Associação Brasileira de Direitos Reprográficos.

2ª edição brasileira – 2023

Direitos em língua portuguesa adquiridos pela:
Editora Manole Ltda.
Alameda América, 876
Tamboré – Santana de Parnaíba – SP – Brasil
CEP: 06543-315
Fone: (11) 4196-6000
www.manole.com.br | https://atendimento.manole.com.br/

Impresso no Brasil
Printed in Brazil

Para meu pai, que descanse em paz, por incutir em mim o método científico desde que eu me entendo por gente. Você me forçou a aprender, a prosseguir no ensino superior e a me tornar um estudioso. Gostaria que você estivesse por perto para ver os frutos de seus esforços. Este livro é para você; eu sei que isso o teria deixado orgulhoso.

Durante o processo de edição desta obra, foram tomados todos os cuidados para assegurar a publicação de informações técnicas, precisas e atualizadas conforme lei, normas e regras de órgãos de classe aplicáveis à matéria, incluindo códigos de ética, bem como sobre práticas geralmente aceitas pela comunidade acadêmica e/ou técnica, segundo a experiência do autor da obra, pesquisa científica e dados existentes até a data da publicação. As linhas de pesquisa ou de argumentação do autor, assim como suas opiniões, não são necessariamente as da Editora, de modo que esta não pode ser responsabilizada por quaisquer erros ou omissões desta obra que sirvam de apoio à prática profissional do leitor.

Do mesmo modo, foram empregados todos os esforços para garantir a proteção dos direitos de autor envolvidos na obra, inclusive quanto às obras de terceiros, imagens e ilustrações aqui reproduzidas. Caso algum autor se sinta prejudicado, favor entrar em contato com a Editora.

Finalmente, cabe orientar o leitor que a citação de passagens da obra com o objetivo de debate ou exemplificação ou ainda a reprodução de pequenos trechos da obra para uso privado, sem intuito comercial e desde que não prejudique a normal exploração da obra, são, por um lado, permitidas pela Lei de Direitos Autorais, art. 46, incisos II e III. Por outro, a mesma Lei de Direitos Autorais, no art. 29, incisos I, VI e VII, proíbe a reprodução parcial ou integral desta obra, sem prévia autorização, para uso coletivo, bem como o compartilhamento indiscriminado de cópias não autorizadas, inclusive em grupos de grande audiência em redes sociais e aplicativos de mensagens instantâneas. Essa prática prejudica a normal exploração da obra pelo seu autor, ameaçando a edição técnica e universitária de livros científicos e didáticos e a produção de novas obras de qualquer autor.

Sobre o autor

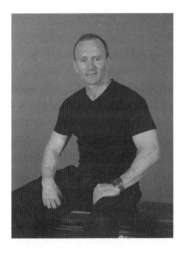

Brad Schoenfeld, PhD, CSCS, *D, CSPS, *D, NSCA-CPT, *D, FNSCA, é uma das principais autoridades em hipertrofia muscular do mundo. Em 2011 foi considerado o *Personal Trainer* do ano pela National Strength and Conditioning Association (NSCA), um fisiculturista sem histórico de uso de substâncias e que ganhou vários títulos de fisiculturismo natural. Como *personal trainer*, Schoenfeld trabalhou com diversos atletas fisiculturistas de elite, incluindo muitos profissionais de ponta.

Schoenfeld recebeu o prêmio *Dwight D. Eisenhower Fitness Award* de 2016, que é concedido pela Sports Academy dos Estados Unidos por conquistas extraordinárias em condicionamento físico e por suas contribuições para o crescimento e desenvolvimento do condicionamento físico esportivo, graças à sua meritória atividade de liderança. Ele também foi vencedor do prêmio *NSCA Outstanding Young Investigator Award* de 2018. É autor de vários livros sobre *fitness*, incluindo *The M.A.X. Muscle Plan* e *Strong & Sculpted*. Tem publicações ou aparece em praticamente todas as principais revistas de *fitness* e participou de centenas de programas de televisão e de rádio nos Estados Unidos. Atualmente, Schoenfeld é o responsável pela coluna "Ask the Muscle Doc" para Bodybuilding.com.

Schoenfeld obteve seu PhD em promoção da saúde e bem-estar na Rocky Mountain University, na qual sua pesquisa se concentrou em esclarecer os mecanismos da hipertrofia muscular e sua aplicação ao treinamento de resistência. Publicou mais de 200 artigos científicos revisados por pares, sendo membro de conselhos editoriais de vários periódicos, incluindo *Journal of Strength and Conditioning Research* e *Journal of the International Society of Sports Nutrition*. Schoenfeld é professor assistente de ciência do exercício no Lehman College, no Bronx, Nova York, e também diretor do programa de pós-graduação em desempenho humano e condicionamento físico nessa instituição. Ele também atua como consultor de nutrição esportiva para New Jersey Devils, uma organização de hóquei.

Sumário

Prefácio xi
Agradecimentos xiii

1 Respostas e adaptações ao estresse por exercício relacionadas com a hipertrofia muscular 1
   Sistema neuromuscular 1
   Sistemas endócrino, parácrino e autócrino 20

2 Mecanismos de hipertrofia 36
   Tensão mecânica 36
   Estresse metabólico 46
   Dano muscular 54

3 Mensuração da hipertrofia muscular 68
   Medidas indiretas 68
   Medidas específicas do local 79

4 O papel das variáveis do treinamento de resistência na hipertrofia muscular 93
   Volume 93
   Frequência 106
   Carga 109
   Seleção de exercícios 126
   Tipo de ação muscular 131
   Duração do intervalo de descanso 133
   Duração da repetição 146
   Ordem dos exercícios 157
   Amplitude de movimento 159
   Intensidade de esforço 163

5 Práticas de treinamento avançado 175
   Treinamento de alongamento com carga 175
   Treinamento com descanso intrassérie 177
   Drop sets 179
   Superséries e pré-exaustão 183
   Treinamento de sobrecarga excêntrica 186

6 O papel do treinamento aeróbico na hipertrofia muscular 191
   Efeitos hipertróficos do treinamento aeróbico isolado......................... 192
   Treinamento concorrente 206

7 Fatores que influenciam o desenvolvimento hipertrófico máximo 214
   Genética 214
   Idade 219
   Sexo 223
   Status de treinamento 225

8 Elaboração de um programa para a hipertrofia máxima 229
   Biomecânica 229
   Estratégias para a seleção de exercícios 235
   Periodização 244

9 Nutrição para a hipertrofia muscular 272
   Balanço energético 272
   Consumo de macronutrientes 274
   Frequência da alimentação 286
   Momento de ingestão dos nutrientes 291

Referências bibliográficas... 299
Índice remissivo 349

Prefácio

Este livro foi realmente uma obra de amor.

Desde os meus dias como estudante de pós-graduação em ciência do exercício, eu tinha a pretensão de escrever um texto fundamentado em evidências sobre hipertrofia muscular. Na época, eram inúmeros os livros que descreviam programas para o desenvolvimento dos músculos. No entanto, todos se baseavam amplamente em impressões não científicas para fazer suas recomendações; nenhum daqueles livros tinha se aprofundado amplamente na ciência real do tema. Era evidente a necessidade de uma abordagem mais científica para o público em geral. Em 2016, finalmente, minha pretensão se tornou realidade, com a publicação da primeira edição do meu livro *Hipertrofia muscular*.

Muita coisa aconteceu desde o lançamento de sua primeira edição. Por um lado, foram publicadas inúmeras pesquisas sobre hipertrofia muscular. Literalmente, milhares de novos estudos foram publicados, o que ajudou a aprofundar nossa compreensão sobre o que faz o músculo crescer e qual a melhor forma de otimizar o desenvolvimento muscular. Além disso, o meu próprio aprofundamento e as perspectivas trazidas com o passar do tempo me possibilitaram ver maneiras pelas quais o texto original poderia ser melhorado e expandido. Por fim, cheguei à conclusão da necessidade de uma revisão do texto original.

Assim, tenho grande prazer em apresentar a segunda edição do *Hipertrofia muscular*. O texto foi completamente atualizado, com a inclusão de mais de 30% de novos conteúdos. Além de trazer uma ampla discussão das novas descobertas de pesquisa e suas implicações práticas para o desenvolvimento do músculo, adicionei dois novos capítulos importantes: um deles investiga os métodos empregados para a mensuração do crescimento muscular, e o outro avalia as várias práticas avançadas de treinamento comumente empregadas para melhorar a hipertrofia. Esta segunda edição também oferece tópicos específicos de interesse para a aquisição de massa magra.

Cabem algumas reflexões sobre o livro em geral: embora o texto esteja destinado aos alunos de nível de pós-graduação em disciplinas relacionadas ao esporte e exercício, a maior parte do texto é acessível a qualquer pessoa que tenha um entendimento básico dos princípios da ciência do exercício. Cientificamente, os dois primeiros capítulos são os mais técnicos e, por isso, exigirão algum conhecimento em fisiologia e biomecânica do exercício para que o leitor possa apreciar plenamente as complexidades e os desafios enfrentados em suas tentativas de fazer inferências sobre os mecanismos subjacentes aos eventos que promovem as adaptações hipertróficas. No entanto, mesmo que o leitor não tenha uma formação científica sólida, será possível adquirir muitas informações, basicamente com a simples leitura desses capítulos, com o objetivo de se familiarizar com os conceitos básicos e com a terminologia.

Apesar de sua base científica, o foco geral do livro está nos aspectos aplicados ao desenvolvimento muscular. Dessa forma, cada capítulo contém "pontos-chave" que são resumos dos ensinamentos para aplicação prática em sua casa. Esta segunda edição contém também um capítulo inteiro (Cap. 8) dedicado à síntese da literatura, que segue um modelo baseado em evidências, com o objetivo de formular programas personalizados orientados para a hipertrofia muscular.

Em suma, espero que o leitor concorde que este livro é o recurso mais completo atualmente no mercado capaz de preencher a lacuna entre ciência e prática para a otimização do desenvolvimento muscular.

Conhecimento é poder; aprenda e evolua!

Agradecimentos

Em primeiro lugar, a Roger Earle, por ter vislumbrado este projeto e disponibilizado todos os recursos necessários para garantir sua qualidade. Sou grato por sua confiança na minha capacidade de escrever o livro e por sua contínua orientação durante todo o processo de publicação. Sem seus esforços, este livro não teria se concretizado. Sou eternamente grato.

A Shawn Donnely, pelo gerenciamento eficaz e eficiente do desenvolvimento deste projeto para que tudo corresse bem. Seus esforços foram muitíssimo apreciados.

A Grant Tinsley, Mike Israetel, Cody Haun, Henning Wackerhage, James Krieger, Adam Sharples, Alan Aragon, Bret Contreras, Mike Roberts e Andrew Vigotsky, por fornecerem preciosas informações para o livro. Suas sugestões ajudaram a ampliar a abrangência deste projeto e a assegurar sua precisão.

Finalmente, aos meus alunos, pregressos e atuais, que sempre me inspiram a aprender, crescer e a ser o melhor que posso na minha área. Seu desenvolvimento e sucesso pessoais são o que me impulsiona a continuar fazendo o que faço e são parte do que torna minha vida tão gratificante.

1

Respostas e adaptações ao estresse por exercício relacionadas com a hipertrofia muscular

Para compreender os muitos fatores relacionados com a maximização da hipertrofia do músculo esquelético, é essencial ter um conhecimento básico de como o corpo reage e se adapta ao estresse por exercício. Este capítulo analisa a estrutura e a função do sistema neuromuscular, bem como as respostas e adaptações dos sistemas neuromuscular, endócrino, parácrino e autócrino. Embora esses sistemas sejam discutidos em separado, eles estão integralmente conectados; suas interações mediam o desenvolvimento do tecido magro.

Sistema neuromuscular

A discussão detalhada das complexidades da hipertrofia muscular requer uma compreensão básica do sistema neuromuscular – em especial da interação entre nervos e músculos que produz a força e resulta no movimento humano. Embora uma exploração completa desse assunto esteja além do escopo deste livro, esta seção fornece uma visão geral dos conceitos mencionados nos capítulos posteriores. Aconselha-se os interessados em se aprofundar no assunto a procurar um dos muitos livros específicos da fisiologia do exercício.

Estrutura e função

Do ponto de vista funcional, cada músculo esquelético é geralmente considerado uma entidade única. No entanto, a estrutura do músculo é altamente complexa. O músculo é cercado por camadas de tecido conjuntivo. A camada externa que recobre todo o músculo é chamada de *epimísio*; dentro de cada músculo existem pequenos feixes de fibras chamados *fascículos,* que estão envolvidos pelo *perimísio*; e no interior de cada fascículo estão as células musculares individuais (i.e., fibras), recobertas por bainhas de *endomísio*. A quantidade de fibras varia de várias centenas nos pequenos músculos do tímpano a mais de um milhão em grandes músculos, como o gastrocnêmio. Em contraste com outros tipos de células, o músculo esquelético é *multinucleado* (ou seja, contém muitos núcleos), o que lhe possibilita produzir proteínas para que possa aumentar em tamanho quando necessário. Cada fibra muscular pode chegar a comprimentos de até aproximadamente 600 milímetros (60 cm), e seu volume pode exceder em mais de 100 mil vezes o das células mononucleadas típicas.[202]

O músculo esquelético tem uma aparência listrada, ou *estriada*, quando visto ao microscópio eletrônico. A aparência estriada é decorrente do empilhamento de sarcômeros, que são as unidades funcionais básicas das miofibrilas. Cada fibra muscular contém centenas a milhares de *miofibrilas*, que são compostas por muitos *sarcômeros* unidos em fileiras. As miofibrilas contêm dois filamentos de proteínas primárias responsáveis pela contração muscular: a *actina* (um filamento fino) e a *miosina* (um filamento grosso), que representam aproximadamente 50% do conteúdo proteico de uma célula muscular.[53] Cada filamento de miosina é cercado por seis filamentos de actina, e três filamentos de miosina envolvem cada filamento de actina, maximizando, assim, sua capacidade de interação. Também há outras proteínas no músculo – incluindo a titina, a nebulina e a miotilina – que visam manter a integridade estrutural do sarcômero e/ou que funcionam ajudando na regulação das contrações musculares. A Figura 1.1 mostra as macroestruturas e microestruturas sequenciais do tecido muscular.

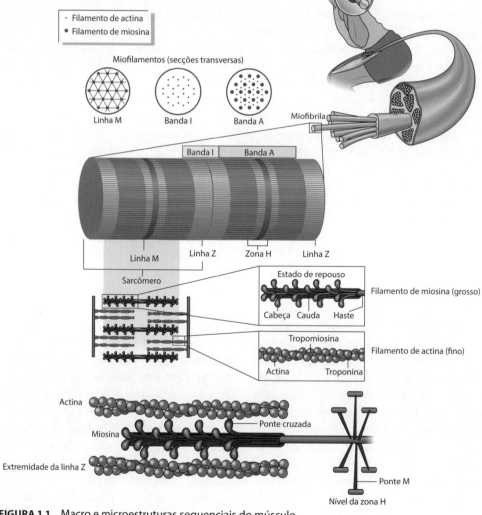

FIGURA 1.1 Macro e microestruturas sequenciais do músculo.

Unidade motora

Os músculos são inervados pelo sistema nervoso. As células nervosas individuais associadas a ações musculares chamam-se *neurônios motores*. Os neurônios motores contêm três regiões: um corpo celular, um axônio e dendritos. Quando se toma a decisão de realizar um movimento, o axônio conduz os impulsos nervosos do corpo celular às fibras musculares, levando à contração muscular. Coletivamente, um único neurônio motor e todas as fibras que ele inerva são chamados de *unidade motora* (Fig. 1.2). Quando uma unidade motora é inervada, todas as suas fibras se contraem; esse fenômeno é conhecido como o princípio do tudo ou nada.

Teoria do filamento deslizante

Em geral, aceita-se que o movimento ocorre de acordo com a *teoria do filamento deslizante* proposta por Huxley no início dos anos 1950.[97] Quando surge a necessidade de exercer força, um potencial de ação percorre o axônio do nervo até a junção neuromuscular, onde o neurotransmissor acetilcolina é liberado através da fenda sináptica e, por fim, se liga ao plasmolema da fibra muscular. Isso despolariza a célula muscular, fazendo com que o cálcio seja liberado do retículo sarcoplasmático. O cálcio se liga à troponina, que por sua vez move a tropomiosina dos locais de ligação da actina, para que sejam expostos à miosina. Se houver ATP suficiente para levar à contração muscular, as cabeças globulares da miosina se ligam aos locais de actina expostos, puxam o filamento fino para dentro, soltam-no e então se ligam novamente a um local mais distante ao longo do filamento de actina para iniciar um novo ciclo. A contínua tração e liberação entre a actina e a miosina é conhecida como ciclo de pontes cruzadas, e os repetidos golpes de força, por fim, acabam causando o encurtamento do sarcômero (Fig. 1.3).

Tipos de fibras

As fibras musculares são amplamente categorizadas em dois tipos principais de fibras: *Tipo I* e *Tipo II*. As fibras do Tipo I, geralmente chamadas de fibras de contração lenta, são resistentes à fadiga e, portanto, bem adequadas a atividades que exigem resistência muscular local. No entanto, o pico de tensão leva tempo – aproximadamente 110 ms – para alcançar essas fibras, limitando assim a sua capacidade de produzir força máxima. As fibras do Tipo II, também conhecidas como fibras de contração rápida, servem como contrapartida às fibras do Tipo I. Elas podem alcançar o pico de tensão em menos da metade do tempo – apenas 50 ms. Isso as torna as fibras ideais para esforços que demandam força ou potência. No entanto, elas se fatigam rapidamente e, portanto, têm capacidade limitada para realizar atividades que exigem altos níveis de resistência muscular. O maior teor de mioglobi-

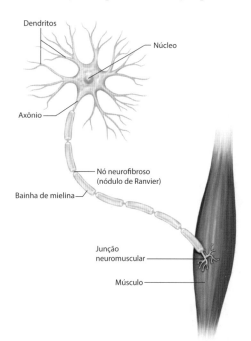

FIGURA 1.2 Unidade motora.

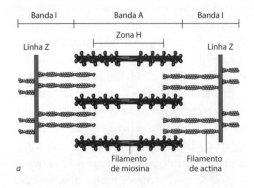

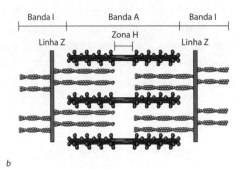

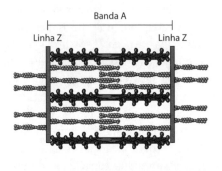

FIGURA 1.3 Contração de uma miofibrila. (*a*) No músculo alongado, as bandas I e a zona H estão alongadas e há baixo potencial de força como resultado da redução do alinhamento entre a ponte cruzada e a actina. (*b*) Quando o músculo se contrai (aqui, parcialmente), as bandas I e a zona H são encurtadas. O potencial de força é alto em razão do alinhamento ideal entre a ponte cruzada e a actina. (*c*) Com o músculo contraído, o potencial de força é baixo porque a sobreposição da actina reduz o potencial de alinhamento entre a ponte cruzada e a actina.

na e capilares nas fibras de contração lenta contribui para a sua maior capacidade oxidativa em comparação às fibras de contração rápida. A Tabela 1.1 resume as características dos tipos principais de fibras musculares.

Os tipos de fibras musculares são ainda diferenciados de acordo com a isoforma predominantemente expressa da cadeia pesada da miosina; elas são chamadas de Tipo I, Tipo IIa e Tipo IIx.[236] Identificaram-se várias outras formas semelhantes (comumente chamadas *isoformas*), incluindo Ic, IIc, IIac e IIax (Fig. 1.4). Do ponto de vista prático, a isoforma c normalmente compreende menos de 5% do músculo humano e, portanto, tem um impacto mínimo na área de secção transversa total.

Em média, o músculo humano contém quantidades aproximadamente iguais de fibras Tipo I e Tipo II. No entanto, existe uma grande variabilidade interindividual em relação ao percentual do tipo de fibra. Demonstrou-se que o músculo quadríceps femoral de velocistas de elite é predominantemente composto por fibras do Tipo II, enquanto o quadríceps femoral de atletas maratonistas (de resistência aeróbica) de elite é composto principalmente por fibras do Tipo I. Dito isso, observa-se grande variabilidade nessas porcentagens, mesmo nos níveis mais altos do esporte. Foi determinado que Colin Jackson, campeão mundial de corrida com barreiras, tem uma população de fibras de contração rápida de 71% no vasto lateral, com extrema abundância (24%) da isoforma Tipo IIx pura;[230] em comparação, uma pesquisa demonstrou que velocistas dinamarqueses de elite possuem 57% de fibras de contração rápida no vasto lateral, com apenas aproximadamente 11% da variedade Tipo IIx.[14] Além disso, certos músculos estão predispostos a ter percentuais mais altos de determinado tipo de fibra. Por exemplo, o músculo sóleo, que é voltado à resistência, contém uma média de mais de 80% de fibras

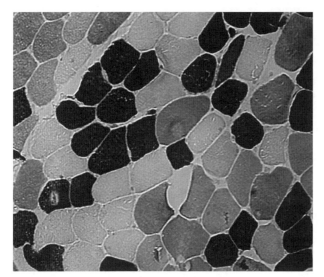

FIGURA 1.4 Fotomicrografia mostrando fibras musculares do Tipo I (preto), Tipo IIa (branco) e Tipo IIx (cinza).
Reproduzida com permissão de Kenney WL, Wilmore JH e Costill DL. Physiology of Sport and Exercise. 5.ed. Champaign, IL: Human Kinetics, 2012. p.37.

Tipo I; o músculo tríceps braquial, mais voltado à força, contém aproximadamente 60% de fibras Tipo II.[50]

Muitos especialistas afirmam que todas as fibras do Tipo II são inerentemente maiores do que as fibras do Tipo I. No entanto, há evidências de que as mulheres geralmente apresentam uma área de secção transversa maior nas fibras do Tipo I do que nas fibras do Tipo IIa.[236] Pesquisas indicam que as propriedades oxidativas de uma fibra, em vez do tipo de fibra, influenciam o tamanho do músculo. Especificamente, a área de secção transversa das fibras glicolíticas do Tipo IIx é significativamente maior do que a das fibras do Tipo I e do Tipo IIa, que são mais oxidativas. Especula-se que o menor tamanho das fibras musculares altamente oxidativas é uma restrição evolutiva no *design*, com base na premissa de que as fibras têm uma capacidade limitada de hipertrofia e, ao mesmo tempo, maior capacidade oxidativa.[236] Isso é consistente com a hipótese de que existe concorrência entre as taxas de *turnover* das proteínas estruturais (miofibrilares) e daquelas envolvidas no metabolismo (proteínas mitocondriais), que é aparentemente mediado por interações entre as vias de sinalização envolvidas na síntese ou degradação das respectivas proteínas musculares.[236]

TABELA 1.1 Características dos tipos de fibras musculares

	Tipo I	Tipo IIa	Tipo IIx
Tamanho do neurônio motor	Pequeno	Médio	Grande
Tempo de contração	Lento	Moderadamente rápido	Rápido
Produção de força	Baixa	Moderada	Alta
Resistência à fadiga	Alta	Moderada	Baixa
Densidade mitocondrial	Alta	Moderada	Baixa
Capacidade oxidativa	Alta	Alta	Baixa
Capacidade glicolítica	Baixa	Alta	Alta
Densidade capilar	Alta	Moderada	Baixa
Teor de mioglobina	Alto	Moderado	Baixo
Estoques de glicogênio	Baixos	Altos	Altos
Estoques de triglicerídeos	Altos	Moderados	Baixos

Outra suposição frequentemente proposta é a de que as fibras do Tipo II são as principais responsáveis pelo aumento induzido pelo exercício no tamanho do músculo. Isso é amplamente baseado em estudos que mostram que as fibras do Tipo II experimentam um crescimento superior em comparação às fibras do Tipo I após o treinamento de resistência regular.[1,40,43,111,201,217] Quando considerada como um todo, a literatura indica que a capacidade de crescimento das fibras do Tipo II é aproximadamente 50% maior do que a das fibras do Tipo I,[6] embora seja observada uma variabilidade interindividual substancial na extensão da adaptação hipertrófica específica do tipo de fibra.[111] Também existem evidências de que a taxa de síntese de proteínas musculares é elevada em maior extensão no músculo vasto lateral humano de contração majoritariamente rápida (cerca de 50 a 60% de fibras do Tipo II) em comparação com o músculo sóleo de contração predominantemente lenta (cerca de 80% de fibras do Tipo I) após exercícios pesados de resistência.[231] Uma ressalva ao tentar extrapolar esses achados é que se utilizaram cargas relativamente elevadas (> 70% de 1 RM) na maior parte dos estudos sobre o tema, o que potencialmente influencia o resultado em favor das fibras de contração rápida. Assim, é concebível que a capacidade superior de hipertrofia desse tipo específico de fibra possa ser decorrente dos modelos em que foi estudada, e não uma propriedade inerente da própria fibra.[158] As implicações práticas deste tópico serão discutidas nos próximos capítulos.

Respostas e adaptações

O exercício de resistência provoca uma combinação de respostas e adaptações neurais e musculares. Embora se observe uma resposta de síntese proteica aumentada após uma única sessão de treinamento de resistência, não são observadas mudanças no tamanho do músculo durante várias semanas de exercício consistente.[207] Além disso, o considerável acúmulo de proteínas musculares (comumente chamado de *acreção*) em geral leva alguns meses para se tornar aparente.[141] Portanto, os aumentos de força na fase inicial são atribuídos principalmente a melhorias neurais.[141,173,196] Essas observações seguem os princípios do aprendizado motor. Durante os estágios iniciais do treinamento, o corpo está "se acostumando" aos padrões de movimento necessários para a realização do exercício. Um programa motor geral deve ser criado e depois refinado para realizar o exercício de maneira coordenada. Por fim, isso resulta em um padrão motor mais suave e eficiente e, portanto, possibilita que maior força seja exercida durante o movimento.

> **PONTO-CHAVE**
>
> As adaptações iniciais ao treinamento de resistência estão relacionadas principalmente com melhorias neurais, incluindo maior recrutamento, taxa de codificação, sincronização e *doublet firing*.

Impulso neural

Propuseram-se várias adaptações neurais para explicar os ganhos de força durante a aclimatação ao treinamento de resistência. O ponto central dessas adaptações é um aumento no *impulso neural*. Pesquisas indicam que os seres humanos são incapazes de produzir voluntariamente a força muscular máxima,[55] mas a exposição repetida ao treinamento de resistência aumenta essa capacidade. Diversos estudos relataram aumentos na amplitude da eletromiografia (EMG) de superfície após um período de treinamento de resistência regular, consistente com um impulso central aumentado aos músculos treinados.[2,3,80,150] Pesquisas usando a técnica de interpolação por contração muscular, na qual estímulos supramáximos são entregues a um músculo enquanto os indivíduos realizam contrações voluntárias, mostram que até 5% do músculo quadríceps femoral não são ativados durante o teste de extensão máxima do joelho antes do exercício. Após 6 semanas de treinamento, no entanto, os indivíduos aumentaram a ativação em mais 2%.[110] Da mesma maneira, Pucci et al.[174] relataram um aumento na ativação voluntária de 96 a 98% após 3 semanas de treinamento do músculo quadríceps femoral. Esses resultados são consistentes com pesquisas que mostram que atletas treinados apresentam maior ativação muscular durante exercícios resistidos de alta intensidade em comparação com não atletas.

Ativação muscular

Os achados de aumento na ativação resultante do treinamento são mais frequentemente atribuídos a uma combinação de maior *recrutamento* (a quantidade de fibras envolvidas em uma ação muscular) com a *taxa de codificação* (a frequência com que as unidades motoras são estimuladas). Está comprovado que o recrutamento de fibras musculares segue o *princípio do tamanho*.[1,12,14,16-19,23,33,34] Primeiramente explicado por Henneman,[90] o princípio do tamanho determina que a capacidade de uma unidade motora de produzir força tem relação direta com o seu tamanho (Fig. 1.5). Portanto, unidades motoras lentas menores e de baixo limiar são recrutadas no início durante o movimento, seguidas por unidades motoras rápidas, de limiar superior e progressivamente maiores à medida que a demanda de força para determinada tarefa aumenta. Esse padrão de ativação ordenada possibilita uma gradação suave da força, independentemente da atividade realizada.

Dois fatores principais são responsáveis pela extensão do recrutamento muscular: o nível de força muscular e a velocidade de desenvolvimento da força. O treinamento com cargas pesadas requer produção substancial de força e, portanto, exige que as unidades motoras de baixo e alto limiares maximizem a força. Embora exista uma intenção de levantar cargas pesadas com rapidez, a velocidade real do levantamento é relativamente lenta. À medida que a intensidade da carga diminui, a produção da força necessária pelo músculo diminui e menos unidades motoras são necessárias para concluir o levantamento, dada a mesma velocidade de encurtamento. Ao levantar um peso mais leve rapidamente, no entanto, é provável que a maior parte das unidades motoras seja recrutada, mesmo em cargas equivalentes a 33% do máximo.[56] A extensão das reduções no limiar de recrutamento das contrações rápidas é maior para as unidades motoras dos músculos de contração lenta, como o sóleo, em comparação com os músculos de contração rápida, como o masseter, um dos principais músculos envolvidos na mastigação de alimentos.[56] O papel da fadiga também deve ser considerado com rela-

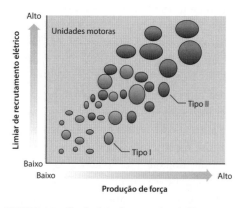

FIGURA 1.5 O princípio do tamanho de Henneman.

ção ao recrutamento. À medida que a fadiga aumenta durante as contrações de baixa carga, o limiar de recrutamento das unidades motoras de limiares mais altos diminui progressivamente, mesmo a velocidades um pouco mais lentas.[95,195,242] Especulou-se que as reduções induzidas pela fadiga no limiar de recrutamento das unidades motoras são uma tentativa do sistema neuromuscular de manter os níveis necessários de geração de força para continuar a produção do trabalho durante contrações repetidas.[38]

O limite superior de recrutamento das unidades motoras é de aproximadamente 85% da força isométrica máxima aplicada; os limiares de recrutamento durante ações dinâmicas são ainda mais baixos.[56] Isso sugere que as melhorias no recrutamento de unidades motoras provavelmente desempenham um papel limitado nas adaptações ao treinamento relacionadas com a força. A capacidade de recrutar ao máximo todas as fibras disponíveis em determinado conjunto de unidades motoras é essencial para maximizar a resposta hipertrófica ao treinamento de resistência. Afinal, o estímulo para uma fibra muscular se adaptar baseia-se em seu recrutamento. No entanto, é importante observar que o simples recrutamento de uma fibra não promove, necessariamente, uma resposta hipertrófica. Por exemplo, um recrutamento substancial de todo o espectro de fibras musculares, incluindo aquelas associadas a unidades motoras de alto limiar, é alcançado quando se pedala até a fadiga a 75% do $\dot{V}O_{2max}$.[195] Embora essa observação sugira que o exercício de ciclo submáximo promove aumentos substanciais no tamanho entre os diferentes tipos de fibras, uma pesquisa mostra que o crescimento muscular associado ao exercício aeróbico é limitado principalmente às fibras do Tipo I.[87]

Acredita-se que aumentos na produção de força acima de 85% da contração voluntária máxima ocorram por meio de maiores velocidades de descarga. Assim, um aumento na taxa de codificação parece ser o alvo mais provável para a adaptação neural. Ainda há poucas pesquisas sobre o tema, mas um estudo de Kamen e Knight[101] fornece evidências que apoiam a melhora induzida pelo treinamento na taxa de codificação. Testou-se a contração voluntária máxima na extensão de joelho de 15 adultos jovens e idosos não treinados antes e depois de seis semanas de exercício resistido. Ao final do estudo, os jovens aumentaram a velocidade de descarga máxima em 15%, e os idosos apresentaram um aumento de 49%. Da mesma maneira, Van Cutsem et al.[234] mostraram que 12 semanas de treinamento resistido da dorsiflexão aumentaram a frequência média de disparo no tibial anterior de 69 para 96 pulsos por segundo. Por outro lado, Pucci et al.[174] relataram um aumento de aproximadamente 3% na ativação voluntária máxima após três semanas de exercício isométrico do quadríceps femoral, mas não foi observada qualquer alteração na velocidade de descarga. As diferenças nos achados podem estar relacionadas com os métodos empregados para a análise. Recentemente, Del Vecchio et al.[51] demonstraram que as mudanças na função da unidade motora do músculo tibial anterior eram mediadas por adaptações tanto no recrutamento como na codificação da taxa após quatro semanas de treinamento de força isométrico.

Sincronização da unidade motora

Especularam-se diversos outros fatores para explicar as melhorias neurais após o exercício resistido. Uma das adaptações mais comumente consideradas foi a sincronização aprimorada das unidades motoras, pela qual a descarga de potenciais de ação por duas ou mais unidades motoras ocorre simultaneamente. A maior sincronia entre as unidades motoras resultaria necessariamente em uma contração muscular mais forte. Semmler e Nordstrom[204] demonstraram que a sincronização das unidades motoras variava quando compararam músicos habilidosos (maior grau de sincronização), levantadores de peso olímpicos e um grupo de controle (menor grau de sincronização). No entanto, outros estudos falharam em mostrar aumento na sincronização após o treinamento de resistência ou simulação em computador.[105,251] Os resultados levantam dúvidas se acaso a sincronização desempenha algum papel nas adaptações neuromusculares iniciais induzidas pelo exercício; caso isso aconteça, seu impacto geral parece ser mínimo.

Coativação do antagonista

Outra possível explicação para o aprimoramento neural induzido pelo exercício é uma diminuição na coativação do antagonista. A atenuação na atividade do antagonista reduz a oposição ao agonista, possibilitando, assim, que o agonista produza maior força. Carolan e Cafarelli[41] relataram que a coativação dos músculos posteriores da coxa diminuiu 20% após apenas uma semana de exercícios isométricos voluntários máximos de extensão do joelho, enquanto nenhuma diferença foi observada em um grupo de controle. Esses achados são consistentes com as observações de que atletas habilidosos apresentam coativação reduzida do músculo semitendíneo durante extensões de joelho em cadeia cinética aberta em comparação com indivíduos sedentários.[13] A extensão em que essas adaptações conferem efeitos positivos à força permanece incerta.

Doublet firing

Uma adaptação neural frequentemente negligenciada associada ao treinamento de resistência é o efeito dos *doublets firing*, definido como a presença de dois picos próximos em menos de 5 ms de distância. Os *doublets* geralmente ocorrem no início da contração, possivelmente para produzir força rápida desde o início e, assim, produzir um *momentum* suficiente para concluir o movimento pretendido. Van Cutsem et al.[234] relataram que o percentual de unidades motoras que realizavam *doublets firing* aumentou de 5,2 para 32,7% após 12 semanas de treinamento dinâmico de dorsiflexão resistida com uma carga de 30 a 40% de 1 RM. Curiosamente, a presença desses *doublets* foi notada não apenas na fase inicial do desenvolvimento da força, mas também mais tarde no disparo EMG. Os achados sugerem que os *doublets firing* contribuem para aumentar a velocidade da contração muscular voluntária após o treinamento de resistência programado.

Balanço proteico

A manutenção do tecido muscular esquelético é baseada no equilíbrio dinâmico entre a síntese e a quebra de proteínas musculares. O corpo humano está em constante estado de renovação de proteínas; estas são constantemente degradadas e ressintetizadas ao longo do dia. A rotatividade média das proteínas do músculo esquelético em indivíduos saudáveis que realizam atividades recreativas é de aproximadamente 1,2% ao dia e ocorre um equilíbrio dinâmico; a quebra de proteína muscular excede a síntese de proteína muscular em jejum e a síntese de proteína muscular excede a quebra de proteína muscular pós-prandial.[19]

A síntese de proteínas tem dois componentes básicos: a transcrição e a translação (Fig. 1.6). A transcrição ocorre no núcleo celular por meio de um processo complexo, que é segregado em três fases distintas: iniciação, alongamento e finalização. O processo envolve a criação de um modelo de *ácido ribonucleico mensageiro* (RNAm) que codifica a sequência de uma proteína específica do genoma. Cada fase da transcrição é regulada por várias proteínas (i.e., fatores de transcrição, coativadores) que garantem que o gene correto seja transcrito em resposta a sinais apropriados. A concentração de RNAm para determinada proteína é, por fim, regulada pela densidade mionuclear ou mitocondrial e pelos fatores de transcrição necessários para a atividade do promotor.[236]

A translação ocorre em organelas chamadas *ribossomos*, localizadas no sarcoplasma da célula, que ocupam aproximadamente 20% do volume celular e abrangem aproximadamente 85% do RNA celular total.[64,244] Os ribossomos podem ser considerados grandes fábricas de peptídios que regulam a translação do material genético codificado nos modelos de RNAm em proteínas musculares. Cada ribossomo é composto por duas subunidades: uma subunidade menor, que liga o RNAm, e uma subunidade maior, que integra RNA de transferência específicos com seus aminoácidos ligados.[44] Depois da ligação com o RNAm, os ribossomos sintetizam uma fita peptídica correspondente, unindo aminoácidos ao ácido ribonucleico transportador (RNAt) na extremidade carboxila da cadeia.[44] O resultado é que a capacidade de translação depende muito da quantidade de ribossomos nos miócitos.[5]

Como na transcrição, as reações são segregadas em três fases: iniciação, alongamento e finalização. Cada fase envolve um conjunto distinto de fatores de translação que são apropriadamente denominados *fatores de iniciação* (eIF), *fatores de alongamento* (eEF) e *fatores de liberação* (eRF) (*e* significa *eucariótico*, referindo-se a uma célula que contém um núcleo e outras estruturas celulares). A disponibilidade e o estado de ativação desses fatores determinam a taxa de translação do RNAm em proteínas musculares.[236] Acredita-se que o início da translação seja a etapa que limita a velocida-

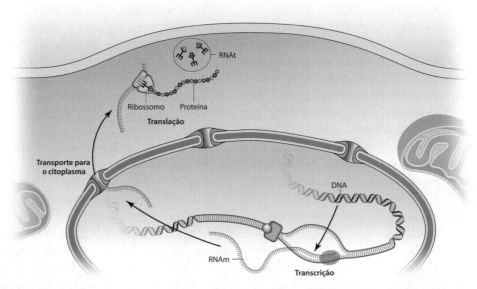

FIGURA 1.6 Translação e transcrição de proteínas – os processos básicos de leitura das informações da sequência de DNA e seu uso para construir uma molécula de proteína. A sequência de DNA é lida no núcleo da célula, onde é desenvolvida uma fita de RNA complementar. Essa fita de RNAm então se move para o citoplasma da célula, onde é usada para fabricar a sequência de aminoácidos da proteína.

de na resposta de síntese proteica.[130,180] Não é de surpreender, portanto, que hormônios e outros fatores de crescimento que regulam a síntese de proteínas musculares exerçam seus efeitos por meio do aumento ou diminuição da velocidade de iniciação da translação.[44] Dito isso, sob certas circunstâncias, o controle do alongamento da tradução pode ser essencial para a regulação da taxa de síntese de proteínas.[226]

Durante um episódio de treinamento de resistência, a síntese de proteínas musculares é suprimida e a *proteólise* (a decomposição de proteínas em aminoácidos) é aumentada de modo que o balanço proteico líquido esteja em um estado negativo. Deve-se ter em mente que a decomposição de proteínas resultante do exercício é considerada um componente importante da hipertrofia induzida pelo exercício, porque ajuda a promover a realocação de aminoácidos, além de evitar o acúmulo de proteínas mal dobradas e não funcionais.[133] Depois da conclusão do treino, a síntese de proteínas musculares aumenta em 2 a 5 vezes, juntamente com a ingestão de nutrientes, e os efeitos duram cerca de 48 horas após o exercício.[168] O aumento induzido pelo exercício na síntese de proteínas musculares é atribuído principalmente a uma melhora na eficiência da translação.[94,160] Assim, quando se realizam sessões repetidas ao longo de um período e se fornece recuperação suficiente entre as sessões, a resposta da síntese ultrapassa a da proteólise, resultando em maior acreção de proteínas musculares.

Recentemente, surgiram evidências indicativas de que a biogênese do ribossomo é fundamental para o aumento da massa muscular. Embora aparentemente a eficiência translacional seja o principal fator da resposta da síntese de proteína muscular ao exercício, o número total de ribossomos também desempenha papel importante no processo.[35,244] O *pool* ribossômico é limitado, devendo ser expandido para que possa apoiar o crescimento em longo prazo, pois determinado ribossomo pode traduzir apenas uma quantidade finita de proteínas musculares.[183,244] Numerosos estudos em animais e em seres humanos demonstraram correlações poderosas entre hipertrofia muscular e biogênese do ribossomo.[244] Além disso, pesquisas em roedores mostram que aumentos variados na hipertrofia em seguida a uma ablação dos sinergistas de 22, 32 e 45% são acompanhados por aumentos dose-dependentes no conteúdo ribossômico (1,8 vez, 2,2 vezes e 2,5 vezes, respectivamente);[149] essas descobertas enfatizam a importância da expansão do número de ribossomos para a consecução de um potencial de crescimento progressivamente maior.

> **PONTO-CHAVE**
>
> As adaptações musculares são baseadas no balanço líquido de proteínas ao longo do tempo. O processo é mediado por cascatas de sinalização intracelular anabólica e catabólica. A biogênese ribossômica é essencial para a maximização da hipertrofia com o passar do tempo.

Hipertrofia

Por definição, a *hipertrofia* muscular consiste em um aumento no tamanho do tecido muscular. Durante o processo hipertrófico, os elementos contráteis aumentam e a matriz extracelular se expande para suportar o crescimento.[198] O crescimento ocorre por adição de sarcômeros, aumento em elementos não contráteis e líquido sarcoplasmático, bem como pelo aumento na atividade das células satélites.

Hipertrofia em paralelo e em série. A hipertrofia contrátil pode ocorrer pela adição de sarcômeros em paralelo ou em série (Fig. 1.7). No contexto dos protocolos de exercício tradicionais, a maior parte dos ganhos de massa muscular resulta de um aumento de sarcômeros adicionados em paralelo.[161,224] A sobrecarga mecânica causa uma ruptura na ultraestrutura das fibras musculares e na matriz extracelular correspondente, que desencadeia uma cascata de sinalização intracelular (consultar o Cap. 2 para obter uma explicação completa). Com um ambiente anabólico favorável, esse processo leva a um aumento no tamanho e na quantidade dos elementos contráteis e estruturais no músculo, bem como na quantidade de sarcômeros em paralelo. O resultado é um aumento no diâmetro das fibras individuais e, portanto, um aumento na área de secção transversa total do músculo.[228]

Por outro lado, um aumento em série nos sarcômeros resulta em determinado comprimento muscular, que corresponde a um menor comprimento dos sarcômeros.[228] Observou-se um aumento na hipertrofia em série nos casos em que o músculo é forçado a se adaptar a um novo comprimento funcional. Isso ocorre quando os membros são imobilizados em aparelhos gessados e a correspondente imobilização de uma articulação em posição alongada leva à adição de sarcômeros em série; a imobilização em posições encurtadas resulta em uma redução nos sarcômeros.[228] Em modelos de roedores, também ficou demonstrado que o estiramento cíclico é um potente estimulador da adição de sarcômeros em série.[235]

> **PONTO-CHAVE**
>
> A hipertrofia pode ocorrer em série ou em paralelo. O principal meio pelo qual os músculos aumentam de tamanho após um treinamento de resistência é a hipertrofia em paralelo.

Pesquisas indicam que determinados tipos de ações do exercício podem afetar o comprimento do fascículo. Existem três tipos distintos de ações: concêntrica, excêntrica e isométrica. As *ações concêntricas* ocorrem quando o músculo está sendo encurtado; as *ações excêntricas* ocorrem quando o músculo está sendo alongado; e as *ações isométricas* ocorrem quando o músculo está produzindo força em uma articulação imóvel. Lynn e Morgan[123] encontraram menor quantidade de sarcômeros quando ratos andavam na esteira ergométrica em aclive (i.e., na subida) em comparação a quando andavam na esteira ergométrica em declive (i.e., na descida). Isso indica que ações exclusivamente excêntricas repetidas resultam em maior quantidade de sarcômeros em série, enquanto o exercício que consiste apenas em contrações concêntricas leva a uma diminuição em série no comprimento dos sarcômeros, pelo menos durante a prática de um exercício do tipo aeróbico não costumeiro.

Com relação ao exercício resistido tradicional, há evidências de que a hipertrofia em série ocorre em certa medida durante os estágios iniciais da atividade. Seynnes et al.[207] relataram um aumento de 9,9% no comprimento do fascículo em um grupo de homens e mulheres ativos praticantes de atividades recreativas após um programa de treinamento de resistência de alta intensidade de 35 dias. No entanto, um estudo de longo prazo realizado por Blazevich et al.[30] constatou que as alterações no comprimento do fascículo eram específicas para as cinco semanas iniciais do treinamento de resistência, e que as adaptações não persistiram além desse período. As evidências sugerem que a alteração no estilo de treinamento pode afetar as mudanças na hipertrofia em série. Foram relatados aumentos no comprimento do fascículo em atletas que subs-

CAPÍTULO 1   Respostas e adaptações ao estresse por exercício relacionadas com a hipertrofia muscular   13

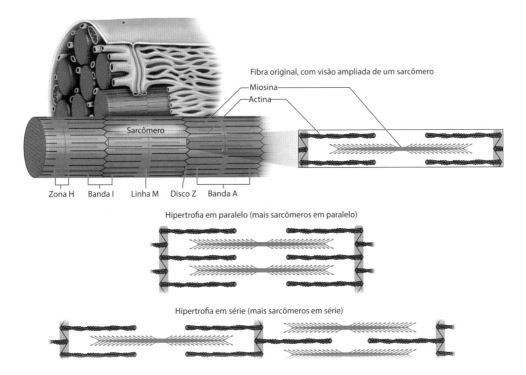

FIGURA 1.7   Hipertrofia em paralelo e hipertrofia em série.

tituíram o treinamento de resistência pesado pelo treinamento de alta velocidade.[11,29] Esses achados sugerem que a realização de ações concêntricas com velocidade máxima pode promover a adição de sarcômeros em série, mesmo naqueles com considerável experiência de treinamento.

Hipertrofia sarcoplasmática. Acredita-se que um aumento induzido pelo treinamento em vários elementos não contráteis (i.e., colágeno, organelas) e líquidos possa aumentar o tamanho do músculo.[126,209] Esse fenômeno, em geral chamado de *hipertrofia sarcoplasmática*, possivelmente aumenta o volume muscular sem aumentar de forma concomitante a força.[209] O componente sarcoplasmático do músculo é ilustrado na Figura 1.8. Os aumentos na hipertrofia sarcoplasmática devem ser específicos do treinamento – ou seja, cargas mais leves e mais repetições promovem maior acúmulo de frações sarcoplasmáticas em comparação com cargas pesadas e menos repetições. O apoio a essa crença é baseado em pesquisas que mostram que a hipertrofia muscular difere entre fisiculturistas e levantadores de peso.[224] Em particular, os fisiculturistas tendem a exibir maiores quantidades de tecido conjuntivo de endomísio fibroso, além de maior teor de glicogênio em comparação com levantadores de peso,[125,225] provavelmente como resultado de diferenças na metodologia de treinamento.

As mudanças crônicas no líquido intramuscular constituem uma intrigante área de discussão. Sem dúvida, o treinamento físico pode promover um aumento nos estoques de glicogênio. MacDougall et al.[124] relataram que as concentrações de glicogênio em repouso aumentaram 66% após 5 meses de treinamento de resistência programado. Além disso, os fisiculturistas apresentam o dobro do teor de glicogênio daqueles que não realizavam exercícios regulares.[4] Essas alterações parecem ser mediadas tanto por alterações enzimáticas como pela maior capacidade de armazenamento de músculos maiores. A relevância das alterações sarcoplasmáticas é que 1 g de glicogênio atrai aproximadamente 3 a 4 g de água.[42,159]

Demonstraram-se aumentos induzidos pelo treinamento na hidratação intracelular depois de 16 semanas de treinamento resistido progressivo.[185] Os indivíduos realizaram uma rotina do tipo musculação, composta por três séries de 8 a 12 repetições, com 60 a 90 segundos de descanso entre as séries. Realizou-se um total de 11 exercícios por sessão com uma combinação de pesos livres, cabos e aparelhos de musculação. Todas as séries foram conduzidas até o ponto de fadiga muscular momentânea. A análise por espectroscopia de bioimpedância elétrica encontrou um aumento significativo no teor de água intracelular, tanto no ponto médio do estudo como ao final deste; os resultados mostraram um tamanho de efeito moderado. É concebível que essas alterações tenham sido mediadas por aumentos

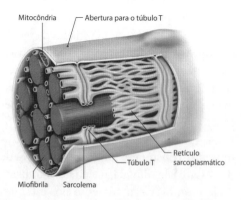

FIGURA 1.8 Vista em corte de uma fibra muscular mostrando o componente sarcoplasmático do músculo.

no teor de glicogênio, porque seriam necessárias propriedades promotoras de osmose para manter a proporção entre líquidos e proteínas e, assim, preservar a integridade da sinalização celular. Embora o estudo forneça evidências de que o treinamento de fato promove um aumento na hidratação intracelular (e, portanto, provavelmente um aumento nos estoques de glicogênio), o que permanece incerto é se o aumento induzido pelo treinamento na hidratação intracelular é específico do treinamento do tipo musculação ou é inerente a todos os tipos de treinamento de resistência. O treinamento do tipo musculação depende principalmente da glicólise rápida para alimentar o desempenho, e a glicose é a principal fonte de energia. Como tal, o corpo necessariamente se adapta ao aumentar a sua capacidade de armazenar glicogênio e, assim, alimentar as demandas de desempenho futuro. Por outro lado, a curta duração do treinamento do tipo levantamento de peso exige que o combustível seja derivado de fontes de ATP e PC imediatamente disponíveis. A não necessidade de usar glicose de forma substancial durante esses episódios aparentemente diminuiria a necessidade de aumentar a capacidade de armazenamento de glicogênio e, assim, reduzir o acúmulo de líquido localizado.

Embora essa linha de raciocínio forneça uma base lógica para alterações específicas do treinamento no volume sarcoplasmático, faltam evidências de que isso ocorra na prática. Burd et al.[37] descobriram que o treinamento a 90% de 1 RM induzia aumentos maiores na fase inicial pós-exercício (aproximadamente 4 horas) na síntese de proteínas sarcoplasmáticas em comparação com o treinamento a 30% de 1 RM, mas a condição de baixa carga mostrou maior aumento 24 horas após o exercício. Embora esses achados sejam específicos para frações de proteínas miocelulares e não reflitam necessariamente as mudanças de longo prazo no estado de hidratação associadas ao treinamento de resistência, os dois estão relacionados. Entretanto, não se sabe se esses resultados agudos persistiram ao longo do tempo.

Recentemente, Haun et al.[89] ofereceram evidências longitudinais intrigantes de que em certos contextos a hipertrofia sarcoplasmática pode, de fato, ocorrer na ausência de crescimento miofibrilar. Trinta e um homens em idade universitária com experiência anterior em treinamento de resistência cumpriram um programa de treinamento de resistência programado com aumento progressivo do volume, de 10 para 32 séries por semana durante um período de treinamento de 6 semanas. Quinze participantes que exibiram aumentos notáveis na área de secção transversa das fibras musculares no vasto lateral, medidos por meio de biópsia muscular, foram interrogados para que os pesquisadores compreendessem melhor o modo específico de ocorrência da hipertrofia. Os resultados sugeriram que houve diminuição nos volumes mitocondriais, as concentrações de glicogênio foram mantidas e, surpreendentemente, as concentrações de actina e miosina diminuíram de forma significativa, enquanto as concentrações de proteína sarcoplasmática tenderam a aumentar. A partir de análises proteômicas, os pesquisadores verificaram que as proteínas envolvidas no metabolismo anaeróbico aumentaram em sua expressão. Coletivamente, os resultados sugerem que o treinamento de resistência de curto prazo e de alto volume pode resultar em aumentos desproporcionais no volume sarcoplasmático, em oposição à hipertrofia dos elementos contráteis. Dada a limitada evidência atual sobre o tema, mais pesquisas deverão ser realizadas para que se tenha confirmação ou refutação desses resultados.

Células satélites. O músculo esquelético é um tecido pós-mitótico, o que significa que não sofre reposição celular significativa ao longo de sua vida. Portanto, é necessário um meio eficiente para a regeneração das fibras a fim de manter o tecido saudável e evitar a morte celular. É amplamente aceito que as células satélites são essenciais para esse processo. Essas células-tronco miogênicas, que residem entre a lâmina basal e o sarcolema, permanecem inativas até que um estímulo mecânico suficiente seja imposto ao músculo esquelético.[239] Uma vez despertadas, elas produzem células-filhas que se autorrenovam para a preservação do *pool* das células satélites, ou se diferenciam para dar origem a mioblastos, que se multiplicam e, por fim, se fundem às fibras existentes, fornecendo agentes necessários para o reparo e remodelação do músculo.[228,254] Esse processo é regulado pela via de sinalização de Notch[208] e pelo fator de transcrição conhecido como fator de resposta sérica.[178] A resposta das células satélites pode incluir a coexpressão de fatores reguladores miogênicos, como o Myf5, o MyoD, a miogenina e o MRF4,[47] que se ligam a elementos de DNA específicos da sequência presentes no promotor de genes musculares; cada um desempenha um papel distinto nos processos relacionados ao crescimento.[193,210] Uma subpopulação de células satélites permanece sem envolvimento na resposta mecânica adaptativa, e, em vez disso, essa subpopulação está comprometida com a autorrenovação, para garantir a manutenção do *pool* de células satélites.[57]

A resposta das células satélites a uma sessão de exercício de resistência se prolonga por muitos dias, com picos de efeitos que ocorrem aproximadamente 72 a 96 horas pós-treino.[23] Em sua maioria, as evidências indicam que as fibras do Tipo I possuem um número maior de células satélites em repouso, em comparação com as fibras do Tipo II; contudo, parece que a população dessas células aumenta em maior extensão nas fibras do Tipo II em seguida ao treinamento de resistência.[23] Ver Figura 1.9.

Teorizou-se que o papel hipertrófico mais importante das células satélites é sua propriedade de manter a capacidade mitótica de um músculo, doando núcleos para as fibras musculares existentes (ver Fig. 1.10), aumentando, assim, a capacidade do músculo de sintetizar novas proteínas contráteis.[22,144] Em geral, esse fenômeno é considerado obrigatório para que ocorra a maximização da hipertrofia induzida por sobrecarga.[60]

Levando em conta que a proporção de conteúdo nuclear em relação à massa da fibra permanece relativamente constante durante o crescimento, a adição de núcleos de fibras musculares derivados de células satélites parece ser essencial para sustentar adaptações musculares em longo prazo.[227] Isso é consistente com o conceito de *domínio mionuclear*, que propõe que o núcleo da fibra muscular regula a produção de RNAm para um volume sarcoplasmático finito, e qualquer aumento no tamanho da fibra deve, portanto, ser acompanhado por um aumento proporcional nos núcleos das fibras musculares.[167] Considerando que o músculo esquelético contém múltiplos domínios mionucleares, o crescimento pode ocorrer por um aumento na quantidade de domínios (por um aumento na quantidade de núcleos de fibras musculares) ou por um aumento no tamanho dos domínios existentes. Acredita-se que ambos os eventos ocorram durante a resposta adaptativa ao exercício, e acredita-se que as células satélites contribuem significativamente para o processo.[228] As células satélites podem contribuir ainda mais para o aumento do tamanho do músculo, independentemente da

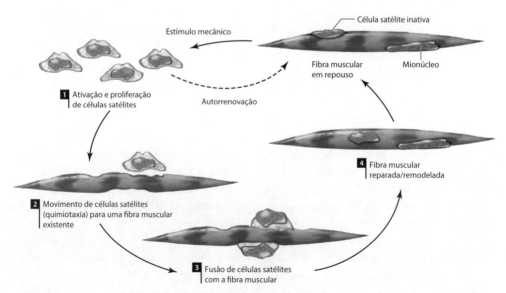

FIGURA 1.9 Ciclo de ativação, diferenciação, fusão e reparo/remodelação de células satélites após um estímulo mecânico suficiente.
Adaptada com permissão de Kenney WL, Wilmore JH e Costill DL. Physiology of Sport and Exercise. 6.ed. Champaign, IL: Human Kinetics, 2015. p.249.

adição mionuclear, por meio da regulação da remodelação dos componentes da matriz extracelular.[96]

> **PONTO-CHAVE**
>
> As células satélites parecem ser essenciais para maximizar a resposta hipertrófica ao treinamento de resistência. O papel principal das células satélites parece ser a sua capacidade de manter a capacidade mitótica do músculo, doando núcleos às fibras musculares existentes; essas células também podem contribuir de outras formas para os ganhos hipertróficos.

Embora exista controvérsia quanto ao papel preciso das células satélites na hipertrofia,[132] o corpo de pesquisas predominante indica que elas são cruciais para a regulação do crescimento muscular induzido pela aplicação de carga.[6,157] O apoio convincente a essa alegação foi demonstrado em uma análise de agrupamento realizada por Petrella et al.[167] Esse estudo mostrou que indivíduos que responderam com hipertrofia extrema (aumento > 50% na área de secção transversa média da miofibra do vasto lateral ao longo das 16 semanas do período de estudo) apresentavam uma capacidade muito maior de expandir a reserva (*pool*) de células satélites em comparação com aqueles que experimentaram aumentos moderados ou desprezíveis no crescimento muscular. Mais recentemente, Bellamy et al.[24] mostraram uma forte relação positiva entre a resposta temporal aguda das células satélites em 16 semanas de treinamento resistido e a subsequente acreção de proteínas musculares. Observaram-se correlações em todos os tipos de fibras, e a expansão da reserva de células satélites mostrou os maiores aumentos hipertróficos associados nas fibras do Tipo II. As células satélites também desempenham um papel essencial na regulação da matriz extracelular; estudos demonstraram que existe envolvimento integral dessas células na mediação das adaptações hipertróficas induzidas pelo exercício[67,146] e no reabastecimento do *pool* de células satélites.[181] Esses achados são consistentes com pesquisas que mostram que a hipertrofia é significativamente prejudicada quando as células satélites são obliteradas pela radiação gama.[238]

Parece provável que as células satélites se tornam relevantes apenas quando o crescimento muscular alcança um determinado limiar. Kadi et al.[100] descobriram que poderiam ser alcançados aumentos na hipertrofia das fibras musculares de até 15% sem a adição significativa de novos núcleos de fibras musculares; no entanto, a adição de núcleos de fibras musculares foi necessária quando a hipertrofia alcançou 26%, possivelmente

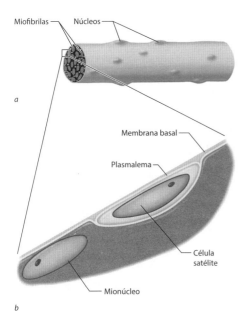

FIGURA 1.10 *(a)* Fibra muscular única com mionúcleos na periferia. *(b)* Mionúcleo e célula satélite. A célula satélite é separada da fibra por seu próprio plasmolema e o da fibra, mas está dentro da membrana basal da fibra muscular esquelética.

em razão da incapacidade de expandir ainda mais o domínio mionuclear. Essa observação sugere que a função das células satélites pode ser de particular importância em indivíduos bem treinados porque o tamanho das fibras musculares necessariamente alcançaria os limites superiores de seu domínio mionuclear. Embora se tenha especulado que o limiar para a adição mionuclear ocorre quando o aumento no tamanho da miofibra atinge aproximadamente 26%, não é isso que ocorre necessariamente na prática.[146] Assim, em vez de um domínio mionuclear "rígido", o limiar no qual os núcleos se fazem necessários para a sustentação do crescimento da fibra parece ser flexível.[146]

É interessante notar que os núcleos das fibras musculares são mantidos ao longo do tempo, mesmo após longos períodos de destreinamento e correspondente atrofia muscular. Em modelos animais, uma técnica chamada *ablação dos sinergistas* é frequentemente usada para estudar o tecido muscular; o processo envolve a remoção cirúrgica de um músculo agonista, para que outros músculos sinergistas sejam forçados a realizar um movimento (ver Cap. 4). Em uma metodologia elegante, Bruusgaard et al.[36] usaram a ablação dos sinergistas para causar hipertrofia significativa no músculo extensor dos dedos de roedores e um aumento de 37% na contagem de núcleos de fibras musculares. A subsequente denervação de um grupo paralelo de animais produziu atrofia muscular acentuada, mas a quantidade de núcleos de fibras musculares permaneceu constante.[36] Trabalhos do mesmo laboratório mostraram que camundongos tratados com propionato de testosterona por 14 dias tiveram um aumento de 77% na hipertrofia muscular e um aumento de 66% na contagem de núcleos de fibras musculares.[59] O tamanho da fibra muscular retornou aos níveis basais três semanas após a descontinuação da administração de esteroides. No entanto, a contagem de núcleos de fibras musculares permaneceu elevada por pelo menos 3 meses, o que equivale a mais de 10% do tempo de vida do animal. Esses achados indicam que a retenção de células satélites associadas a adaptações hipertróficas atua como um mecanismo de memória celular que ajuda a preservar o futuro potencial anabólico do músculo esquelético,[59] embora um estudo recentemente publicado tenha descoberto que a acreção de células satélites em camundongos submetidos a 8 semanas de exercício resistido retornou aos níveis basais depois de transcorridas 12 semanas de destreinamento.[58] Com base na preponderância da pesquisa atual, a quantidade de núcleos de fibras musculares pode ser limitada pela capacidade do indivíduo de adicionar músculos durante os estágios iniciais de sobrecarga, mas a subsequente adição de núcleos derivados de células satélites associada com a acreção de proteínas musculares pode facilitar a síntese aumentada após o retreinamento.[77,202]

Hiperplasia

Teorizou-se que o crescimento muscular induzido pelo exercício pode ser decorrente, em parte, da *hiperplasia* – um aumento na quantidade de fibras (Fig. 1.11). As evidências que apoiam a capacidade dos músculos de sofrer hiperplasia são derivadas, principalmente, de pesquisas com animais. Alway et al.[12] conectaram um peso à asa direita de codornas japonesas adultas; esse peso correspondia a 10% de sua massa corporal. O membro contralateral serviu como controle. Após 5 a 7 dias de alongamento crônico, a quantidade de fibras era aproximadamente 27% maior do que nos controles que não receberam o peso. Esses achados indicam uma contribuição substancial da hiperplasia para o ganho de massa magra.

O trabalho de acompanhamento do mesmo laboratório avaliou um protocolo de alongamento comparável, exceto que o peso era mantido por intervalos de 24 horas, intercalados com períodos de descanso de 48 a 72 horas.[16] Embora tenham sido observados aumentos significativos na média da área de secção transversa das fibras no membro alongado, a quantidade de fibras não mudou ao longo do estudo. Trabalhos subsequentes do mesmo laboratório expandiram esse estudo de modo a empregar a sobrecarga progressiva.[17] A carga aumentou de 10 para 35% da massa corporal do pássaro durante um período de 28 dias, com períodos curtos de supressão da carga intercalados. A análise histológica determinou um aumento de 82% na quantidade de fibras ao final do estudo. Esses achados parecem indicar que condições extremas de carga podem induzir hiperplasia, pelo menos em um modelo de aves. Supõe-se que, tão logo as fibras tenham atingido um limiar de tamanho crítico, não poderão aumentar ainda mais e, portanto, se dividirão para possibilitar a ocorrência de hipertrofia adicional.

Ainda não se sabe se a hiperplasia ocorre em humanos usando protocolos de treinamento tradicionais. Uma metanálise sobre o assunto analisou 17 estudos que atendiam aos critérios de inclusão. A metanálise concluiu que uma sobrecarga em alongamento produzia de forma consistente maiores contagens de fibras; mostrou ainda que os protocolos baseados em exercícios produziam resultados altamente inconsistentes.[103] Além disso, o aumento na quantidade de fibras musculares foi substancialmente maior em estudos que usaram modelos aviários (cerca de 21%) em comparação com modelos mamíferos (aproximadamente 8%). MacDougall et al.[126] avaliaram a contagem de fibras musculares do músculo bíceps braquial em 5 fisiculturistas

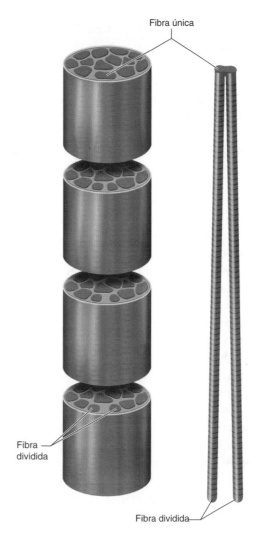

FIGURA 1.11 Divisão da fibra muscular (hiperplasia).

de elite do sexo masculino, 7 fisiculturistas de nível intermediário e 13 controles de idade correspondente. Apesar da hipertrofia acentuadamente maior nos fisiculturistas, a contagem de fibras dos grupos foi semelhante, indicando que uma carga pesada não exerce efeito sobre a hiperplasia. Paul e Rosenthal[161] propuseram que os autores de estudos que mostram evidências de hiperplasia podem ter interpretado mal os intrincados arranjos das fibras em alongamento à medida que aumenta a quantidade de fibras. Esses pesquisadores observaram as dificuldades em tentar analisar a contagem de fibras, particularmente nos músculos peniformes, nos quais as fibras nem sempre estão no plano de corte, e nos músculos com várias bandas de placa terminal e muitas fibras que terminam de forma intrafascicular em série. O conjunto de evidências sugere que a ideia de que a nova formação de fibras musculares contribui para a hipertrofia muscular induzida por carga em humanos é questionável. Se houver alguma contribuição, seu impacto sobre o aumento na área de secção transversa do músculo parece ser mínimo.[6] É muito provável que os seres humanos não possam aumentar naturalmente o tamanho do músculo a ponto de atingir o limiar crítico que possibilita a divisão das fibras. Mas ainda permanece possível que a administração de doses suprafisiológicas de agentes anabolizantes ilícitos possa resultar em hipertrofia extrema, permitindo que seus usuários excedam os limites da capacidade hipertrófica e, assim, promovam hiperplasia.[147]

Sistemas endócrino, parácrino e autócrino

O balanço das proteínas musculares é influenciado, em parte, pelo sistema neuroendócrino. Demonstrou-se que vários hormônios alteram o equilíbrio dinâmico entre estímulos anabólicos e catabólicos no músculo, ajudando a mediar um aumento ou uma diminuição na acreção de proteínas musculares.[212] Além disso, certas substâncias (hormônios e miocinas) são secretadas localmente, de maneira *parácrina* (entre células adjacentes) ou *autócrina* (dentro da própria célula), em resposta ao exercício para causar adaptações específicas.

Respostas e adaptações de hormônios

Os hormônios endócrinos são produzidos nas glândulas, liberados no sangue e transportados para os tecidos-alvo, onde se ligam a receptores no sarcolema ou no sarcoplasma. A Tabela 1.2 fornece um resumo dos principais hormônios anabólicos e suas ações. Há evidências claras e convincentes de que as concentrações basais de hormônios anabólicos influenciam o crescimento e a capacidade regenerativa do músculo esquelético;[46] quando as concentrações hormonais anabólicas são suprimidas cronicamente, as adaptações musculares são embotadas. As seções a seguir abordam o papel hipertrófico dos principais hormônios anabólicos (fator de crescimento semelhante à insulina 1, hormônio do crescimento, testosterona e insulina) e as alterações mediadas pelo treinamento de resistência causadas por esses hormônios.

Fator de crescimento semelhante à insulina 1

O fator de crescimento semelhante à insulina 1 (IGF-1) é um peptídio homólogo que, como o nome indica, apresenta semelhanças estruturais com a insulina. O IGF-1 realiza sinalização intracelular por várias vias (ver Cap. 2).[78,189,205] Essas cascatas de sinalização têm efeitos anabólicos e anticatabólicos no músculo e, portanto, promovem o aumento do crescimento tecidual.[197] Pesquisas *in vitro* (estudos realizados em laboratório em células extraídas, não dentro do corpo) mostram consistentemente que o IGF-1 incita a síntese proteica, inibe a quebra de proteínas e aumenta tanto o diâmetro do miotubo como a quantidade de núcleos por miotubo.[88] Apesar de suas propriedades anabólicas conhecidas, no entanto, as evidências sugerem que um receptor funcional

TABELA 1.2 Principais hormônios e suas respectivas ações

Hormônio	Ações
Fator de crescimento semelhante à insulina-1 (IGF-1)	Ao que parece, os principais efeitos hipertróficos da isoforma sistêmica são a estimulação da diferenciação e da fusão após um miotrauma; portanto, facilita a doação de núcleos às fibras musculares. Embora o IGF-1 influencie diretamente a sinalização intracelular anabólica, não está claro se esses efeitos são sinérgicos para o crescimento muscular induzido pelo exercício.
Hormônio do crescimento (GH)	Atua como um fator anabólico sobre o tecido muscular, principalmente por meio do seu efeito potencializador no IGF-1. Embora exista alguma evidência de que o GH promove anabolismo independente do IGF-1, ainda não se sabe se esses efeitos têm um impacto considerável no desenvolvimento muscular pós-natal.
Testosterona	Aumenta diretamente a síntese de proteínas miofibrilares e diminui a proteólise. Potencializa a liberação de GH e IGF-1 enquanto inibe a atividade do IGFBP-4. Aumenta a quantidade de células satélites miogenicamente envolvidas.
Insulina	Acredita-se que seu principal efeito nas adaptações hipertróficas induzidas pelo exercício seja uma redução na quebra de proteínas (em oposição a um aumento na síntese de proteínas musculares).

para o IGF-1 não é essencial para a hipertrofia muscular induzida pelo exercício.[214]

Identificaram-se três isoformas distintas de IGF-1 em humanos: IGF-1Ea, IGF-1Eb e IGF-1Ec. O IGF-1Ea e o IGF-1Eb são produzidos principalmente no fígado e depois liberados na circulação sistêmica. Outros tecidos também expressam essas isoformas, e a extensão da síntese não hepática aumenta em resposta à atividade física. Na verdade, os músculos em contração produzem a maior parte do IGF-1 sistêmico durante exercícios intensos, e grande parte do IGF-1 circulante é inevitavelmente absorvido por fibras musculares ativas.[33,71] Por outro lado, o IGF-1Ec é uma variante de combinação do gene IGF-1 específico para o tecido muscular. É expresso em resposta à carga mecânica e, em seguida, realiza suas ações de maneira autócrina/parácrina.[71] Como o IGF-1Ec é estimulado mecanicamente e, uma vez que sua sequência de peptídeos carboxi é diferente da isoforma sistêmica, foi denominado *fator de crescimento mecânico* (MGF, do inglês *mechano growth factor*). (Como o MGF realiza suas ações localmente, e não de forma sistêmica, é discutido de modo específico na seção sobre miocinas e abordado apenas de maneira sucinta nesta seção.)

A diminuição relacionada com a idade nos níveis séricos de IGF-1 está associada à atrofia muscular;[84] isso sugere que existe um limiar para as concentrações circulantes desse hormônio, abaixo das quais a massa muscular está comprometida. O IGF-1 é um potente efetor da via PI3K/Akt (consultar Cap. 2) e é considerado amplamente necessário para ativar a transdução de sinal necessária para o início da translação de proteínas subsequente à carga mecânica.[215] No entanto, a extensão em que o IGF-1 sistêmico está envolvido na hipertrofia compensatória permanece controverso, e alguns pesquisadores discutem se ele tem um papel primário na resposta anabólica ao exercício.[132,157] As concentrações séricas de IGF-1 não estão necessariamente correlacionadas com o aumento pós-treino na síntese de proteínas musculares.[257] Além disso, camundongos deficientes em IGF-1, que apresentam redução de 80% nos níveis circulantes de IGF-1, não exibem uma resposta hipertrófica prejudicada ao exercício resistido.[128] As inconsistências nos estudos sobre esse tópico ainda precisam ser esclarecidas.

A regulação positiva do IGF-1 sistêmico ocorre tardiamente após o exercício, e esse padrão temporal de liberação coincide com a regulação das células satélites em estágio tardio.[166] Portanto, os principais efeitos hipertróficos do IGF-1 sistêmico podem se manifestar em sua capacidade de estimular a diferenciação e a fusão após miotraumas e, assim, facilitar a doação de núcleos às fibras musculares para manter relações DNA-proteína ideais.[228,238] Ainda não foi estabelecido se as isoformas sistêmicas do IGF-1 têm ações hipertróficas adicionais como resultado do treinamento de resistência.

Hormônio do crescimento

O hormônio do crescimento (GH) é uma superfamília de hormônios polipeptídicos liberados pela adeno-hipófise. O GH é secretado de maneira pulsátil, e a maior emissão não relacionada com o exercício ocorre durante o sono. O GH apresenta propriedades anabólicas e catabólicas.[238] Por um lado, estimula a *lipólise* (a quebra de lipídios); por outro, promove a captação celular e a incorporação de aminoácidos em várias proteínas.[239] Embora haja evidências de que o GH endógeno atue na regulação da massa muscular esquelética,[238] em níveis fisiológicos sua ação anabólica principal parece ser mais específica da síntese de colágeno, em oposição a um aumento na acreção das proteínas miofibrilares.[54]

Acredita-se que a influência anabólica do GH no tecido muscular ocorre principalmente por meio de seu potencial efeito no IGF-1.[238] Pesquisas em animais mostram que um aumento na massa muscular esquelética associado ao GH requer um receptor para IGF-1 intacto.[106] Esses achados são consistentes com estudos que mostram aumentos significativos nos níveis circulantes de IGF-1 após a administração de GH.[18,83,188] Além de mediar a liberação de isoformas sistêmicas do IGF-1, o GH também parece aumentar a ação do MGF. Klover e Hennighausen[109] descobriram que a remoção dos genes de transdutores de sinal e ativadores de transcrição (STAT, do inglês *signal transducers and activators of transcription*), considerados reguladores obrigatórios da transcrição induzida pelo GH do gene IGF-1, levou a uma perda seletiva da proteína STAT5 do músculo esquelético, enquanto a expressão hepática permaneceu inalterada.[109] Esses achados são consistentes com pesquisas *in vitro* que mostram que o tratamento de mioblastos C2C12 com GH recombinante potencializa diretamente a expressão do MGF antes da expressão do IGF-1Ea.[99] Além disso, a administração de GH em camundongos aumentou significativamente o MGF, indicando que a expressão de RNAm do MGF ocorre paralelamente à liberação de GH.[98] Alternativamente, observou-se a expressão independente do GH do IGF-1Ea e do MGF em ratos hipofisectomizados (submetidos à remoção da hipófise) após a ablação dos sinergistas.[249] Isso implica que o GH atua potencializando, e não regulando, a função do IGF-1. Curiosamente, existem evidências de que os níveis de RNAm do MGF aumentam bastante quando homens idosos combinam treinamento resistido com tratamento com GH recombinante,[83] mas resultados semelhantes não são vistos em homens adultos jovens.[18] As discrepâncias nos achados não são claras, mas pode haver um nível mínimo de GH necessário para a mediação da produção de MGF.

É concebível que reduções relacionadas à idade no hormônio possam levar a uma deficiência que exigirá a administração de GH exógeno, para que o necessário limiar seja atingido.

A alegação de que o GH medeia a hipertrofia apenas via potencialização da liberação de IGF-1 permanece controversa. Alguns pesquisadores sugeriram que os dois hormônios podem conferir efeitos aditivos.[213,238] A possibilidade de efeitos anabólicos do GH independentes do IGF-1 é indicada por pesquisas que mostram retardo de crescimento reduzido em camundongos submetidos à eliminação do IGF-1, em comparação com aqueles que não apresentam receptores para IGF-1 nem para GH.[122] Além disso, observa-se uma redução no tamanho da miofibra no músculo esquelético deficiente em receptores funcionais de GH.[213] Acredita-se que esses efeitos sejam obtidos, pelo menos em parte, pela fusão celular regulada pelo GH em um estágio posterior, que resulta em um aumento na quantidade de núcleos por miotubo.[213] As ações do GH também parecem causar um efeito permissivo, ou talvez até sinérgico, na síntese de proteínas musculares mediada pela testosterona.[240] Especula-se que esses efeitos são vistos como resultado da produção endógena de GH dentro dos níveis fisiológicos normais.

Testosterona

A testosterona é um hormônio esteroide derivado do colesterol, formado nas células intersticiais dos testículos (células de Leydig) via eixo hipotálamo-hipófise-gonadal. Pequenas quantidades desse hormônio são sintetizadas nas glândulas suprarrenais e nos ovários.[39] Os homens têm uma quantidade de testosterona circulante aproximadamente 10 vezes maior do que a das mulheres. Acredita-se que essa discrepância hormonal entre os sexos seja em grande parte responsável pela maior muscularidade observada nos homens pós-pubescentes.[88] A grande maioria da testosterona circulante está vinculada à globulina de ligação ao hormônio sexual (60%) ou à albumina (38%); a quantidade residual de aproximadamente 2% circula em um estado não ligado. A testosterona não ligada é biologicamente ativa e está disponível para ser absorvida pelos tecidos corporais; a testosterona fracamente ligada pode dissociar-se com rapidez da albumina e se tornar ativa.[119] Na sua forma não ligada, a testosterona se liga aos receptores de andrógenos no citoplasma dos tecidos-alvo. Isso causa uma mudança de conformação que leva o complexo testosterona-receptor de andrógeno ao núcleo da célula, onde regula a transcrição de genes.[240]

As ações anabólicas da testosterona são irrefutáveis. A administração de testosterona exógena produz grandes aumentos na massa muscular em homens e mulheres, independentemente da idade.[25,27,210] Esses efeitos são amplificados quando combinados ao treinamento resistido.[26] Mulheres idosas exibem um crescimento induzido pelo exercício significativamente maior quando as concentrações de testosterona são cronicamente altas em comparação com as baixas.[81,82] Kvorning et al.[116] mostraram que a produção de testosterona embotada em homens jovens pela administração de gosserrelina, um análogo do hormônio liberador de gonadotrofina, prejudicou significativamente as adaptações musculares após 8 semanas de treinamento resistido.

As ações anabólicas da testosterona foram parcialmente atribuídas à sua capacidade direta de aumentar a síntese de proteínas e diminuir a proteólise.[233,256] Sugeriu-se também que a testosterona aumenta a liberação de outros agentes anabólicos, incluindo o

GH[237] e o IGF-1/MGF,[203] enquanto inibe a atividade do IGFBP-4, que é um antagonista do IGF-1.[233] As evidências mostram ainda que a elevação combinada da testosterona e do GH é sinérgica com um aumento no IGF-1.[240] Além disso, demonstrou-se que os mioblastos contêm receptores de andrógenos. Consequentemente, as evidências sugerem um efeito dependente da dose de testosterona na proliferação e diferenciação de células satélites, e que concentrações mais altas de testosterona aumentam a quantidade de células miogenicamente comprometidas.[88,210] Ao que parece, os efeitos prejudiciais dos baixos níveis de testosterona estão mais relacionados a uma velocidade acelerada de proteólise do que a uma atenuação da síntese da proteína muscular.[191]

A faixa normal para os níveis totais de testosterona em homens jovens e saudáveis é de 264 a 916 ng/dL.[232] Embora pesquisas tenham demonstrado que o hipogonadismo (definido como dois desvios padrão no nível de testosterona abaixo da média para homens jovens e saudáveis) resulta em comprometimento da capacidade de formação de músculo,[32,116] ainda não ficou esclarecido se flutuações da testosterona dentro da faixa fisiológica normal afetam a hipertrofia. Algumas pesquisas sugerem que os efeitos díspares são observados nos extremos da faixa; os efeitos na faixa superior demonstram medidas mais favoráveis para a massa magra do que aqueles na faixa inferior.[145] Contudo, as evidências permanecem por ser elucidadas com relação a existirem, ou não, diferenças na faixa média dos valores normais (i.e., aproximadamente 400 a 700 ng/dL). Embora alguns estudos tenham demonstrado que a adesão, no longo prazo, ao treinamento de resistência programado pode aumentar os níveis basais de testosterona, esses achados não são universais.[93]

Existem algumas evidências de que a quantidade de receptores de andrógenos pode atuar na resposta anabólica ao exercício.[10] A concentração do receptor de andrógeno diminui imediatamente após um treinamento de resistência, mas os níveis aumentam de forma significativa ao longo das várias horas seguintes.[240] De fato, as evidências sugerem uma associação entre o conteúdo de receptores de andrógenos pós-exercício e a hipertrofia muscular.[142] Alguns estudos indicam que essa regulação positiva do receptor de andrógenos pós-exercício depende de elevações correspondentes nos níveis de testosterona,[216] enquanto outras pesquisas não respaldam essa relação.[142] O aumento agudo e imediato nos níveis de testosterona pós-exercício, seguido pela combinação de seu rápido declínio (dentro de aproximadamente 1 hora) com a correspondente regulação positiva dos receptores de andrógenos musculares, pode sugerir uma mobilização da testosterona circulante para o tecido muscular.[93]

No geral, esses achados relacionados à hipótese de os picos agudos de testosterona influenciarem as adaptações hipertróficas induzidas pelo exercício diretamente ou por meio de seus efeitos sobre os receptores de andrógenos são conflitantes; mais importante ainda, a relevância prática de tal efeito, caso realmente ocorra, permanece questionável (consultar a discussão sobre respostas hormonais agudas *versus* crônicas mais adiante no capítulo).

Insulina

A insulina é um hormônio peptídico secretado pelas células beta do pâncreas. Em indivíduos saudáveis, a insulina regula o metabolismo da glicose, facilitando seu armazenamento como glicogênio nos tecidos muscular e hepático. Entre outros papéis secundários, a insulina está envolvida no anabolismo muscular, estimulando as fases de iniciação e alongamento da translação de proteínas, regulando vários eIFs e eEFs. A insulina também exerce efeitos anabólicos pela ativação do *alvo da rapamicina em mamíferos*, abreviado universalmente como *mTOR*. Uma proteína quinase serina/treonina, o mTOR desempenha um papel essencial na regulação do crescimento celular e no monitoramento dos níveis celulares de nutrientes, oxigênio e energia (consultar a discussão da via PI3K/Akt no Cap. 2 para obter mais informações).

Apesar de suas propriedades anabólicas,[28,65] acredita-se que o papel principal da insulina nas adaptações hipertróficas induzidas pelo exercício seja uma redução na quebra de proteínas em oposição à promoção de aumentos na síntese de proteínas musculares.[52,69,91,104] Os mecanismos pelos quais a insulina reduz a proteólise ainda não são bem conhecidos. Dado que a hipertrofia muscular representa a diferença entre a síntese e a proteólise das proteínas musculares, uma diminuição na quebra de proteínas poderia aumentar a acreção de proteínas contráteis e, assim, facilitar uma maior hipertrofia.

Deve-se notar que, em indivíduos não diabéticos, o exercício exerce pouco efeito sobre os níveis de insulina e pode, na verdade, diminuir sua liberação, dependendo da intensidade, da duração e do consumo nutricional pré-exercício.[115] Em vez disso, o principal mecanismo para manipular a insulina se dá por meio do fornecimento de nutrientes. Assim, seu papel hipertrófico é mais explorado no Capítulo 9, na discussão de estratégias de temporização de nutrientes.

Respostas hormonais agudas *versus* crônicas

Demonstrou-se que o exercício aumenta significativamente a liberação de hormônios anabólicos no período pós-treino imediato. Encontraram-se fortes correlações entre o treinamento do tipo hipertrofia e a secreção hipofisária aguda de GH,[74-76,79,170,219,220] e a magnitude desses aumentos é considerável. Fujita et al.[68] relataram um aumento de 10 vezes nos níveis de GH após o exercício com restrição do fluxo sanguíneo (ver Cap. 2), enquanto Takarada et al.[220] descobriram que as elevações alcançaram 290 vezes o valor de base. Acredita-se que as elevações sejam, pelo menos em parte, mediadas pela produção de metabólitos.[74,79] Um aumento na acidose pelo acúmulo de H^+ também pode potencializar a produção de GH via estimulação quimiorreflexa regulada por receptores metabólicos intramusculares e aferentes dos grupos III e IV.[120,241]

Demonstrou-se também que realizar o treinamento do tipo hipertrofia aumenta significativamente os níveis circulantes de IGF-1,[112,113,192] embora esses resultados não tenham sido consistentes em todos os estudos.[114] Não está claro se essas elevações são mediadas principalmente por aumentos correspondentes na liberação de GH ou se o próprio exercício melhora a produção aguda. Pesquisas sobre a resposta aguda da testosterona ao treinamento de resistência têm sido um tanto inconsistentes. Vários estudos mostraram elevações maiores na testosterona após o treinamento de resistência do tipo hipertrofia em comparação com protocolos do tipo força,[39,76,79,134,211] enquanto outros não conseguiram detectar diferenças significativas.[112,182,218] Deve-se notar que o sexo, a idade e a condição do treinamento influenciam profundamente a síntese de testosterona,[115] e esses fatores podem ser responsáveis pelos resultados conflitantes.

Diante da relação positiva entre os hormônios anabólicos e o treinamento do tipo hipertrofia, os pesquisadores formularam a *hipótese do hormônio*, que propõe que as elevações hormonais pós-treino são muito importantes para os aumentos de longo prazo no tamanho muscular.[75,85] Foi proposto que esses picos hormonais momentâneos podem ser mais importantes para as respostas relacionadas com o crescimento muscular do que as alterações crônicas nas concentrações hormonais em repouso.[115] Teoricamente, os picos hormonais aumentam a probabilidade de que os hormônios secretados interajam com os receptores no tecido-alvo,[48] o que pode ser especialmente benéfico após o exercício, quando os músculos estão preparados para o anabolismo tecidual. Além disso, grandes elevações hormonais podem influenciar de forma positiva a sinalização intracelular, de modo a reduzir rapidamente a proteólise pós-exercício e aumentar os processos anabólicos para obter uma resposta supercompensatória maior.

Apesar de uma base aparentemente lógica, vários pesquisadores questionaram a legitimidade da hipótese do hormônio;[121,169] eles propuseram uma hipótese alternativa de que tais eventos biológicos se destinam a mobilizar reservas de combustível em vez de promover o anabolismo tecidual.[247] Em particular, descartou-se o papel anabólico da produção aguda de GH, em grande parte com base em estudos que mostram que as injeções de GH recombinante geneticamente modificado não promovem maiores aumentos no crescimento muscular.[118,252,253] Embora essa alegação possa ter mérito, ela não leva em conta o fato de que a administração exógena de GH não imita a resposta *in vivo* (dentro de um organismo vivo) a elevações hormonais induzidas pelo exercício, quer temporalmente ou em magnitude. O meio intracelular é preparado para o anabolismo após um treinamento intenso, e é concebível que grandes picos transitórios no GH melhorem o processo de remodelação. Além disso, o GH recombinante é composto apenas pela isoforma 22-kDa,[61] enquanto mais de 100 isoformas moleculares de GH são produzidas de modo endógeno.[154] Essas isoformas alcançam seu pico no início do período pós-exercício, e a maior parte dessas isoformas é da variedade não 22-kDa.[61] O GH recombinante administrado em doses suprafisiológicas (i.e., uma dose que é maior ou mais potente do que a que ocorreria de forma natural no corpo) de fato inibe a estimulação pós-treino dessas isoformas alternativas,[61] potencialmente embotando o anabolismo. Ainda não foi estabelecido se esses fatores afetam de forma significativa as adaptações hipertróficas.

A ligação da testosterona aos receptores celulares pode acionar rapidamente (dentro de segundos) segundos mensageiros envolvidos na posterior sinalização da proteína quinase,[49] o que sugere uma ligação entre elevações momentâneas pós-treino e a síntese proteica muscular. Kvorning et al.[117] demonstraram que a supressão dos níveis de testosterona com gosserrelina diminuiu o crescimento muscular induzido pelo exercício, apesar de não haver alterações na expressão aguda de RNAm do MyoD, miogenina, miostatina, IGF-1Ea, IGF-1Eb, IGF-1Ec e receptor de andrógenos. Isso sugere que a testosterona pode mediar a subsequente sinalização intracelular desses fatores. Os níveis de testosterona total e livre no grupo placebo aumentaram aproximadamente 15% logo após o exercício, enquanto aqueles tratados com gosserrelina apresentaram uma redução na testosterona total e livre 15 minutos após o treino, sugerindo um efeito anabólico das elevações transitórias. Em contraste com esses achados, West et al.[245] relataram que elevações agudas nos hormônios anabólicos pós-exercício não tiveram efeito sobre a síntese proteica muscular pós-exercício em homens jovens em comparação àqueles que executavam um protocolo que não elevava significativamente os hormônios. Embora esses estudos forneçam informações sobre respostas hipertróficas gerais, é importante reconhecer que a resposta aguda de síntese proteica ao treinamento físico nem sempre se correlaciona com a sinalização anabólica crônica,[45] e esses eventos não são necessariamente preditivos de aumentos de longo prazo no crescimento muscular.[227] Isso é particularmente verdadeiro com relação aos indivíduos não treinados considerados nesses estudos, pois suas respostas agudas podem estar mais relacionadas à sua falta de familiaridade com o exercício em si e com o dano muscular associado que inevitavelmente ocorre com esse treinamento.[19]

Vários estudos longitudinais mostram associações significativas entre a resposta hormonal pós-exercício e o crescimento muscular. McCall et al.[131] investigaram o tópico em 11 homens jovens submetidos a treino de resistência ao longo de um programa de treinamento de resistência de alto volume de 12 semanas. Encontraram-se fortes correlações entre os aumentos agudos no GH e a extensão das áreas de secção transversa das fibras do Tipo I ($r = 0,74$) e Tipo II ($r = 0,71$). Da mesma maneira, Ahtiainen et al.[9] demonstraram fortes associações entre a elevação aguda na testosterona e o aumento na área de secção transversa do músculo quadríceps femoral ($r = 0,76$) em 16 homens jovens (8 atletas de força e 8 indivíduos fisicamente ativos) que realizaram exercícios resistidos pesados por 21 semanas. Ambos os estudos foram limitados pelas amostras pequenas, que comprometeram o poder estatístico. Posteriormente, dois estudos maiores da McMaster University questionaram a veracidade desses achados. West e Phillips[248] estudaram a resposta sistêmica pós-exercício em 56 homens jovens não treinados submetidos a 12 semanas de treinamento resistido. Encontraram uma correlação fraca entre a elevação transitória no GH e o aumento na área de secção transversa das fibras do Tipo II ($r = 0,28$), que se estimou explicar aproximadamente 8% da variação na acreção de proteínas musculares. Não foi demonstrada associação entre a resposta pós-exercício à testosterona e o crescimento muscular. Curiosamente, uma análise secundária das variações hormonais entre respondedores e não respondedores hipertróficos (ou seja, aqueles que se encontravam entre os 16% superiores e inferiores, aproximadamente) mostrou uma forte tendência para correlações entre níveis aumentados de IGF-1 e adaptações musculares ($p = 0,053$). O estudo de acompanhamento do mesmo laboratório não encontrou relação entre a elevação aguda na testosterona, GH ou IGF-1 e o aumento médio na área de secção transversa da fibra muscular após 16 semanas de treinamento de resistência em um grupo de 23 homens jovens não treinados.[140] Embora os estudos mencionados anteriormente forneçam informações sobre possíveis interações, é preciso ter cuidado ao tentar tirar conclusões causais a partir de dados de correlação.

Em vários estudos, os pesquisadores tentaram avaliar diretamente o efeito da liberação hormonal transitória pós-exercício na acreção de proteínas musculares. Os resultados desses estudos foram conflitantes. Madarame et al.[127] encontraram um aumento significativo na área de secção transversa dos flexores do cotovelo após o exercício unilateral de braço combinado com o treinamento de oclusão da parte inferior do corpo em comparação com o treinamento idêntico do braço sem oclusão da parte inferior do corpo. As diferenças nos níveis de GH entre as condições não aumentaram de maneira significativa do ponto de vista estatístico, mas os autores afirmaram que isso provavelmente era decorrente de um erro do Tipo II em razão da falta de poder estatístico. Tendo em vista que protocolos comparáveis resultaram em aumentos acentuados nos hormônios pós-exercício,[74,75,79,170,219,220] os achados sugeriram um possível papel de fatores sistêmicos na resposta adaptativa. Observou-se também que a área de secção transversa do músculo permaneceu inalterada no braço não treinado, indicando que a resposta sistêmica aguda não teve efeito hipertrófico na ausência de estímulos mecânicos.

Empregando uma metodologia intraindivíduo, West et al.[246] recrutaram 12 homens não treinados para realizar exercícios de flexão de cotovelo em dias separados sob duas condições hormonais: uma condição de baixo hormônio em que um braço realizava apenas o exercício de flexão de cotovelo e uma condição de alto hormônio em que o braço contralateral realizou o mesmo exercício de flexão de braço, seguido imediatamente por várias séries de treinamento de resistência da parte inferior do corpo, projetados para promover uma resposta sistêmica robusta. Após 15 semanas, os aumentos na área de secção transversa do músculo foram semelhantes entre as condições, apesar das concentrações pós-exercício significativamente mais altas de IGF-1, GH e testosterona circulantes naquelas em condição de alto hormônio.

Ronnestad et al.[190] utilizaram uma metodologia intraindivíduo semelhante à de West et al.,[246] exceto que o grupo de alto hormônio realizou exercícios na parte inferior do corpo antes do exercício de flexão de cotovelo. Em contraste com os achados de West et al.,[246] notaram-se aumentos significativamente maiores na área de secção transversa dos flexores do cotovelo na condição de alto hormônio, implicando um nexo causal direto entre elevações hormonais agudas e adaptações hipertróficas. As diferenças foram específicas da região, e observaram-se aumentos na área de secção transversa apenas nas duas secções médias dos flexores do cotovelo em que a circunferência muscular era maior.

Mais recentemente, Morton et al.[142] relataram que os aumentos na hipertrofia decorrentes de um programa de treinamento de força total do corpo com duração de 12 semanas não estavam relacionados a elevações hormonais agudas. É importante ressaltar que esse estudo empregou uma coorte de 49 homens com treinamento de resistência; isso sugere que a experiência anterior em treinamento de resistência não é um fator a considerar para a relevância das respostas sistêmicas pós-exercício às adaptações musculares.

> **PONTO-CHAVE**
>
> O sistema endócrino está intrinsecamente envolvido na regulação da massa muscular, embora o papel exato das elevações hormonais agudas na hipertrofia não seja claro, provavelmente sendo de menor importância. A produção crônica de testosterona, hormônio de crescimento, IGF-1 e outros hormônios anabólicos influencia o balanço proteico de modo a trazer mudanças nas adaptações musculares mediadas pelo treinamento resistido.

Evidências do corpo da literatura quanto às elevações hormonais anabólicas pós-exercício estarem associadas a um aumento no crescimento muscular permanecem obscuras. Embora seja prematuro descartar completamente um papel em potencial, parece claro que, se esse papel existe, a magnitude geral do efeito é, na melhor das hipóteses, modesta.[199] Mais provavelmente, esses eventos conferem um efeito permissivo, pelo qual respostas hipertróficas são facilitadas pelo ambiente anabólico favorável.

Respostas e adaptações das miocinas

O termo *miocina* é comumente usado para descrever citocinas que são expressas e secretadas localmente pelo músculo esquelético para interagir de maneira autócrina/parácrina, além de alcançar a circulação para exercer influência sobre outros tecidos.[171,172] O treinamento físico resulta na síntese dessas substâncias no músculo esquelético, e um corpo de evidências emergente indica que elas podem ter efeitos únicos no músculo esquelético, promovendo processos anabólicos ou catabólicos (ver Tab. 1.3).[153,177,206] Supõe-se que as ações das miocinas sejam bifásicas: em primeiro lugar, essas substâncias se ligam aos receptores celulares e depois regulam a transdução de sinal por meio de uma série de mensageiros intracelulares e de fatores de transcrição.[162] A produção de miocinas fornece uma base conceitual para esclarecer como os músculos se comunicam de forma intracelular e com outros órgãos. Existem dezenas de miocinas conhecidas, e novas variantes continuam sendo identificadas. Esta seção aborda alguns dos mais bem estudados desses agentes e seus efeitos sobre a hipertrofia muscular.

Fator de crescimento mecânico

O fator de crescimento mecânico (MGF) é considerado amplamente necessário para o crescimento muscular compensatório, ainda mais que as isoformas sistêmicas do IGF-1.[88] Como já mencionado, o treinamento resistido regula positivamente a expressão do RNAm do MGF.[107] A teoria atual sugere que esse evento ajuda a iniciar rapidamente a recuperação muscular pós-

TABELA 1.3 Principais miocinas e suas respectivas ações

Miocina	Ações
Fator de crescimento mecânico (MGF)	Acredita-se que inicia rapidamente o processo de crescimento após o treinamento de resistência. Regula positivamente os processos anabólicos e regula negativamente os processos catabólicos. Envolvido nas respostas das células satélites a estímulos mecânicos nos estágios iniciais.
Interleucinas (IL)	Inúmeras IL são liberadas para controlar e coordenar a resposta imune pós-exercício. A IL-6, a mais estudada das IL, parece realizar ações hipertróficas, induzindo a proliferação de células satélites e influenciando a acreção mionuclear mediada por células satélites. Novas pesquisas indicam que a IL-15 pode ser importante para o anabolismo induzido pelo exercício, embora as evidências permaneçam ainda em um plano preliminar. Também foi postulado que outras IL desempenham ações na hipertrofia, incluindo IL-4, IL-7, IL-8 e IL-10, embora as evidências sobre os efeitos induzidos pelo exercício permaneçam ambíguas.
Miostatina (MSTN)	Atua como um regulador negativo do crescimento muscular. Age reduzindo a síntese de proteínas miofibrilares e também pode suprimir a ativação das células satélites.
Fator de crescimento de hepatócitos (HGF)	Ativado pela óxido nítrico sintase e possivelmente também pela cálcio-calmodulina. Acredita-se que o HGF seja essencial para a ativação de células satélites dormentes.
Fator inibidor da leucemia (LIF)	Regulado positivamente pelo fluxo de cálcio associado ao exercício resistido. Acredita-se que age de maneira parácrina nas células satélites adjacentes para induzir sua proliferação.

-exercício, facilitando o reparo e a regeneração locais após miotraumas.[71] Em apoio a essa ideia, Bamman et al.[20] recrutaram 66 homens e mulheres de idades variadas para realizar 16 semanas de treinamento de resistência na parte inferior do corpo. Com base em sua resposta hipertrófica ao programa, os indivíduos foram classificados como respondedores extremos (hipertrofia média das fibras musculares de 58%), respondedores moderados (hipertrofia média das fibras musculares de 28%), ou não respondedores (sem aumento significativo na hipertrofia das fibras musculares). A análise da biópsia muscular mostrou uma expressão diferencial do MGF entre os grupos: enquanto os níveis de MGF aumentaram 126% nos classificados como respondedores extremos, as concentrações permaneceram praticamente inalteradas nos não respondedores. Esses resultados sugerem que aumentos induzidos pelo exercício transitório na expressão do gene do MGF servem como pistas críticas para a remodelação muscular e podem ser essenciais para produzir ganhos hipertróficos máximos.

Supõe-se que o MGF regule o crescimento muscular por vários meios. Por um lado, parece estimular diretamente a síntese de proteínas musculares pela fosforilação da *p70S6 quinase* (uma serina/treonina quinase que tem como alvo a proteína ribossômica S6; a fosforilação de S6 causa a síntese proteica no ribossomo; também é escrita como p70S6K ou p70^{S6K}) via PI3K/Akt (consultar o Cap. 2).[7,8,156] O MGF também pode elevar a síntese de proteínas musculares ao regular negativamente os processos catabólicos envolvidos na proteólise. As evidências indicam que a ativação do MGF suprime as atividades transcricionais e de localização do FOXO nuclear, ajudando, assim, a inibir a quebra de proteínas.[73] Acredita-se que essas ações anabólicas e anticatabólicas combinadas aumentam a resposta hipertrófica pós-exercício.

Acredita-se também que o MGF influencia as adaptações hipertróficas, mediando a resposta das células satélites ao treinamento físico. Embora o IGF-1 sistêmico promova efeitos em estágios posteriores na função das células satélites, a expressão local do peptídio demonstrou estar envolvida principalmente nos estágios iniciais. Isso é consistente com pesquisas que mostram que o MGF regula as quinases reguladas por sinal extracelular (ERK1 e ERK2; também abreviado como ERK1/2), enquanto as isoformas sistêmicas não. Também é consistente com pesquisas que demonstram que o MGF é expresso antes do IGF-1 do tipo hepático (fígado) após o exercício.[21,72] Consequentemente, o MGF parece estar envolvido na indução da ativação e proliferação de células satélites,[92,250] mas não na diferenciação.[250] Essa observação sugere que o MGF aumenta a quantidade de mioblastos disponíveis para reparo pós-exercício, além de facilitar o reabastecimento do reservatório de células satélites. No entanto, outras pesquisas desafiam o papel do MGF na função das células satélites. Fornaro et al.[66] demonstraram que altas concentrações de MGF falharam em aumentar a proliferação ou diferenciação, tanto nos mioblastos murinos C2C12 de camundongos quanto nos mioblastos de músculo esquelético humano, bem como nas células-tronco primárias de camundongos. Curiosamente, o IGF-1 maduro promoveu uma forte resposta proliferativa em todos os tipos de células. As discrepâncias entre esse estudo e o trabalho anterior não são facilmente evidentes.

Interleucinas

As *interleucinas* (IL) são uma classe de citocinas liberadas por diversos tecidos corporais para controlar e coordenar as respostas imunes. A mais estudada dessas isoformas é a IL-6, uma miocina em estágio inicial que, acredita-se, desempenha um papel importante e, talvez, até essencial no crescimento muscular induzido pelo exercício. Essa afirmação é apoiada por pesquisas que mostram que camundongos deficientes em IL-6 exibem uma resposta hipertrófica prejudicada.[206] A IL-6 também é considerada um importante fator de crescimento para o tecido conjuntivo humano, estimulando a síntese de colágeno em tendões saudáveis.[15] Essas ações aumentam a capacidade do tecido muscular de suportar altos níveis de estresse mecânico.

O treinamento resistido aumenta agudamente a IL-6 em até 100 vezes, e o estresse metabólico induzido pelo exercício pode estimular ainda mais sua produção.[62] Além disso, a magnitude da expressão da IL-6 pós-exercício está significativamente correlacionada com adaptações hipertróficas.[140] Os músculos esqueléticos em contração são responsáveis pela maior parte da IL-6 circulante; fontes adicionais são sintetizadas pelo tecido conjuntivo, pelos adipócitos e pelo encéfalo.[163] O aparecimento de IL-6 na circulação sistêmica precede o de outras citocinas, e a magnitude de sua liberação é, de longe, a mais proeminente. Inicialmente se acreditava que o dano muscular era um mediador primário da resposta da IL-6. Isso parece lógico, uma vez que o dano ao tecido muscular inicia uma cascata inflamatória. No entanto, evidências emergentes indicam que não é preciso que haja danos musculares para que ocorra a liberação induzida pelo exercício. Em vez disso, exercícios prejudiciais podem resultar em atraso no pico de liberação e em uma liberação mais lenta da IL-6 plasmática durante a recuperação.[163]

As ações hipertróficas primárias da IL-6 parecem estar relacionadas com seus efeitos nas células satélites, tanto pela indução da proliferação[102,229] como pela influência na acreção mionuclear mediada por células satélites.[206] Há também evidências de que a IL-6 pode mediar diretamente a síntese de proteínas via ativação da Janus quinase/transdutores de sinal e ativadores de transcrição (JAK/STAT), ERK1/2 e PI3K/Akt (ver Cap. 2).[184]

A IL-15 é outra miocina que tem recebido considerável atenção por sua potencial atuação no crescimento do músculo esquelético. O músculo é a principal fonte de expressão da IL-15, e o exercício regula sua produção. Demonstrou-se que o treinamento resistido, em particular, eleva de forma aguda os níveis da proteína IL-15, aparentemente por meio de sua liberação via microlacerações nas fibras musculares como resultado de inflamação, estresse oxidativo, ou de ambos.[177,186] As fibras do Tipo II mostram maior aumento nos níveis de RNAm da IL-15 do que as fibras do Tipo I.[152]

Pesquisas anteriores em animais sugeriram que a IL-15 exercia efeitos anabólicos, atuando diretamente em miotubos diferenciados de modo a aumentar a síntese proteica muscular e reduzir a degradação proteica.[177] Verificou-se que um polimorfismo no gene do receptor da IL-15 explica uma proporção relativamente grande da variação na hipertrofia muscular.[186] Além disso, a administração de IL-15 recombinante em ratos de crescimento saudável produziu uma redução de mais de três vezes na taxa de quebra de proteínas, levando a um aumento no peso muscular e na acreção de proteínas contráteis.[177] No entanto, pesquisas recentes sugerem que a IL-15 pode não causar as adaptações hipertróficas originalmente pensadas. Por um lado, o RNAm da IL-15 se correlaciona mal com a expressão da proteína. Além disso, efeitos hipertróficos da IL-15 foram observados apenas em roedores doentes. Quinn et al.[176] demonstraram que camundongos geneticamente modificados para secretar uma quantidade excessiva de IL-15 apresentavam uma redução substancial na gordura corporal, mas apenas um aumento mínimo na massa magra. Os ganhos musculares foram limitados ao músculo sóleo lento/oxidativo, enquanto o músculo extensor longo dos dedos rápido/glicolítico apresentou ligeiras diminuições na hipertrofia. Diante dessa evidência emergente, especula-se que a IL-15 atua regulando as propriedades oxidativas e de fadiga do músculo esquelético, em vez de promover a acreção de proteínas contráteis.[172] Em contraste, Pérez-López et al.[165] demonstraram uma regulação positiva da expressão gênica do músculo esquelético em seguida a uma sessão de treinamento de resistência, tendo sido observada uma associação entre sua expressão e elevações no estágio inicial na síntese proteica miofibrilar pós-exercício. Apesar do aumento das pesquisas sobre essa miocina, ainda é incerta a extensão de seu papel hipertrófico durante o treinamento de resistência programado.

As pesquisas relacionadas com outras IL são limitadas no momento. A IL-10 tem sido apontada como um importante mediador de processos que impulsionam a proliferação de mioblastos e o crescimento de fibras musculares.[171] Outras evidências sugerem que a IL-4 está envolvida na diferenciação miogênica.[194] Acredita-se também que a IL-7 atue na hipertrofia muscular e na miogênese,[164] e foi demonstrado que a IL-8 tem efeitos anticatabólicos potentes no músculo esquelético.[138] São necessárias, substancialmente, mais pesquisas para desenvolver uma compreensão completa dos papéis de cada uma dessas isoformas de IL (e talvez outras) no que diz respeito às adaptações musculares induzidas pelo exercício.

Os efeitos agudos do exercício resistido nas IL devem ser diferenciados dos níveis cronicamente elevados dessas citocinas. As evidências indicam que a inflamação crônica de baixo grau, determinada pelo aumento na concentração circulante de citocinas pró-inflamatórias, está correlacionada com a perda de massa muscular relacionada com a idade.[137] Além disso, pacientes hospitalizados que exibem níveis cronicamente altos de inflamação apresentam capacidade reduzida de aumentar a massa muscular em seguida à prática de um programa de treinamento de resistência programado.[155] Esse achado é consistente com as evidências de que, enquanto os aumentos agudos de IL-6 induzidos pelo exercício induzem a progressão miogênica, elevações persistentes dessa miocina suprimem a síntese de proteína muscular.[151] Demonstrou-se que a redução de níveis inflamatórios cronicamente elevados com medicamentos anti-inflamatórios não esteroides restaura o anabolismo das proteínas musculares e reduz de forma significativa a perda muscular em ratos idosos.[187] Além disso, a atividade física exibe uma correlação inversa com a inflamação sistêmica de baixo grau:[163] a elevação aguda das IL aumenta o anabolismo, enquanto a supressão da produção crônica de IL atenua os processos catabólicos.

Miostatina

A *miostatina* (MSTN), um membro da superfamília do fator de crescimento transformador beta, é reconhecida como um potente regulador negativo do desenvolvimento de massa muscular.[108] O gene da MSTN é expresso quase exclusivamente nas fibras musculares ao longo do desenvolvimento embrionário, bem como em animais adultos.[200] Demonstrou-se que uma mutação no gene da MSTN produz hipertrofia acentuada em animais. Uma raça de gado conhecida por não ter o gene MSTN, chamada Belga Azul, apresenta uma aparência hipermuscular, tanto que é popularmente conhecida como gado Schwarzenegger, em homenagem ao campeão fisiculturista. A interrupção direcionada do gene da MSTN em camundongos resulta em uma duplicação da massa muscular esquelética,[136] ostensivamente por uma combinação de hiperplasia e hipertrofia. Além disso, a inibição da MSTN aumenta em 20 a 30% a hipertrofia das miofibras, tanto em camundongos jovens como idosos, na ausência de exercício estruturado.[129,175]

Os efeitos regulatórios da MSTN estão presentes nos seres humanos, como exemplificado em um relato de caso de uma criança que parecia extraordinariamente musculosa ao nascer, com músculos da coxa salientes.[200] O desenvolvimento da criança foi acompanhado ao longo do tempo e, aos 4,5 anos de idade, ela continuou apresentando níveis superiores de volume e força musculares. A análise genética subsequente revelou que a criança não tinha o gene da MSTN, o que possivelmente explica sua hipermuscularidade.

Há evidências conflitantes quanto à qualidade do tecido muscular nas deficiências da MSTN. Cães de corrida que não têm o gene da MSTN foram significativamente mais rápidos do que aqueles portadores do genótipo do tipo selvagem, sugerindo uma clara vantagem de desempenho.[143] Alternativamente, outras pesquisas mostram que uma mutação do gene da MSTN em camundongos está associada à diminuição da liberação de cálcio pelo retículo sarcoplasmático.[31] Portanto, embora esses ratos tenham uma aparência hipermuscular, o aumento da massa muscular não se traduz em uma capacidade aumentada de produzir força. Também há evidências de que a disfunção do MSTN afeta negativamente a hipertrofia nos músculos compostos sobretudo por fibras de contração lenta, que, por sua vez,

podem exercer impacto negativo na resistência muscular.[139] Nesse ponto, as implicações funcionais das alterações na MSTN permanecem indeterminadas.

A MSTN desempenha suas ações por meio da subsequente sinalização dos fatores de transcrição SMAD2 e SMAD3, que por sua vez regulam negativamente a hipertrofia independente da enzima catabólica proteína 1 RING do dedo (MuRF-1). Pesquisas anteriores indicaram que as ações atróficas da MSTN foram atribuídas a uma inibição da ativação das células satélites, prejudicando a capacidade de síntese proteica.[135] Além disso, pesquisas in vitro mostraram que a MSTN diminuiu a proliferação e a diferenciação das células satélites.[255] No entanto, pesquisas subsequentes refutaram esses achados, mostrando que a inibição da MSTN aumenta a massa muscular, atuando principalmente sobre as fibras musculares em oposição às células satélites e aumentando, assim, a relação volume citoplasmático/DNA.[243] O conjunto de evidências parece sugerir que o mecanismo primário de ação da MSTN no período pós-natal é a modulação da síntese de proteínas musculares miofibrilares,[6] embora ainda possa desempenhar um papel menor na regulação da função das células satélites.[86] Acredita-se que a regulação negativa da síntese de proteínas musculares ocorra por meio de uma inibição combinada da via Akt/mTOR (consultar o Cap. 2), bem como por uma regulação negativa da sinalização da calcineurina e dos fatores de transcrição MyoD e miogenina.[236] A inibição de mTOR induzida pela miostatina é autoperpetuante, pois essa regulação negativa, por sua vez, amplifica ainda mais a sinalização da MSTN.[70]

Além de regular positivamente vários fatores relacionados com o crescimento, o treinamento resistido também regula negativamente fatores inibidores, incluindo a MSTN.[107] Indivíduos não treinados mostram diminuições modestas na MSTN após uma sessão de exercícios resistidos, e essas reduções são mais de três vezes superiores, com uma experiência consistente de treinamento resistido.[148] Além disso, foi demonstrada uma relação inversa entre a massa muscular da coxa e a redução mediada por carga induzida pelo treinamento de resistência na expressão do RNAm de miostatina, indicando que esses músculos mais volumosos apresentaram maior resposta às reduções na MSTN.[107] Outra pesquisa também demonstra uma correlação entre a regulação negativa de MSTN e aumentos na área de secção transversa do músculo, em seguida à prática do exercício de resistência,[179] embora esses achados não sejam universais.[63] Assim, o papel específico da MSTN com relação aos seus efeitos hipertróficos durante o treinamento resistido ainda está por ser totalmente esclarecido.

Outras miocinas

Identificaram-se várias outras miocinas, e evidências emergentes indicam que muitas delas podem atuar nas adaptações hipertróficas. Talvez a mais intrigante delas seja o *fator de crescimento de hepatócitos* (HGF), que exerce ações mitogênicas em vários tecidos corporais, incluindo os músculos. Evidências mostram que o HGF é essencial para a ativação de células satélites dormentes.[5] Até o momento, o HGF é a única miocina que mostrou estimular as células satélites dormentes a entrar no ciclo celular precocemente, tanto in vitro como in vivo.[223]

A forma ativa do HGF está presente no compartimento extracelular do músculo esquelético não lesionado[221] e é ativada por sinalização mecânica via complexo proteico associado à distrofina.[5] As contrações musculares alteram esse complexo, levando à ativação da óxido nítrico sintase, que estimula a liberação de HGF a partir da matriz extracelular e facilita sua interação com os receptores nas células satélites.[5] Há também evidências de que a sinalização cálcio-calmodulina medeia a liberação de HGF a partir da matriz, independentemente da produção de óxido nítrico.[222] Evidências mostram que o HGF é essencial para a ativação de células satélites inativas.[5] Desperta interesse o fato de que níveis cronicamente altos de HGF estão associados à regulação positiva do RNAm da MSTN, o que por sua vez pode ter um efeito negativo sobre a resposta proliferativa e no retorno das células satélites à quiescência.[6] Esses dados destacam o excelente papel regulador que o HGF parece ter sobre o processo de crescimento.

O *fator inibidor da leucemia* (LIF) é outra miocina que demonstrou atuar na hipertrofia muscular.[215] Durante o exercício, o músculo esquelético regula positivamente a expressão do RNAm do LIF, provavelmente como resultado de flutuações nas concentrações intracelulares de cálcio.[34] Os ratos que não apresentam o gene do LIF foram incapazes de aumentar de tamanho muscular após uma sobrecarga muscular, mas a resposta do crescimento foi restaurada após a administração de LIF recombinante.[215] Levantou-se a hipótese de que o LIF exerce efeitos hipertróficos principalmente atuando de maneira parácrina nas células satélites adjacentes, induzindo sua proliferação e evitando a diferenciação prematura.[34]

> **PONTO-CHAVE**
>
> As miocinas são agentes autócrinos ou parácrinos que exercem seus efeitos diretamente sobre o tecido muscular como resultado da estimulação mecânica. Identificaram-se diversas miocinas, embora os papéis específicos das substâncias e suas interações entre si ainda não tenham sido elucidados.

Identificaram-se na literatura muitas outras miocinas com potenciais efeitos hipertróficos, incluindo o fator de crescimento de fibroblastos, o fator neutrófico derivado do cérebro, o fator de necrose tumoral, folistatina, fator-BB de crescimento derivado de plaqueta e a proteína 1 semelhante à quitinase-3, entre outros. As miocinas constituem uma área relativamente nova de pesquisa, e o estudo dessas substâncias está em constante evolução. Nos próximos anos, deve-se ter uma compreensão muito maior de seu escopo e dos efeitos sobre o crescimento muscular.

Pontos a lembrar

- As adaptações da fase inicial ao treinamento de resistência estão relacionadas principalmente com melhorias neurais, incluindo maior recrutamento, taxa de codificação, sincronização e *doublet firing*. A extensão e o curso temporal das adaptações neurais dependem dos graus de liberdade e da complexidade dos padrões de movimento.
- As adaptações musculares são baseadas no balanço líquido de proteínas ao longo do tempo. O processo é mediado por cascatas de sinalização intracelular anabólica e catabólica.
- A hipertrofia pode ocorrer em série ou em paralelo, ou ambos. O principal meio pelo qual os músculos aumentam de tamanho após um treinamento de resistência é a hipertrofia em paralelo. O treinamento resistido efetivamente promove mudanças nas frações sarcoplasmáticas, mas não está claro se, na prática, essas adaptações são significativas do ponto de vista hipertrófico, nem é sabido se diferentes protocolos de treinamento provocam efeitos diferenciais na extensão dessas alterações. Há evidências contraditórias de que a hiperplasia ocorre como resultado do treinamento tradicional de resistência; se ocorrer alguma quebra de fibra, o impacto geral no tamanho do músculo parece ser relativamente mínimo.
- As células satélites parecem ser cruciais para maximizar a resposta hipertrófica ao treinamento de resistência. O principal papel das células satélites parece ser a sua faculdade de manter a capacidade mitótica do músculo, doando núcleos às fibras musculares existentes. As células satélites também estão envolvidas na reparação e remodelação do tecido muscular, incluindo a coexpressão de fatores reguladores miogênicos que mediam os processos relacionados com o crescimento. Outros efeitos hipertróficos das células satélites podem estar no seu papel regulador na remodelação dos componentes da matriz extracelular.
- O sistema endócrino está intrinsecamente envolvido na regulação da massa muscular. A produção crônica de testosterona, hormônio do crescimento, IGF-1 e outros hormônios anabólicos influencia o balanço proteico a fim de provocar mudanças nas adaptações musculares mediadas pelo treinamento de resistência. Embora a manipulação de variáveis do treinamento de resistência possa elevar agudamente os níveis sistêmicos no período imediato após o treino, não está claro se esses picos hormonais transitórios atuam na resposta hipertrófica; se houver tais efeitos, eles parecem ser de importância relativamente menor – e mais provavelmente de natureza permissiva.
- As miocinas são participantes importantes nas adaptações musculares induzidas pelo exercício. Esses agentes autócrinos/parácrinos exercem seus efeitos diretamente sobre o tecido muscular como resultado da estimulação mecânica. Identificaram-se diversas miocinas, embora os papéis específicos das substâncias e suas interações entre si ainda não tenham sido elucidados.

2

Mecanismos de hipertrofia

Atribuiu-se o aumento da acreção de proteínas musculares após o exercício resistido a três mecanismos principais: tensão mecânica, estresse metabólico e dano muscular.[240] Este capítulo aborda cada um desses mecanismos e a lógica teórica para a promoção de uma resposta hipertrófica.

Tensão mecânica

O músculo esquelético é altamente responsivo a alterações na carga mecânica. Consequentemente, vários pesquisadores propuseram que a *tensão mecânica* é a principal força motriz na resposta hipertrófica ao treinamento de resistência programado[77,88] e, no mínimo, inicia a sinalização intracelular crítica relacionada à hipertrofia depois da prática do exercício de resistência.[226] Em termos simples, a tensão mecânica pode ser definida como uma força normalizada para a área na qual atua, com unidades expressas em newtons por metro quadrado ou em pascals.[31] Demonstrou-se que a tensão mecânica sozinha estimula diretamente o mTOR,[113] possivelmente por meio da ativação da via das proteínas quinases/subunidade 2 do complexo da esclerose tuberosa (ERK/TSC2) reguladas por estímulos extracelulares.[188] Teoriza-se que essas ações são mediadas pela síntese do segundo mensageiro lipídico, ácido fosfatídico, pela fosfolipase D.[113,206] Há também evidências de que o ácido fosfatídico pode fosforilar a p70^{S6K} independentemente do mTOR,[151] apresentando outra potencial via pela qual os estímulos mecânicos podem influenciar diretamente a síntese de proteínas musculares.

Pesquisas indicam que os mecanossensores são sensíveis aos aspectos temporal e de magnitude da carga. Usando um modelo *in situ* (i.e., examinando um músculo intacto dentro do animal), Martineau e Gardiner[167] submeteram os músculos plantares de rato aos picos de tensão concêntrica, excêntrica, isométrica e passiva. Os resultados mostraram fosforilação dependente de tensão da c-Jun N-terminal quinase (JNK) e ERK1/2; as ações excêntricas produziram o maior efeito; e o alongamento passivo, o mínimo. Determinou-se que a tensão de pico era um melhor preditor da fosforilação da proteína quinase ativada por mitógenos (MAPK) do que o tempo sob tensão ou a velocidade de desenvolvimento de tensão. Em um estudo de seguimento do mesmo laboratório,[168] uma avaliação *in situ* do músculo gastrocnêmio de ratos mostrou uma relação linear entre o tempo sob tensão e a sinalização da JNK, enquanto a velocidade de mudança da tensão não mostrou efeito. Isso sugere que o tempo sob tensão é um parâmetro importante para as adaptações hipertróficas musculares. Em apoio a esses achados, Nader e Esser[193] relataram um aumento na ativação da p70^{S6K} após estímulos elétricos de alta e baixa intensidades do membro posterior do rato; no entanto, a resposta não foi tão prolongada após o protocolo de baixa intensidade. Da mesma maneira, uma pesquisa *in vitro* mostrou um efeito dependente da magnitude na sinalização da p70^{S6K} quando os mioblastos C2C12 de camundongos foram submetidos a uma tensão biaxial.[74]

Os mecanossensores também parecem ser sensíveis ao tipo de carga imposta ao tecido muscular. A carga mecânica induzida pelo alongamento provoca a deposição de sarcômeros longitudinalmente (i.e., em série), enquanto as ações musculares dinâmicas aumentam a área de secção transversa em paralelo com os eixos.[74] Além disso, a resposta hipertrófica pode variar de acordo com o tipo de ação muscular. Ações isométricas e excêntricas estimulam a expressão de genes distintos de uma maneira que não pode ser explicada por diferenças na magnitude da força mecânica aplicada.[74] Esses exemplos destacam a intrincada complexidade dos mecanossensores e a sua capacidade de distinguir entre os tipos de informações mecânicas para produzir uma resposta adaptativa. A seguir, apresenta-se uma discussão de como as forças mecânicas regulam a hipertrofia muscular pela mecanotransdução e pelas vias de sinalização intracelular associadas.

> **PONTO-CHAVE**
>
> A tensão mecânica é o fator mais importante na hipertrofia muscular induzida pelo treinamento. Os mecanossensores são sensíveis tanto à magnitude quanto à duração da carga.

> Esses estímulos podem mediar diretamente a sinalização intracelular a fim de provocar adaptações hipertróficas.

Mecanotransdução

O exercício exerce um profundo efeito sobre o equilíbrio das proteínas musculares. Quando os músculos são sobrecarregados mecanicamente e depois recebem os nutrientes e a recuperação adequados, o corpo inicia uma resposta adaptativa que resulta na acreção de proteínas musculares. A transmissão de forças mecânicas dos sarcômeros para os tendões e ossos ocorre longitudinalmente ao longo do comprimento da fibra e lateralmente através da matriz do tecido fascial.[239] A resposta associada se dá por meio de um fenômeno chamado *mecanotransdução*. Nesse fenômeno, forças mecânicas no músculo são convertidas em eventos moleculares que mediam as vias anabólicas e catabólicas intracelulares (ver Fig. 2.1).[308]

Uma diversificada variedade de tecidos e substâncias ajuda a realizar a mecanotransdução, incluindo canais iônicos ativados por estiramento, cavéolas, integrinas, caderinas, receptores de fator de crescimento, motores de miosina, proteínas citoesqueléticas, núcleos e a matriz extracelular.[74] Esses elementos mecanossensoriais não funcionam de forma independente; em vez disso, atuam de maneira coordenada com componentes estruturais, como o citoesqueleto, para provocar eventos intracelulares.[74] No centro do processo estão os mecanossensores que detectam a tensão mecânica e transformam os estímulos em sinais químicos no interior da fibra muscular. As integrinas foram identificadas como um mecanossensor primário. Esses receptores residem na superfície celular e

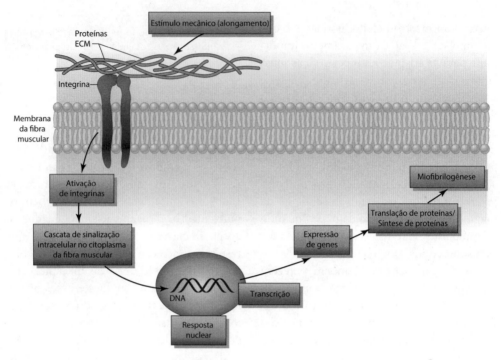

FIGURA 2.1 O processo de mecanotransdução.
Adaptada de De Deyne PG. Application of passive stretch and its implications for muscle fibers. Physical Therapy. 2001;81(2):819-827.

interagem com a matriz extracelular para facilitar a transmissão de informações mecânicas e químicas do exterior para o interior da célula.[307,308] As integrinas medeiam a transdução de sinal intracelular como parte dos complexos de adesão focal (ou seja, costâmeros), que são proteínas sarcolêmicas que fazem a ponte entre a matriz extracelular e o citoesqueleto. Os complexos de adesão focal podem aumentar diretamente a translação das proteínas por meio da ativação de proteínas ribossômicas, e sua ruptura prejudica a sinalização anabólica intracelular.[173] Evidências emergentes mostram que uma enzima chamada quinase de adesão focal (FAK) atua como uma peça-chave na iniciação da sinalização.[48]

A expressão da FAK apresenta características dependentes da carga, e sua ativação fica suprimida durante a retirada da carga e aumentada durante a sobrecarga mecânica, o que destaca sua função mecanossensível na hipertrofia induzida pelo exercício.[9]

Foi proposto que outros estímulos e sensores podem desempenhar alguma função nas adaptações hipertróficas. Por exemplo, evidências emergentes implicam a titina como um mecanossensor primário, e o nível de sinalização dependerá de sua rigidez passiva: muita rigidez promove a mediação de uma resposta anabólica mais forte, enquanto pouca rigidez modera a resposta.[285] Além disso, foi proposto que os receptores acoplados à proteína G, que são estruturalmente assemelhados aos receptores da integrina, são uma ligação potencial entre a transdução da força mecânica e a regulação positiva das vias anabólicas intracelulares.[301] Também foi levantada a hipótese de que o "achatamento" dos mionúcleos durante a aplicação de carga mecânica pode atuar como um sinal sensorial para várias proteínas relacionadas ao crescimento (p. ex., YAP) para a translocação do citosol para o núcleo, iniciando assim o anabolismo,[294] embora essa teoria permaneça ainda no campo especulativo. Resumindo, nossa compreensão sobre os estímulos e sensores envolvidos na mecanotransdução ainda está pouco caracterizada; no futuro, esse tema se constituirá em uma importante área de pesquisa.

Uma vez que as forças tenham sido transduzidas, as cascatas enzimáticas intracelulares realizam a sinalização para alvos subsequentes que, por fim, alteram o equilíbrio das proteínas musculares para favorecer a síntese em detrimento da degradação. Certas vias desempenham um papel permissivo, enquanto outras medeiam diretamente processos celulares que influenciam na translação de RNAm e no crescimento das fibras musculares.[172] Foram identificadas várias vias de sinalização anabólica primária, incluindo a via PI3K/Akt, as vias MAPK, as vias dependentes de cálcio e a via do ácido fosfatídico (ver Fig. 2.2), entre outras. Embora essas vias possam se sobrepor nas principais etapas regulatórias, há evidências de que elas podem ser interativas e não redundantes.[276]

Alternativamente, o catabolismo muscular é regulado por quatro sistemas proteolíticos: autofagia lisossômica, calpaínas dependentes de cálcio, enzimas cisteína protease caspase e sistema ubiquitina-proteassoma.[211] Acredita-se que a via da proteína quinase ativada por 5'-AMP (AMPK) atue como uma chave-mestra metabólica nesses sistemas. Essa via é ativada em resposta a estressores ambientais (p. ex., exercício) para restaurar o balanço energético celular por meio de um aumento dos processos catabólicos e uma supressão dos processos anabólicos (ver Fig. 2.3). A via MSTN-SMAD também é considerada um forte regulador catabólico da acreção das proteínas musculares.

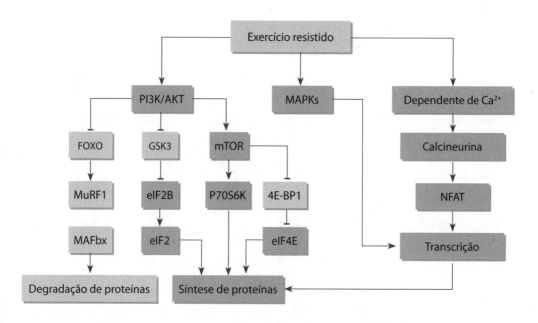

FIGURA 2.2 Principais vias de sinalização intracelular anabólica.
Adaptada de Schoenfeld BJ. Potential mechanisms for a role of metabolic stress in hypertrophic adaptations to resistance training. Sports Medicine. 2013;43(3):179-194.

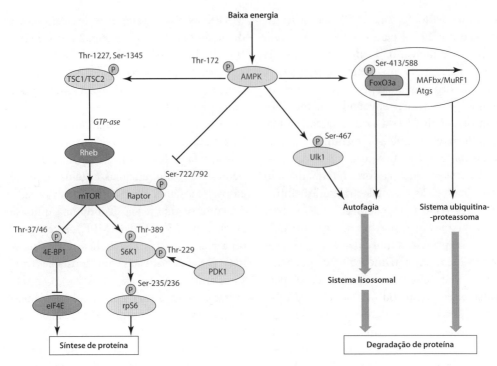

FIGURA 2.3 Vias proteolíticas primárias.
Adaptada de Sanches AMJ et al. The role of AMP-activated protein kinase in the coordination of skeletal muscle turnover and energy homeostasis. American Journal of Physiology – Cell Physiology. 2012;303(5):C475-C485.

Vias de sinalização

Esta seção fornece uma visão geral das principais vias de sinalização intracelular anabólica e seu significado para a hipertrofia do músculo esquelético. Embora grandes avanços tenham sido feitos para elucidar essas vias, a compreensão de sua importância relativa é limitada no momento.

> **PONTO-CHAVE**
>
> Identificaram-se diversas vias de sinalização intracelular no músculo esquelético, incluindo a via da PI3K/Akt, a via da MAPK, a via do ácido fosfatídico, a via AMPK e as vias dependentes de cálcio. Foi demonstrado que a serina/treonina quinase mTOR é essencial para a adaptação hipertrófica induzida pelo treinamento resistido.

Via da PI3K/Akt

A via fosfatidilinositol 3-quinase (PI3K)/Akt é considerada uma rede que comanda a regulação do crescimento do músculo esquelético.[20,125,274] A Akt, também conhecida como proteína quinase B (PKB), atua como um ponto nodal positivo molecular que atua tanto como um efetor da sinalização anabólica quanto como um inibidor dominante dos sinais catabólicos.[279] Identificaram-se múltiplas isoformas de Akt no músculo esquelético (Akt1, Akt2, Akt3). Cada uma tem um papel fisiológico distinto. Dessas isoformas, a Akt1 parece ser mais responsiva a estímulos mecânicos.[307] Pesquisas anteriores indicaram que eram necessárias altas intensidades mecânicas para ativar a Akt; no entanto, estudos subsequentes demonstram evidências em contrário.[307]

Um meio primário pelo qual a Akt realiza suas ações é via sinalização do mTOR, que demonstrou ser essencial para as adaptações hipertróficas induzidas por carga mecânica. O mTOR, identificado porque o agente farmacológico rapamicina antagoniza seus efeitos promotores de crescimento, existe em dois complexos de sinalização funcionalmente distintos: mTORC1 e mTORC2. Somente o mTORC1 é inibido pela rapamicina;[203] originalmente se pensava que esse complexo era responsável pelas ações reguladoras hipertróficas do mTOR; no entanto, pesquisas recentes indicam que o mTORC2 insensível à rapamicina também desempenha alguma função no anabolismo induzido por carga.[202] Algumas evidências demonstram que os aumentos precoces na síntese de proteínas musculares são regulados pelo mTORC1, enquanto as subsequentes elevações contínuas envolvem mecanismos insensíveis à rapamicina ou, talvez, até mesmo independentes de mTOR.[92] Deve-se ter em mente que o mTOR é regulado por diversos *inputs*, funcionando como um sensor de energia e de nutrientes: níveis elevados de energia promovem sua ativação, enquanto a diminuição nos níveis de energia e na disponibilidade de nutrientes resultam em sua supressão.[19]

Uma vez ativado, o mTOR exerce seus efeitos ativando vários efetores anabólicos subsequentes. Um alvo principal do mTOR é a p70^{S6K}, que desempenha um papel importante no início da translação do RNAm.[90] O mTOR também exerce efeitos anabólicos, inibindo a proteína 1 de ligação ao fator de iniciação eucariótico 4E (eIF4EB1), um regulador negativo da proteína eIF4E que é um potente mediador da translação de proteínas.[86] Curiosamente, foi demonstrado que elevações persistentes dos níveis basais de mTOR prejudicam o crescimento de fibras de contração rápida em camundongos, além de contribuir para a resistência anabólica em humanos idosos; assim, postulou-se que o mTOR medeia a hipertrofia dentro de determinado intervalo, e os desvios fora desse intervalo podem ser prejudiciais ao processo de crescimento.[56,92]

A sinalização por meio da PI3K/Akt também regula moléculas reguladoras do crescimento independentes do mTOR para inibir diretamente os processos catabólicos. Por um lado, a Akt fosforila as proteínas FOXO – um subgrupo da família Forkhead de fatores de transcrição que estimulam a atrofia –, induzindo assim a sua translocação do núcleo para o citoplasma.[90,106] O sequestro citoplasmático das proteínas FOXO, por sua vez, bloqueia a regulação positiva das ligases de ubiquitina MuRF-1 e atrogina-1 (também chamada MAFbx) e, assim, ajuda a diminuir a degradação das proteínas musculares. Na verdade, foi constatado que a ativação da Akt foi suficiente para prejudicar os aumentos nas enzimas associadas à atrofia na transcrição da MuRF-1 e da atrogina-1 via fosforilação da FOXO.[86] A Akt também suprime a ativação da glicogênio sintase quinase 3 beta (GSK3 beta), que bloqueia a translação de proteínas iniciada pela proteína eIF2B.[86,206] Ao contrário do mTORC1, que regula a translação de um pequeno subconjunto de RNAm, acredita-se que eIF2B controle o início da translação de praticamente todos os RNAm e, portanto, atue na regulação das taxas globais de síntese de proteínas.[90] Assim, as ações anticatabólicas da PI3K/Akt podem fornecer indiretamente um estímulo ao crescimento ainda mais potente do que seus efeitos anabólicos.

As propriedades hipertróficas da PI3K/Akt são incontestáveis. Demonstrou-se que a indução da via medeia a translação de proteínas *in vitro* e *in vivo*, além de promover a diferenciação de mioblastos.[86] No entanto, pesquisas recentes indicam que a ativação da PI3K/Akt não é indispensável para que haja aumento na hipertrofia muscular.[292] O exercício resistido ativa a p70[S6K] em humanos por uma via independente da Akt.[60,170,271] Além disso, o mTOR pode ser ativado por meio de uma variedade de sinais intracelulares além de PI3K/Akt, indicando que as vias que influenciam o crescimento são complexas e diversas. A propriedade anabólica principal da Akt1 durante a hipertrofia induzida por carga pode estar em sua capacidade de regular a proliferação das células satélites.[189]

Vias MAPK

A proteína quinase ativada por mitógenos (MAPK) é um regulador primário da expressão gênica, do *status* de oxidação-redução e do metabolismo.[141] Com relação ao crescimento muscular induzido pelo exercício, acredita-se que a MAPK vincule o estresse celular a uma resposta adaptativa nas fibras musculares, modulando seu crescimento e sua diferenciação.[231] Foi teorizado que a resposta anabólica máxima ao exercício de resistência depende, pelo menos em parte, da coativação das cascatas de sinalização MAPK e mTORC1.[210] Além disso, a MAPK foi implicada na regulação da biogênese dos ribossomos, que é fundamental para o aumento sustentado do crescimento muscular.[67] Três módulos de sinalização MAPK distintos estão associados a adaptações hipertróficas estimuladas mecanicamente: ERK1/2, p38 MAPK e JNK. A ativação desses módulos depende do tipo, da duração e da intensidade do estímulo.

O ERK1/2 é regulado positivamente pelo treinamento aeróbico de *endurance* e resistência, e a magnitude de sua fosforilação se correlaciona com a intensidade do exercício.[141] Os achados de estudos que investigam o papel do ERK1/2 na regulação da massa muscular são um tanto conflitantes. Por um lado, há evidências de que ele medeia a proliferação de células satélites e induz a síntese de proteínas musculares;[85] por outro lado, alguns estudos mostram efeitos opostos.[61] Dito isso, a sinalização precoce do mTORC1 provavelmente ocorre por meio da ativação da via ERK/TSC2.[188] Enquanto a Akt e o ERK1/2 estimulam o mTOR de maneira semelhante, seus efeitos combinados levam a uma estimulação ainda maior em comparação com os efeitos isolados.[305] Além disso, as duas vias parecem ser sinérgicas à função das células satélites; o ERK1/2 estimula a proliferação celular, e o PI3K facilita a sua diferenciação.[101]

A ativação de MAPK p38 ocorre principalmente após o exercício aeróbico de *endurance*. Identificaram-se quatro isoformas de p38 (alfa, beta, gama e delta). Dessas isoformas, p38 gama é específica para o tecido muscular, enquanto p38 alfa e p38 beta são expressas em todo o corpo; p38 delta não parece estar envolvido com ações musculares; p38 gama é preferencialmente regulada em excesso nas fibras de contração lenta, permanecendo em grande parte inativa nas fibras de contração rápida.[73] Além disso, uma perda de p38 gama nos modelos de ratos e camundongos está associada a uma diminuição no tamanho das fibras de contração lenta e nenhuma alteração nas fibras de contração rápida.[73] Em vez de se ligar diretamente ao DNA, p38 MAPK medeia a transcrição de genes-alvo ativando outros fatores de transcrição.[96] Há evidências de que a p38 pode regular a hipertrofia estimulando a sinalização de Notch, considerada essencial para a ativação, proliferação e progressão das células satélites miogênicas necessárias para a regeneração e o reparo musculares.[25]

De todos os módulos MAPK, o JNK parece ser o mais sensível à tensão mecânica e é particularmente sensível a ações excêntricas. A fosforilação do JNK induzida pela contração correlaciona-se com um rápido aumento no RNAm dos fatores de transcrição que medeiam a proliferação celular e o reparo do DNA,[7,8] indicando uma função na regeneração muscular após exercícios intensos. Além disso, a fosforilação de JNK exibe um aumento linear com níveis elevados de força contrátil.[141] No entanto, o papel específico de JNK na hipertrofia muscular induzida pelo exercício permanece indeterminado. Alguns pesquisadores consideram o JNK como uma chave molecular que, quando ativada, estimula uma resposta hipertrófica e, quando suprimida, induz as fibras musculares menores e mais oxidativas; pelo menos em parte, esses efeitos foram regulados pela inibição da miostatina.[152] No entanto, outras pesquisas sugerem que a inibição de JNK aumenta efetivamente a acreção de proteína muscular;[25] portanto, ainda permanece um tanto obscura a sua função precisa no anabolismo muscular.

A interação entre os módulos de MAPK e seu potencial sinergismo hipertrófico entre si ainda não foi estabelecida. Em resposta à ablação do sinergista do gastrocnêmio de ratos, a fosforilação da MAPK p38 alfa ocorreu logo após a sobrecarga e permaneceu elevada nos músculos sóleo (de contração lenta) e plantar (de contração rápida) durante as 24 horas seguintes do estudo. Por outro lado, a fosforilação de ERK2 e JNK aumentou transitoriamente após a ablação; os níveis retornaram aos dos controles submetidos a uma simulação de cirurgia (intervenções cirúrgicas controladas por placebo) em 24 horas. As implicações desses achados não são claras no momento.

Vias dependentes de cálcio

O cálcio intracelular desempenha um papel importante na transdução de sinal em vários tipos de células, incluindo o músculo esquelético.[38] Um aumento na atividade mioelétrica eleva substancialmente os níveis de cálcio nas fibras musculares. Essa alteração é considerada um mediador primário da expressão gênica do músculo esquelético.[38] Foi demonstrado que níveis mais elevados de cálcio intracelular amplificam a síntese de proteínas por meio da sinalização TORC1, embora o mecanismo de ação ainda seja desconhecido.[173] Além disso, elevações no ATP extracelular promovem hipertrofia muscular por meio de um aumento nos níveis de cálcio intracelular, o que leva à subsequente sinalização anabólica em roedores.[124] Curiosamente, a hipertrofia ocorreu no sóleo, mas não nos músculos plantares; esse achado sugere que os efeitos dependentes do cálcio são específicos para fibras de contração lenta.

Várias vias dependentes de cálcio têm sido implicadas no controle da massa muscular esquelética. Acredita-se que a calcineurina, uma fosfatase regulada por cálcio, tenha um papel particularmente importante nas adaptações musculares. A calcineurina é ativada por um aumento sustentado dos níveis intracelulares de cálcio. Uma vez despertada, ela atua em vários efetores anabólicos subsequentes, incluindo o fator 2 de aprimoramento de miócitos (MEF2), os fatores de transcrição GATA e o fator nuclear de linfócitos T ativados (NFAT).[183] Demonstrou-se que a calcineurina promove a hipertrofia em todos os tipos de fibras, enquanto sua inibição impede o crescimento mesmo quando os músculos foram submetidos a sobrecarga.[57,58] Evidências iniciais sugeriram que, juntamente com a sinalização de PI3K/Akt, era necessária a ativação da calcineurina para as adaptações hipertróficas mediadas pelo IGF-1.[119] Levantou-se a hipótese de que esses efeitos fossem expressos via ativação do NFAT, que por sua vez mediava a sinalização de reguladores transcricionais, como o coativador 1-alfa do receptor gama ativado por proliferador (PGC1 alfa) e o ativador de músculo estriado da sinalização Rho (STARS).[162,169] No entanto, pesquisas subsequentes desafiaram esses achados, indicando que a calcineurina no músculo era a principal responsável pela mudança para um fenótipo mais lento.[195,267] Ao considerar o corpo da literatura como um todo, as evidências sugerem ligações correlacionais e causais entre a calcineurina e o tamanho da fibra muscular, especialmente nas fibras de contração lenta.[119] Dito isso, o crescimento muscular não parece ser dependente da atividade da calcineurina,[14] e o papel (se houver algum) que a enzima desempenha na resposta hipertrófica à sobrecarga do exercício não é claro.

As quinases dependentes de cálcio-calmodulina (i.e., CaMKII e CaMKIV) também têm um papel proeminente na plasticidade muscular. A CaMKII e a CaMKIV têm múltiplas isoformas que detectam e respondem aos sinais de cálcio por meio de múltiplos alvos subsequentes.[38] A CaMKII é ativada por exercícios agudos e de longa duração, indicando que medeia o crescimento muscular e a biogênese mitocondrial.[38] É interessante notar que aumentos em uma das isoformas da CaMKII (CaMKII gama) ocorrem durante a atrofia muscular, levando à possibilidade de que seja regulada positivamente como uma resposta compensatória para combater o processo de perda.[38]

Via do ácido fosfatídico

O ácido fosfatídico (PA) é um segundo mensageiro lipídico que regula uma gama diversificada de processos celulares, incluindo o crescimento muscular em resposta à carga mecânica. A ativação do PA é mediada por várias classes de enzimas. Em particular, é sintetizado pela fosfolipase D1 (PLD1), que hidrolisa a fosfatidilcolina em PA e colina. Uma vez ativado, o PA exerce efeitos na síntese de proteínas e na proteólise. Isso é realizado principalmente por sua ligação direta ao mTOR e, em seguida, pela ativação da p70^{S6K}.[248,307] O PA também pode fosforilar a p70^{S6K} de maneira independente do mTOR, apresentando ainda outro caminho pelo qual os estímulos mecânicos podem alterar diretamente os processos anabólicos.[151] Além disso, a superexpressão da PLD1 está associada a uma diminuição em fatores catabólicos, como o FOXO3, a atrogina-1 e a MuRF-1.[91] Acredita-se que a supressão desses genes relacionados com a atrofia seja decorrente da fosforilação de Akt e subsequente ativação do mTORC2. Assim, a PLD1 realiza ações anabólicas e anticatabólicas por meio de diversos mecanismos intracelulares.

O PA é altamente sensível à estimulação mecânica. Verificou-se que tanto os alongamentos passivos *ex vivo* (ou seja, alongamentos realizados em um músculo removido do corpo) quanto as ações excêntricas *in vivo* (ou seja, ações de um músculo intacto no corpo) aumentam a sinalização de PA e mTOR.[91] Além disso, a administração de 1-butanol – um antagonista da PLD – embota a síntese de PA e a sinalização do mTOR.[114] Em conjunto, esses dados indicam que o PA derivado da PLD está envolvido integralmente na ativação mecânica do mTOR.[91] Deve-se notar que o PA pode ser sintetizado por enzimas alternativas, e há algumas evidências de que sua ativação pela diacilglicerol quinase também pode ter um papel em seus efeitos hipertróficos.

Via da AMPK

A enzima trimérica 5' proteína quinase ativada por AMP (AMPK) desempenha um papel fundamental na regulação da homeostase da energia celular. A AMPK atua como um sensor de energia celular; sua ativação é estimulada por um aumento na proporção

AMP/ATP.[90] Assim, as condições que provocam um estresse energético intracelular substancial – incluindo o exercício – podem ativar a AMPK. Uma vez ativada, a AMPK suprime os processos anabólicos que utilizam muita energia, como a síntese de proteínas, e amplifica os processos catabólicos, incluindo a quebra de proteínas.[90]

Por causa de suas ações inerentes, teoriza-se que a AMPK está envolvida na manutenção da massa muscular esquelética. Essa afirmação é apoiada por evidências que mostram que o *knockout* (inativação) da AMPK em modelos animais causa hipertrofia *in vitro* e *in vivo*.[90] Alternativamente, a ativação da AMPK pelo AICAR – um agonista da AMPK – promove a atrofia do miotubo, enquanto sua supressão neutraliza a resposta atrófica.[90] Considerados em conjunto, esses achados indicam que a AMPK prejudica a hipertrofia muscular pela supressão da síntese de proteínas e pela estimulação da proteólise.

Os mecanismos precisos pelos quais a AMPK realiza suas ações ainda estão sendo elucidados. Os efeitos proteolíticos da AMPK parecem estar relacionados, pelo menos em parte, à sua influência sobre a atrogina-1. Verificou-se que a degradação de proteínas induzida por agonistas da AMPK (AICAR e metformina) se correlaciona com a expressão da atrogina-1, enquanto outro antagonista da AMPK (Composto C) bloqueia essa expressão. Evidências mostram que essas ações podem envolver um aumento induzido pela AMPK nos fatores de transcrição FOXO, estimulando assim a degradação da proteína miofibrilar via expressão da atrogina-1.[194] Também se demonstrou que a AMPK induz a degradação de proteínas por meio da ativação da *autofagia* (degradação celular regulada por organelas denominadas lisossomos),[90] embora ainda seja necessário determinar se esse mecanismo desempenha algum papel nas adaptações do músculo esquelético após sobrecarga mecânica. Outra pesquisa indica que a AMPK reduz a diferenciação celular de mioblastos e, portanto, afeta negativamente as adaptações hipertróficas sem necessariamente acelerar a degradação das proteínas.[286]

Além das ações catabólicas da AMPK, evidências convincentes sugerem que ela suprime a taxa de síntese de proteínas. Teoriza-se que essa influência negativa seja mediada pelo menos em parte pela antagonização dos efeitos anabólicos do mTOR, seja pela fosforilação direta do mTOR, pela fosforilação indireta do complexo da esclerose tuberosa (TSC) ou por ambos, que tem o efeito de inibir a proteína enriquecida em homólogo de Ras do encéfalo (RHEB).[187,258] O resultado é uma inibição da iniciação da translação,[19] a etapa limitante da taxa na síntese das proteínas musculares.

Outro meio potencial pelo qual se acredita que a AMPK afeta negativamente a síntese de proteínas musculares é a inibição do alongamento da translação e a supressão indireta do efetor anabólico eIF3F.[90] Assim, existem múltiplos mecanismos potenciais para a regulação da síntese proteica mediada pela AMPK.

Vários estudos dão suporte à teoria de que a AMPK atua nas adaptações musculares em resposta ao treinamento físico regular. A ativação da AMPK mostra uma forte correlação inversa com a magnitude da hipertrofia muscular subsequente à sobrecarga crônica.[275] Além disso, a inibição da AMPK está associada a uma resposta de crescimento acelerado à sobrecarga mecânica, enquanto sua ativação atenua a hipertrofia.[90] No entanto, outra pesquisa questiona até que ponto a AMPK regula a hipertrofia induzida pelo exercício. Em humanos, a sinalização mTOR e a taxa de síntese de proteínas musculares estão elevadas após o exercício resistido, apesar da concomitante ativação da AMPK.[54] Isso indica que, no mínimo, a ativação da AMPK não é suficiente para conter completamente o crescimento. Além disso, o crescimento em camundongos na ausência da quinase primária prévia à AMPK não melhorou após a sobrecarga funcional, lançando incertezas sobre a importância da AMPK nas adaptações musculares à carga mecânica.[175]

Via MSTN-SMAD

O papel do MSTN na hipertrofia muscular foi delineado no Capítulo 1; assim, será discutido apenas brevemente aqui. MSTN, um membro da superfamília do fator de crescimento transformador beta, é um potente regulador negativo do crescimento muscular. A supressão do gene MSTN causa hipermusculatura, enquanto sua superexpressão causa atrofia. O MSTN realiza seus efeitos por meio da ativação de SMAD2 e SMAD3 (via receptores da fosforilação de receptores da ativina Tipo I), que, por sua vez, se translocam para o núcleo da célula e regulam a transcrição de genes-alvo por meio da interação com DNA e outros fatores nucleares.[229]

O MSTN desempenha um papel importante na manutenção da massa muscular, e sua expressão diminui em quase todos os estudos de exercício resistido. Curiosamente, algumas pesquisas mostram correlações entre reduções no MSTN induzidas pelo treinamento de resistência e aumentos subsequentes no crescimento muscular,[222] enquanto outros estudos não conseguiram demonstrar tais associações.[66] Assim, o papel específico do MSTN em relação aos seus efeitos hipertróficos durante o treinamento de resistência ainda precisa ser totalmente elucidado. Para a obtenção de informações mais completas sobre o tema, consultar a seção sobre miocinas que aborda o MSTN no Capítulo 1.

Estresse metabólico

Embora a importância da tensão mecânica na promoção do crescimento muscular seja indiscutível, há evidências convincentes de que outros fatores também atuam no processo hipertrófico. Um desses fatores que se propõe que seja de particular relevância para o anabolismo induzido pelo exercício é o *estresse metabólico*.[230,244,255] Em termos simples, o estresse metabólico consiste em um acúmulo de metabólitos induzido pelo exercício, particularmente lactato, fosfato inorgânico e H^+.[261,272] No entanto, deve-se ter em vista que já foram detectados aproximadamente 4 mil metabólitos no soro humano[294] e, portanto, outros subprodutos metabólicos também podem ser relevantes para adaptações relacionadas ao treinamento. Vários pesquisadores afirmaram que o acúmulo de metabólitos pode ter um impacto ainda maior na hipertrofia muscular, em comparação com o desenvolvimento de força elevada,[250] embora outros pesquisadores contestem essa afirmação.[71]

> **PONTO-CHAVE**
>
> Há evidências convincentes de que o estresse metabólico associado ao treinamento resistido pode promover aumentos na hipertrofia muscular, embora não esteja claro se esses efeitos têm uma relação sinérgica com a tensão mecânica ou se são redundantes.

O estresse metabólico é maximizado durante o exercício, que depende fortemente da glicólise anaeróbica para a produção de energia, o que se caracteriza pela redução na concentração de PCr, níveis elevados de lactato e baixo pH. A glicólise anaeróbica é dominante durante o exercício, com duração de cerca de 15 a 120 segundos, e o correspondente acúmulo de metabólitos causa fadiga induzida perifericamente (em oposição a centralmente) (ou seja, fadiga relacionada com alterações metabólicas ou bioquímicas, ou ambas, em oposição à redução do impulso neural).[227] Pesquisas mostram que a execução de uma série de 12 repetições até a fadiga (com um tempo total sob tensão de 34 a 40 segundos) eleva os níveis de lactato muscular para 91 mmol/kg (peso seco); os valores aumentam para 118 mmol/kg após três séries.[160] Por outro lado, observa-se um acúmulo mínimo de metabólitos em protocolos que envolvem cargas muito pesadas (≥ 90% de 1 RM), porque as curtas durações de treinamento envolvidas (geralmente < 10 segundos por série) utilizam principalmente o sistema fosfágeno para fornecer energia. Além disso, a oxigenação muscular é comprometida durante o treinamento de resistência que depende da glicólise rápida. A compressão persistente do fluxo circulatório ao longo de uma série de duração mais longa resulta em hipóxia aguda, aumentando assim o acúmulo de metabólitos.[268] A combinação desses fatores causa o rápido acúmulo de metabólitos intramusculares, juntamente com uma diminuição concomitante dos níveis de pH.[260]

As rotinas típicas de musculação destinam-se a capitalizar os efeitos promotores do crescimento do estresse metabólico à custa de intensidades mais altas de carga;[77,240] Verificou-se que essas rotinas, que envolvem a execução de várias séries de 8 a 12 repetições cada, com intervalos de descanso relativamente curtos entre as séries,[145] aumentam o estresse metabólico em um grau muito maior do que os regimes de intensidade mais alta normalmente empregados pelos levantadores de peso.[135-137] Está bem documentado que, apesar do treinamento regular com intensidades moderadas de carga, os fisiculturistas exibem físicos hipermusculosos e níveis de massa corporal magra pelo menos tão grandes quanto, se não maiores, aqueles alcançados pelos levantadores de peso.[77,128] Na verdade, há evidências de que as rotinas do tipo fisiculturismo produzem aumentos hipertróficos superiores em comparação às rotinas de maior carga no estilo levantamento de peso,[39,171,238] embora os achados não sejam consistentes entre os estudos que comparam o volume de carga.[32,243] Evidências sugerem que vários metabólitos podem funcionar diretamente como estímulos hipertróficos. É particularmente relevante a demonstração, em vários estudos, que a cultura de células musculares *in vitro* com lactato aumenta a sinalização anabólica e a miogênese,[204,205,282,303] e resultados semelhantes foram também demonstrados com o uso de um modelo murino *in vivo*.[34] Um estudo *in vivo* realizado por Oishi et al.[205] mostrou que a administração oral diária de um suplemento de lactato e cafeína, em combinação com a prática do exercício em esteira, resultou em aumentos hipertróficos significativamente maiores nos músculos gastrocnêmio e tibial anterior de ratos machos, em comparação com o grupo controle (com prática apenas do exercício) e com o grupo de ratos sedentários. A inclusão de cafeína no suplemento confunde esses achados, embora resultados agudos do mesmo estudo tenham mostrado apenas pequenos benefícios da combinação de lactato e cafeína *versus* uso exclusivo do lactato em marcadores de sinalização anabólica intracelular. Da mesma forma, Ohno et al.[204] descobriram que a administração oral de lactato em camundongos aumentou a área de secção transversal das fibras do músculo tibial anterior, juntamente com um aumento correspondente nos núcleos positivos para Pax7 no músculo. Mais recentemente, Tsukamoto et al.[282] demonstraram que a injeção intraperitoneal de lactato em roedores, em níveis semelhantes aos observados após a prática do exercício resistido, provocou hipertrofia significativamente maior do músculo tibial anterior, em comparação com a injeção de solução salina. Embora os mecanismos dos efeitos hipertróficos potenciais do lactato não tenham sido ainda elucidados, supõe-se que eles possam ser regulados por vias de sinalização dependentes de cálcio.[205] É digno de nota que esses estudos em animais não replicam a resposta *in vivo* durante o exercício por seres humanos. Portanto, as implicações práticas dos resultados dos exames citados devem ser interpretadas com cautela. Curiosamente, a produção de lactato serve para inibir a atividade da histona deacetilase,[149] um regulador negativo do crescimento muscular,[179] proporcionando, assim, outra via possível para a indução dos efeitos hipertróficos.

Há também evidências de que o H^+ pode alterar as adaptações hipertróficas. As fibras do tipo II são particularmente sensíveis à acidose. Foi proposto que o acúmulo intramuscular de H^+ prejudica a ligação do cálcio nessas fibras, provocando uma redução progressiva em sua capacidade de produção de força, à medida que tem continuidade o exercício metabolicamente desgastante.[97] Consequentemente, tal situação implica maior carga nas fibras do Tipo I para que seja mantida a produção de força, com provável aumento no seu desenvolvimento. Teoriza-se que diversos fatores adicionais medeiam as adaptações hipertróficas decorrentes do estresse metabólico induzido pelo exercício, incluindo o aumento do recrutamento de fibras, as alterações na produção de miocinas, o edema celular, o acúmulo de metabólitos e a produção hormonal sistêmica elevada.[93,94,198,265] O que se segue é uma discussão de como esses fatores são considerados responsáveis pelo anabolismo (Fig. 2.4).

Recrutamento de fibras

Como discutido no Capítulo 1, o recrutamento de fibras musculares é realizado de maneira ordenada, de modo que unidades motoras de baixo limiar são recrutadas primeiro e, em seguida, unidades motoras de limiar superior são progressivamente recrutadas a fim de sustentar a contração muscular, dependendo das demandas de força.[110] Embora a carga pesada ative rapidamente todo o espectro de tipos de fibras, pesquisas indicam que o estresse metabólico aumenta o recrutamento de unidades motoras de limiares mais altos, mesmo ao levantar cargas leves. Estudos mostram que à medida que a fadiga aumenta durante o exercício submáximo sustentado, os limiares de recrutamento diminuem de forma correspondente.[116,234,293] Consequentemente, a ativação das fibras de contração rápida é alta, desde que uma série seja realizada até o ponto de fadiga muscular. Estudos empregando eletromiografia (EMG),[265,266] depleção de glicogênio[123] e divisão de fosfato orgânico[260,261] demonstraram um aumento na ativação de fibras de contração rápida no treinamento de restrição do fluxo sanguíneo (RFS), fazendo com que alguns pesquisadores especulassem que esse é o principal fator pelo qual a oclusão medeia o anabolismo.[155,182]

Os mecanismos precisos pelos quais o estresse metabólico aumenta o recrutamento de fibras de contração rápida não são totalmente claros. Foi levantada a hipótese de que o acúmulo de H^+ desempenha um papel substancial em inibir a contratilidade nas fibras em uso e, assim, promover o recrutamento de unidades motoras de alto limiar adicionais.[51,186,266] MacDougall et al.[160] propuseram que a fadiga durante o treinamento de uma série única até a fadiga é decorrente de uma combinação de acidose e depleção de PCr, enquanto a acidose provavelmente é a causa em exercícios resistidos multissérie.

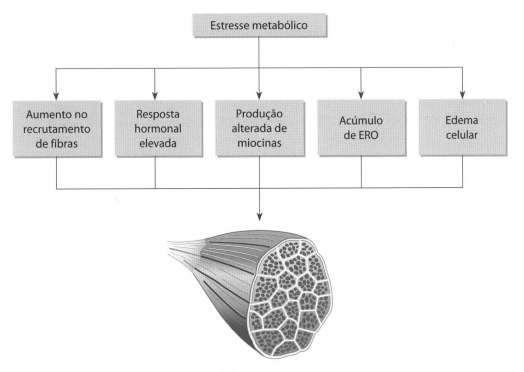

FIGURA 2.4 Mecanismos de estresse metabólico.
Adaptada de Schoenfeld BJ. Potential mechanisms for a role of metabolic stress in hypertrophic adaptations to resistance training. Sports Medicine. 2013;43(3):179-194.

ACHADOS DE PESQUISA

Restrição do fluxo sanguíneo

O impacto do estresse metabólico sobre as adaptações hipertróficas é exemplificado por estudos do treinamento com *restrição do fluxo sanguíneo* (RFS). O treinamento com RFS envolve a restrição do influxo venoso utilizando um manguito de pressão durante o treinamento (Fig. 2.5) com pesos leves (geralmente equivalentes a < 40% de 1 RM), aumentando a isquemia no músculo à medida que ele se contrai.

O corpo de literatura predominante mostra que o treinamento com RFS estimula a sinalização anabólica e a síntese de proteínas musculares[78] e aumenta de forma acentuada o crescimento muscular,[156] apesar de empregar cargas frequentemente consideradas muito baixas para promover uma hipertrofia significativa.[32,140]

Especula-se que o estresse metabólico seja a força motriz da hipertrofia muscular induzida pela RFS. Observou-se um acúmulo significativo de metabólitos durante esse treinamento,[154] apontando para uma associação entre o estresse metabólico e o crescimento muscular. Para sustentar ainda mais essa afirmação, encontrou-se um aumento significativo na área de secção transversa do músculo da coxa em homens em idade universitária após 3 semanas de caminhada com RFS das pernas.[3]

(continua)

(*continuação*)

Dado que indivíduos jovens saudáveis geralmente não ganham músculos ao realizar exercícios aeróbicos de baixa intensidade, o estudo fornece fortes evidências de que outros fatores além da tensão mecânica foram responsáveis pelas adaptações hipertróficas. Na verdade, verificou-se que aumentos na área de secção transversa do músculo estavam significativamente correlacionados com alterações no fosfato inorgânico ($r = 0,876$) e no pH intramuscular ($r = 0,601$) durante o treinamento de RFS realizado a 20% de 1 RM. Os resultados sugerem que o estresse metabólico gerado durante o exercício pode ser um regulador essencial do crescimento muscular.[263] Também concordam com essa hipótese as evidências indicativas de que a isquemia – um potente mediador do estresse metabólico – regula positivamente as miocinas anabólicas durante a realização do exercício, embora a duração dessas elevações seja bastante transitória, com retorno aos valores basais em cerca de 30 minutos após a interrupção do treinamento.[249]

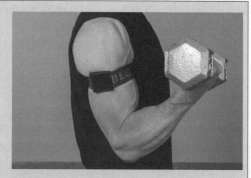

FIGURA 2.5 Utilização de restrição do fluxo sanguíneo em um braço.

Estudos que investigam o treinamento resistido sob condições de hipóxia fornecem mais evidências para uma correlação entre o estresse metabólico e o crescimento muscular. Kon et al.[133] descobriram que respirar oxigênio a 13% durante um protocolo multisséries de baixa carga (aproximadamente 50% de 1 RM) com intervalos de descanso razoavelmente curtos entre as séries (aproximadamente 1 min) aumentou de forma significativa os níveis de lactato sanguíneo em comparação com a mesma rotina realizada em condições normóxicas, o que fornece prova para o princípio de que a hipóxia aumenta a acumulação de metabólitos. Diversos estudos demonstram que a hipóxia reforça a resposta hipertrófica ao treinamento de resistência. Nishimura et al.[198] relataram aumentos significativamente maiores na área de secção transversa dos flexores do cotovelo quando quatro séries de 10 repetições a 70% de 1 RM foram realizadas sob condições de hipóxia aguda *versus* normoxia. Descobertas parecidas foram relatadas em outros estudos.[19] Embora esses achados não tenham verificado uma relação causal entre hipertrofia e estresse metabólico, eles levantam a possibilidade de que o aumento do acúmulo de metabólitos desempenha algum papel no processo.[247] Deve-se ter em mente que as espécies reativas de oxigênio (ROS) liberadas durante condições de hipóxia foram implicadas na ocorrência de diversas respostas de sinalização, o que oferece outro mecanismo explicativo possível para a hipertrofia induzida por hipóxia com o aumento do estresse metabólico,[19] possivelmente mediado pela indução direta da miogênese por meio da ativação de HIF-1 alfa.[40] Além disso, nem todos os estudos demonstraram aumento da hipertrofia com o treinamento sob condições hipóxicas *versus* normóxicas.[75] Isso sugere que diferenças nos métodos pelos quais a hipóxia é administrada e a duração da exposição podem resultar em efeitos diferentes nas adaptações musculares. A forma como os fatores de estresse metabólico atua na resposta permanece ainda no campo da especulação.

Embora pareça que o aumento do recrutamento de fibras seja, pelo menos em parte, responsável pelo incremento da hipertrofia associada ao estresse metabólico, parece que outros fatores provavelmente também o influenciam. Suga et al.[261] demonstraram que apenas 31% dos indivíduos apresentaram recrutamento de fibras de contração rápida durante o treinamento de oclusão a 20% de 1 RM, em comparação com 70% dos indivíduos que realizaram treinamento sem oclusão a 65% de 1 RM. Considerando que a RFS nessa intensidade (20% de 1 RM) demonstrou aumentar o crescimento muscular em uma extensão semelhante ou maior que o treinamento de resistência de alta intensidade,[150,306] aparentemente os efeitos anabólicos não podem ser resultado apenas de um recrutamento igual de fibras. Esses achados são apoiados por pesquisas que mostram amplitudes na EMG significativamente mais altas quando o treinamento tradicional é realizado em 80% de 1 RM em comparação com o treinamento com oclusão em 20% de 1 RM, indicando uma ativação muscular reduzida na intensidade mais baixa.[165] Estudos recentes que investigaram o treinamento com carga pesada *versus* leve também mostram uma ativação muscular significativamente maior durante a sessão de maior intensidade, apesar de um acúmulo de metabólito aparentemente muito maior durante a condição de carga leve.[5,46,242] No entanto, a EMG de superfície fornece apenas informações sobre o impulso neural, que abrange não apenas o recrutamento, mas também a codificação de taxa, sincronização, velocidade de propagação da fibra muscular e potenciais de ação intracelular.[16,53]

Muddle et al.[191] decompuseram os sinais da EMG para que pudessem obter informações mais precisas sobre o recrutamento de unidades motoras durante o treinamento de baixa carga (30% de contração isométrica voluntária máxima) *versus* alta carga (70% de contração isométrica voluntária máxima) até o momento da fadiga muscular. Os resultados demonstraram que, embora a fadiga tenha causado um recrutamento progressivamente maior de unidades motoras de alto limiar durante o treinamento com carga leve, a extensão do recrutamento de alto limiar foi maior durante o uso de carga mais pesada. Mais recentemente, Morton et al.[190] relataram que o treinamento de alta e baixa carga resulta em uma depleção semelhante de glicogênio nas fibras dos Tipo I e II quando as séries se prolongam até uma fadiga muscular momentânea; embora o estresse metabólico não tenha sido medido, esse achado sugere que o acúmulo de metabólitos pode ter contribuído para o aumento do recrutamento de fibras. É importante ressaltar que, embora haja necessidade do recrutamento de unidades motoras para que ocorra o crescimento muscular, o recrutamento por si só não é necessariamente suficiente para que ocorra hipertrofia; as fibras também devem ser estimuladas de forma adequada para provocar uma resposta adaptativa.

Produção de miocinas

O estresse metabólico pode influenciar o crescimento por meio da regulação positiva das miocinas anabólicas ou da regulação negativa das miocinas catabólicas, ou de ambos.[239] Embora exista uma base lógica para essa afirmação, as pesquisas sobre o tema são ambíguas. Takarada et al.[265] demonstraram um aumento gradual da IL-6 após várias séries de extensões de joelho com RFS em comparação com o exercício pareado por volume sem oclusão; os níveis permaneceram elevados 24 horas após o exercício. Contudo, o tamanho do efeito foi pequeno; a quantidade absoluta do aumento foi de apenas 1/4 da relatada para o exercício excêntrico com carga pesada. Fujita et al.[80] descobriram que 6 dias de treinamento de oclusão dos extensores das pernas aumentaram a área de secção transversa da coxa em 2,4%, enquanto não foi observada qualquer alteração nos níveis de IL-6. Da mesma maneira, outros estudos mostraram que os níveis de IL-6 permaneceram inalterados após protocolos de treinamento de RFS conhecidos por elevar o estresse metabólico.[1,78] A totalidade desses achados parece refutar uma atuação da IL-6 na hipertrofia induzida pelo estresse metabólico. A correlação entre o estresse metabólico e outros fatores de crescimento local não foi bem estudada, de modo que não é possível determinar conclusões sobre sua possível relevância.

As evidências sugerem que o estresse metabólico pode influenciar o crescimento muscular ao diminuir os fatores catabólicos locais. Kawada e Ishii[129] relataram níveis significativamente reduzidos de MSTN no músculo plantar de ratos Wistar após exercício com RFS *versus* um grupo controle submetido à cirurgia placebo. Por outro lado, não foram observadas diferenças na expressão do gene MSTN em humanos 3 horas após o exercício de baixa intensidade com e sem oclusão.[55] Outro estudo em humanos mostrou que, embora a RFS não tivesse efeito sobre o MSTN, ela desativou vários transcritos proteolíticos importantes (FOXO3A, atrogina-1 e MuRF-1) 8 horas após o exercício, em comparação com um grupo controle não submetido à oclusão.[166] Em um estudo com homens fisicamente ativos, Laurentino et al.[150] investigaram os efeitos da RFS sobre os níveis crônicos de MSTN após oito semanas de treinamento. Os resultados mostraram uma redução significativa de 45% na expressão do gene MSTN com a RFS em comparação com uma redução não significativa ao realizar exercícios de baixa intensidade sem oclusão. A natureza conflitante desses achados dificulta a formulação de conclusões sobre a possibilidade de as adaptações hipertróficas do estresse metabólico estarem relacionadas com alterações na produção de miocinas. Além disso, nenhum dos estudos comparou diretamente os resultados a uma condição de carga pesada; assim se torna ainda mais difícil extrair inferências causais com relação a esse tema.

Edema celular

Outro mecanismo que se acredita que possa mediar a hipertrofia via estresse metabólico é um aumento na hidratação intracelular (ou seja, *edema celular*). Acredita-se que o edema das células sirva como um regulador fisiológico da função celular.[107,108] Um grande conjunto de evidências mostra que um aumento no *status* de hidratação de uma célula aumenta concomitantemente a síntese de proteínas e diminui a quebra de proteínas. Esses achados foram mostrados em uma ampla variedade de tipos de células, incluindo osteócitos, células mamárias, hepatócitos e fibras musculares.[147]

A teoria atual sugere que o aumento na hidratação celular provoca pressão contra o citoesqueleto e a membrana celular, o que é percebido como uma ameaça à integridade da célula. Em resposta, a célula regula positivamente uma cascata de sinalização anabólica que, por fim, leva ao reforço de sua ultraestrutura.[148,240] A sinalização parece ser mediada por osmossensores de volume associados à integrina nas células.[158] Esses sensores ativam as vias de transdução anabólicas da proteína quinase, que se acredita que sejam mediadas por fatores de crescimento locais.[41,146] O PI3K parece ser um importante componente de sinalização na modulação do transporte de aminoácidos no músculo como resultado do aumento na hidratação celular.[158] Pesquisas sugerem que os efeitos anabólicos também são obtidos de maneira independente do mTOR,[237] com evidências de regulação direta pelos módulos da MAPK.[68,236] Além disso, o inchaço das fibras musculares pode desencadear a proliferação de células satélites e promover sua fusão com as fibras afetadas,[50] fornecendo um estímulo adicional para o crescimento.

Faltam evidências para determinar se o edema celular resultante do estresse metabólico induzido pelo exercício promove a hipertrofia. No entanto, pode-se estabelecer uma lógica sólida para esse efeito. O exercício resistido altera agudamente o balanço hídrico intra e extracelular.[253] A extensão dessas alterações depende do tipo de exercício e da intensidade do treinamento. Acredita-se que o edema celular é aumentado pelo treinamento de resistência, que produz grandes quantidades de ácido láctico por meio das propriedades osmolíticas do lactato,[76,252] embora algumas pesquisas refutem essa hipótese.[284] O acúmulo intramuscular de lactato ativa mecanismos reguladores de volume; os efeitos são aparentemente amplificados pelo aumento associado da acidose.[147] Acredita-se que as fibras de contração rápida são sensíveis, em especial, a alterações osmóticas, presumivelmente porque contêm alta concentração de canais de transporte de água aquaporina-4 (AQP4).[76] Considerando que se demonstrou que as fibras de contração rápida têm maior potencial de crescimento,[134] é concebível que um aumento do edema nessas fibras poderia melhorar sua adaptação de maneira significativa. Em um esforço para determinar se o edema celular mediava as adaptações hipertróficas, Gundermann et al.[98] conduziram um estudo transversal randomizado em que seis jovens do sexo masculino realizaram um exercício de resistência de baixa intensidade com RFS consistindo em quatro séries de extensões de perna a 20% de 1 RM e um exercício de resistência de baixa intensidade semelhante, mas sem RFS; houve uma separação de pelo menos três semanas entre os testes. Durante a sessão sem RFS, os participantes receberam uma infusão de um vasodilatador farmacológico (nitroprussiato de sódio) na artéria femoral imediatamente após o exercício, com o objetivo de simular a resposta de edema celular induzida pelo exercício com RFS. A síntese de proteína muscular mista medida 3 horas após o exercício revelou que houve aumento apenas na condição com RFS; a vasodilatação farmacológica foi insuficiente para promover uma resposta anabólica. Embora esses achados pareçam desconsiderar o papel do edema celular na hipertrofia, deve-se ter em mente que a resposta do fluxo sanguíneo imediatamente após o exercício foi quase duas vezes maior na condição com RFS do que na condição sem RFS. Além disso, o protocolo sem RFS envolvia a realização do mesmo número de repetições com a mesma carga que a condição com RFS; assim, a intensidade do esforço na condição sem RFS foi muito baixa, com séries interrompidas bem antes da fadiga muscular. Isso resultou em uma estimulação subótima das fibras musculares. Considerados em conjunto esses achados, torna-se difícil extrair implicações práticas relevantes das descobertas sobre o papel – se houver algum – que o edema celular desempenha nas adaptações musculares induzidas pelo exercício.

Produção sistêmica de hormônios

Postulou-se que elevações agudas pós-exercício nos hormônios anabólicos, resultantes do acúmulo de metabólitos durante o treinamento resistido, podem aumentar a resposta hipertrófica. Em particular, o estresse metabólico induzido pelo exercício está fortemente associado a um pico nos níveis de hormônio do crescimento pós-treino.[93-95,102,218,264,265] Embora transitória, a magnitude dessas elevações é considerável. Um estudo relatou um aumento 10 vezes maior nos níveis de GH com o treinamento com RFS em relação ao observado com exercícios de intensidade semelhante, mas sem oclusão;[81] outro estudo mostrou que os aumentos pós-treino alcançaram 290 vezes a linha de base.[265] Acredita-se que as elevações pós-exercício sejam mediadas por um maior acúmulo de lactato e/ou H^+.[93,102] Indivíduos que não apresentam *miofosforilase*, uma enzima glicolítica responsável por quebrar o glicogênio e, assim, induzir a produção de lactato, demonstram uma resposta atenuada do hormônio de crescimento pós--exercício,[87] fornecendo fortes evidências de uma ligação entre a produção de lactato e a liberação de GH. Uma diminuição no pH induzida por metabólitos também pode aumentar a liberação de GH por estimulação quimiorreflexa regulada por receptores metabólicos intramusculares e aferentes dos grupos III e IV.[154,291]

Dado que o GH é conhecido por potencializar a secreção de IGF-1, parece lógico que o acúmulo de metabólitos também esteja associado ao aumento dos níveis de IGF-1 pós-exercício. Isso foi confirmado em certa medida por estudos que mostram elevações significativamente maiores do IGF-1 após a realização de rotinas metabolicamente fatigantes,[135,136,232] embora outras pesquisas não tenham encontrado essa associação.[138] Além disso, vários estudos,[2,81,264] mas não todos,[55] relataram aumentos agudos nos níveis de IGF-1 pós-exercício após o treinamento com RFS, o que sugere que os resultados foram mediados pelo estresse metabólico. É importante ressaltar que o corpo de pesquisa é específico da isoforma de IGF-1 circulante e os resultados não podem necessariamente ser extrapolados para efeitos intramusculares.

O efeito do estresse metabólico sobre as elevações agudas da testosterona permanece desconhecido. Lu et al.[159] relataram que a produção de lactato induzida pelo exercício estava correlacionada com aumentos na testosterona durante um período de natação de alta intensidade em ratos Sprague--Dawley. Em um segundo componente do estudo, verificou-se que a infusão direta de lactato nos testículos de ratos causava uma elevação dependente da dose nos níveis de testosterona. Por outro lado, as pesquisas controladas em seres humanos produziram resultados díspares. Embora alguns estudos mostrem maior liberação pós-exercício de testosterona após protocolos metabolicamente fatigantes em comparação com aqueles que não causam acúmulo de metabólitos significativo,[29,95,102,174,254] outros não mostraram diferenças significativas.[135,223,260] Além disso, a maior parte dos estudos utilizando a RFS não encontrou elevações agudas significativamente mais altas na testosterona, apesar dos altos níveis de metabólitos,[81,223,291] colocando em dúvida se o hormônio é afetado pelo acúmulo de metabólitos. As inconsistências entre os estudos podem estar relacionadas com fatores demográficos, como sexo, idade e experiência de treinamento; demonstrou-se ainda que o estado nutricional afeta a liberação de testosterona.[139] Como observado no Capítulo 1, ainda não se sabe se os picos hormonais transitórios pós-exercício afetam as adaptações hipertróficas. Se esse efeito de fato existir, ele parece ter pouca importância e provavelmente não contribui de maneira significativa para o anabolismo induzido pelos metabólitos.

Dano muscular

Os exercícios intensos, principalmente quando o indivíduo não está acostumado a eles, podem causar danos ao músculo esquelético.[45,59,144] Esse fenômeno, comumente conhecido como *dano muscular induzido pelo exercício (DMIE)*, pode ser específico a apenas algumas macromoléculas de tecido ou se manifestar como grandes lacerações no sarcolema, na lâmina basal e no tecido conjuntivo de suporte, além de lesões em elementos contráteis e no citoesqueleto.[289]

> ## ACHADOS DE PESQUISA
>
> **Conclusões relativas ao papel do estresse metabólico na hipertrofia muscular**
>
> Existem fortes evidências de que o estresse metabólico induzido pelo exercício contribui para a resposta hipertrófica. O que falta determinar é se esses efeitos são aditivos ao estímulo de forças mecânicas ou, talvez, redundantes, desde que um determinado limiar de carga seja alcançado. Um problema ao tentar extrair inferências de metodologias experimentais de treinamento é que a tensão mecânica e o estresse metabólico ocorrem em conjunto, confundindo a capacidade de diferenciar os efeitos de um e do outro. Isso pode resultar na interpretação errônea de fatores metabólicos como causais do crescimento quando fatores mecânicos são, de fato, responsáveis ou vice-versa.
>
> A capacidade de estabelecer uma relação de causa-efeito entre o estresse metabólico e a hipertrofia é também confundida pelo fato de que o acúmulo de metabólitos induzido pelo exercício geralmente ocorre em conjunto com danos às fibras musculares. Dada a crença comum de que os exercícios que causam danos medeiam o anabolismo,[241] é difícil diferenciar os efeitos de uma variável da outra em relação às adaptações hipertróficas. Pesquisas que mostram que o treinamento de restrição do fluxo sanguíneo aumenta o crescimento muscular sem danificar significativamente as fibras sugerem que os efeitos hipertróficos do acúmulo de metabólitos são, de fato, separados dos danos causados pelo dano muscular,[157] embora evidências conflitantes sobre o assunto tornem prematura uma conclusão definitiva.[299] Algumas evidências indicam que o estresse metabólico apenas contribui para o crescimento muscular durante a execução do treinamento resistido de baixa carga, sem que sejam observados efeitos hipertróficos aditivos no treinamento com cargas pesadas (80% de 1 RM), pelo menos ao nível de músculo inteiro.[18]
>
> Por fim, e muito importante, os mecanismos responsáveis pelos efeitos anabólicos do estresse metabólico não foram totalmente elucidados. Embora seja concebível que o aumento do recrutamento de fibras musculares seja o mecanismo principal pelo qual o acúmulo de metabólitos induz as adaptações hipertróficas, parece improvável que esse fenômeno seja o único responsável por qualquer ou mesmo todos os efeitos observados. Em vez disso, as evidências sugerem que a integração combinada de múltiplos fatores locais e talvez sistêmicos contribui para o crescimento muscular de maneira direta ou permissiva, ou ambos.[302] O fato de os estudos em seres humanos até o momento terem sido realizados principalmente em indivíduos não treinados deixa em aberto a perspectiva de que os mecanismos possam diferir com base na experiência de treinamento.

Geralmente o DMIE desencadeia uma cascata de respostas subsequentes que incluem inflamação local, perturbação na regulação de Ca^{2+}, ativação da degradação de proteínas e secreção de substâncias de fibras danificadas que resultam em aumento dos níveis sanguíneos de proteínas, como a creatina quinase.[294] A gravidade da DMIE depende de fatores como tipo, intensidade e duração total do treinamento.[164] Em uma recente revisão, Hyldahl e Hubal[121] propuseram que o DMIE existe em um contínuo que vai desde uma sinalização celular adaptativa favorável com danos leves até respostas mal adaptativas, como danos generalizados à membrana e necrose tecidual com graves rupturas miocelulares. DMIE é altamente influenciado pelo tipo de ação muscular. Embora o exercício concêntrico e isométrico possa produzir DMIE, as ações excêntricas têm, de longe, o maior impacto em sua manifestação.[43,83] O DMIE induzido excentricamente é mais prevalente nas fibras de contração rápida do que nas fibras de contração lenta.[290] As possíveis razões incluem uma capacidade oxidativa reduzida, níveis mais altos de tensão produzidos durante o treinamento e diferenças estruturais entre os fenótipos de fibras.[220]

Os danos causados pelas ações excêntricas são atribuídos à interrupção mecânica das ligações da actomiosina, em vez do descolamento dependente de ATP, colocando assim maior pressão sobre o maquinário envolvido em comparação às ações concêntricas e isométricas.[62] Estudos mostram que os sarcômeros mais fracos residem em diferentes aspectos de cada miofibrila, levando à especulação de que o alongamento não uniforme associado resulta em um cisalhamento das miofibrilas. Isso desencadeia uma cadeia de eventos que começa com uma deformação dos túbulos T e uma correspondente interrupção da homeostase do cálcio, que medeia a secreção das proteases neutras ativadas por cálcio (como a calpaína) envolvidas na degradação adicional das proteínas musculares estruturais.[6,17] Há evidências de uma relação dose-resposta, na qual volumes mais altos de exercício se correlacionam com maior grau de dano muscular.[199] Os sintomas da DMIE incluem diminuição na capacidade de produção de força, aumento da rigidez e do edema musculoesquelético, dor muscular de início tardio (DMIT) e resposta fisiológica aumentada ao estresse, tipificada por uma resposta elevada da frequência cardíaca ao exercício submáximo e produção aumentada de lactato.[270]

O DMIE diminui quando uma pessoa realiza o mesmo programa de exercício de maneira consistente, um fenômeno geralmente conhecido como *efeito de ataque repetido*.[177] Acredita-se que vários fatores sejam responsáveis por esse efeito, incluindo um fortalecimento adaptativo do tecido conjuntivo, maior eficiência no recrutamento de unidades motoras, sincronização aprimorada das unidades motoras, distribuição mais uniforme da carga de trabalho entre as fibras e maior contribuição dos sinergistas do músculo.[24,270] As pesquisas indicam que pode haver envolvimento da integrina alfa-7 beta-1 no processo. Foi demonstrado um aumento na expressão da integrina alfa-7 beta-1 após uma sessão de exercício prejudicial, com o início da transcrição dos genes que proporcionam proteção contra o futuro estresse mecânico, bem como a potencial promoção do anabolismo.[163]

Os resultados do efeito de ataque repetido são rapidamente observados após exercícios não costumeiros. As evidências sugerem que apenas uma sessão adicional do mesmo protocolo de exercício reduzirá a resposta do edema associado ao DMIE para apenas 1/3 da sessão inicial.[70] Da mesma forma, Chen et al.[36] relataram reduções acentuadas nos marcadores ligados às lesões (dor, atividade da creatina quinase e concentração plasmática de mioglobina) em uma sessão de seguimento de exercícios excêntricos realizados duas semanas após uma sessão que consistiu no mesmo protocolo de treinamento. O treinamento repetido com o mesmo programa de exercícios ao longo do tempo diminui ainda mais os efeitos associados ao DMIE, como Damas et al.[49] demonstraram elegantemente em um estudo. Esses autores rastrearam índices de lesão muscular ao longo de 10 semanas de treinamento regular de resistência realizado até que ocorresse falha muscular voluntária. Os resultados revelaram um DMIE substancial após a sessão de treinamento inicial; no entanto, as lesões tinham sido acentuadamente atenuadas na quinta sessão e praticamente se tornaram inexpressivas 48 horas depois da última sessão. Outra pesquisa demonstrou uma atenuação semelhante dos marcadores relacionados às lesões durante programas de treinamento longitudinal, com a realização da mesma rotina ao longo do tempo.[18] As consequências do efeito de ataque repetido podem se prolongar por vários meses, mesmo na ausência de um treinamento feito por indivíduos não treinados durante esse período. As evidências de que os músculos dos membros superiores têm maior predisposição para a ocorrência de DMIE dos que os músculos das pernas sugerem a existência de um benefício protetor em músculos frequentemente utilizados em atividades diárias.[37] Outros fatores que podem influenciar a magnitude do efeito protetor incluem a composição específica das variáveis do exercício (p. ex., intensidade do treinamento, velocidade, número de contrações prejudiciais), comprimento muscular, grupo muscular, idade e sexo.[122]

Embora o DMIE possa ser prejudicial do ponto de vista do desempenho, alguns pesquisadores especularam que os aumentos associados na inflamação e na rotatividade (*turnover*) de proteínas são necessários para o crescimento muscular.[63,300] A justificativa é baseada na hipótese de que as alterações estruturais associadas ao dano influenciam a expressão gênica de uma maneira que fortalece o tecido afetado, servindo assim para proteger o músculo contra lesões adicionais.[12] Evidências substanciais vinculam o dano muscular a fatores envolvidos na resposta hipertrófica ao exercício, embora tais correlações não estabeleçam causalidade para um efeito positivo.

Contudo, apesar da sólida base teórica, há uma escassez de pesquisas que investiguem diretamente a relação causal entre o DMIE e o crescimento muscular. A exposição dos músculos tibiais anteriores de camundongos à injeção de miotoxina produtora de lesão resultou em fibras musculares maiores e uma contagem de células satélites três vezes maior em comparação com fibras não lesionadas.[105] Além disso, evidências mostram que o transplante de células satélites em miofibras danificadas provoca aumento na hipertrofia muscular ao longo da vida do animal.[103] Tomados em conjunto, esses dados sugerem que o dano miocelular sozinho, bem como em combinação com um aumento na quantidade de células satélites, pode fornecer o estímulo suficiente para a indução do crescimento muscular. No entanto, os protocolos empregados demonstram mínima relevância para os protocolos de exercícios em seres humanos, limitando, assim, as implicações práticas desses achados.

Alternativamente, Komulainen et al.[132] expuseram os músculos tibiais anteriores de ratos Wistar anestesiados a repetidas ações musculares concêntricas ou excêntricas. As ações musculares excêntricas produziram lesões maciças no músculo; a atividade da beta-glicuronidase (uma medida de dano muscular) mostrou um aumento de 7,1 vezes em relação aos valores de base. Alternativamente, as ações musculares concêntricas resultaram em um modesto aumento de 2,6 vezes na atividade da beta-glicuronidase, indicando que o dano foi relativamente menor. Observaram-se aumentos semelhantes na área de secção transversa do músculo em ambos os grupos, sugerindo um limiar para o crescimento induzido pelo DMIE além do qual o dano muscular não fornece efeitos hipertróficos benéficos adicionais. O estudo é confundido pela avaliação de opostos extremos de danos. Portanto, não é possível determinar se existe uma relação dose-resposta entre a hipertrofia e níveis moderados de DMIE. Além disso, os graves danos sofridos nas ações musculares excêntricas podem ter sido tão excessivos que afetaram negativamente a remodelação.

ACHADOS DE PESQUISA

Desafios à hipótese de DMIE

Conforme discutido, os músculos se tornam cada vez menos suscetíveis a danos com a repetição dos exercícios – por causa do efeito de ataque repetido. Esse fenômeno parece descartar qualquer envolvimento do DMIE na resposta hipertrófica daqueles que são bem treinados.[199] No entanto, há evidências de que o dano muscular está realmente presente em levantadores de peso treinados, quando estes realizam exercícios aos quais não estejam acostumados, embora em menor grau do que em iniciantes. Gibala et al.[84] recrutaram seis homens treinados em resistência para realizar oito séries de oito repetições a uma carga equivalente a 80% de 1 RM. Os pesquisadores empregaram um protocolo unilateral no qual um braço realizava apenas ações concêntricas, enquanto o outro braço realizava apenas ações excêntricas. As biópsias musculares realizadas 21 horas após a sessão de exercícios mostraram uma ruptura significativamente maior nas fibras dos braços treinados excentricamente em comparação com os braços treinados concentricamente. Esses achados ressaltam o fato de que o efeito de ataque repetido apenas atenua a magnitude do dano muscular em um nível geral, em vez de impedir sua ocorrência ao ser usada uma nova rotina, e deixa em aberto a possibilidade de que o DMIE possa contribuir para a hipertrofia em indivíduos bem treinados. Ao que parece, a chave para essa resposta é o fornecimento de um novo estímulo, com a alteração das variáveis de treinamento de uma forma não costumeira.

Alguns pesquisadores questionaram se o DMIE confere algum efeito anabólico, com base em pesquisas que mostram uma hipertrofia acentuada pelo treinamento com RFS de baixa intensidade com danos teciduais ostensivamente mínimos.[2,265] A técnica de RFS combina cargas leves (20 a 50% de 1 RM) com oclusão via manguito de pressão para impedir o retorno venoso sem obstruir o fluxo arterial. O desempenho regular da RFS induz a hipertrofia acentuada, geralmente semelhante à observada com o uso de cargas pesadas. Dadas as cargas leves empregadas, acredita-se que a RFS confere esses benefícios hipertróficos enquanto minimiza a ruptura das fibras musculares. No entanto, o dano muscular é uma consequência conhecida da reperfusão subsequente à isquemia.[72,99] Takarada et al.[265] demonstraram que, embora os marcadores de dano muscular tenham sido atenuados após o treinamento com RFS, havia evidências de microdano leve às fibras musculares, deixando em aberto a possibilidade de que o dano possa ter contribuído para os resultados. Além disso, ainda é possível que a hipertrofia tenha sido aumentada em uma extensão até maior se o DMIE tiver sido aumentado no grupo que utilizou a RFS. Foi demonstrada em outros artigos a presença de marcadores de dano muscular em seguida à RFS, incluindo longos decréscimos na contração voluntária máxima, aumento da dor muscular de início tardio e elevação da permeabilidade do sarcolema.[64,298,299]

Alguns pesquisadores questionaram se o DMIE medeia adaptações hipertróficas com base em pesquisas que mostram que a corrida em declive pode induzir danos significativos ao tecido muscular sem crescimento correspondente.[24] Essa observação, no entanto, falha em considerar as respostas moleculares únicas associadas ao exercício aeróbico *versus* resistido e a correspondente estimulação das fibras musculares após a prática do exercício. Os dois tipos de treinamento ativam e suprimem subconjuntos distintos de genes e vias de sinalização celular,[109] provocando, assim, adaptações musculares divergentes. Deve-se notar também que os danos provocados pelo treinamento aeróbico se manifestam de maneira diferente daqueles provocados pelo exercício resistido. O pico de atividade da creatina quinase é observado aproximadamente 12 a 24 horas após a corrida em declive, enquanto o associado ao treinamento de resistência não é evidente até 48 horas após o treino e pode alcançar seu pico em 4 a 6 dias após o treino.[246] Além disso, a corrida em declive está associada a níveis máximos de creatina quinase entre 100 e 600 UI, enquanto os de resistência variam de 2.000 a 10.000 UI.[44] As implicações dessas variações ainda precisam ser estabelecidas.

(continua)

(continuação)

> Além disso, os níveis de creatina quinase não refletem necessariamente o grau ou o curso do tempo de dano muscular,[45] questionando sua relevância prática em relação ao treinamento físico. O que pode ser inferido a partir dos dados de treinamento aeróbico é que o dano muscular por si só não é suficiente para induzir um crescimento muscular significativo. Assim, se o DMIE realmente desempenha algum papel na resposta hipertrófica ao exercício, poderá fazê-lo apenas na presença de sobrecarga mecânica dada pela resistência.

Em um estudo realizado em humanos sobre o tema, Flann et al.[69] designaram aleatoriamente 14 homens e mulheres jovens e saudáveis a um de dois grupos: (1) um grupo controle que realizou exercícios excêntricos em bicicleta ergométrica em um nível "um pouco difícil" (medido por uma classificação da escala de esforço percebido; o treinamento foi realizado três vezes por semana, durante 20 minutos, durante um período de oito semanas); e (2) um grupo pré-treinado que executou o protocolo idêntico ao grupo controle, exceto pelo fato de incluir um período de aceleração de três semanas durante o qual os indivíduos realizavam exercícios em baixa intensidade para, gradualmente, aclimatar seus músculos ao estímulo de treinamento. Ao final do estudo, encontraram-se aumentos semelhantes na circunferência muscular entre os grupos. Embora esses resultados sejam intrigantes, o estudo teve inúmeras limitações metodológicas, incluindo o uso de indivíduos não treinados, duração desigual do treinamento entre os grupos e um pequeno tamanho da amostra que comprometeu o poder estatístico. Além disso, o grupo pré-treinado mostrou evidências de dano muscular, conforme avaliado pelos níveis elevados de creatina quinase, embora a extensão fosse significativamente menor do que a observada no grupo controle. Isso levanta a possibilidade de que a magnitude do dano sofrido por aqueles que foram pré-treinados fosse adequada para maximizar quaisquer adaptações hipertróficas adicionais. Como alternativa, permanece concebível que o DMIE incorrido durante o treinamento em indivíduos não treinados tenha excedido as capacidades reparadoras do corpo, atenuando o crescimento, prejudicando a capacidade de treinar com intensidade adequada e atrasando as adaptações supercompensatórias.

Um estudo de Damas et al.[49] recentemente publicado foi interpretado por alguns pesquisadores como refutação de um papel hipertrófico do DMIE. No estudo, 10 homens jovens não treinados cumpriram um programa de treinamento de resistência progressiva de 10 semanas, consistindo em exercícios de *leg press* e extensão das pernas (três séries de cada exercício, 9 a 12 RM por série, 90 segundos de descanso entre séries), duas vezes por semana. A síntese proteica miofibrilar e os danos musculares foram avaliados em seguida à primeira sessão de treinamento, após três semanas de treinamento e ao final do período de estudo de 10 semanas. Os resultados revelaram maiores aumentos na síntese de proteínas em seguida à sessão de exercício inicial, em comparação com os achados depois das sessões subsequentes. Os danos musculares, determinados pelo fluxo da banda Z, também foram mais expressivos após a prática inicial, tendo diminuído rapidamente até níveis mínimos no final do estudo. O mais interessante é que, apesar da alta correlação entre o episódio inicial lesivo e os altos níveis de síntese proteica, esses resultados não se correlacionaram com o crescimento muscular obtido na conclusão do período de estudo.

Os pesquisadores verificaram que somente após a atenuação do DMIE na semana 3 os resultados mostraram uma associação entre síntese proteica e hipertrofia. Isso levou à especulação de que a síntese de proteína muscular induzida pelo exercício está orientada apenas para a geração da hipertrofia muscular após a atenuação do DMIE. No entanto, tais conclusões parecem ser uma superextrapolação dos achados de Damas et al.[49] Embora os autores do estudo tenham demonstrado elegantemente que um episódio inicial de lesão muscular explicou o motivo pelo qual a síntese de proteína muscular não está necessariamente associada à hipertrofia induzida pelo exercício ao longo do tempo, não é possível utilizar os dados obtidos para fazer inferências sobre os efeitos de longo prazo dos danos nas adaptações musculares. Um estudo adequado desse tema exigiria a realização de um estudo de treinamento de resistência longitudinal, no qual um grupo tenha sofrido danos leves a moderados. Em seguida, esses resultados devem ser comparados com outro grupo que apresente danos mínimos. Infelizmente, a concretização de tal projeto é problemática porque a tentativa de isolar o DMIE dessa maneira envolveria uma alteração das outras variáveis do treinamento de resistência, o que confundiria a capacidade de determinar a causalidade. É impossível determinar se algum nível de lesão muscular sofrida pelos participantes do estudo de Damas et al.[49] contribuiu para as alterações hipertróficas observadas. Além disso, não ficou claro se maior (ou menor) lesão pode ter influenciado a hipertrofia ao longo do tempo. A única conclusão possível é que as lesões sofridas em uma sessão de exercício inicial em indivíduos destreinados parecem estar orientadas para o reparo estrutural, e não para a hipertrofia; os efeitos da exposição repetida a níveis lesivos variados, além dos ocorridos no exercício inicial, não podem ser deduzidos com base no modelo do estudo. Em resumo, a dificuldade em controlar variáveis confusas na tentativa de estudar os efeitos do DMIE na hipertrofia em pesquisas com seres humanos não nos permite tirar conclusões relevantes.

A regeneração e o reparo do tecido muscular após o DMIE são realizados por programas transcricionais singulares que são associados ou promovidos por processos inflamatórios, atividade das células satélites, produção de IGF-1 e edema celular.[162] A seguir, apresenta-se uma visão geral dos fatores que se acredita que promovam uma resposta hipertrófica induzida pelo DMIE.

PONTO-CHAVE

As pesquisas permanecem ambíguas quanto ao DMIE poder melhorar as adaptações musculares, e se a ocorrência de danos excessivos tem, certamente, um efeito negativo sobre o desenvolvimento muscular. Se de fato o DMIE promove a mediação das adaptações musculares, ainda está por ser determinado em que medida esses mecanismos propostos são sinérgicos e se existe uma combinação ideal para maximizar a resposta hipertrófica ao treinamento de resistência.

Processos inflamatórios

A resposta do corpo ao DMIE pode ser equiparada à sua resposta à infecção.[240] Após um exercício que causa danos, os neutrófilos migram para o local da lesão, enquanto as fibras afetadas liberam agentes que atraem também macrófagos à região.[176] Isso desencadeia uma cascata de eventos nos quais as células inflamatórias secretam, então, outras substâncias para facilitar o reparo e a regeneração dos músculos danificados. Os processos inflamatórios resultantes do DMIE podem ter um efeito benéfico ou deletério na função muscular, dependendo da magnitude da resposta, da exposição prévia ao estímulo aplicado e de interações específicas de lesão entre o músculo e as células inflamatórias.[277]

Os neutrófilos são mais abundantes no corpo humano do que qualquer outro tipo de leucócito. Além de apresentar capacidades fagocíticas, os neutrófilos liberam proteases que auxiliam na quebra de resíduos celulares do DMIE. Eles também secretam substâncias citolíticas e citotóxicas que podem exacerbar os danos ao músculo lesionado e infligir danos aos tecidos vizinhos saudáveis.[277] Portanto, seu principal papel no músculo esquelético provavelmente está restrito à miólise e outras facetas associadas à remoção de detritos celulares em oposição à regeneração do tecido contrátil.

Apesar da falta de evidência que vincule diretamente os neutrófilos à hipertrofia, é concebível que eles possam mediar o anabolismo, sinalizando outras células inflamatórias necessárias para a remodelação muscular. Uma dessas possibilidades são as espécies reativas de oxigênio (ERO),[283] que demonstrou mediar a sinalização intracelular em resposta à atividade física intensa.[89,126,127,217,273] Os neutrófilos estão associados à produção de inúmeras variantes de ERO, incluindo o peróxido de hidrogênio, o superóxido, o radical hidroxila e o ácido hipocloroso.[131] As ERO estão associadas à hipertrofia do músculo liso e do músculo cardíaco;[262] alguns autores acreditam ainda que os efeitos anabólicos também se estendem ao músculo esquelético.[265] Para apoiar essa hipótese, camundongos transgênicos exibindo níveis suprimidos de selenoproteínas (uma classe de proteínas que atuam como poderosos antioxidantes) apresentaram 50% mais massa muscular após a ablação do sinergista em comparação com controles do tipo selvagem.[112] Além disso, a suplementação com antioxidantes que inibem a produção de ERO prejudica tanto a sinalização anabólica intracelular quanto a hipertrofia muscular, em seguida à aplicação de uma sobrecarga muscular.[181] Coletivamente, esses achados sugerem que as vias de sinalização sensíveis à redox podem melhorar as adaptações musculares induzidas pelo exercício.

Demonstrou-se que as ERO medeiam o anabolismo por meio da ativação da via da MAPK. O tratamento dos mioblastos C2 com uma variante ERO aumenta a sinalização da MAPK; a resposta temporal varia entre as subfamílias de MAPK (ERK1/2, JNK e p38 MAPK).[130] Dado que o exercício excêntrico está associado a uma maior ativação da MAPK em comparação às ações concêntricas ou isométricas,[162,167] é concebível que a produção de ERO contribua para esse estímulo. Há também evidências de que as ERO melhoram os processos de crescimento amplificando a sinalização do IGF-1. O tratamento com ERO in vitro de miócitos C2C12 de camundongos aumentou de forma significativa a fosforilação do receptor IGF-1, enquanto a fosforilação foi marcadamente suprimida com a provisão de antioxidantes.[104] Esses achados sugerem um papel crucial da ERO nas ações biológicas do IGF-1.

Curiosamente, existem evidências de que as ERO interferem na sinalização de várias fosfatases serina/treonina, como a calcineurina. A atividade da ERO prejudica a ativação da calcineurina ao bloquear seu domínio de ligação à calmodulina.[33] Acredita-se que a calcineurina esteja envolvida tanto no crescimento do músculo esquelético[58,183] como na transformação do fenótipo da fibra;[209] portanto, sua inibição pode ser prejudicial ao anabolismo. Além disso, alguns estudos falharam em demonstrar que as ERO são, de fato, ativadas em resposta ao DMIE.[235] Ao considerar o corpo da literatura como um todo, quaisquer efeitos anabólicos da ERO provavelmente dependem do modo de exercício (ou seja, anaeróbico *versus* aeróbico), das espécies de ERO produzidas e, talvez, de outros fatores.

Em contraste com os neutrófilos, a pesquisa indica uma potencial atuação dos macrófagos nos processos regenerativos após o DMIE;[277] e alguns pesquisadores até especulam que os macrófagos são necessários para o crescimento muscular.[131] Os macrófagos parecem exercer efeitos anabólicos secretando fatores de crescimento locais associados a processos inflamatórios. Acredita-se que o fator de crescimento endotelial vascular (VEGF), uma miocina considerada crucial para a hipertrofia induzida por sobrecarga, desempenhe um papel particularmente importante no processo. Em seguida à lesão muscular, o VEGF atua como quimioatrator para os macrófagos, iniciando a resposta inflamatória e a liberação de IGF-1, entre outros agentes anabólicos.[120] O acúmulo de macrófagos está associado a um aumento do conteúdo das células satélites, o que propicia ainda outro mecanismo potencial para a ocorrência de aumento do crescimento muscular.[295]

Originalmente, acreditava-se que o dano muscular levava diretamente à produção de miocinas pró-inflamatórias.[26,213] Embora isso pareça ter uma base lógica, pesquisas mais recentes indicam que essa produção de miocinas pode ser amplamente independente do DMIE. Um estudo realizado por Toft et al.[278] mostrou que os níveis de IL-6 estavam apenas modestamente elevados em relação aos aumentos na creatina quinase após 60 minutos de exercício excêntrico de bicicleta ergométrica, sugerindo uma fraca associação entre o DMIE e a produção de IL-6. Esses resultados são consistentes com os de outros estudos que mostraram uma má correlação entre o surgimento da IL-6 e da creatina quinase no decorrer do tempo.[47] A totalidade dos achados levou à suposição de que a liberação de IL-6 é predominantemente dependente da contração muscular. Considerando uma hipótese mecanicista, alguns pesquisadores propõem que isso facilita a mobilização de substrato de depósitos de combustível, para que a homeostase da glicose seja mantida durante exercícios intensos.[65]

É importante notar que apenas a IL-6 e a IL-8 foram liberadas do músculo esquelético na ausência de exercícios que causam danos.[35] Muitas outras miocinas podem influenciar a resposta hipertrófica ao DMIE. Os níveis sistêmicos de IL-15 e de RNAm de IL-15 no músculo esquelético são marcadamente elevados após o exercício excêntrico (mas não concêntrico), dando credibilidade à noção de que as elevações dependem de danos às fibras.[27,224] Alguns estudos mostram que a IL-15 regula diretamente a hipertrofia aumentando a síntese de proteínas musculares e reduzindo a proteólise em miotubos diferenciados,[197,221] embora esses achados tenham sido contestados recentemente.[219] Também há evidências de que os fatores de crescimento de fibroblastos (FCF) – potentes agentes proliferativos envolvidos em processos hipertróficos – são regulados positivamente, de preferência, após exercícios excêntricos. Pesquisas indicam que os FCF são secretados pelas fibras danificadas[41] e que seu tempo de liberação é paralelo ao aumento dos níveis de creatina quinase associados ao DMIE.[42] Esses achados dão suporte à hipótese mecanicista de que os exercícios que causam danos promovem um estímulo anabólico.

Atividade das células satélites

Um grande conjunto de evidências vincula o DMIE à atividade das células satélites.[52,233,245] As fibras musculares danificadas devem adquirir rapidamente mionúcleos adicionais para auxiliar no reparo e na regeneração dos tecidos ou, de outra maneira, enfrentar a morte celular. As células satélites facilitam esses meios proliferando e se fundindo às fibras danificadas. Como as células satélites tendem a ser povoadas sob a junção mioneural,[111,251] especula-se que elas possam ser ainda mais estimuladas pela ativação de neurônios motores que inervam as fibras danificadas, melhorando a resposta regenerativa.[289] Foi levantada a hipótese de que, sob certas condições, as células satélites estimuladas se fundem entre si para formar novas fibras musculares,[13] mas faltam evidências de como isso se relaciona às práticas tradicionais de treinamento de resistência.

Supõe-se que a sinalização inicial para ativar as células satélite após o DMIE é originada do óxido nítrico derivado do músculo, potencialmente em combinação com a liberação de HGF.[4,269,277] O processo parece ser controlado pelo menos até certo ponto pela via da ciclo-oxigenase (COX)-2, considerada necessária para maximizar as adaptações hipertróficas induzidas pelo exercício.[257] A COX-2 atua promovendo a síntese de prostaglandinas, que se acredita que estimulem a proliferação, a diferenciação e a fusão de células satélites.[22] Pesquisas mostram uma resposta miogênica aprimorada quando as células inflamatórias são abundantes e uma resposta embotada em sua ausência,[22] sugerindo que processos inflamatórios subsequentes ao exercício que causa dano são essenciais para a remodelação. A importância hipertrófica da COX-2 é também apoiada por pesquisas que investigam os efeitos dos anti-inflamatórios não esteroides (Aine) inibidores da COX na resposta das células satélites pós-exercício.[11] A maior parte dos estudos mostra uma diminuição na atividade das células satélites pós-exercício quando são administrados Aine,[22,23,161,184] o que concebivelmente poderia limitar o crescimento muscular em longo prazo, embora esses achados não sejam universais.[212] É importante ressaltar que os estímulos mecânicos isoladamente podem instigar a proliferação e diferenciação das células satélites, mesmo sem danos consideráveis ao músculo esquelético.[196,296] Portanto, não está claro se os efeitos do DMIE são aditivos ou redundantes em relação à maximização da acreção de proteínas musculares.

Produção de IGF-1

Há evidências de que o DMIE potencializa a produção de IGF-1 e, portanto, dadas as funções anabólicas desse hormônio, pode aumentar o crescimento muscular. McKay et al.[178] estudaram os efeitos da realização de uma série de 300 contrações prolongadas de extensão de joelho nas três isoformas de IGF-1 em homens jovens não treinados. Os resultados mostraram um aumento significativo no RNAm do MGF 24 horas após o exercício. Curiosamente, a expressão tanto do IGF-1Ea quanto do RNAm de IGF-1Eb não foi elevada até 72 horas após o treinamento. A ativação da fase inicial do MGF como resultado do protocolo que causa danos sugere que essa isoforma do IGF-1 está preferencialmente envolvida no processo de reparo e remodelação após o DMIE. Da mesma maneira, Bamman et al.[10] avaliaram os efeitos de oito séries de oito ações excêntricas *versus* concêntricas na concentração de RNAm de IGF-1 no músculo. O exercício excêntrico resultou em um aumento significativo de 62% nas concentrações de RNAm de IGF-1, em oposição a um aumento não significativo com o exercício concêntrico. Além disso, o exercício excêntrico causou uma redução de RNAm de IGFBP-4 – um forte inibidor do IGF-1 – de 57%, enquanto a condição concêntrica mostrou apenas alterações modestas nos níveis dessa proteína. É importante ressaltar que os resultados se correlacionaram positivamente com os marcadores de lesão muscular, sugerindo que o sistema IGF-1 está envolvido no processo de reparo.

A associação entre o DMIE e a regulação positiva do IGF-1 não foi universalmente confirmada na literatura. Garma et al.[82] compararam a resposta anabólica aguda de sessões equacionadas em volume de exercícios excêntricos, concêntricos e isométricos em roedores. Os resultados mostraram efeitos semelhantes na sinalização celular, independentemente do tipo de ação muscular; não foram observadas diferenças significativas nos níveis de RNAm de IGF-1 e os aumentos pós-exercício em relação a pré-exercício foram efetivamente maiores na condição isométrica. A razão para esses achados conflitantes não é prontamente evidente, e é provável que esteja relacionada com diferenças metodológicas nos estudos.

ACHADOS DE PESQUISA

Efeitos dos Aine na hipertrofia muscular

Os anti-inflamatórios não esteroides (Aine) são uma classe de analgésicos comumente usados para aliviar a dor e o edema associados à dor muscular de início tardio. Acredita-se que os Aine promovam efeitos de redução da dor inibindo a atividade da ciclo-oxigenase (COX), uma família de enzimas que catalisa a conversão do ácido araquidônico em prostanoides pró-inflamatórios.[30,288] Estima-se que 30 milhões de indivíduos façam uso diário de Aine,[15] e seu uso é especialmente difundido entre aqueles que participam de programas de exercícios intensos.[297]

Um problema muitas vezes esquecido do consumo de Aine em combinação com o treinamento resistido, no entanto, é sua possível interferência nas adaptações musculares. Além dos efeitos dos Aine na sensação álgica, os prostanoides também têm o objetivo de estimular os subsequentes reguladores da síntese de proteínas, incluindo o PI3K e as quinases reguladas por sinais extracelulares.[79,208,228] Além disso, há evidências de que os prostanoides estão intrinsecamente envolvidos no aumento da proliferação, da diferenciação e da fusão de células satélites,[21] facilitando assim maior acreção de proteínas musculares.[115] Esses dados fornecem evidências convincentes de que as enzimas COX são importantes, e talvez até necessárias, para maximizar a hipertrofia muscular induzida pelo treinamento de resistência.[256]

Apesar de uma base aparentemente lógica para os efeitos hipertróficos mediados pela COX, estudos sobre o uso agudo de Aine não parecem mostrar um impacto prejudicial na síntese proteica pós-exercício. Embora a administração de Aine após sobrecarga crônica em estudos com animais tenha consistentemente levado a comprometimento no metabolismo de proteínas,[208,228,287] apenas um estudo em humanos mostrou um embotamento na síntese de proteínas;[280] enquanto vários outros não notaram um efeito deletério.[28,185,215] Discrepâncias entre os achados podem estar relacionadas com variações metodológicas, diferenças fisiológicas entre espécies ou diferenças nos mecanismos dos Aine utilizados (ou seja, inibidores seletivos *versus* não seletivos da COX).

Por outro lado, o corpo da literatura sugere fortemente que o uso de Aine interfere na função das células satélites. Isso foi demonstrado *in vitro*,[180,207] bem como *in vivo* em estudos em animais[21,23] e humanos.[161,184] Foi proposto que a hipertrofia é limitada por um valor de teto de domínio mionuclear, estimado em aproximadamente 2.000 mcm^2; além desse valor de teto, é necessário derivar núcleos adicionais das células satélites para que ocorram aumentos adicionais na hipertrofia.[216]

(continua)

(continuação)

Embora pesquisadores tenham questionado esse limite de teto rígido,[192] o consenso geral entre pesquisadores é que, quando as fibras atingem certo tamanho crítico, há necessidade do aporte de núcleos derivados das células satélites para a promoção de ganhos adicionais. Portanto, um embotamento na função das células satélites aparentemente limitaria o potencial hipertrófico de uma pessoa, restringindo o reservatório de células satélites.

Ainda não se sabe como se desenrolam os dados de condições agudas no longo prazo. Os resultados dos estudos que investigaram diretamente os efeitos dos Aine na hipertrofia são conflitantes. Consistente com as pesquisas sobre a síntese de proteínas, estudos em animais indicam que a administração de Aine reduz significativamente o crescimento muscular induzido pela sobrecarga.[23,201,256] Alternativamente, vários estudos em humanos falharam em demonstrar deficiências na hipertrofia[142,214] ou mostraram um efeito positivo do uso de Aine durante o treinamento de resistência programado.[281] Ao tentar conciliar as diferenças entre os estudos, é possível que os Aine reduzam a quebra de proteínas em um grau semelhante ou até maior do que suprimem a síntese de proteínas, resultando em um balanço proteico não negativo. Estudos com roedores apoiam essa hipótese.[228] É interessante notar que o estudo que mostrou uma hipertrofia aumentada com o uso de Aine[281] foi realizado em idosos (60 a 85 anos). Isso aumenta a possibilidade de que os efeitos benéficos tenham sido decorrentes da supressão da inflamação crônica, o que demonstrou prejudicar o anabolismo e acelerar a proteólise.[225] Também é concebível que a extensão da hipertrofia nos estudos em humanos estivesse abaixo do valor de teto do domínio mionuclear dos indivíduos. Aparentemente, isso explicaria por que modelos animais usando técnicas projetadas para promover taxas extremas de hipertrofia (ou seja, ablação dos sinergistas, alongamento crônico) muito além do treinamento tradicional de resistência em humanos mostram comprometimento hipertrófico substancial, porque seria necessário um reservatório robusto de células satélites para possibilitar a continuidade do crescimento muscular.

Lilja et al.[153] conduziram o estudo humano mais abrangente até a presente data sobre o tema em indivíduos jovens e saudáveis com treinamento de resistência. Ao contrário de trabalhos anteriores em indivíduos jovens,[142] esses pesquisadores administraram uma dosagem mais alta (1.200 mg/dia versus 400 mg/dia de ibuprofeno), e o treinamento foi realizado durante um período de estudo mais longo (oito semanas versus seis semanas). Assim, essa estratégia possibilitou a obtenção de melhor entendimento sobre os efeitos nas adaptações musculares. Ao contrário de outros achados, os resultados mostraram que o crescimento do músculo quadríceps no grupo Aine foi reduzido para aproximadamente metade do crescimento no grupo placebo (3,7% versus 7,5%, respectivamente). Os pesquisadores observaram uma regulação negativa da IL-6 no grupo Aine em comparação com o grupo placebo; esse achado proporcionou uma possível explicação mecanicista para o comprometimento dos ganhos associados ao consumo de ibuprofeno.

Em resumo, as evidências indicam que o uso ocasional de Aine não prejudicará a hipertrofia muscular. Não se sabe se a administração crônica de Aine é prejudicial ao crescimento muscular; se for, provavelmente será específica para a população: aqueles com inflamação crônica de baixo grau podem ser beneficiados com seu uso, enquanto indivíduos saudáveis e bem treinados podem, em longo prazo, sofrer prejuízos.

Edema celular

Como discutido anteriormente na seção sobre estresse metabólico, demonstrou-se que o edema celular regula positivamente os processos anabólicos e anticatabólicos. Especificamente, aumentos na hidratação celular estão associados a um aumento na síntese de proteínas musculares e a uma diminuição concomitante na proteólise. A resposta inflamatória que acompanha o exercício que causa danos envolve um acúmulo de líquido e proteínas plasmáticas no músculo lesionado. Dependendo da extensão do dano, a quantidade de líquido acumulado pode exceder a capacidade do sistema de drenagem linfática, o que leva ao edema dos tecidos.[100,176,220] O trauma aos capilares pode aumentar a magnitude do edema.[45] O edema associado a um período agudo de exercício excêntrico de flexão de cotovelo em indivíduos não treinados produziu um aumento na circunferência do braço de até 9%, e os valores permaneceram elevados por até 9 dias.[118] Da mesma maneira, Nosaka e Clarkson[200] descobriram que o edema aumentou a circunferência do braço em até 4,3 cm após o exercício excêntrico em indivíduos não treinados, e o edema foi evidente em todos os indivíduos em três dias após a realização da atividade. Embora o edema diminua ao longo do tempo com o exercício regular, por meio do efeito de ataque repetido, um edema substancial pode persistir mesmo em indivíduos bem treinados por pelo menos 48 horas após o treino, desde que seja aplicado um novo estímulo de exercício.[117]

Não se sabe se o edema associado ao DMIE contribui para a hipertrofia da fibra muscular. Fatores de confusão tornam esse tópico extremamente difícil de estudar diretamente. Existem algumas evidências de que o uso de Aine – que atenuam a resposta inflamatória e, portanto, moderam a extensão do edema celular – prejudica o aumento da síntese de proteínas musculares normalmente associadas ao exercício resistido.[208,228,280] É possível que os efeitos deletérios no anabolismo possam estar relacionados com uma diminuição no edema celular. No entanto, esses achados não implicam uma relação de causa-efeito entre o aumento da hidratação celular e a acreção de proteína muscular; fatores como a atividade celular prejudicada das células satélites e de macrófagos também podem ser responsáveis por quaisquer efeitos negativos. Além disso, outros estudos falharam em mostrar um prejuízo na resposta de síntese proteica após a administração de Aine,[28,185] obscurecendo ainda mais a capacidade de se chegar a conclusões em relação ao assunto.

ACHADOS DE PESQUISA

Conclusões sobre o papel hipertrófico do dano muscular

Existe uma sólida lógica teórica sobre como o DMIE pode contribuir para a acreção de proteínas musculares. Embora a hipertrofia induzida pelo exercício possa aparentemente ocorrer sem danos musculares significativos,[304] as evidências sugerem que o microtrauma melhora a resposta adaptativa, ou pelo menos inicia as vias de sinalização que mediam o anabolismo. Dito isso, ainda não foi estabelecida uma relação de causa-efeito entre o DMIE e a hipertrofia e, se essa relação realmente existir, o grau de dano necessário para maximizar o crescimento muscular ainda precisa ser determinado. As pesquisas também sugerem que há um limiar para um estímulo hipertrófico, além do qual o dano muscular adicional não confere benefícios adicionais e pode, na verdade, interferir nos processos relacionados com o crescimento. Há evidências claras de que o DMIE excessivo reduz a capacidade de produção de força do músculo. Por sua vez, isso interfere na capacidade de treinar em um nível alto, o que impede o desenvolvimento muscular. Além disso, embora o treinamento na fase inicial de recuperação do DMIE não pareça exacerbar os danos musculares, ele pode interferir no processo de recuperação.[143,199] Analisadas como um todo, as pesquisas atuais indicam que um

(continua)

(*continuação*)

protocolo que provoque uma quantidade leve a moderada de dano poderia ajudar a maximizar a resposta hipertrófica. Considerando que um efeito de teto diminui a taxa de hipertrofia à medida que se ganha experiência de treinamento, o DMIE pode ser particularmente relevante para a resposta anabólica em indivíduos bem treinados. Essas hipóteses necessitam de estudos mais aprofundados para que sua veracidade seja determinada.

Pontos a lembrar

- Identificaram-se diversas vias de sinalização intracelular no músculo esquelético, incluindo PI3K/Akt, MAPK, ácido fosfatídico, AMPK e as vias dependentes de cálcio. A serina/treonina quinase mTOR demonstrou ser essencial para adaptações hipertróficas induzidas mecanicamente.
- Claramente, a tensão mecânica é o fator mecânico mais importante na hipertrofia muscular induzida pelo treinamento. Os mecanossensores são sensíveis tanto à magnitude quanto à duração da carga; e esses estímulos podem mediar diretamente a sinalização intracelular de modo a provocar adaptações hipertróficas.
- Existem evidências convincentes de que o estresse metabólico associado com o treinamento resistido promove aumentos na acreção de proteínas musculares. Fatores hipotéticos envolvidos no processo incluem aumento no recrutamento de fibras, elevação na produção de miocinas, edema celular e alterações hormonais sistêmicas. Ainda não ficou determinado se os efeitos hipertróficos do acúmulo de metabólitos são aditivos ou redundantes, com relação à tensão mecânica.
- Pesquisas sugerem que o DMIE pode melhorar as adaptações musculares, embora danos excessivos tenham claramente um efeito negativo sobre o desenvolvimento muscular. Fatores que se acredita que estejam envolvidos no processo incluem a iniciação de processos inflamatórios, o aumento da atividade das células satélites, a mediação da produção de IGF-1 e o edema celular. Ainda não se sabe a extensão em que esses mecanismos são sinérgicos ou redundantes, e se existe uma combinação ideal para maximizar a resposta hipertrófica ao treinamento de resistência.

3
Mensuração da hipertrofia muscular

Há uma variedade de técnicas de mensuração para avaliar a hipertrofia muscular. É importante notar que esses métodos fornecem apenas estimativas da massa muscular, e todos têm limitações que devem ser consideradas ao se tentar tirar conclusões de seu uso. A referência padrão-ouro na determinação da morfologia muscular é a análise de cadáveres; assim, as técnicas *in vivo* nunca poderiam alcançar o mais alto grau de precisão.[95] Dito isso, podem-se obter previsões razoáveis com outros métodos de avaliação, com alguns demonstrando melhor precisão do que outros.

Este capítulo se concentra em descrever como empregar as várias técnicas de avaliação para determinar o tamanho do músculo e sua mudança ao longo de programas de exercícios regulares. Assim, as discussões dos conceitos subjacentes em que essas técnicas se baseiam são breves; a fim de buscar informações mais detalhadas acerca deste tópico, consultar o texto oficial, *Human Body Composition*.[53] Neste capítulo, os métodos são categorizados de acordo com a avaliação do músculo, se é feita indiretamente ou em um local específico. Os métodos indiretos incluem medição de dobras cutâneas, hidrodensitometria, pletismografia por deslocamento de ar (ADP), absorciometria por raios X de dupla energia (DXA) e análise de bioimpedância elétrica (BIA); medidas específicas do local incluem medição da circunferência, ultrassonografia, tomografia computadorizada (TC), ressonância magnética (RM) e biópsia muscular.

Medidas indiretas

As medidas indiretas de análise da composição corporal podem ser categorizadas em três modelos básicos: dois componentes (2C), três componentes (3C) ou quatro componentes (4C). Como o nome indica, os modelos 2C dividem o corpo em dois compartimentos distintos: massa gorda e massa livre de gordura.[30,54] A massa livre de gordura inclui todos os componentes não gordurosos, incluindo músculos esqueléticos, órgãos do corpo, ossos e líquidos corporais. O modelo 2C é baseado em suposições de que a densidade da massa livre de gordura e a proporção de proteína para mineral permanecem constantes – uma suposição que pode nem sempre ser verdadeira. Exemplos de modelos 2C incluem a medição de dobras cutâneas, a hidrodensitometria e a ADP.

O principal problema ao tentar extrapolar os resultados dos modelos 2C para determinar mudanças na massa muscular é que outros componentes não gordurosos, particularmente a água, podem influenciar as leituras de massa livre de gordura. O teor de água no corpo humano pode variar de um dia para outro e também durante períodos mais longos. Isso é especialmente relevante para as mulheres durante as fases do ciclo menstrual, em que as alterações hormonais cíclicas podem fazer com que a água corporal total flutue muito. Além disso, rotineiramente se observam alterações associadas ao treinamento de resistência na hidratação da massa livre de gordura, com resultados pelo menos parcialmente atribuídos a alterações no volume sanguíneo.[89] Por fim e muito importante, existe uma considerável variabilidade interindividual na densidade da massa livre de gordura, particularmente na proporção de água para mineral, o que pode confundir os resultados em uma população de atletas.[82]

O modelo 3C usa a abordagem 2C de partição do corpo em massa gorda e massa livre de gordura e, em seguida, segmenta adicionalmente a porção de massa livre de gordura em frações de proteína e mineral. Embora o modelo 3C seja mais sofisticado que o modelo 2C, ainda é limitado pela incapacidade de distinguir a água corporal de outras proteínas teciduais livres de gordura. A DXA é um exemplo de modelo 3C.

Modelos de quatro componentes são considerados o padrão-ouro na análise indireta da composição corporal. Esse modelo segmenta o corpo em gordura, proteína, mineral e água. Além disso, evita suposições de constância no componente de hidratação da massa livre de gordura, bem como na relação entre o teor de proteínas e minerais. Isso é particularmente importante ao avaliar mudanças na composição corporal ao longo de um protocolo de perda de peso, porque a perda de água do tecido adiposo é relatada como perda de massa livre de gordura.[3]

São necessários vários métodos de medição para produzir um modelo 4C; a preferência é pelo uso de padrões de referência que visam cada um dos componentes. Os componentes 4C comuns incluem a hidrodensitometria, a DXA e a BIA.

Embora os modelos multicompartimentais sejam considerados métodos de critério verdadeiros para avaliação da composição corporal,[93] é importante notar que seus achados refletem a massa livre de gordura geral; portanto, as alterações observadas não são específicas para músculos esqueléticos ou grupos musculares particulares. Isso apresenta várias limitações. Por um lado, a magnitude da hipertrofia pode diferir entre os músculos ao longo de um programa de exercícios. Diferentes protocolos de modelos 4C podem mostrar aumentos semelhantes na hipertrofia, mas podem existir diferenças na maneira como certos músculos responderam em comparação com outros. Assim, se um protocolo encontrou maiores aumentos hipertróficos na musculatura da parte superior do corpo enquanto outro mostrou maiores aumentos na musculatura da parte inferior do corpo, os resultados podem não se refletir nos achados de modelos 4C. Além disso, o modelo 4C teria um valor limitado em programas que visam a um músculo ou grupo muscular específico. Por exemplo, é comum em pesquisas empregar protocolos que visam apenas à parte superior dos braços ou das pernas e, muitas vezes, apenas um músculo em uma região (p. ex., tríceps braquial ou bíceps braquial; quadríceps femoral ou músculos posteriores de coxa). Portanto, como em todas as medidas indiretas, os modelos 4C geralmente são mais bem empregados em combinação com métodos específicos ao local para fornecer melhor compreensão das dimensões musculoesqueléticas e suas mudanças ao longo do tempo.

O que se segue é uma visão geral dessas avaliações indiretas da hipertrofia: medição de dobras cutâneas, hidrodensitometria, DXA, ADP e BIA. A discussão incluirá os procedimentos básicos, vantagens, desvantagens e pesquisas associadas que apoiam sua validade em avaliar a massa muscular e as alterações hipertróficas que podem ocorrer por meio de regimes de exercícios.

Medição de dobras cutâneas

A técnica de dobras cutâneas talvez seja o método indireto mais básico para obtenção de estimativas da massa livre de gordura. O custo muito baixo e a conveniência desse método o tornam uma escolha popular para avaliação de campo; suas previsões são mais precisas do que aquelas baseadas na medição da circunferência.[9]

As medidas de dobras cutâneas são obtidas no lado direito do corpo de maneira sequencial. Os locais comuns de mensuração de dobras cutâneas incluem o tórax, a axila média, o tríceps braquial, o subescapular, o abdome, a região supraíleo, a coxa, o bíceps sural e a panturrilha (Fig. 3.1). Podem-se obter resultados válidos usando avaliações de três, quatro, sete e nove locais. Fazem-se pelo menos duas medições em cada local e calcula-se a média dos resultados para aumentar a precisão. Uma vez adquiridos os valores finais, insere-se a soma das dobras cutâneas em uma das muitas equações de regressão para produzir uma estimativa da composição corporal.

A precisão da técnica de dobras cutâneas é altamente dependente da habilidade do examinador. Sua maior desvantagem potencial é a falta de competência em aplicar o teste, levando a erros de medição técnica. São necessários treinamento adequado e muitas horas de prática em uma ampla variedade de indivíduos para se tornar profi-

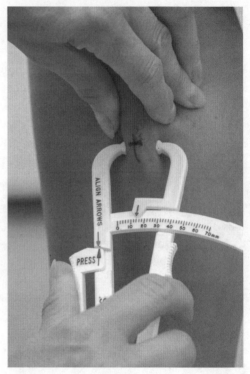

FIGURA 3.1 Examinador fazendo uma avaliação das dobras cutâneas.

ciente na técnica. A qualidade dos adipômetros é outra possível fonte de erro na análise de dobras cutâneas. Os adipômetros podem diferir na precisão do mostrador, na área de superfície das faces da pinça e na força ou pressão exercida nas faces da pinça;[76] essas diferenças podem ter um impacto profundo nos resultados.[16] Como regra geral, adipômetros baratos fornecem medições menos precisas do que aparelhos mais caros. Outro problema potencial com a medição das dobras cutâneas envolve diferenças interindividuais na qualidade da pele e no padrão de gordura subcutânea, o que pode resultar na incapacidade de palpar a interface gordura-músculo e, portanto, distorcer indevidamente os resultados.[9] Finalmente, as fórmulas de previsão são específicas para uma determinada amostra da população e para fatores como idade, sexo, estado nutricional, antecedentes genéticos e níveis de atividade; as suposições usadas para criar essas equações, que são baseadas na premissa de que a massa livre de gordura é semelhante em uma amostra limitada de uma determinada população, podem não ser universalmente válidas e, portanto, resultar em erros de estimativa.[9]

Apesar de suas limitações, a medida das dobras cutâneas em geral fornece avaliações válidas da massa livre de gordura em um dado momento. Sua capacidade preditiva em fisiculturistas apresentou alta correlação com o modelo 4C ($r = 0,93$).[89] As estimativas de massa magra por dobras cutâneas também mostraram alta concordância com a hidrodensitometria ($r = 0,94$) em uma coorte de jogadores de futebol da Divisão I da NCAA.[70]

Ao avaliar alterações na massa livre de gordura em atletas do sexo masculino ao longo de um protocolo de carga de monoidrato de creatina de 7 dias, as medidas das dobras cutâneas de sete locais mostraram uma forte correlação com a hidrodensitometria ($r = 0,93$).[48] Em comparação com um modelo 4C, no entanto, os resultados foram mistos. A medição das dobras cutâneas se correlacionou bem com modelos 4C ($r = 0,88$) em estimar mudanças na massa livre de gordura em fisiculturistas ao longo de um programa de treinamento resistido de 8 semanas; esses valores foram superiores aos obtidos a partir de um modelo 3C.[89] Alternativamente, os métodos de dobras cutâneas de três e sete locais subestimaram as alterações na massa livre de gordura (em -2,5 a 2,7 kg) em comparação com um método 4C em atletas de judô masculinos de elite na linha de base e antes da competição,[82] indicando diferenças potencialmente significativas. Desenvolveram-se equações para estimar a área de secção transversa do músculo a partir da combinação de medidas de circunferência e dobras cutâneas. Embora esses métodos mostrem confiabilidade em comparação com uma TC, eles subestimam significativamente as alterações na área de secção transversa durante o treinamento de resistência programado.[18] Dito isso, os erros nos resultados são relativamente consistentes e, portanto, acompanham as mudanças em um padrão semelhante ao da TC,[18] tornando o exame uma ferramenta viável para avaliar a massa muscular ao longo do tempo.

> **PONTO-CHAVE**
>
> A técnica de dobras cutâneas pode ser um método prático para avaliar o desenvolvimento muscular. No entanto, a precisão dos resultados será altamente dependente da proficiência do profissional; tendo isso em mente, os achados devem ser interpretados com ceticismo. A combinação de medidas de dobras cutâneas com medidas de circunferência é um meio viável para rastrear alterações na área de secção transversa do músculo; as mesmas ressalvas se aplicam em relação à habilidade do examinador.

Hidrodensitometria

A *hidrodensitometria* (também conhecida como pesagem subaquática) é um método consagrado para estimar a massa de tecido magro (Fig. 3.2). Muitas vezes é considerado o padrão-ouro dos modelos 2C; por esse motivo, é frequentemente utilizado como critério de referência para validação de outras medidas e é comumente incluído nos modelos 4C. O conceito é baseado no princípio de Arquimedes, que afirma que o peso de um corpo sob a água é diretamente proporcional ao volume de água deslocado pelo volume do corpo. Dado que o tecido magro é mais denso que a água e que a massa gorda é menos densa, uma pessoa com

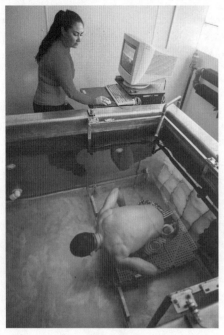

FIGURA 3.2 Tanque de pesagem subaquática.

mais gordura corporal necessariamente terá maior flutuabilidade e, portanto, pesará menos embaixo d'água do que alguém com maior quantidade de tecido magro.

Uma limitação da hidrodensitometria é a necessidade de um tanque de água específico, tornando-o menos acessível do que outros métodos de avaliação. Os dados são obtidos submergindo completamente a pessoa no tanque de água enquanto ela está presa a uma balança e, em seguida, calculando o volume corporal como a diferença entre o peso seco e o peso subaquático, com correções feitas para a densidade da água. A densidade corporal é então obtida dividindo-se a massa corporal pelo volume corporal. Podem-se empregar várias fórmulas para estimar a massa magra a partir dos dados. Embora as equações de Siri e Brozek tenham sido mais comumente usadas para essa previsão, essas fórmulas são baseadas em achados de cadáveres de indivíduos brancos dos sexos masculino e feminino e, portanto, podem não estimar com precisão os resultados para outras raças e etnias.[45]

A hidrodensitometria tem várias potenciais fontes de erro que podem influenciar negativamente a determinação da massa magra. Por um lado, a pessoa que está sendo testada deve expirar ao máximo e permanecer completamente imóvel durante o teste; desvios desse protocolo podem alterar substancialmente os resultados. Além disso, devem ser feitas correções considerando o volume pulmonar residual; diferenças relativamente modestas (600 mL) nessa variável podem afetar as medidas de composição corporal em até 8%; a magnitude do erro aumenta proporcionalmente ao tamanho corporal.[45]

A hidrodensitometria geralmente é precisa na estimativa da massa magra entre populações. O método mostra uma correlação quase perfeita ($r = 0,99$) com o modelo 4C ao comparar a massa magra em fisiculturistas em um dado momento; além disso, sua precisão permanece alta ao avaliar mudanças na massa magra ao longo de um programa de treinamento de resistência de 8 semanas ($r = 0,91$).[89] Quando comparada com a avaliação 4C em um dado momento em 54 estudos de validação, a hidrodensitometria subestimou o percentual de gordura corporal em um valor relativamente pequeno (0,1 a 1,2%), o que implica apenas uma leve superestimação da massa magra. Os resultados tendem a ser menos precisos para mulheres na pré-menopausa, cujos valores obtidos por essa técnica variam muito ao longo das fases de seus ciclos. Essas flutuações podem ser parcialmente explicadas por mudanças na água corporal total, mas outros fatores também parecem influenciar.[12] Para minimizar o erro potencial, as mulheres na pré-menopausa devem ser avaliadas no mesmo momento do seu ciclo menstrual durante medições repetidas.

> **PONTO-CHAVE**
>
> A hidrodensitometria pode ser considerada uma ferramenta útil para estimar a massa magra. No entanto, como em todos os modelos 2C, seus resultados refletem todos os componentes sem gordura. Assim, se usados para avaliar alterações hipertróficas associadas ao treinamento de resistência programado, os valores obtidos não necessariamente representam alterações na massa muscular porque alterações em outros componentes (p. ex., água) podem obscurecer a capacidade de fazer inferências válidas.

APLICAÇÕES PRÁTICAS

Avaliação bioquímica da massa muscular: um método viável de medição da hipertrofia?

Podem-se empregar diversos métodos bioquímicos para estimar a massa muscular esquelética corporal total. Embora não tão conhecidos quanto outros métodos de medição, as técnicas bioquímicas podem ser opções viáveis para avaliação morfológica. O mais estudado desses métodos envolve a medida da excreção urinária de creatinina de 24 horas, que apresenta boa correlação com a massa muscular em humanos.[44] A abordagem originou-se de pesquisas com animais mostrando congruência entre a creatina corporal total e a excreção urinária de creatinina. No entanto, a validade do método depende do pressuposto de que a conversão de creatina em creatinina é constante entre e dentro dos indivíduos. Embora isso possa ter credibilidade em uma população sedentária, não é necessariamente verdade durante o treinamento de resistência, período em que os valores podem variar amplamente. Além disso, a validade da técnica é baseada na coleta precisa de urina durante todo o período do estudo, bem como na manutenção de uma ingestão dietética estável de proteína, o que pode ser desafiador em situações de descontrole alimentar.

Foi proposta uma nova técnica usando a creatina deuterada, conhecida como método de diluição D3-creatina, como uma alternativa superior a outras abordagens bioquímicas. A D3-creatina é um isótopo estável que é consumido por via oral na água e absorvido quase exclusivamente pelo músculo esquelético, que representa o local de armazenamento de aproximadamente 95% das reservas de creatina do corpo (o músculo não tem capacidade de síntese de creatina). O agrupamento de creatina corporal total é então calculado a partir do enriquecimento de D3-creatinina na urina via cromatografia líquida-espectrometria de massa em conjunto; obtém-se uma estimativa da massa muscular dividindo o tamanho do agrupamento de creatina usando uma estimativa do teor de creatina no músculo.

O método de diluição de D3-creatina foi inicialmente validado em roedores, mostrando uma forte relação com as estimativas de massa magra ($r = 0,96$).[83] Um estudo de seguimento demonstrou que o método pode ser empregado repetidamente ao longo do tempo para medir com precisão as alterações na massa magra de ratos em crescimento.[84] Coletivamente, os resultados são promissores para a diluição de D3-creatina como uma ferramenta de avaliação.

Um estudo-piloto subsequente em humanos relatou boa concordância nas estimativas de massa muscular entre a diluição de D3-creatina e a RM ($r = 0,87$).[13] O método mostrou menos viés do que as estimativas derivadas da DXA, que superestimaram a massa muscular em aproximadamente 2 vezes em comparação com a RM. No entanto, o estudo foi realizado em ambiente hospitalar, com um período de 5 dias de coleta contínua de urina; portanto, sua aplicabilidade a populações de descontrole alimentar é extremamente limitada.

(continua)

(continuação)

> Em uma tentativa de aumentar a praticidade, realizou-se um estudo para determinar se uma amostra de urina obtida após um jejum noturno seria suficiente para predizer com precisão a massa muscular, tanto como medida única quanto para avaliação longitudinal.[14] A análise de correlação mostrou uma forte concordância entre o método de diluição de D3-creatina e as previsões de massa muscular derivadas da RM (r = 0,88 a 0,91). No entanto, o método subestimou a massa muscular em 2,3 a 3,0 kg, bem como produziu uma variabilidade intraindividual significativamente maior do que a RM. Além disso, as variâncias foram maiores nas mulheres do que nos homens, questionando sua validade ao avaliar mulheres.
>
> Em geral, evidências emergentes indicam que a diluição de D3-creatina é uma ferramenta potencialmente útil na determinação da morfologia muscular. No entanto, as medidas são específicas para todo o corpo; não é possível obter informações sobre dimensões musculares regionais. Além disso, e talvez o mais importante do ponto de vista da hipertrofia, a validade do método depende de uma população estável, o que impossibilita seu uso em protocolos de exercícios. Portanto, sua aplicabilidade parece ser limitada a populações sedentárias e pode ser mais relevante para avaliar a sarcopenia.

Pletismografia por deslocamento de ar

A ADP estima a composição corporal usando princípios semelhantes aos da hidrodensitometria. No entanto, como o nome indica, ela usa o deslocamento do ar (em vez do deslocamento da água) juntamente com as relações pressão-volume para estimar o volume corporal. O conceito é consistente com a lei de Boyle, que afirma que o volume de um gás é inversamente proporcional à pressão exercida pelo gás a uma temperatura fixa.

A ADP é comumente realizada em um aparelho de fibra de vidro em forma de ovo, chamado Bod Pod (Fig. 3.3). O procedimento de teste é relativamente simples: a pessoa fica imóvel no interior da câmara do Bod Pod, realiza-se o teste e o aparelho obtém uma estimativa da composição corporal com base em um algoritmo predeterminado. Um benefício da ADP é sua conveniência, pois leva apenas cerca de 10 minutos para ser concluída após a calibração da unidade. Além disso, ao eliminar a necessidade de ser submerso na água, o Bod Pod oferece uma alternativa mais convidativa à hidrodensitometria. Por causa desses atributos, é frequentemente usada como método de referência em modelos 4C.

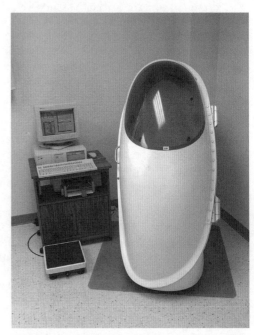

FIGURA 3.3 Bod Pod, que realiza a pletismografia por deslocamento de ar (ADP).

Vários fatores podem alterar a validade das medidas de ADP. Em primeiro lugar, a medição é afetada pela temperatura corporal, pelos corporais, umidade e roupas.[28,71] Portanto, a obtenção de resultados válidos exige que os indivíduos usem uma touca no couro cabeludo e um maiô justo e, se aplicável, depilem os pelos do corpo e do rosto. Modificações na posição do corpo durante o teste também podem afetar os resultados, embora em grau relativamente pequeno.[72] Assim como em outras modalidades de avaliação indireta, deve-se restringir a prática de atividade física e a ingestão de alimentos e líquidos antes do teste para evitar confusão na análise. Por fim, o aparelho Bod Pod é sensível a alterações na temperatura ambiente; as leituras podem ser significativamente alteradas por desvios modestos no ambiente circundante.[29]

Em geral, a ADP produz resultados semelhantes aos da hidrodensitometria na determinação da composição corporal em um momento específico em uma ampla variedade de populações.[80] No entanto, sua precisão é um pouco comprometida em comparação com os modelos 3C e 4C. Um estudo em jogadores universitários de hóquei do sexo masculino descobriu que a ADP superestimou a massa livre de gordura em comparação com a DXA.[19] Observaram-se superestimações semelhantes ao comparar o Bod Pod a um modelo 4C.[47] A extensão dessas diferenças é relativamente modesta, mas pode ser potencialmente significativa ao se tentar discernir as implicações práticas da pesquisa.

A ADP em geral não se saiu bem em predizer mudanças na composição corporal em estudos longitudinais. A técnica mostrou uma forte correlação com a hidrodensitometria ($r = 0,95$) ao avaliar alterações na massa livre de gordura em atletas que consumiram monoidrato de creatina durante um período de 7 dias. Por outro lado, as estimativas de massa livre de gordura usando ADP mostraram uma correlação fraca com a DXA ($r = 0,34$) em uma coorte de homens e mulheres com excesso de peso em resposta a um programa de perda de peso de 8 semanas.[96] Além disso, um estudo que rastreou a composição corporal em um programa de perda de peso de 6 meses em homens e mulheres com excesso de peso não encontrou nenhuma correlação entre o Bod Pod e a DXA em predizer mudanças na massa magra.[34] Os achados combinados indicam que a ADP não é um método de avaliação viável nessa população. A escassez de pesquisas longitudinais comparando a ADP com métodos de referência 3C e 4C em populações de atletas impede a capacidade de se fazer fortes inferências quanto à sua eficácia.

> **PONTO-CHAVE**
>
> A ADP tem seu mérito na avaliação da massa magra em um dado momento, mas pode ser imprecisa ao tentar estimar mudanças ao longo de um programa de treinamento. Dados longitudinais limitados em atletas sugerem que pode ser uma opção válida, mas as conclusões são difíceis de interpretar em razão da ausência de comparação com métodos de referência nessa população.

Absorciometria por raios X de dupla energia

A DXA é um modelo 3C que divide o corpo em osso total, massa magra de tecidos moles e massa gorda (Fig. 3.4). A técnica ganhou popularidade como um método para medir a composição corporal em contextos de pesquisa, em grande parte em razão da sua combinação de alta confiabilidade, conveniência e custo por exame relativamente baixo. Embora a DXA emita radiação, as

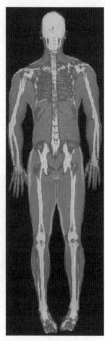

FIGURA 3.4 Imagem de DXA da massa corporal magra.
Cortesia do Dr. Grant Tinsley.

quantidades associadas são muito baixas e geralmente não são consideradas um problema com o uso infrequente. No entanto, muitas vezes é necessário um técnico radiológico licenciado para operar o aparelho, tornando-a menos prática nessas circunstâncias.

Um benefício distinto da DXA é a sua capacidade de estimar a massa magra segmentar em braços, tronco e pernas. Desenvolveram-se equações validadas para calcular a massa muscular esquelética a partir de dados derivados da DXA,[49] embora o algoritmo tenha encontrado um viés sistemático inexplicável que superestima a variável em caucasianos.[38] No entanto, a DXA com frequência é considerada uma medida substituta para a hipertrofia e foi recentemente considerada o padrão de referência para medir a massa muscular por um grupo de trabalho em fragilidade e sarcopenia da European Society for Clinical and Economic Aspects of Osteoporosis and Osteoarthritis.[11]

Inúmeras potenciais fontes de erro estão associadas à DXA. Por um lado, o tipo de aparelho utilizado pode influenciar os achados; o nível de precisão varia entre as unidades de feixe em lápis e em leque.[45] Além disso, a precisão também varia de acordo com a população. Fatores que podem introduzir viés incluem o sexo, o tamanho, a gordura e o estado de doença. A magnitude desses vieses é de aproximadamente ≤ 2 kg de massa livre de gordura,[97] o que pode ser significativo na prática. Além disso, embora a DXA seja menos propensa a flutuações na água corporal total em comparação com a hidrodensitometria,[45] ela é bastante sensível à manipulação da dieta. Em particular, o aumento das reservas de glicogênio e a água associada atraída por este podem aumentar o peso corporal em vários quilos, potencialmente tendo um efeito profundo nos resultados. Um estudo recente descobriu que o consumo de alimentos, independentemente do teor de macronutrientes, aumentou as estimativas da DXA da massa magra total e regional de tecidos moles em até 1,7 e 3%, respectivamente, com os resultados sendo verdadeiros para homens e mulheres.[88] Assim, é necessário um jejum noturno para evitar a confusão causada pela ingestão nutricional.

Quando as medições são realizadas em um momento específico, a DXA apresenta uma correlação muito alta com o modelo 4C em estimar a massa magra em fisiculturistas ($r = 0,97$).[89] A DXA também tem um desempenho adequado em comparação com as medidas específicas do local nesse parâmetro. A área de músculo esquelético da coxa determinada por TC de corte único mostrou uma boa correlação com as medidas derivadas da DXA da massa livre de gordura da coxa ($r = 0,86$); as correlações com os volumes musculares da coxa derivados da TC *multislice* foram ainda maiores ($r = 0,98$).[51] Comparações com a RM produziram valores de coeficiente de correlação que variaram de 0,86 a 0,97,[85] o que indica uma forte correlação entre as modalidades.

Embora a capacidade preditiva da DXA seja bastante alta, ela demonstra uma capacidade reduzida de rastrear alterações nos marcadores de massa muscular ao longo de um programa de exercícios regulado. Ao rastrear mudanças em uma coorte de fisiculturistas em um programa de treinamento de resistência de oito semanas, encontrou-se uma correlação bastante alta com modelos 4C ($r = 0,77$), embora essa relação tenha sido significativamente menor do que quando avaliada em um momento específico.[89] Um estudo com judocas de elite relatou achados semelhantes; os resultados da DXA explicaram apenas 38% dos valores de referência de modelos 4C para massa livre de gordura ao rastrear os atletas desde um período de estabilidade do peso até pouco antes da competição. A concordância com as mudanças na massa magra avaliada por medidas específicas do local é ainda mais comprometida; o coeficiente de correlação foi de apenas 0,49 em comparação com os valores derivados da RM do volume médio da coxa.[85] Da mesma maneira, embora as varreduras da DXA e TC tenham sido capazes de detectar aumentos significativos na massa da coxa ao longo de um programa de treinamento de força de 10 semanas, observou-se uma diferença potencialmente significativa de cerca de 2 kg entre os métodos. Outras pesquisas dão suporte a esses achados.[20] As discrepâncias entre as medidas de ponto único e aquelas tomadas ao longo de um estudo de treinamento longitudinal provavelmente são causadas por variações no tecido adiposo ou na massa da pele ao longo do tempo, o que altera a maneira como o algoritmo DXA determina a massa magra.[51]

> **PONTO-CHAVE**
>
> A DXA talvez seja o melhor método indireto para avaliar a massa magra. Dada a sua conveniência e risco relativamente baixo, é uma boa opção para estimar o desenvolvimento muscular considerando o grupo. No entanto, não é sensível a alterações na água corporal e não tem a capacidade de detectar mudanças sutis ao longo de um programa de treinamento de resistência programado. De modo ideal, deve ser usada em combinação com medidas específicas do local para fornecer maiores informações sobre a composição do tecido muscular.[51]

Análise de bioimpedância elétrica

A BIA emite uma corrente elétrica de baixa intensidade por todo o corpo e, em seguida, estima a composição corporal de acordo com a facilidade do fluxo elétrico ao longo do corpo, levando em consideração a altura, o peso e o sexo do indivíduo. A BIA talvez seja a mais conveniente de todas as modalidades de avaliação da composição corporal, levando menos de alguns minutos para ser concluída. Também é relativamente barata e, portanto, de amplo emprego em contextos de pesquisa. Os aparelhos de BIA de ponta são capazes de estimar a massa magra segmentar e a massa muscular esquelética. Uma característica única de certos aparelhos de BIA é a capacidade de mensurar os compartimentos de líquido intracelular e extracelular, o que outras técnicas não são capazes de realizar.

A BIA pode ser classificada em duas categorias básicas: frequência única e multifrequência. As unidades de frequência única geralmente emitem um impulso elétrico de 50 kHz que não apenas passa pelos líquidos corporais extracelulares, mas também é capaz de atravessar a membrana celular.[10,50] As limitações em fazer estimativas a partir de uma única frequência de 50 kHz em combinação com o potencial de confusão da penetração intracelular da corrente elétrica comprometem a validade desses aparelhos.[10,57] Alternativamente, os aparelhos de multifrequência aplicam correntes abaixo de 50 kHz para quantificar a água extracelular com penetração mínima da membrana celular, bem como correntes de até 1.000 kHz que estimam a quantidade de água corporal total e, assim, possibilitam o cálculo da água intracelular[10] (Fig. 3.5). Em decorrência desses recursos avançados, os aparelhos de BIA multifrequência são menos propensos a erros do que os de frequência única e, portanto, podem representar uma melhor escolha para predizer a composição corporal.[37,64,86]

Independentemente da capacidade de frequência, a BIA tem várias fontes potenciais de erro. Por um lado, é altamente suscetível ao estado de hidratação e flutuações nos líquidos corporais; isso pode ser especialmente problemático em mulheres na pré-menopausa quando as medidas são obtidas em diferentes momentos do ciclo menstrual, embora as pesquisas em geral mostrem efeitos mínimos a esse respeito.[15,39,60] Além disso, como ocorre com a DXA, o consumo de alimentos pode alterar substancialmente as leituras,[88] o que exige um jejum noturno para precisão. Além disso, os algoritmos podem variar em sofisticação entre fabricantes e aparelhos; isso é importante porque a precisão dos resultados depende da equação preditiva na qual os cálculos são baseados. Em particular, observam-se variações significativas nas previsões quando o algoritmo não considera adequadamente as diferenças inerentes na composição corporal entre as populações (p. ex., público em geral *versus* atletas).[94] Por fim, as configurações dos eletrodos podem variar entre as unidades. Mão-mão, pé-pé e mão-pé são arranjos comuns, e as diferenças na análise entre essas configurações podem influenciar os resultados da composição corporal.[88]

Em decorrência das grandes diferenças entre métodos e aparelhos, é um pouco difícil tirar conclusões gerais sobre a validade da BIA na medição da massa livre de gordura. A BIA de frequência única mostrou se correlacionar bem com o modelo 4C na avaliação em um momento único da massa magra em fisiculturistas.[89] Comparações de uma avaliação única entre a BIA multifrequência e a DXA em geral mostram concordância entre as modalidades, embora a BIA tenda a superestimar a massa livre de gor-

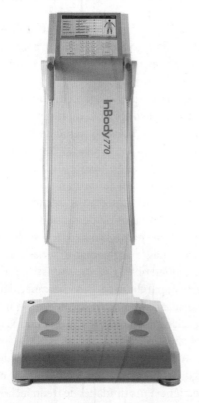

FIGURA 3.5 Aparelho de BIA multifrequência.
Foto cortesia de InBody EUA.

dura.[23,26,37,92] Em relação à análise segmentar da massa magra, a BIA tende a subestimar ligeiramente a massa livre de gordura em comparação com os métodos de referência, embora a concordância seja relativamente boa considerando o grupo.[94]

Ao avaliar as mudanças nas medidas relacionadas com a hipertrofia ao longo do tempo, a BIA mostra resultados um tanto mistos. Encontrou-se alta correlação entre a BIA e a hidrodensitometria ($r = 0,92$) ao avaliar mudanças na massa livre de gordura em uma coorte de atletas do sexo masculino que consumiram monoidrato de creatina durante um período de carga de 7 dias.[48] Demonstrou-se uma boa concordância entre a BIA multifrequência e a DXA ($r = 0,71$) para mudanças na massa magra em homens jovens em um programa de treinamento de resistência de 10 semanas; no entanto, os dois métodos foram preditores ruins um do outro em relação às mudanças nas medidas segmentares.[77] Alternativamente, em comparação com a DXA, a BIA multifrequência superestimou a massa livre de gordura em uma coorte de homens e mulheres treinados em resistência que seguiam uma dieta hipoenergética de 4 semanas; no entanto, as diferenças foram relativamente pequenas (0,18 a 0,25 kg) e não significativas do ponto de vista estatístico.[5] Além disso, um estudo envolvendo mulheres de meia-idade e mais velhas descobriu que, embora a DXA tenha sido capaz de identificar um pequeno aumento na massa magra, a mudança não foi detectada pela BIA multifrequência.[81] O tipo de aparelho de BIA também deve ser levado em consideração; um aparelho multifrequência mão-pé mostrou uma correlação substancialmente maior com a DXA ($r = 0,66$) do que um aparelho pé-pé de frequência única ($r = 0,30$) depois de um programa de perda de peso de 6 meses.[34]

A Tabela 3.1 resume as vantagens e desvantagens das medidas indiretas de hipertrofia.

> **PONTO-CHAVE**
>
> A BIA pode ser uma opção válida para avaliar a massa magra, embora a precisão dependa da sofisticação do aparelho em questão e de seus algoritmos. Embora a BIA teoricamente tenha uma capacidade aprimorada de determinar a massa muscular esquelética ao separar os efeitos da água corporal, a validade dessas medidas não foi bem estudada.

Medidas específicas do local

Como o nome indica, as avaliações específicas do local avaliam a morfologia muscular em um determinado aspecto de um músculo. Podem-se obter medidas específicas do local *in vitro* (biópsia), por meio do qual o músculo é avaliado microscopicamente, ou *in vivo* (medição de circunferência, ultrassonografia, TC, RM), em que o músculo é avaliado macroscopicamente. As medidas *in vitro* possibilitam a análise do tamanho das fibras individuais, enquanto as medidas *in vivo* avaliam a morfologia muscular total. Podem-se avaliar as medidas *in vivo* em uma única dimensão (espessura muscular), que contempla um determinado ponto de uma porção de um músculo; em duas dimensões, em que se observa uma determinada fatia de uma porção de um músculo (área de secção transversa do músculo); ou em três dimensões, o que explica as alterações hipertróficas em todo o músculo (volume muscular). As ramificações dessas classificações são importantes porque encapsulam diferentes constructos e, portanto, podem levar a diferentes conclusões tiradas dos mesmos dados.[42]

TABELA 3.1 Vantagens e desvantagens das medidas indiretas de hipertrofia

Modalidade	Vantagens	Desvantagens
Dobras cutâneas	• Conveniente • Barato • Não invasivo • Pode ser combinado com medidas da circunferência para estimar a AST	• Requer um examinador altamente qualificado para uma boa validade • Como uma avaliação independente, estima apenas a MLG, não a massa muscular • Não mede alterações específicas da região
Hidrodensitometria	• Boa validade • Resultados não influenciados pelo examinador	• Amplamente restrito ao uso em pesquisas e laboratório • Complicado • Estima apenas a MLG, não a massa muscular • Não mede mudanças regionais específicas na MLG • Baseia-se em densidades assumidas dos compartimentos de MLG e MG
ADP	• Em geral, boa validade para medidas em um momento específico • Não complicado • Resultados não influenciados pelo examinador	• Amplamente restrito ao uso em pesquisas e laboratório • Requer restrições na nutrição e na prática de exercícios antes do teste e preparação dos pelos do corpo para evitar fatores de confusão • Não é tão precisa quanto a hidrodensitometria • Baseia-se em densidades assumidas dos compartimentos de MLG e MG • Não mede mudanças regionais específicas na MLG • Comprometimento na validade em estimar mudanças ao longo do tempo
DXA	• Boa validade • Diferencia entre massa óssea e massa magra de tecidos moles • Pode estimar mudanças regionais na MLG • Não complicada • Relativamente barata • Resultados não influenciados pelo examinador	• Frequentemente requer operação por técnico radiologista licenciado • Afetada por alterações no *status* de glicogênio • Requer restrições na nutrição e na prática de exercícios antes do teste para evitar fatores de confusão • Não tem a capacidade de detectar mudanças sutis na massa magra de tecidos moles ao longo do tempo • Diferenças dentro e entre os fabricantes e aparelhos podem afetar a validade • A pequena dose de radiação limita o uso repetido

(continua)

TABELA 3.1 Vantagens e desvantagens das medidas indiretas de hipertrofia *(continuação)*

Modalidade	Vantagens	Desvantagens
BIA	• Em geral, boa validade • Não complicada • Relativamente barata • Pode estimar mudanças regionais na MLG • Pode estimar a composição da água corporal intracelular e extracelular • Resultados não influenciados pelo examinador	• A precisão depende das equações de regressão empregadas por um determinado fabricante • Requer restrições na nutrição e na prática de exercícios antes do teste para evitar fatores de confusão • Diferenças dentro e entre os fabricantes e aparelhos podem afetar a validade

AST: área de secção transversa; MLG: massa livre de gordura; MG: massa gorda; ADP: pletismografia por deslocamento de ar; DXA: absorciometria por raios X de dupla energia; BIA: análise de bioimpedância elétrica.

ACHADOS DE PESQUISA

Como discernir entre resultados individuais e de grupo

Como acontece com os resultados de todos os estudos que utilizam a aplicação de exercícios, é importante entender a diferença nas implicações das pesquisas de composição corporal ao estudar um grupo *versus* um indivíduo. Os resultados da pesquisa geralmente são relatados como a média coletiva (ou seja, mediana) dos dados obtidos de uma coorte de indivíduos. No entanto, haverá uma variação nas respostas entre diferentes indivíduos, cuja extensão é exibida como o desvio padrão dos dados. Às vezes, essas variações podem ser muito grandes. Portanto, simplesmente tomar a média pelo valor nominal não reflete necessariamente os resultados que uma determinada pessoa pode esperar ver.

No caso dos testes de composição corporal, um determinado método de avaliação pode produzir uma ampla variação de valores nas alterações da massa magra, tanto positivas quanto negativas, e acabar não apresentando nenhuma alteração média. No entanto, do ponto de vista estatístico médio, os achados podem ser praticamente idênticos a outra ferramenta de avaliação que mostra uma faixa muito mais estreita de valores que giram em torno da marca zero. Vários estudos de validação de avaliações de hipertrofia demonstraram esses problemas. Por exemplo, a ADP e a hidrodensitometria foram consideradas intercambiáveis com o modelo 4C em quantificar as mudanças do grupo na massa livre de gordura ao usar um programa de perda de peso induzido por dieta; no entanto, observaram-se grandes diferenças individualmente, levando os autores a concluir: "como indicado pelos amplos limites de concordância... estimativas individuais de mudanças na composição corporal quando tomadas isoladamente devem ser interpretadas com cautela".[55] Da mesma maneira, um estudo que investigou a concordância entre os modelos 4C, 3C e 2C descobriu que os três métodos forneceram valores médios de grupo aceitáveis, mas, individualmente, apenas o modelo 3C serviu como uma alternativa válida ao 4C.[89]

Discrepâncias de grupo *versus* individuais também podem se aplicar a fontes de erro associadas a uma determinada ferramenta de avaliação. Por exemplo, alterações na ingestão de alimentos aumentaram as estimativas da DXA da massa magra total e regional de tecidos moles em até 1,7 e 3%, respectivamente, considerando o grupo; individualmente, esses aumentos foram > 4,5 e 9%, respectivamente.[88] Do ponto de vista individual, uma pessoa, portanto, pode esperar experimentar variações muito maiores na medida da composição corporal a partir de alterações na dieta do que a observada para a coorte como um todo.

(continua)

(continuação)

> O maior interesse na avaliação da composição corporal para a maioria dos indivíduos em geral envolve o rastreamento das mudanças na massa magra ao longo do tempo. A esse respeito, é relativamente sem importância (dentro do razoável) se uma determinada ferramenta de avaliação pode superestimar ou subestimar a massa magra em comparação com um padrão de referência em um determinado momento. O mais relevante é que o método escolhido seja confiável, fornecendo medições consistentes de uma avaliação para outra. Por exemplo, a análise em um dado momento mostra que a BIA multifrequência superestima a massa livre de gordura em 0,58 a 0,84 kg em comparação com a DXA.[61] No entanto, se o objetivo principal é determinar até que ponto a massa livre de gordura muda em conjunto com um programa de exercícios, essas diferenças seriam essencialmente discutíveis, desde que a mesma magnitude absoluta de erro persistisse de maneira consistente. Dito isso, há evidências de que a magnitude do erro pode mudar com as alterações na composição corporal,[25,55,74] presumivelmente porque a densidade da massa livre de gordura é alterada com mudanças no peso corporal, violando a suposição de que ela permanece constante. Monitorar grandes mudanças na massa muscular usando ferramentas de medição indireta, portanto, deve ser tratado com mais ceticismo ao examinar dados individualmente.

Embora as avaliações unidimensionais possam ser usadas na análise hipertrófica, sua utilidade é limitada porque o tamanho do músculo pode aumentar de maneira distinta em diferentes dimensões. Por exemplo, a largura pode aumentar de maneira diferente do comprimento, e essa diferença não seria observada nas medidas de espessura muscular.

Assim, medidas bidimensionais podem fornecer maior compreensão sobre a morfologia muscular em comparação com avaliações unidimensionais. Duas classificações primárias de medidas bidimensionais são a área de secção transversa anatômica (ASTA) e a área de secção transversa fisiológica (ASTF). A ASTA é operacionalmente definida como a área de secção transversa de um músculo obtida perpendicularmente ao seu eixo longitudinal. Alternativamente, a ASTF representa a área de secção transversa de um músculo obtida perpendicularmente às suas fibras. Como as fibras dos músculos não peniformes são todas paralelas ao eixo longo, a ASTA e a ASTF produzem resultados semelhantes. No entanto, as fibras dos músculos peniformes, como o deltoide, o reto femoral e o tríceps braquial, estão alinhadas ortogonalmente e, portanto, os valores entre os constructos (ASTA *versus* ASTF) podem variar muito ao avaliar esses músculos.

Avaliações tridimensionais possibilitam a determinação do volume muscular. Isso pode ser realizado com RM ou tomografia computadorizada, fazendo vários exames seriados ao longo do comprimento de um músculo e, em seguida, integrando-os em função da distância para obter o volume.[42] Alternativamente, a ultrassonografia tridimensional oferece a capacidade de unir quadros com o auxílio da tecnologia de captura de movimento e, em seguida, transformar os quadros de modo a produzir uma imagem singular de todo o músculo.[42] Em geral, o volume muscular fornece a representação mais precisa do tamanho do músculo considerando o músculo inteiro. No entanto, ao considerar o crescimento do músculo como um todo, as estimativas de volume descontam a importância potencial de uma determinada estratégia em provocar mudanças regionais específicas na massa muscular. Por exemplo, um programa de 10 semanas de exercícios de resistência excêntricos e concêntricos isolados relatou aumentos semelhantes no volume muscular entre as condições.[31] No entanto, a avaliação das alterações hipertróficas ao longo do comprimento do músculo encontrou maior crescimento distal com o treinamento excêntrico, enquanto o crescimento na porção média foi maior com o treinamento concêntrico. Coletivamente, os resultados indicam um benefício em combinar os dois tipos de ação quando o objetivo é o desenvolvimento muscular máximo. Isso enfatiza a relevância de relatar tanto o volume total quanto a hipertrofia de regiões específicas de um músculo (p. ex., aspectos proximal, médio e distal) para desenvolver uma compreensão completa dos efeitos hipertróficos de um determinado programa.

Outro ponto importante é que as medidas macroscópicas não fornecem informações sobre possíveis alterações específicas ao tipo de fibra no crescimento muscular. Algumas estratégias parecem promover uma maior hipertrofia nas fibras Tipo I ou Tipo II,[40] o que pode indicar um benefício sinérgico da combinação de múltiplas abordagens de treinamento. Diferentes estratégias de treinamento também podem provocar diferenças na hipertrofia sarcoplasmática induzida pelo exercício *versus* hipertrofia miofibrilar.[41] Assim, são necessárias tanto a imagem específica do local quanto a histologia para se obter uma perspectiva completa sobre o impacto de um programa de treinamento no desenvolvimento muscular.

A seguir, tem-se uma visão geral dessas avaliações de hipertrofia específicas do local: medições de circunferência, ultrassonografia, TC, RM e biópsia. Assim como na seção sobre medidas indiretas da hipertrofia, essas seções discutem os procedimentos básicos, vantagens e desvantagens associados a cada método e as pesquisas sobre a validade de fazer inferências morfológicas acerca da massa muscular.

Mensurações de circunferência

As mensurações de circunferência são, de longe, a avaliação da hipertrofia específica do local mais grosseira. A técnica envolve colocar uma fita métrica flexível, geralmente feita de tecido, sobre uma área do corpo e medir sua circunferência (Fig. 3.6). As medições são geralmente feitas no ponto médio da área do corpo, mas pode-se avaliar qualquer local ao longo do músculo.

A confiabilidade das avaliações da circunferência é aceitável e é melhor do que a relatada com o teste de dobras cutâneas.[9] No entanto, a técnica tem várias limitações sérias que colocam em dúvida sua utilidade para medir a massa muscular. Primeiro, ao contrário de outros métodos específicos do local que medem diretamente um determinado músculo, as avaliações de circunferência medem uma área geral do corpo. Assim, enquanto outros métodos podem, por exemplo, avaliar diretamente o tamanho do bíceps braquial e do vasto lateral, a circunferência mede todo o braço ou coxa. Desse

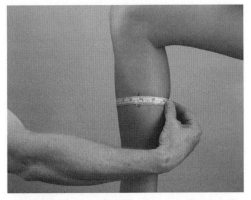

FIGURA 3.6 Examinador medindo a circunferência.

modo, uma medida da circunferência do tórax pode ser confundida pelo crescimento do latíssimo do dorso. Em segundo lugar, e mais importante, o método da circunferência não é capaz de distinguir entre os diferentes componentes do tecido no interior da área de medição. Alterações na massa gorda, espessura da pele, tecido muscular e água intra e extracelular serão refletidas na medida, comprometendo a validade do constructo.[9]

> **PONTO-CHAVE**
>
> As medições de circunferência são pouco adequadas para a avaliação do desenvolvimento muscular. O método fornece apenas estimativas gerais da hipertrofia, e, como uma avaliação independente, os resultados devem ser vistos com ceticismo. No entanto, combinar a técnica com outros métodos pode ajudar a obter maiores informações sobre a massa muscular humana e suas mudanças ao longo do tempo.

Ultrassonografia

A ultrassonografia é uma técnica não invasiva que utiliza ondas sonoras emitidas por um transdutor para avaliar a morfologia muscular (Fig. 3.7). Um transdutor é revestido com gel e então colocado sobre o músculo escolhido. O transdutor emite ondas sonoras que penetram nos tecidos corporais; essas ondas são parcialmente refletidas de volta para o aparelho e exibidas como uma imagem. Quando uma varredura satisfatória é obtida, o ultrassonografista congela a imagem e obtém a medida desejada. A imagem pode então ser armazenada em um disco rígido para futura recuperação e comparação. A modalidade é muito segura; a mesma tecnologia é usada rotineiramente para rastrear o desenvolvimento fetal ao longo da gravidez. Além disso, pode-se realizar o exame de maneira relativamente rápida e barata. Assim, a ultrassonografia é a modalidade específica do local mais popularmente empregada na pesquisa da hipertrofia.

A ultrassonografia tem dois modos de imagem principais: modo A (modulação de amplitude) e modo B (modulação de brilho). O modo A envolve a emissão de um feixe de som estreito para escanear a descontinuidade do tecido; o resultado produzido assume a forma de picos em um gráfico. Alternativamente, o modo B emite uma matriz linear de ondas sonoras para produzir imagens do tecido de interesse e, portanto, produz uma resolução superior à do modo A. Embora o modo A tenha sido utilizado em pesquisas para avaliar a morfologia muscular, sua validade para esse fim não foi bem estudada. Assim, a discussão mais aprofundada será específica para a imagem em modo B, que tem suporte substancial na literatura como uma ferramenta de avaliação válida.

As varreduras de ultrassonografia podem ser obtidas unidimensionalmente, medindo a espessura de um músculo, ou bidimensionalmente, medindo a área de secção transversa de um músculo. No caso da espessura muscular, as medidas são obtidas em um único local ao longo do ventre muscular; vários locais podem ser avaliados para obter informações sobre possíveis adaptações regionais específicas que possam ter ocorrido. A introdução relativamente recente da ultrassonografia de campo de visão estendido representa um avanço tecnológico na capacidade de obter imagens de secção transversa de alta qualidade. Essas técnicas envolvem a realização de varredura manual pelo ultrassonografista do transdutor ao longo do músculo a uma taxa de velocidade regulada. Os algoritmos do *software* do aparelho de ultrassonografia mesclam os quadros sequenciais coletados durante a

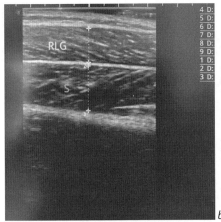
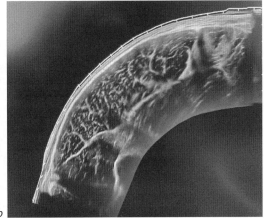

FIGURA 3.7 Duas imagens de ultrassonografia do músculo mostrando (a) a espessura do músculo e (b) a área de secção transversa.
Brad Schoenfeld (ambas as fotos).

varredura em tempo real para reconstruir uma imagem panorâmica bidimensional. A imagem de ultrassonografia tridimensional é uma tecnologia emergente que se mostra promissora para estimar com precisão o volume muscular;[6] no entanto, as pesquisas sobre sua validade para avaliar as alterações hipertróficas ao longo do tempo são escassas.

A maior ameaça à validade interna (ou seja, a confiabilidade dos dados) ao usar a ultrassonografia é a habilidade do examinador. É necessário um alto nível de proficiência para obter imagens confiáveis e de alta qualidade. Diferenças na quantidade de pressão que o ultrassonografista exerce sobre o transdutor contra a pele podem resultar em variações substanciais nas medidas, resultando em um alto grau de erro entre avaliadores. Dito isso, as medidas podem ser altamente reproduzíveis com treinamento adequado.[33] Outro potencial problema com a ultrassonografia é que, ao rastrear alterações no tamanho do músculo ao longo do tempo, os exames devem ser feitos no mesmo local em cada sessão de teste; desvios do local onde as medidas são obtidas ao longo da linha do músculo dis- torcem os resultados. Por fim, é mais difícil obter imagens de alta qualidade em alguns indivíduos do que em outros e em alguns músculos do que em outros. As razões para essas discrepâncias nem sempre são aparentes, mas indivíduos magros tendem a ser mais fáceis de avaliar do que aqueles com níveis mais altos de tecido adiposo na região de interesse. Em relação às diferenças de varredura entre os músculos, algumas pesquisas indicam que a parte posterior da coxa é mais difícil de visualizar do que a parte anterior, possivelmente em decorrência da geometria do fêmur.[2]

Em geral, relataram-se altas taxas de confiabilidade intra-avaliador para a ultrassonografia dos músculos de membro inferior, com a maioria dos coeficientes de correlação intraclasse (CCI) variando de 0,90 a 0,99.[2] Os estudos também mostram uma boa confiabilidade interavaliadores, com CCI entre 0,82 e 0,95. A ultrassonografia também apresenta boa precisão para medições de espessura muscular obtidas em um momento específico. Em comparação com a área de secção transversa determinada pela RM ou TC, as medidas ultrassonográficas da espessura dos músculos anteriores de coxa mostraram coeficientes de correlação de 0,76 a 0,98, com a maioria dos valores relatados > 0,90.[2] Observaram-se achados semelhantes para a perna, com correlações boa a forte observadas entre os achados de ultrassonografia e TC ou RM (coeficientes de correlação de 0,70 a 0,91). As avaliações em um momento único da área de secção transversa do quadríceps femoral usando ultrassonografia panorâmica também mostram concordância boa a excelente com a RM[4,78] e TC;[69] no entanto, sua concordância foi ruim ao avaliar a área de secção transversa do gastrocnêmio.[78]

Os achados são um pouco díspares ao comparar as mudanças no desenvolvimento muscular ao longo do tempo entre a ultrassonografia e a RM. Um estudo envolvendo 6 semanas de treinamento de restrição de fluxo sanguíneo concluiu que as medidas ultrassonográficas da espessura muscular produziram conclusões semelhantes acerca da hipertrofia em comparação com medidas da área de secção transversa obtidas por RM; no entanto, as estimativas da magnitude da mudança não foram equivalentes.[52] Em outro estudo, medidas da espessura do músculo vasto lateral obtidas por ultrassonografia pré e pós-estudo realizadas em 50% do comprimento do fêmur mostraram uma correlação moderada a forte com medidas de ASTA derivadas da RM ($r = 0,69$) após 12 semanas de treinamento de resistência isocinética para os extensores de joelho.[32] No entanto, a correlação entre as medidas ultrassonográficas e o volume muscular determinado pela RM no mesmo estudo foi ruim ($r = 0,33$).[32] As discrepâncias nos achados aparentemente podem ser explicadas por diferenças na hipertrofia regional que são rotineiramente observadas no quadríceps femoral nos estudos de treinamento.[8,66,67] Além disso, a imagem de ultrassonografia de campo de visão estendido mostrou alta concordância com a RM na detecção de alterações na área de secção transversa do músculo (CCI = 0,929, EPM = 0,94 cm^2) ao longo de um programa de treinamento de resistência de 21 semanas.[4]

Desenvolveram-se equações para estimar o volume muscular a partir de imagens de ultrassonografia. Uma fórmula que combina medidas da espessura muscular e comprimento do membro mostrou predizer de maneira razoavelmente boa o volume muscular em comparação com a RM, com coeficientes de determinação variando de 41,9% para os extensores do joelho a 70,4% para os flexores do cotovelo.[63] No entanto, os valores foram obtidos em um momento único, e, dadas as diferenças regionais específicas na hipertrofia que ocorrem com o exercício programado,[8,56,66,67] a precisão da fórmula para avaliar as alterações hipertróficas no volume muscular ao longo do tempo parece suspeita.

> **PONTO-CHAVE**
>
> O exame de ultrassonografia é um método eficiente para avaliar a hipertrofia muscular e apresenta boa precisão quando realizado por um ultrassonografista especializado. A obtenção de varreduras em vários locais ao longo do comprimento de um determinado músculo pode fornecer uma melhor compreensão sobre o desenvolvimento geral desse músculo, o que tem particular relevância na musculatura do quadríceps, que rotineiramente mostra adaptações intramusculares regionais distintas em resposta ao treinamento de resistência programado.

Tomografia computadorizada

A TC utiliza tecnologia baseada em raios X para produzir imagens transversais de uma determinada área do corpo, incluindo os músculos (Fig. 3.8). Juntamente com a

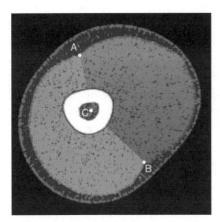

FIGURA 3.8 Imagem de TC de um músculo.
Cortesia do Dr. Tom Maden-Wilkinson e Dr. Alex Ireland.

RM, é considerada um método de referência para avaliação da morfometria muscular.

A digitalização é realizada em um aparelho em forma de rosca com uma mesa no meio. A pessoa fica em decúbito dorsal na mesa e um tubo de raios X gira em torno do músculo de interesse, emitindo feixes de radiação ionizante. Os feixes de raios X emitidos são atenuados ao cruzar o músculo e, em seguida, recebidos pelos detectores do aparelho para produzir imagens em fatias finas, que são processadas com o auxílio de algoritmos que definem cada fatia de TC. Imagens bidimensionais da área de secção transversa do músculo são reproduzidas, com pixels relacionados com a densidade do tecido.

Embora a TC forneça excelentes informações acerca da morfologia muscular, é cara (embora menos que a RM) e inconveniente. Além disso, sua emissão de níveis relativamente altos de radiação ionizante não é considerada segura para medições repetidas.[73] Assim, o valor prático da TC na avaliação da hipertrofia é limitado.

A TC mostrou consistentemente uma alta reprodutibilidade para a determinação do tamanho do músculo humano[58] e, em geral, apresenta boa concordância quando validada comparando-se com valores obtidos de cadáveres.[62] No entanto, embora a TC seja considerada um método de referência para mensuração da massa muscular, sua acurácia é um pouco menor que a da RM. Enquanto as avaliações da área de secção transversa derivadas da RM mostraram estar dentro de ± 7,5% da análise de cadáver, as da TC sistematicamente superestimaram as medidas em 10 a 20%.[22] Além disso, a validade é adicionalmente comprometida em músculos que apresentam ventres musculares muito próximos, o que pode aumentar a dificuldade em determinar os limites intermusculares.[22]

Com relação ao volume muscular, a TC das pernas mostra uma concordância muito alta com as medidas da DXA de massa livre de gordura da perna ($r = 0,98$).[51] No entanto, como observado previamente, a validade da DXA na determinação de medições altamente precisas da massa magra regional permanece um tanto suspeita. Faltam estudos que examinem a validade da capacidade da TC de medir mudanças no volume muscular.

> **PONTO-CHAVE**
>
> A TC é uma excelente opção para avaliar a hipertrofia muscular, podendo ser considerada um padrão de referência. No entanto, é cara e geralmente só está disponível em um ambiente hospitalar. É importante ressaltar que ela não pode ser usada para medições frequentes em razão das altas doses de radiação emitidas por cada varredura. Assim, a TC tem uso prático limitado como ferramenta na avaliação da morfologia muscular na população geral.

Ressonância magnética

A RM é amplamente considerada o padrão-ouro para avaliar a hipertrofia muscular porque exibe um melhor contraste entre tecidos moles do que a TC (Fig. 3.9). A técnica é não invasiva e não produz radiação ionizante (como na TC), tornando-se uma opção de medição segura e relativamente confortável. No entanto, seu alto custo é uma grande desvantagem, limitando seu uso generalizado na prática. Além disso, os aparelhos de RM são volumosos e requerem ambientes controlados, limitando, assim, a acessibilidade.

O processo de varredura da RM geralmente envolve posicionar-se em decúbito dorsal em um aparelho semelhante a um tubo e permanecer imóvel durante a duração do exame. O aparelho de ressonância magnética cria um campo magnético no interior do músculo de interesse, fazendo com que os prótons se alinhem nesse campo. Os prótons são então ativados por uma frequência de rádio pulsada, fazendo com que absorvam energia. Os prótons então liberam energia quando o pulso é interrompido e retornam à sua posição original. A energia liberada é detectada pelo aparelho, viabilizando a aquisição da imagem.[73] A resolução da imagem em geral é excelente, fornecendo um delineamento distinto das bordas dos músculos, que possibilitam medições precisas das dimensões musculares.

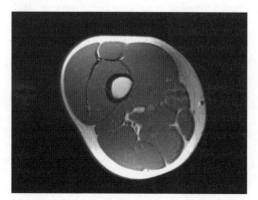

FIGURA 3.9 Imagem de RM de um músculo.
Cortesia do Dr. Martino Franchi.

A RM foi validada *in vivo*, mostrando correlações muito altas nas medidas da área de secção transversa dos músculos dos braços e pernas quando comparadas com cadáveres.[7,22,62] No entanto, como na TC, a precisão pode ser um pouco comprometida ao interpretar subjetivamente os limites entre músculos próximos uns dos outros, em especial músculos com múltiplas cabeças.[22]

A RM também apresenta a capacidade de determinar com precisão as medidas do volume muscular total, embora os resultados não sejam tão impressionantes quanto as estimativas da área de secção transversa. A técnica foi validada para esse propósito em uma ampla gama de músculos para as partes superior[21,87] e inferior[79] do corpo. Entretanto, o volume de determinados músculos demonstra maior capacidade de ser avaliado com precisão do que outros; um estudo relatou diferenças entre medidas obtidas com a RM e a dissecação que variaram de 7,7 a 21,6%.[21] Em particular, músculos com altas proporções entre a área de superfície e o volume podem predispor a erros de segmentação, comprometendo a validade da medida.[21] Além disso, os volumes de músculos menores e mais curtos tendem a ser subestimados, provavelmente em razão da incapacidade de se obter uma quantidade suficiente de amostras ao longo do comprimento do músculo. O adutor curto, por exemplo, apresentou um grande erro de medida entre a RM e a análise em cadáver, com resultados atribuídos ao fato de o músculo estar visível em apenas 3 das 12 imagens amostradas.[79] Assim, a capacidade da RM de estimar com precisão o volume muscular é altamente dependente da quantidade de imagens seriadas obtidas ao longo do eixo longitudinal de um determinado músculo. Embora nenhum estudo tenha validado medidas de volume muscular derivadas da RM ao longo de um estudo longitudinal utilizando exercícios, parece razoável concluir que sua precisão seria semelhante à análise em um momento único.

Biópsia muscular

Podem-se avaliar as medidas específicas do tamanho do músculo no nível microestrutural por meio de biópsia tecidual (Figs. 3.10 e 3.11). O processo envolve fazer uma incisão na região de interesse e, em seguida, inserir uma agulha no local da incisão e extrair uma pequena quantidade de tecido muscular. O tecido extraído é cortado em fatias finas e analisado microscopicamente. Podem-se empregar diversas técnicas para corar as amostras para avaliação da área de secção transversa da fibra e da área de secção transversa específica do tipo de fibra, conforme descrito anteriormente na literatura.[42] As biópsias também podem ser usadas para analisar diferenças entre subfrações de proteínas (p. ex., sarcoplasmática *versus* contrátil) no tecido extraído, fornecendo informações adicionais sobre a composição da hipertrofia muscular induzida pelo exercício.

> **PONTO-CHAVE**
>
> A RM é a escolha preferencial para avaliar a hipertrofia muscular e pode ser considerada o método de referência para validar outras técnicas. No entanto, assim como a TC, seu alto custo e acessibilidade reduzida a tornam impraticável para uso generalizado.

Apesar de suas capacidades únicas e abrangentes na avaliação da hipertrofia muscular, o método de biópsia apresenta várias desvantagens. Em primeiro lugar, é uma técnica invasiva. Embora a área biopsiada esteja anestesiada, há algum desconforto durante o procedimento; dependendo da tolerância individual à dor, o desconforto pode ser incômodo. Além disso, as biópsias são específicas para uma região muito pequena do tecido muscular (aproximadamente 100 mg, ou o tamanho de uma borracha de lápis). Como mencionado previamente, a hipertrofia pode se manifestar de maneira não uniforme ao longo do comprimento de um músculo; e os resultados obtidos por uma única biópsia não refletem necessariamente todo o músculo. Além disso, existem diferenças na localização das fibras no interior de um músculo, com as fibras tipo I tendendo a residir mais profundamente no músculo do que as fibras tipo II[17,65] e ambos os tipos de fibras geralmente exibem um tamanho maior nas regiões musculares mais profundas;[43] assim, a

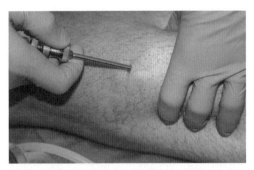

FIGURA 3.10 Pesquisador realizando uma biópsia muscular.
Cortesia de Mark Tarnopolsky, MD, PhD.

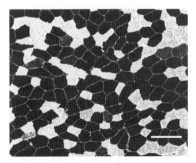

FIGURA 3.11 Imagem microscópica de uma biópsia muscular (área de secção transversa).
Cortesia do Dr. Michael Roberts.

profundidade de penetração da agulha pode influenciar os achados.

Em geral, existem diferenças entre a magnitude de hipertrofia encontrada com medidas de biópsia e aquelas obtidas por métodos específicos do local, embora haja exceções.[59] Quando comparada com as medidas da área de secção transversa do quadríceps femoral de músculo inteiro via RM, a maioria dos estudos mostra aumentos maiores na área de secção transversa da fibra muscular utilizando biópsias,[24,27,91,98] embora alguns estudos tenham relatado valores mais baixos.[67] Observam-se discrepâncias semelhantes quando a biópsia é comparada à TC, novamente tendendo, em geral, a um aumento maior na área de secção transversa do quadríceps femoral.[35,68,90] As diferenças relativas na magnitude dos achados entre as medidas micro e macroscópicas muitas vezes são substanciais. Por exemplo, Verdijk et al.[90] relataram aumentos na área de secção transversa das fibras tipo II do quadríceps femoral de 28% na biópsia, enquanto as medidas de TC mostraram um aumento de apenas 8,5%. Os resultados de Frontera et al.[36] foram quase idênticos, com aumentos de 28% mostrados pela biópsia e apenas 10% de aumento na TC. A análise correlacional mostra uma associação moderada ($r = 0,58$) entre as alterações induzidas pelo treinamento de resistência na área de secção transversa da fibra encontradas via biópsia *versus* aquelas obtidas para a área de secção transversa do quadríceps femoral como um todo na RM.[1] Independentemente das diferenças na magnitude das mudanças, a grande maioria dos estudos mostra que os métodos microscópicos e macroscópicos seguem em paralelo um com o outro. Pesquisas limitadas acerca das mudanças na área de secção transversa da parte superior do corpo parecem mostrar congruência com os achados da parte inferior do corpo.[75]

A Tabela 3.2 mostra as vantagens e desvantagens das medidas de hipertrofia específicas do local.

> **PONTO-CHAVE**
>
> Embora seja possível obter inferências valiosas relacionadas com a hipertrofia a partir das biópsias, as limitações do método o tornam um tanto falho como medida independente. Seu maior valor reside no uso em combinação com medidas específicas do local, pois fornece informações únicas sobre as mudanças hipertróficas que ocorrem no nível microestrutural.

Considerações finais

Há muitos métodos para medir e estimar a hipertrofia muscular. Das medidas indiretas, os modelos 2C são limitados por sua insensibilidade às mudanças na água corporal. No entanto, podem servir como valiosos instrumentos de avaliação no contexto adequado e com a compreensão de suas limitações. A DXA talvez seja o método indireto mais útil, tanto em termos de precisão quanto de sua capacidade de fornecer estimativas segmentares de morfologia. A BIA também pode ser uma ferramenta valiosa e tem o benefício adicional de ser capaz de estimar a água corporal. No entanto, devem-se considerar as diferenças qualitativas entre aparelhos e marcas ao tentar tirar conclusões práticas relevantes dos dados. O método 4C fornece a maior precisão como um indicador da massa muscular de corpo inteiro, mas não tem a capacidade de fornecer informações regionais específicas. Dadas as amplas diferenças na distribuição de gordura corporal e na massa muscular entre as etnias,[46] é essencial que se usem fórmulas específicas para cada etnia a fim de determinar com precisão a composição corporal entre as populações.

TABELA 3.2 Vantagens e desvantagens das medidas de hipertrofia específicas do local

Modalidade	Vantagens	Desvantagens
Circunferências	• Conveniente • Barata • Não invasiva • Pode ser combinada com medidas de dobras cutâneas para estimar a AST	• Mede uma região geral do corpo e, portanto, as estimativas de um determinado músculo (p. ex., tríceps braquial) são confundidas pelo crescimento de outros músculos (p. ex., flexores do cotovelo) • Não é possível diferenciar as alterações na massa gorda da MLG
Ultrassonografia	• Validade muito boa quando realizada por examinador experiente • Relativamente barata • Conveniente • Não invasiva • Segura • Pode ser usada para realizar várias medidas ao longo de um músculo • Pode estimar a espessura, AST e/ou volume do músculo	• Não tão precisa quanto a RM ou a TC • A validade é altamente dependente da habilidade do examinador • Não é facilmente capaz de estimar a massa muscular total do corpo
TC	• Excelente validade • Não invasiva • Pode ser usada para medir a AST e/ou o volume muscular	• Cara • Em grande parte restrita a contextos de pesquisa e laboratório • Demorada • A alta exposição à radiação a torna insegura para medidas repetidas • Trabalhosa para estimar a massa muscular total do corpo
RM	• Excelente validade • Não invasiva • Segura • Pode ser usada para medir a AST e/ou volume muscular	• Cara • Em grande parte restrita a contextos de pesquisa e laboratório • Demorada • Trabalhosa para estimar a massa muscular total do corpo
Biópsia	• Fornece informações sobre o desenvolvimento no nível microestrutural • Pode estimar mudanças na AST de diferentes tipos de fibras musculares • Pode ser usada para analisar diferenças entre subfrações de proteínas (sarcoplasmática versus contrátil)	• Invasiva • Desconfortável • Específica para uma pequena região do tecido muscular; portanto, os resultados obtidos por uma única biópsia não refletem, necessariamente, os de todo o músculo • A profundidade da penetração da agulha pode influenciar os achados

RM: ressonância magnética; TC: tomografia computadorizada; AST: área de secção transversa; MLG: massa livre de gordura.

Dos métodos específicos do local, as medições de circunferência têm a menor capacidade de estimar o crescimento muscular quando usadas como uma avaliação independente. No entanto, quando combinada a outros métodos, como a medição de dobras cutâneas, pode fornecer dados válidos e úteis. As técnicas de imagem (ou seja, ultrassonografia, TC e RM) são excelentes opções de avaliação, mas cada uma tem desvantagens que exigem consideração. As biópsias musculares têm várias limitações inerentes, mas fornecem informações únicas sobre as respostas específicas ao tipo de fibra e importantes implicações hipertróficas que não podem ser obtidas com outros métodos.

É importante entender que esses métodos nem sempre mostram consistência na magnitude da hipertrofia induzida pelo exercício estimada. No entanto, levando em consideração que as várias estimativas representam diferentes constructos hipertróficos, os achados podem ser colocados no contexto adequado. Pode-se obter uma imagem completa da hipertrofia apenas ao combinar os vários tipos de avaliações e interpretar seus resultados como um todo.

Pontos a lembrar

- Nenhuma ferramenta de medição única fornece informações abrangentes sobre a hipertrofia muscular e suas alterações associadas ao longo do tempo.
- Todos os métodos de medição apresentam vantagens e desvantagens.
- Medidas indiretas da hipertrofia não têm a capacidade de detectar mudanças sutis na massa muscular ao longo do tempo.
- O volume muscular fornece uma estimativa das alterações no músculo como um todo, mas não considera as potenciais diferenças regionais na hipertrofia.
- A biópsia muscular é o único método capaz de fornecer informações sobre a hipertrofia específica ao tipo de fibra e as diferenças entre as subfrações de proteínas (sarcoplasmática *versus* contrátil) no interior do músculo.
- É necessário combinar vários tipos de métodos para se ter uma visão completa do desenvolvimento muscular em um determinado indivíduo ou grupo de indivíduos.

4

O papel das variáveis do treinamento de resistência na hipertrofia muscular

Existem diversos métodos de pesquisa para examinar a resposta do músculo a estímulos mecânicos. Por exemplo, a ablação dos sinergistas do músculo gastrocnêmio faz com que os músculos sóleo e plantar sejam forçados a realizar a flexão plantar. A carga aumentada desses músculos resulta em um aumento na área de secção transversa do músculo de 30 a 50% dentro de algumas semanas depois da cirurgia. A estimulação elétrica neuromuscular também é frequentemente usada para promover a hipertrofia em modelos animais. Essa técnica, que envolve estimular músculos com impulsos elétricos de alta frequência (níveis acima de 60 Hz), produz ganhos significativos de massa muscular em apenas algumas sessões. Nos seres humanos, no entanto, o treinamento resistido é o principal método para aumentar o crescimento muscular.

Os programas de treinamento de resistência são um composto de *variáveis de configuração de programa* que incluem o volume, a frequência, a carga, a seleção de exercícios, o tipo de ação muscular, a duração do intervalo de descanso, a duração da repetição, a ordem dos exercícios, a amplitude de movimento e a intensidade de esforço. Essas variáveis podem ser manipuladas de modo a estimular o sistema neuromuscular e o fazem de maneiras diferentes. Consistente com o *princípio Aedi* (adaptações específicas às demandas impostas), a maneira como esses estímulos são aplicados influencia as adaptações fenotípicas. Este capítulo fornece uma visão geral de cada variável com relação a como sua manipulação afeta a resposta hipertrófica ao treinamento de resistência.

Deve-se ter em mente que, para o fortalecimento da capacidade de fazer inferências causais, geralmente os estudos tentam manipular determinada variável, ao mesmo tempo que controlam todas as outras variáveis. Embora essa estratégia seja benéfica para a pesquisa, na prática ocorre interação entre as variáveis, e a manipulação de uma variável tende a afetar as demais. Assim, embora cada variável seja discutida isoladamente, as implicações de sua manipulação devem ser levadas em conta no contexto das outras variáveis ao projetar programas orientados para a hipertrofia, como os que serão discutidos no Capítulo 8.

Volume

Volume se refere à quantidade de exercício realizado durante um período. O volume geralmente é expresso como a quantidade de repetições realizadas em uma sessão de treinamento de resistência (séries × repetições). No entanto, esse valor não leva em consideração a quantidade de carga levantada. Assim, um termo mais apropriado para refletir o trabalho total realizado é *volume de carga*, que é o produto das séries × repetições × carga. Embora um aumento na frequência de treinamento possa produzir o maior aumento no volume de carga semanal, desde que o volume por sessão seja mantido estático, um aumento na quantidade de séries realizadas (e, portanto, no total de repetições) em uma sessão de treinamento também pode aumentar substancialmente o volume de treinamento.[99]

Apesar da relevância do volume de carga, o volume de treinamento resistido para hipertrofia é expresso com mais frequência como *volume de séries*, operacionalmente definido como o número de séries realizadas por grupo muscular em determinado período, em geral por semana. Essa abordagem foi relatada como viável para a quantificação do volume do treinamento resistido quando a faixa de repetições se situa entre 6 e pelo menos 20, o treinamento é realizado até a falha, e todas as outras variáveis são mantidas constantes.[16]

As pesquisas fornecem evidências convincentes de que são necessários volumes de treinamento mais altos para maximizar o anabolismo. Essa relação foi demonstrada em diversas linhas de evidência. Por um lado, os estudos geralmente mostram sinalização intracelular anabólica aumentada com volumes mais altos. Terzis et al.[252] mostraram que a fosforilação da p70^{S6K} e da proteína ribossômica S6 aumenta 30 minutos após um treinamento de resistência de maneira dependente do volume. O fato de os valores não alcançarem um platô nos volumes estudados sugere que volumes mais altos podem levar a aumentos ainda maiores. Curiosamente, o estudo encontrou elevações semelhantes no mTOR, independentemente do volume de treinamento, sugerindo que o aumento do volume de treinamento pode aumentar a fosforilação de S6 por meio de vias anabólicas alternativas, vias anticatabólicas ou uma combinação das duas. De maneira consistente com esses achados, Ahtiainen et al.[2] relataram que os marcadores de mTORC1 e p70^{S6K} aumentaram em maior extensão após a realização de 10 séries *versus* 5 séries a 10 RM. Recentemente, foram demonstrados resultados semelhantes com a realização de 6 *versus* 2 séries, com uma fosforilação significativamente maior de mTOR (12%), S6 quinase 1 (19%) e proteína ribossômica S6 (28%) observados para a condição de maior volume.[92]

As evidências também refletem um efeito dependente do volume na resposta da síntese de proteínas musculares a uma sessão de treinamento agudo. Isso foi demonstrado por Burd et al.,[29] que encontraram aumentos significativamente maiores na síntese de proteínas musculares 5 horas após três séries de exercícios de extensão de joelho, em comparação com uma série única (3,1 *versus* 2,3 vezes, respectivamente). Além disso, a síntese de proteínas musculares na condição de três séries permaneceu significativamente elevada (2,3 vezes) 29 horas após o treino, enquanto os níveis na condição de 1 série haviam retornado aos valores de base. Mas em contraste com os estudos anteriormente mencionados, a fosforilação de S6 foi semelhante entre as condições utilizando 1 e 3 séries. Os achados combinados desses estudos indicam que protocolos de múltiplas séries em programas de treinamento de resistência têm maiores efeitos positivos sobre a sinalização intracelular e a síntese de proteínas musculares do que os protocolos de série única.

O volume de treinamento afeta a resposta das células satélites. Hanssen et al.[93] relataram um maior aumento na quantidade de células satélites no quadríceps femoral após 11 semanas realizando 18 séries em comparação com 6 séries de exercícios semanais de extensão do joelho. No entanto, não foram observadas diferenças significativas na musculatura da parte superior do corpo, apesar das diferenças similares de volume, sugerindo que a influência hipertrófica do volume é mais pronunciada nos músculos das pernas. Esses achados são consistentes com um estudo prévio da mesma coorte, que mostrou hipertrofia significativamente maior com um protocolo de múltiplas séries *versus* série única na parte inferior do corpo (11% *versus* 7%, respectivamente), enquanto não foram observadas diferenças significativas na musculatura da parte superior do corpo.[196] Ambos os estudos foram realizados em indivíduos não treinados. Portanto, ainda não se sabe se as discrepâncias persistem naqueles com considerável experiência de treino com carga.

O corpo predominante de evidências obtidas em estudos longitudinais acompanha as evidências obtidas a partir dos dados de estudos agudos. Uma revisão sistemática realizada em 2007 por Wernbom et al.[267] mostrou que a área de secção transversa dos flexores de cotovelo aumentou de 0,15% por dia quando foram realizadas 7 a 38 repetições por sessão para 0,26% por dia quando foram realizadas 42 a 66 repetições por sessão. A taxa de aumento diminuiu para 0,18% por dia, com volumes na faixa de 74 a 120 repetições por sessão, sugerindo que volumes muito altos prejudicam a resposta hipertrófica, talvez por causa de um estado de sobretreinamento. Em relação ao total de séries, o aumento hipertrófico alcançou um pico entre 4 e 6 séries (aumento de 0,24% na área de secção transversa por dia); observaram-se respostas menores ao realizar de 3 a 3,5 séries e ≥ 9 séries (aumento de 0,17 e 0,18% por dia, respectivamente). Com relação ao quadríceps femoral, os resultados foram semelhantes em um amplo espectro de grupos; foram observados aumentos de 0,12 a 0,13% na área de secção transversa por dia com a realização de 21 a mais de 100 repetições por sessão. A única exceção foi no agrupamento de 66 a 90 repetições por dia, no qual o aumento na área de secção transversa foi da ordem de 0,08% ao dia.

> **PONTO-CHAVE**
>
> Os protocolos utilizando múltiplas séries que favorecem altos volumes de treinamento de resistência otimizam a resposta hipertrófica. Para evitar o sobretreinamento, os indivíduos devem aumentar de modo progressivo o volume ao longo de um ciclo de treinamento e integrar regularmente períodos de volume reduzido de treinamento (ou seja, descargas) para facilitar o processo de recuperação.

A análise da quantidade ideal de séries mostrou benefício quando foram usados volumes maiores. A maior resposta foi observada em estudos que incorporaram ≥ 10 séries por sessão. É importante ressaltar que a grande maioria desses estudos foi realizada em indivíduos não treinados, limitando a capacidade de generalização para indivíduos treinados.

Mais recentemente, uma metanálise do nosso grupo[215] quantificou os dados agrupados de 15 estudos que atendiam aos critérios de inclusão; e foram observados aumentos hipertróficos significativamente maiores ao comparar volumes de treinamento de resistência mais altos e mais baixos. A estratificação do volume em < 5, 5 a 9 e 10+ séries semanais revelou uma relação dose-resposta.

Foi observada uma correlação entre maiores volumes e maiores aumentos de massa muscular; aumentos graduais foram observados em ganhos percentuais entre categorias (5,4, 6,6 e 9,8%, respectivamente). Além disso, a análise de subgrupos indicou que os resultados se fortaleceram com o uso de métodos de medição da hipertrofia específicos para o local mais precisos (p. ex., ressonância magnética, ultrassonografia). Em conjunto, os achados fornecem evidências convincentes de que o volume é o principal fator para a hipertrofia muscular. No entanto, a falta de dados investigativos para os efeitos gerados por volumes de treinamento mais altos impossibilita a capacidade de determinar se ganhos hipertróficos adicionais podem ser alcançados a partir de > 10 séries semanais por músculo e, em caso afirmativo, em que ponto seria atingido um limiar.

A Tabela 4.1 resume as pesquisas relacionadas ao volume e à hipertrofia muscular.

Embora as evidências para uma relação dose-resposta sejam convincentes, há, sem dúvida, um limite acima do qual um volume extra não confere benefícios hipertróficos adicionais. Vários sistemas corporais, incluindo metabólicos, hormonais, nervosos e musculares, são sensíveis à magnitude do volume de treinamento.[125] A sobrecarga desses sistemas provavelmente terá consequências negativas nas adaptações. Supõe-se que a relação entre o volume e a hipertrofia siga uma curva em "U" invertido, em que a acreção muscular alcança seu pico em um determinado volume de carga e, além desse ponto, um novo aumento no volume pode, na verdade, prejudicar o ganho muscular (Fig. 4.1).[99] É importante notar que o limiar para benefícios hipertróficos relacionados com o volume varia de acordo com a genética (ver Cap. 7); fatores relacionados com o estilo de vida, como o *status* nutricional, os níveis diários de estresse e os padrões de sono, também influenciam as respostas individuais. Alguns autores afirmaram que indivíduos bem treinados em levantamento de cargas requerem um volume de treinamento particularmente alto (> 10 séries) para induzir a hipertrofia máxima,[176] embora essa hipótese permaneça controversa. Desde a publicação de nossa metanálise,[215] que incluiu estudos publicados até dezembro de 2014, vários novos estudos investigaram os limites de um limiar de volume em pessoas com experiência anterior em treinamento de resistência. Alguns desses estudos sugerem que o limiar de volume pode se estender até 30+ por músculo por semana,[95,186,218] enquanto outros chegaram a um platô em 10 ou menos séries.[14] Embora seja difícil conciliar as discrepâncias entre os estudos, uma possível explicação pode ter relação com a composição das rotinas nos estudos analisados. Especificamente, os estudos que demonstraram efeitos benéficos para volumes muito altos usaram exercícios para todo o corpo, nos quais o volume para cada músculo era distribuído ao longo da semana. Por outro lado, os estudos que não conseguiram demonstrar benefícios extras com o treinamento de maior volume utilizaram

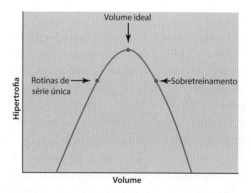

FIGURA 4.1 Resposta da dose aos efeitos do volume na hipertrofia.

rotinas divididas, em que o volume de cada músculo era condensado em um único treino. Uma análise de simulação (não publicada) sugere a existência de um limite para o volume por sessão em aproximadamente 10 séries por semana; além desse ponto, o volume extra parece conferir mínimos benefícios hipertróficos adicionais (comunicação pessoal). Essa hipótese está à espera de um estudo mais aprofundado.

APLICAÇÕES PRÁTICAS

Volume

As evidências em favor de uma relação dose-resposta entre volume e hipertrofia são convincentes: volumes de treinamento mais altos estão positivamente associados a maiores ganhos musculares. Ao que parece, um volume de aproximadamente 10 a 20 séries por músculo por semana é uma boa recomendação geral para os objetivos relacionados à hipertrofia. Levantadores de peso mais avançados parecem exigir volumes maiores para a maximização da acreção da proteína muscular e, portanto, talvez precisem treinar no limite superior dessas recomendações; uma boa estratégia é a da experimentação, para que seja determinada a capacidade de resposta de cada indivíduo. Pode-se obter um ganho com o uso seletivo de volumes ainda maiores com o objetivo de aumentar os grupos musculares defasados. Considerando que o uso consistente de grandes volumes ao longo do tempo acelera o surgimento do sobretreinamento, parece ser benéfica a periodização da programação com um progressivo aumento do volume ao longo de um ciclo de treinamento. Além disso, períodos de treinamento com volume reduzido devem ser integrados regularmente, com o objetivo de facilitar o processo de recuperação e também para ressensibilizar o tecido muscular.

É importante notar que geralmente os estudos que investigam o volume são específicos para determinados grupos musculares e, portanto, os resultados não podem ser generalizados a todos os grupos musculares para a realização de programas de treinamento como um todo. Exemplificando, em um estudo realizado no laboratório do autor deste livro,[218] que demonstrou benefícios hipertróficos com a prática de mais de 30 séries por músculo por semana, o tempo total de treinamento para o grupo de maior volume foi de apenas aproximadamente 3,5 horas por semana. Esse aparente paradoxo pode ser explicado pelo fato de que o estudo se concentrou especificamente na avaliação da hipertrofia dos músculos dos braços e pernas; portanto, incluiu apenas 7 exercícios por sessão. Portanto, enquanto os músculos de foco eram submetidos a grandes volumes, outros eram trabalhados em volumes muito mais modestos.

A resposta a diferentes volumes é altamente individual. No, talvez, mais elegante estudo sobre esse tema até agora, Hammarström et al.[92] utilizaram um modelo intraindivíduo, no qual os participantes não treinados foram randomizados para praticar maior volume com uma perna (aproximadamente 15 séries por músculo por semana) e menor volume com a outra perna (aproximadamente 5 séries por músculo por semana). Transcorridas 12 semanas de treinamento, a condição de maior volume provocou uma hipertrofia do quadríceps significativamente maior do que a condição de menor volume. Por outro lado, essas mudanças coincidiram com maior ativação das vias de sinalização anabólicas intracelulares e maior estimulação da biogênese dos

TABELA 4.1 Resumo dos estudos de treinamento de hipertrofia que investigam o volume de treinamento

Estudo	Indivíduos	Metodologia
Amirthalingam et al.[6]	19 jovens do sexo masculino treinados	Distribuição aleatória para realizar um protocolo de treinamento resistido no qual um grupo realizou 5 a 10 séries de vários exercícios combinados para grupos musculares maiores realizados em uma rotina dividida. Os indivíduos também realizaram 3 a 4 séries de exercícios adicionais direcionados para cada grupo muscular. O treinamento foi realizado a 10 RM para cada exercício 3 dias por semana.
Barbalho et al.[13]	37 jovens do sexo masculino treinados	Distribuição aleatória para realizar um protocolo de treinamento resistido compreendendo 5, 10, 15 ou 20 séries por músculo por semana. Todos os indivíduos realizaram um programa de treinamento para o corpo todo a 10 RM para cada exercício 3 dias por semana.
Barbalho et al.[14]	40 jovens do sexo feminino treinadas	Distribuição aleatória para realizar um protocolo de treinamento resistido compreendendo 5, 10, 15 ou 20 séries por músculo por semana. Todos os indivíduos realizaram um programa de treinamento para o corpo todo a 10 RM para cada exercício 3 dias por semana.
Bottaro et al.[26]	30 jovens do sexo masculino não treinados	Distribuição aleatória para realizar um protocolo de treinamento resistido no qual um grupo realizou 3 séries de exercícios de extensão de joelho e 1 série de exercícios de flexão de cotovelo, enquanto o outro grupo realizou 3 séries de exercícios de flexão de cotovelo e 1 série de exercícios de extensão de joelho. Todos os indivíduos realizaram de 8 a 12 RM de cada exercício, 2 vezes por semana.
Cannon e Marino[41]	31 jovens e idosas do sexo feminino não treinadas	Distribuição aleatória para realizar um protocolo de treinamento de resistência de 1 ou 3 séries por exercício. Os exercícios consistiram em extensões bilaterais de joelho e flexão de joelho por 10 repetições, com intensidade de 50 a 75% de 1 RM. O treinamento foi realizado 3 dias por semana.
Correa et al.[51]	35 mulheres pós-menopáusicas não treinadas	Distribuição aleatória para realizar um protocolo de treinamento de resistência de 1 ou 3 séries por exercício. Todos os indivíduos realizaram 8 exercícios voltados ao corpo inteiro a 15 RM.
Galvao et al.[75]	28 idosos de ambos os sexos não treinados	Distribuição aleatória para realizar um protocolo de treinamento de resistência de 1 ou 3 séries por exercício. Todos os indivíduos realizaram 7 exercícios voltados ao corpo inteiro a 8 RM. O treinamento foi realizado 2 vezes por semana.

Duração do estudo	Mensuração da hipertrofia	Achados
6 semanas	Ultrassonografia (flexores do cotovelo, extensores do cotovelo, quadríceps, posteriores da coxa), DXA	Não houve diferenças significativas na espessura muscular entre as condições. Aumentos na massa magra de tecidos moles do tronco e do braço favoreceram a condição de volume mais baixo.
24 semanas	Ultrassonografia (bíceps braquial, tríceps braquial, peitoral maior, quadríceps, glúteo máximo)	Não houve diferenças significativas no volume muscular entre as condições. Alterações relativas foram maiores nas condições de volume mais baixo *vs.* volume mais alto.
24 semanas	Ultrassonografia (bíceps braquial, tríceps braquial, peitoral maior, quadríceps, glúteo máximo)	Não houve diferenças significativas no volume muscular entre as condições. Alterações relativas foram maiores nas condições de volume mais baixo *vs.* volume mais alto.
12 semanas	Ultrassonografia (flexores do cotovelo, quadríceps)	Não foi encontrada diferença significativa na espessura muscular entre as condições.
10 semanas	Ressonância magnética (quadríceps)	Não foi encontrada diferença significativa no volume muscular entre as condições.
12 semanas	Ultrassonografia (quadríceps)	Não foi encontrada diferença significativa na espessura muscular entre as condições. Aumentos relativos na espessura do músculo favoreceram a condição de maior volume para os músculos vasto medial, vasto lateral e reto femoral.
20 semanas	DXA	Não foi encontrada diferença significativa na massa corporal magra entre as condições.

(continua)

TABELA 4.1 Resumo dos estudos de treinamento de hipertrofia que investigam o volume de treinamento (*continuação*)

Estudo	Indivíduos	Metodologia
Hackett et al.[88]	12 jovens do sexo masculino treinados	Distribuição aleatória para realizar um protocolo de treinamento de resistência em que um grupo realizou 5 ou 10 séries de vários exercícios combinados para grupos musculares maiores, realizados em uma rotina dividida. Os indivíduos também realizaram 3 a 4 séries de exercícios adicionais direcionados para cada grupo muscular. O treinamento foi realizado a 10 RM para cada exercício 3 dias por semana.
Heaselgrave et al.[97]	49 jovens do sexo masculino treinados	Distribuição aleatória para realizar um protocolo de treinamento de resistência que compreendeu 9, 18 ou 27 séries de exercício para o bíceps braquial por semana. Os indivíduos realizaram 10 a 12 repetições por série com execução do treinamento 1 ou 2 dias por semana.
Marzolini et al.[141]	53 idosos de ambos os sexos não treinados com doença arterial coronariana	Distribuição aleatória para realizar um protocolo de treinamento de resistência de 1 ou 3 séries por exercício. Todos os indivíduos realizaram 10 exercícios voltados ao corpo inteiro por 10 a 15 repetições.
McBride et al.[146]	28 jovens de ambos os sexos não treinados	Distribuição aleatória para realizar um protocolo de treinamento de resistência que consistia em 5 exercícios: rosca de braço, *leg press*, crucifixo, abdominais e extensão das costas. Um grupo realizou uma única série de cada um desses exercícios, enquanto o outro grupo realizou 6 séries de flexão de braço, *leg press* e três séries de todos os outros exercícios. Todos os indivíduos realizaram de 6 a 15 RM dos exercícios, 2 vezes por semana.
Mitchell et al.[153]	18 jovens do sexo masculino não treinados	Distribuição aleatória para realizar 2 de 3 protocolos unilaterais de extensão de joelho: 3 séries a 30% de 1 RM; 3 séries a 80% de 1 RM; 1 série a 80% de 1 RM. Cada participante treinou as duas pernas e, portanto, foi designado para 2 das 3 possíveis condições de treinamento. O treinamento foi realizado 3 vezes por semana.
Munn et al.[160]	115 jovens de ambos os sexos não treinados	Distribuição aleatória para realizar um protocolo de treinamento de resistência de 1 ou 3 séries por exercício, de maneira lenta ou rápida. O treinamento foi realizado usando exercícios de flexão de cotovelo a 6 a 8 RM, 3 vezes por semana.
Ostrowski et al.[174]	27 jovens do sexo masculino treinados em resistência	Distribuição aleatória para realizar um protocolo de treinamento resistido de 1, 2 ou 4 séries por exercício. Todos os indivíduos realizaram uma rotina dividida de 4 dias dividida de acordo com as partes corporais, trabalhando cada um dos principais grupos musculares com vários exercícios em uma sessão, utilizando 7 a 12 RM.

Duração do estudo	Mensuração da hipertrofia	Achados
12 semanas	DXA	Não foi encontrada diferença significativa na massa corporal magra entre as condições. Aumentos na massa magra favoreceram a condição de maior volume para as primeiras 6 semanas, mas esses ganhos foram eliminados durante as 6 semanas finais do programa.
6 semanas	Ultrassonografia (flexores do cotovelo)	Não foi encontrada diferença significativa na espessura muscular entre as condições. Aumentos relativos maiores na espessura muscular foram observados na condição de 18 séries.
24 semanas	DXA	Aumento significativamente maior na massa corporal magra, na massa magra dos braços e na massa magra das pernas na condição de alto volume.
12 semanas	DXA	Não foi encontrada diferença significativa na massa corporal magra entre as condições.
10 semanas	Ressonância magnética (quadríceps)	Não foi encontrada diferença estatisticamente significativa na hipertrofia de quadríceps femoral entre as condições, embora a condição de alto volume tenha experimentado mais que o dobro do crescimento relativo à condição de baixo volume.
6 semanas	Mensuração de dobras cutâneas e circunferência	Não foi encontrada diferença significativa na massa magra entre as condições.
10 semanas	Ultrassonografia (extensores do cotovelo, quadríceps)	Não foi encontrada diferença significativa na espessura muscular entre as condições. Foram observados maiores aumentos relativos na espessura muscular do quadríceps, favorecendo a condição de maior volume.

(continua)

TABELA 4.1 Resumo dos estudos de treinamento de hipertrofia que investigam o volume de treinamento (*continuação*)

Estudo	Indivíduos	Metodologia
Radaelli et al.[184]	20 mulheres idosas não treinadas	Distribuição aleatória para realizar um protocolo de treinamento de resistência de 1 ou 3 séries por exercício. Todos os indivíduos realizaram 10 exercícios visando ao corpo inteiro entre 10 e 20 RM. O treinamento foi realizado 2 vezes por semana.
Radaelli et al.[186]	48 jovens do sexo masculino treinados em atividades recreativas	Distribuição aleatória para realizar um protocolo de treinamento de resistência de 1, 3 ou 5 séries por exercício. Todos os indivíduos realizaram de 8 a 12 RM de vários exercícios para o corpo inteiro. O treinamento foi realizado 3 vezes por semana.
Radaelli et al.[187]	27 mulheres idosas não treinadas	Distribuição aleatória para realizar um protocolo de treinamento de resistência de 1 ou 3 séries por exercício. Todos os indivíduos realizaram 10 exercícios voltados ao corpo inteiro entre 10 e 20 RM. O treinamento foi realizado 2 vezes por semana.
Radaelli et al.[185]	20 mulheres idosas não treinadas	Distribuição aleatória para realizar um protocolo de treinamento de resistência de 1 ou 3 séries por exercício. Todos os indivíduos realizaram 10 exercícios voltados ao corpo inteiro entre 6 e 20 RM. O treinamento foi realizado 2 vezes por semana.
Rhea et al.[191]	18 jovens do sexo masculino treinados em resistência	Distribuição aleatória para realizar um protocolo de treinamento de resistência de 1 ou 3 séries por exercício. Todos os indivíduos realizaram de 4 a 10 RM de supino com barra e *leg press*. Os indivíduos também realizaram uma série adicional de vários exercícios considerados não relacionados com o supino com barra ou o *leg press*. O treinamento foi realizado 3 vezes por semana.
Ribeiro et al.[192]	30 mulheres idosas não treinadas	Distribuição aleatória para realizar um protocolo de treinamento de resistência que consistia em 8 exercícios para o corpo todo realizado 1 ou 3 vezes por semana. Todos os indivíduos realizaram de 10 a 15 repetições.

Duração do estudo	Mensuração da hipertrofia	Achados
13 semanas	Ultrassonografia (flexores do cotovelo, quadríceps)	Não foi encontrada diferença significativa na espessura muscular entre as condições.
6 meses	Ultrassonografia (flexores do cotovelo, extensores do cotovelo)	Observou-se um aumento significativamente maior na espessura dos músculos flexores do cotovelo na condição de 5 séries em comparação com as outras duas condições. Apenas os grupos que realizaram 3 e 5 séries obtiveram um aumento significativo na espessura dos músculos flexores de cotovelo em relação ao início. Observou-se um aumento significativamente maior na espessura dos músculos extensores do cotovelo na condição de 5 séries em comparação com as outras duas condições. Somente o grupo que realizou 5 séries apresentou um aumento significativo na espessura dos extensores do cotovelo em relação ao valor inicial.
6 semanas	Ultrassonografia (quadríceps)	Não foi encontrada diferença significativa na espessura muscular entre as condições.
20 semanas	Ultrassonografia (flexores do cotovelo, quadríceps)	Aumentos significativamente maiores na espessura do quadríceps femoral no grupo de alto volume.
12 semanas	Bod Pod	Não foi encontrada diferença significativa na massa corporal magra entre as condições.
12 semanas	DXA	Não foi encontrada diferença significativa na massa corporal magra entre as condições.

(continua)

TABELA 4.1 Resumo dos estudos de treinamento de hipertrofia que investigam o volume de treinamento (*continuação*)

Estudo	Indivíduos	Metodologia
Ronnestad et al.[196]	21 jovens do sexo masculino não treinados	Distribuição aleatória para realizar um protocolo de treinamento resistido no qual um grupo realizou 3 séries de exercícios para a parte superior do corpo e 1 série para a parte inferior do corpo, enquanto o outro grupo realizou 3 séries de exercícios para a parte inferior do corpo e 1 série de exercícios para a parte superior do corpo. O treinamento consistia em 8 exercícios para o corpo inteiro, a 7 a 10 RM e realizados 3 vezes por semana.
Schoenfeld et al.[218]	34 jovens do sexo masculino treinados	Distribuição aleatória para realizar um protocolo de treinamento resistido para o corpo todo, com 1, 3 ou 5 séries por exercício. Todos os indivíduos realizaram 8 a 12 repetições, 3 dias por semana.
Sooneste et al.[235]	8 jovens do sexo masculino não treinados	Delineamento cruzado intraindivíduo no qual todos os indivíduos realizaram um protocolo de treinamento de resistência 2 dias por semana, com *preacher curls*, de modo que um braço realizava 3 séries em uma sessão e o outro braço realizava uma única série na sessão seguinte. O treinamento foi realizado a 80% de 1 RM e efetuado 2 dias por semana.
Starkey et al.[239]	48 homens e mulheres de idade mista não treinados	Distribuição aleatória para realizar um protocolo de treinamento de resistência que incluía flexões e extensões de joelho realizadas 1 ou 3 vezes por semana. Todos os indivíduos realizaram de 8 a 12 repetições, 3 vezes por semana.

RM: repetição máxima; DXA: absorciometria por raios X de dupla energia.

ribossomos. E, mais importante ainda, cerca de 44% da coorte nesse estudo conseguiram nítido benefício na condição de maior volume, enquanto apenas aproximadamente 9% mostraram claro benefício com a abordagem de menor volume; os demais participantes (aproximadamente 47%) obtiveram respostas semelhantes, independentemente do volume de treinamento. Esses achados são particularmente relevantes em razão do modelo intraindivíduo, isto é, os participantes serviram como seus próprios controles; essa metodologia reduz a possível influência de confusão da variabilidade individual. Consistentemente com esses resultados, outro estudo do laboratório do autor deste livro[218] também demonstrou menos respondedores ruins com o treinamento em volumes mais altos do que com o treinamento em volumes mais baixos, com base na análise da menor mudança significativa (Fig. 4.2).

Ao levar em conta o conjunto da literatura como um todo, bem como ao avaliar as considerações práticas, parece que um volume de aproximadamente 10 a 20 séries por músculo por semana é uma boa recomendação geral para a maximização da hipertrofia. Alguns indivíduos podem obter êxito com volumes ligeiramente mais baixos, enquanto outros prosperam com volumes um pouco

Duração do estudo	Mensuração da hipertrofia	Achados
11 semanas	Ressonância magnética (trapézio, quadríceps)	Aumento significativamente maior na área de secção transversa do músculo da coxa na condição de maior volume.
8 semanas	Ultrassonografia (flexores do cotovelo, extensores do cotovelo, quadríceps)	Aumentos significativos, favorecendo as condições de maior volume, foram observados para os flexores do cotovelo, porções média e lateral da coxa.
12 semanas	Ressonância magnética (flexores do cotovelo)	Aumento significativamente maior na área de secção transversa do braço na condição de alto volume.
14 semanas	Ultrassonografia (quadríceps, músculos posteriores da coxa)	Não foi encontrada diferença significativa na espessura dos músculos anteriores ou posteriores da coxa entre as condições, embora apenas o grupo de alto volume tenha apresentado um aumento significativo na hipertrofia do vasto medial em relação ao controle.

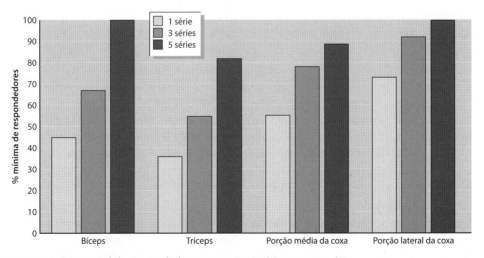

FIGURA 4.2 Percentual de respondedores em 1, 3 e 5 séries por exercício.
Dados de Schoenfeld et al.[218]

mais altos; sempre vale a pena experimentar, para que possa ser determinada a capacidade de resposta individual. Levando em conta os dados que sugerem que a capacidade de resposta a volumes mais altos mostra uma relação dose-resposta, pode ser benéfica a utilização estratégica de volumes mais altos para determinado grupo muscular que esteja respondendo insatisfatoriamente. Por exemplo, se o desenvolvimento muscular dos deltoides está defasado em relação aos demais grupos, pode ser válido aumentar o volume de treinamento para níveis superiores aos dos outros grupos musculares. Se a análise verificar que vários músculos estão respondendo de modo insatisfatório, deve-se lançar mão de volumes mais altos para um único grupo muscular de cada vez, em determinado ciclo de treinamento, bem como configurar uma rotação direcionada a outros grupos musculares defasados com volumes mais elevados em ciclos futuros.

Frequência

A *frequência* de treinamento se refere à quantidade de sessões de exercícios realizadas em um determinado período, geralmente uma semana.[205] Talvez mais importante para os desfechos hipertróficos, a frequência também inclui a quantidade de vezes em que um grupo muscular é trabalhado ao longo de uma semana. Com relação ao treinamento em hipertrofia, pode-se variar a frequência para modificar o volume de treinamento. Fatores neuromusculares limitam o quanto de volume pode ser incorporado em uma única sessão de treinamento; além de um determinado limite, a qualidade do treinamento começa a se degradar. Estudos mostram melhor adaptação neuromuscular, melhores marcadores hormonais de recuperação, melhora na força e ganhos na massa corporal magra naqueles que realizaram programas de volume igualado com frequências mais altas e menos volume por sessão.[99] Assim, distribuir o volume por grupo muscular em sessões mais frequentes pode ser uma estratégia eficaz para manter o volume semanal com menos fadiga por sessão.

As rotinas voltadas à hipertrofia geralmente envolvem um alto volume de trabalho por grupo muscular em uma sessão, mas um treinamento relativamente pouco frequente de cada grupo muscular. Para melhor executar essa estratégia, os indivíduos geralmente seguem uma *rotina dividida por partes corporais*, em que realizam vários exercícios para um grupo muscular específico em uma sessão de treinamento. Em comparação com uma rotina de corpo inteiro, as rotinas divididas possibilitam que o volume semanal total de treinamento seja mantido ou aumentado com a realização de menos séries por sessão de treinamento e possibilitando maior recuperação entre as sessões.[119] Além disso, a realização de vários exercícios para um grupo muscular na mesma sessão aumenta o estresse metabólico e, portanto, pode aumentar o anabolismo.[205] Uma pesquisa com fisiculturistas masculinos profissionais revelou que mais de 2/3 treinavam cada grupo muscular apenas uma vez por semana, e nenhum deles relatava trabalhar um grupo muscular mais de duas vezes por semana; todos os entrevistados relataram usar uma rotina dividida por partes corporais.[87]

As diretrizes gerais do treinamento de hipertrofia recomendam aguardar pelo menos 48 horas entre as sessões de resistência para o mesmo grupo muscular.[205] Supôs-se que o treinamento realizado antes do término completo da síntese proteica muscular – que dura aproximadamente 48 horas após o exercício – prejudica a acreção de proteína muscular.[135] Pesquisas em roedores mostram que as respostas miogênicas são atenuadas quando a recuperação ocorre menos de 48 horas após o treino de resistência anterior.[89] Além disso, o RNA total demonstrou estar elevado em humanos 72 horas após um período de contrações elétricas isométricas máximas.[21] Como a maior parte do RNA do músculo esquelético é ribossômica, esses achados sugerem que o potencial de uma célula para a síntese de proteínas permanece elevado mesmo além do período de 2 dias.

A extensão das perturbações para o músculo exercitado também mitiga a frequência do treinamento. As fibras musculares fatigadas metabolicamente apresentam maior permeabilidade de membrana, em consequência do aumento dos íons livres de cálcio, levando à ativação dos canais de potássio e das enzimas proteolíticas. A execução de uma rotina de múltiplas séries e de alto volume consistente com os protocolos de treinamento em hipertrofia pode, portanto, exigir pelo menos 48 a 72 horas de descanso entre os treinos para o mesmo grupo muscular, a fim de garantir o reparo, a recuperação e a adaptação adequados.[126,136] No entanto, esses achados não levam em consideração a capacidade adaptativa do sistema neuromuscular, por meio do qual os mecanismos de proteção (ou seja, o efeito de ataque repetido) melhoram os danos musculares ultraestruturais.

> **PONTO-CHAVE**
>
> As rotinas divididas possibilitam maior volume de trabalho por grupo muscular por sessão, potencialmente melhorando as adaptações musculares por meio da relação dose-resposta entre o volume e a hipertrofia.

Uma revisão sistemática realizada em 2007 por Wernbom et al.[267] determinou que, embora os praticantes de levantamento de cargas iniciantes se beneficiem do treinamento de grupos musculares até 4 dias por semana, aqueles com mais experiência obtêm ganhos ideais com uma frequência semanal de 2 ou 3 dias. Não havia dados suficientes para determinar se as frequências mais altas seriam benéficas a uma população bem treinada. Contudo, esses achados estavam fundamentados em dados limitados. É importante ressaltar que a análise não considerou os maiores volumes associados às frequências mais altas de treinamento, confundindo a capacidade de tirar conclusões sobre o impacto específico da variação na quantidade de sessões semanais de treinamento.

Desde a publicação da revisão de Wernbom et al.,[267] foi publicado um corpo emergente de pesquisas que examinaram os efeitos da frequência em adaptações hipertróficas de longo prazo em humanos. Nosso grupo realizou uma metanálise dos dados atuais, que na época incluíam 25 estudos diretamente comparativos para as frequências de treinamento de resistência mais altas *versus* mais baixas.[219] Quando o volume foi igualado entre as condições, foram observadas alterações hipertróficas semelhantes, independentemente do número de dias de trabalho dos grupos musculares (1, 2, 3 ou 4+ dias por semana). Por outro lado, o agrupamento de dados dos estudos em que o volume não foi igualado revelou benefício pequeno, porém significativo, para frequências de treinamento mais altas (embora os dados tenham sido insuficientes para avaliar se os efeitos persistiram para frequências superiores a 3 dias por semana). Esses achados indicam que, como variável independente, a frequência não exerce muito impacto no desenvolvimento muscular; ao que parece, a sua principal utilidade é atuar como um veículo para controle do volume semanal.

A validade em distribuir o volume em maiores frequências semanais parece se tornar cada vez mais importante com a implementação de maiores volumes de treinamento. Conforme já mencionado na seção anterior sobre volume, as evidências apontam para um limiar de volume por sessão de aproximadamente 10 séries por grupo muscular, com decréscimo na quantidade para a prática de séries extras. Portanto, ao se optar por um volume-alvo de, digamos, 20 séries por músculo por semana, maiores adaptações musculares serão alcançadas com a distribuição do volume em duas sessões semanais de 10 séries para determinado grupo muscular, em vez de uma única sessão de 20 séries. Teoricamente, a implementação de volumes maiores para determinado grupo muscular (p. ex., 30 séries) exigiria frequências semanais ainda mais altas para o treinamento desse músculo (p. ex., 3 dias por semana).

Uma estratégia popular para aumentar o volume modificando a frequência do treinamento é dividir um treino realizando várias sessões em um dia (geralmente de manhã e à noite). Essa estratégia, chamada *rotina de dupla divisão*, é comumente usada pelos fisiculturistas para possibilitar altos volumes semanais de treinamento, mantendo as habilidades mentais e físicas ideais durante o treinamento. Um estudo de Häkkinen e Kallinen[90] dá suporte ao valor das rotinas de dupla divisão para o treinamento em hipertrofia. Empregando uma configuração cruzada, mulheres atletas realizaram dois blocos de treinamento com duração de 3 semanas cada. As atletas treinavam uma vez por dia durante o primeiro bloco e duas vezes por dia durante o segundo bloco. O volume de treinamento foi o mesmo para cada bloco, e o treinamento era realizado três vezes por semana. Os resultados mostraram maiores aumentos na área de secção transversa do músculo quando as atletas realizaram duas sessões por dia e não quando realizaram todas as séries em uma única sessão. Por outro lado, Hartman et al.[94] descobriram que o treinamento uma vez ao dia produzia um aumento ligeiramente maior na área de secção transversa em comparação com as rotinas divididas duas vezes ao dia em um grupo de homens levantadores de peso que competiam nacionalmente durante um período de três semanas, embora as diferenças não fossem significativas do ponto de vista estatístico. Ambos os estudos tiveram duração muito curta, limitando a capacidade de tirar conclusões práticas sobre o assunto. Os resultados conflitantes deixam em aberto a possibilidade de que as rotinas de dupla divisão sejam uma opção viável para o treinamento em hipertrofia, desde que o indivíduo possa ajustar essa abordagem em sua programação diária.

Alguns pesquisadores especularam que sessões de treinamento muito frequentes e consistindo em baixos volumes por sessão podem ajudar a maximizar a resposta hipertrófica. Essa hipótese se fundamenta na premissa de que a resposta da síntese de proteínas musculares a uma sessão de treinamento vai sendo truncada na medida em que a pessoa adquire experiência de treinamento.[55] Na verdade, enquanto a síntese de proteína muscular em indivíduos não treinados permanece elevada por ≥ 48 horas,[177] levantadores de peso treinados vivenciam uma resposta de pico inicial mais alta, que retorna à linha basal depois de transcorridas < 28 horas.[243] Com base nesses dados, aparentemente a estimulação mais repetitiva do músculo com frequências de treinamento semanais mais altas possibilita maior tempo consumido em um balanço proteico líquido positivo, possivelmente promovendo maior acreção de proteínas musculares ao longo do tempo.

No entanto, os relatos mencionados, de uma resposta anabólica obliterada em indivíduos treinados, são específicos para medidas mistas de síntese de proteínas musculares, abrangendo todas as proteínas miocelulares e não apenas elementos contráteis. As pesquisas indicam que, enquanto a síntese de proteínas não contráteis em seguida à prática do exercício fica diminuída com a experiência de treinamento de resistência, os aumentos na síntese de proteínas miofibrilares são amplamente preservados.[120] Diante desse cenário, estudos revelam que as medidas de síntese de proteínas miofibrilares permanecem elevadas em levantadores de peso treinados durante pelo menos 48 horas, se não mais.[54] Essa suposição coloca em questão o raciocínio que serve de base para a hipótese da alta frequência de treinamento.

Os defensores do treinamento com frequências muito altas geralmente se apoiam em um estudo realizado em halterofilistas noruegueses (Norwegian Frequency Project) como evidência em favor da estratégia.[183] O estudo permanece inédito e foi apresentado apenas como um resumo de conferência. Com base no que se pode deduzir a partir das informações disponíveis, membros da equipe nacional norueguesa de halterofilismo foram randomizados para a prática de agachamento, levantamento terra e supino para 4 séries em 3 dias não consecutivos por semana ou 2 séries em 6 dias consecutivos por semana. Transcorridas 15 semanas, a condição de alta frequência aumentou em 4,2% a área de secção transversa do quadríceps, enquanto a condição de baixa frequência mostrou ligeira diminuição (-0,6%), apesar dos volumes totais equivalentes entre as condições. Embora os resultados pareçam falar em favor de benefícios hipertróficos para estímulos de treinamento mais frequentes, deve-se ter em vista que as séries foram interrompidas bem antes da falha muscular. Assim, o protocolo não reflete práticas de treinamento consistentes com rotinas orientadas para a hipertrofia.

Um estudo recentemente publicado tentou replicar a essência do Norwegian Frequency Project, mas o modelo desse estudo optou por um protocolo mais comum aos programas de fisiculturismo.[201] Assim como no estudo mencionado,[183] os participantes foram randomizados para realizar 4 séries de cada exercício em 3 dias não consecutivos por semana ou 2 séries em 6 dias consecutivos por semana. No entanto, foram incluídos diversos exercícios multiarticulares e uniarticulares no protocolo, e as séries foram praticadas até a ocorrência de falha voluntária. Os resultados revelam aumentos semelhantes na espessura muscular do tríceps e do quadríceps entre as condições. Por outro lado, o crescimento dos flexores do cotovelo na condição com frequência mais baixa foi significativamente maior em comparação com o resultado obtido na condição de frequência mais alta (que, na verdade, não trouxe nenhuma alteração na espessura do músculo durante o período de estudo de 8 semanas). Assim, ainda permanece discutível o apoio ao uso de rotinas de treinamento de alta frequência com vistas à melhora do desenvolvimento muscular.

A Tabela 4.2 fornece um resumo das pesquisas relacionadas com a frequência de treinamento e hipertrofia muscular.

Carga

A carga levantada é amplamente considerada um dos fatores mais importantes na resposta hipertrófica ao treinamento de resistência. A *intensidade de carga* se refere à porcentagem de 1 RM empregada em determinado exercício. Por exemplo, se um indivíduo conseguir carregar 45 kg no exercício de supino e realizar uma série com 35 kg,

TABELA 4.2 Resumo dos estudos de treinamento de hipertrofia que investigam a frequência de treinamento

Estudo	Indivíduos	Frequência	Duração do estudo
Arazi e Asadi[8]	39 jovens do sexo masculino não treinados	1 vs. 2 vs. 3 dias por semana	8 semanas
Barcelos et al.[15]	20 homens jovens não treinados	2 vs. 3 vs. 5 dias por semana	8 semanas
Benton et al.[20]	21 mulheres de meia-idade não treinadas	3 vs. 4 dias por semana	8 semanas
Brigatto et al.[27]	20 homens jovens não treinados	1 vs. 2 dias por semana	8 semanas
Calder et al.[38]	30 mulheres jovens não treinadas	2 vs. 4 dias por semana	20 semanas
Candow e Burke[40]	29 homens e mulheres de meia-idade não treinados	2 vs. 3 dias por semana	6 semanas
Carneiro et al.[44]	53 mulheres idosas não treinadas	2 vs. 3 dias por semana	12 semanas
Colquhoun et al.[50]	28 homens jovens treinados	3 vs. 6 dias por semana	6 semanas
Fernandez-Lezaun et al.[68]	68 homens e mulheres idosos não treinados	1 vs. 2 vs. 3 dias por semana	24 semanas
Gentil et al.[76]	30 jovens do sexo masculino não treinados	1 vs. 2 dias por semana	10 semanas
Gentil et al.[77]	16 homens jovens treinados	1 vs. 2 dias por semana	10 semanas
Gomes et al.[81]	23 homens jovens treinados	1 vs. 5 dias por semana	8 semanas
Häkkinen et al.[90]	10 mulheres jovens treinadas em resistência	1 vez por dia vs. 2 vezes por dia	3 semanas
Hartman et al.[94]	10 levantadores de peso de elite do sexo masculino	1 vez por dia vs. 2 vezes por dia	3 semanas

Pareado por volume?	Mensuração da hipertrofia	Achados
Sim	Medidas da circunferência	Não foi encontrada diferença significativa na circunferência do braço ou da coxa entre as condições.
Não	Ultrassonografia (vasto lateral)	Não foi encontrada diferença significativa na espessura muscular entre grupos.
Sim	Bod Pod	Não foi encontrada diferença significativa na massa corporal magra entre as condições.
Sim	Ultrassonografia (flexores do cotovelo, extensores do cotovelo, vasto lateral, quadríceps anterior)	Não foi encontrada diferença significativa entre os grupos.
Sim	DXA	Não foi encontrada diferença significativa na massa magra entre os grupos.
Sim	DXA	Não foi encontrada diferença significativa na massa corporal magra entre as condições.
Não	DXA	Não foi encontrada diferença significativa na massa muscular esquelética entre os grupos.
Sim	Ultrassonografia (MLG)	Não foi encontrada diferença significativa na MLG entre as condições. Os aumentos relativos na MLG favoreceram a condição de alta frequência.
Não	DXA	Não foram encontradas diferenças significativas na MLG entre as condições.
Sim	Ultrassonografia (flexores do cotovelo)	Não foi encontrada diferença significativa na espessura dos flexores do cotovelo entre os grupos.
Sim	Ultrassonografia (flexores do cotovelo)	Não foi encontrada diferença significativa na espessura muscular entre os grupos. Apenas a condição de 1 dia por semana aumentou significativamente a espessura muscular em comparação com o início do estudo.
Sim	DXA	Não foi encontrada diferença significativa na MLG entre as condições.
Sim	Ultrassonografia (quadríceps)	Encontrou-se maior aumento na espessura do quadríceps femoral na condição de frequência mais alta.
Sim	Ultrassonografia (quadríceps)	Não foi encontrada diferença significativa na espessura do quadríceps femoral entre as condições.

(continua)

TABELA 4.2 Resumo dos estudos de treinamento de hipertrofia que investigam a frequência de treinamento (*continuação*)

Estudo	Indivíduos	Frequência	Duração do estudo
Lasevicius et al.[130]	36 homens jovens treinados	2 *vs.* 3 dias por semana	10 semanas
McLester et al.[149]	25 jovens de ambos os sexos treinados em atividades recreativas	1 *vs.* 3 dias por semana	12 semanas
Murlasits et al.[161]	24 homens e mulheres idosos não treinados	2 *vs.* 3 dias por semana	8 semanas
Nascimento et al.[164]	45 mulheres idosas não treinadas	2 *vs.* 3 dias por semana	12 semanas
Ochi et al.[171]	20 homens jovens não treinados	1 *vs.* 3 dias por semana	11 semanas
Pina et al.[179]	39 mulheres idosas não treinadas	2 *vs.* 3 dias por semana	24 semanas
Ribeiro et al.[193]	10 fisiculturistas de elite do sexo masculino	2 *vs.* 3 dias por semana	4 semanas
Richardson et al.[194]	40 homens e mulheres idosos não treinados	1 *vs.* 2 vezes por semana, executados com um protocolo de alta velocidade/baixa carga ou de baixa velocidade/alta carga	10 semanas
Saric et al.[201]	27 homens jovens treinados	3 *vs.* 6 dias por semana	6 semanas
Schoenfeld et al.[212]	19 jovens do sexo masculino treinados em resistência	1 *vs.* 3 dias por semana	8 semanas
Serra et al.[226]	74 homens e mulheres jovens não treinados	2 *vs.* 3 *vs.* 4 dias por semana	12 semanas
Taaffe et al.[241]	46 homens e mulheres idosos não treinados	1 *vs.* 2 dias por semana	24 semanas

Pareado por volume?	Mensuração da hipertrofia	Achados
Sim	Ultrassonografia (flexores do cotovelo, extensores do cotovelo, quadríceps)	Não foi encontrada diferença significativa entre as condições estudadas. As diferenças no efeito de tamanho favoreceram a condição de frequência mais baixa para todas as medidas.
Sim	Técnica de dobras cutâneas e medidas de circunferência	Tendência não significativa a maior aumento na massa corporal magra na condição de maior frequência.
Não	DXA	Não foi encontrada diferença significativa na MLG entre as condições.
Não	DXA	Não foi encontrada diferença significativa na massa da musculatura esquelética entre as condições.
Sim	Ultrassonografia (vasto lateral, reto femoral, vasto medial, vasto intermédio)	Não foi encontrada diferença significativa na espessura do músculo quadríceps entre as condições.
Não	DXA	Não foi encontrada diferença significativa na massa magra entre as condições. As diferenças relativas favoreceram a condição de 2 dias por semana.
Sim	DXA	Não foi encontrada diferença significativa na massa magra entre as condições.
Sim	BIA	Aumentos significativamente maiores na MLG com 1 dia por semana e com baixa velocidade/alta carga em comparação a 2 dias por semana usando alta velocidade/baixa carga. Em geral, os aumentos na MLG foram mínimos em todos os grupos.
Sim	Ultrassonografia (flexores do cotovelo, extensores do cotovelo, reto femoral, vasto intermédio)	Não foi encontrada diferença significativa na espessura do músculo extensor do cotovelo ou quadríceps entre as condições. A espessura do músculo flexor do cotovelo foi significativamente maior na condição de 3 dias por semana.
Sim	Ultrassonografia (flexores do cotovelo, extensores do cotovelo, quadríceps)	Aumento significativamente maior na espessura dos músculos flexores do cotovelo e uma tendência a maior aumento na espessura do vasto lateral na condição de maior frequência, de corpo inteiro.
Não	Medidas de dobras cutâneas	Não foi encontrada diferença significativa na massa magra entre as condições.
Não	DXA	Não foi encontrada diferença significativa na massa magra no tecido mole entre as condições.

(continua)

TABELA 4.2 Resumo dos estudos de treinamento de hipertrofia que investigam a frequência de treinamento (*continuação*)

Estudo	Indivíduos	Frequência	Duração do estudo
Tavares et al.[246]	33 homens jovens não treinados	1 vs. 2 dias por semana	8 semanas
Thomas e Burns[254]	19 homens e mulheres treinados	1 vs. 3 dias por semana	8 semanas
Turpela et al.[256]	106 homens e mulheres idosos não treinados	1 vs. 2 vs. 3 dias por semana	24 semanas
Yue et al.[275]	18 homens jovens com treinamento recreativo	1 vs. 2 dias por semana para a parte inferior do corpo; 2 vs. 4 dias por semana para a parte superior do corpo	6 semanas
Zaroni et al.[276]	18 homens jovens treinados	1 vs. 5 dias por semana para a parte inferior do corpo; 2 vs. 5 dias por semana para a parte superior do corpo	8 semanas

RM: repetição máxima; DXA: absorciometria por raios X de dupla energia; MLG: massa livre de gordura; AST: área de secção transversa.

APLICAÇÕES PRÁTICAS
Frequência

Modular a frequência de treinamento é uma estratégia eficaz para manipular os volumes de treinamento. Ao optar por volumes semanais relativamente baixos, a frequência do treinamento desempenha pouco ou nenhum papel no crescimento muscular, e os praticantes podem escolher a frequência que melhor se adapte à sua programação e objetivos. Por outro lado, quando volumes moderados a altos são postos em prática (> 10 séries por músculo por semana), as frequências de treinamento mais altas (pelo menos duas vezes por semana) proporcionam melhor controle do volume e, portanto, facilitam a obtenção de adaptações musculares mais significativas. Se volumes muito altos forem implementados para determinado grupo muscular (aproximadamente 30 séries por músculo por semana), parece se justificar a distribuição do treinamento em pelo menos 3 sessões semanais. Ao que parece, frequências de treinamento muito altas (6 dias por semana) não são mais eficazes do que frequências moderadamente altas (3 dias por semana) para o objetivo de aumentar a hipertrofia, embora as limitadas evidências não nos permitam extrair inferências robustas sobre esse tema. Embora as rotinas de corpo inteiro e as rotinas divididas possam ser estratégias de treinamento viáveis, a divisão dos treinos por região do corpo (ou seja, superior e inferior, empurrar e puxar) poderá ser mais eficaz no treinamento com maiores volumes, pois essa estratégia permite o uso de frequências semanais mais altas (e, portanto, sessões mais curtas), o que proporciona melhor recuperação muscular entre treinos.

---

então a intensidade de carga será expressa como 80% de 1 RM.

A intensidade de carga é frequentemente categorizada em zonas de carga que correspondem a faixas de repetição. Normalmente, as faixas de repetição são classificadas como pesada (1 a 5 RM), média (6 a 12 RM) e leve (15+ RM).[205] Embora as fórmulas tenham sido projetadas para estimar repetições em uma determinada porcentagem de 1 RM, na melhor das hipóteses elas podem fornecer apenas uma aproximação grosseira da relação entre as repetições e a porcentagem de 1 RM. A combinação de fatores

Pareado por volume?	Mensuração da hipertrofia	Achados
Sim	Ressonância magnética (quadríceps)	Não foi encontrada diferença significativa na AST do quadríceps entre as condições.
Sim	DXA	Não foi encontrada diferença significativa na massa corporal magra de tecido mole entre as condições.
Não	DXA, ultrassonografia (quadríceps)	Não foi encontrada diferença significativa na massa corporal magra de tecido mole ou na AST entre as condições.
Sim	Bod Pod, ultrassonografia (flexores do cotovelo, vasto medial, porção clavicular do deltoide)	Não foi encontrada diferença significativa na MLG ou na espessura do músculo quadríceps. Apenas a condição de mais baixa frequência aumentou significativamente a espessura do músculo flexor do cotovelo.
Sim	Ultrassonografia (flexores do cotovelo, extensores do cotovelo, vasto lateral)	Maiores aumentos na espessura muscular para todos os músculos estudados na condição de 5 dias por semana.

genéticos (p. ex., tipo de fibras musculares, comprimento do braço de momento interno), fatores fisiológicos (p. ex., capacidade de tamponamento) e tipo de exercício (p. ex., para a parte superior do corpo *versus* parte inferior do corpo, uniarticular *versus* multiarticular) afeta a generalização dos valores. Hoeger et al.[104] descobriram que uma carga de 80% de 1 RM correspondia a 10 RM no supino com barra, no puxador frontal aberto e na extensão de joelho; no entanto, essa intensidade de carga variou de 6 RM para a flexão de perna de 7 a 8 RM para a rosca com halter, até 15 RM para o *leg press*. Além disso, a precisão dessas fórmulas diminui substancialmente à medida que as cargas se tornam mais leves de forma progressiva. Para esse fim, outro estudo mostrou que, para cada indivíduo, as repetições até a falha no *leg press* variaram entre 7 e 24 a 75% de 1 RM, enquanto a disparidade aumentou para 30 a 71 a 30% de 1 RM.[207]

Em uma revisão sistemática de 2007, Wernbom et al.[267] concluíram que a hipertrofia máxima é alcançada por meio do uso de uma faixa de repetição média, uma afirmação que foi confirmada por outros pesquisadores.[125,205] Essa hipótese é baseada principalmente na extrapolação de fatores mecanicistas associados à resposta hipertrófica ao treinamento de resistência. Por ocasião dessa revisão, apenas um número limitado de estudos tinha comparado diretamente o treinamento com esquemas de cargas mais altas aos treinamentos com esquemas de cargas mais baixas.

Acredita-se que uma carga pesada promova adaptações neurais e tenha efeitos menores sobre a hipertrofia.[109] Altas intensidades de carga (> 85% de 1 RM) naturalmente resultam em altos níveis de tensão mecânica nos músculos. No entanto, como a duração de uma série pesada é curta (< 15 segundos), a energia durante esse treinamento é derivada principalmente do sistema ATP-PC e ocorre pouca contribuição da glicólise rápida. Assim, o acúmulo de metabólitos é relativamente baixo, o que é apoiado por pesquisas que mostram que a fadiga periférica induzida pelo estresse metabólico foi reduzida de forma significativa ao treinar em uma faixa de baixa repetição (cinco repetições por série) em comparação com séries realizadas em uma faixa de repetição média (10 repetições por série).[195]

No outro extremo do espectro da zona de carga, o treinamento com carga leve está associado a grandes quantidades de estresse metabólico. Séries utilizando 15 ou mais repetições geralmente duram 45 segundos ou mais, exigindo que a maior parte da produção de energia seja derivada do sistema glicolítico rápido. Isso resulta em um acúmulo substancial de metabólitos e acidose e produz uma bomba muscular significativa. No entanto, teorizou-se que as forças necessárias para levantar cargas leves são insuficientes para recrutar as unidades motoras de limiar mais alto,[207] o que mitigaria os ganhos hipertróficos.

Acredita-se que o treinamento em uma faixa de repetição média forneça uma combinação ideal de tensão mecânica e estresse metabólico para maximizar as adaptações hipertróficas. As cargas durante esse treinamento são pesadas o suficiente para recrutar a maior parte das fibras na musculatura-alvo e manter sua estimulação por um período suficiente. Além disso, as séries em geral duram entre 20 e 40 segundos, exigindo uma contribuição substancial da glicólise rápida e correspondentemente produzindo níveis altos de estresse metabólico.[58] Em razão desses fatores, a carga média é frequentemente chamada de *faixa de hipertrofia*.

> **PONTO-CHAVE**
>
> O treinamento em um amplo espectro de faixas de repetição (1 a 20 ou mais) é recomendado para maximizar todas as vias possíveis para o desenvolvimento completo de todo o músculo. No entanto, há algum mérito em focar uma faixa de repetição média (6 a 12 RM), que pode fornecer uma combinação ideal de tensão mecânica e estresse metabólico.

Apesar de ter uma base lógica sólida, o conceito de uma faixa ideal de hipertrofia está sob escrutínio. Com relação ao recrutamento muscular, as fibras de contração rápida começam a ser ativadas quando a força excede 20% da contração isométrica voluntária máxima. A ativação do conjunto todo da unidade motora ocorre em aproximadamente 80% da contração isométrica voluntária máxima.[80,253] O recrutamento durante o treinamento de resistência tradicional em condições dinâmicas é menos claro. A pesquisa mostra aumentos correspondentes na amplitude da eletromiografia (EMG) durante contrações fatigantes, ostensivamente como resultado da maior contribuição de unidades motoras de alto limiar recrutadas para a manutenção da produção de força.[237] Assim, foi postulado que o treinamento até o ponto de falha muscular concêntrica, independentemente da magnitude da carga, resulta no recrutamento de todo o espectro de unidades motoras disponíveis.[33,45] Contudo, embora seja reconhecido que a atividade das unidades motoras aumenta com a fadiga, outros autores afirmam que o levantamento de cargas muito pesadas resulta em padrões de recrutamento específicos, que não podem ser atingidos com o treinamento com cargas leves.[125]

Pesquisas com base em estudos de EMG de superfície revelam consistentemente uma amplitude EMG reduzida no treinamento com cargas menores em comparação com cargas maiores, quando a prática é realizada até a falha,[112,158,203,207] e evidências indicam a necessidade de uma carga mínima de cerca de 70% de 1 RM para que sejam alcançadas amplitudes equivalentes.[82] No entanto, a EMG de superfície representa o impulso neural para determinado músculo, abrangendo não só o recrutamento das unidades motoras, mas também outros fatores, como a codificação de taxa, sincronização, velocidade de propagação da fibra muscular e potenciais de ação intracelulares.[17,57] Em um esforço para chegar a maiores esclarecimentos com relação ao assunto, Muddle et al.[159] usaram a técnica de decomposição EMG, que permite isolar o recrutamento de unidades motoras durante contrações de alta e baixa cargas. Os resultados demonstraram que a condição de cargas mais altas recrutou maior número de unidades motoras de alto limiar em comparação com a condição de cargas mais baixas. Dito isso, alguns participantes conseguiram atingir níveis de recrutamento semelhantes, independentemente da magnitude da carga. Esse achado sugere que a capacidade de recrutamento pode ter um componente individual. Deve-se ter em mente que a utilidade da decomposição EMG para a previsão do recrutamento está ainda sob cuidadosa análise,[62] o que levanta dúvidas sobre a veracidade desses achados.

Tesch et al.[253] empregaram a análise de depleção de glicogênio para avaliar o recrutamento durante o desempenho dinâmico da extensão de joelho em cargas de 30%, 45 e 60% de 1 RM. Os resultados mostraram que as fibras do Tipo IIa começaram a ser recrutadas a 30% de 1 RM, e cerca de metade dessas fibras apresentou perda de glicogênio à medida que a carga se aproximava de 50% de 1 RM. No entanto, as fibras dos Tipos IIax e IIx foram ativadas apenas quando a carga alcançou 60% de 1 RM. O estudo foi limitado pelo fato de que as séries não foram realizadas até a falha muscular. Mais recentemente, Morton et al.[158] relataram a ocorrência de depleção similar de glicogênio tanto nas fibras de Tipo I como nas de Tipo II durante cargas de fadiga pesadas (80% de 1 RM) *versus* leves (30% de 1 RM), sugerindo que a magnitude da carga não determina o limiar de recrutamento quando o treinamento é praticado até a falha.

Em geral, os resultados desses estudos são um pouco conflitantes, mas sugerem que o emprego de cargas leves é suficiente para o recrutamento de, pelo menos, a maioria das fibras no *pool* de unidades motoras disponível, desde que o treinamento seja realizado com alto nível de esforço. No entanto, lembre-se do Capítulo 1, que citou que o recrutamento é apenas um dos componentes utilizados para maximizar o desenvolvimento muscular; uma vez recrutada, a fibra deve ser estimulada em magnitude e período suficientes. Para colocar as coisas em contexto, o treinamento em uma porcentagem maior de 1 RM leva um maior recrutamento e estimulação de unidades motoras de limiares mais altos após o início de uma série e treina músculos mais precocemente do que quando se usam cargas leves.[99] Alternativamente, o treinamento com cargas leves mantém a tensão nas unidades motoras de limiar inferior por um período prolongado, e o acúmulo de H+ pode interferir na ligação do cálcio nas fibras do Tipo II, implicando assim uma carga ainda maior nas fibras do Tipo I para a manutenção da produção de força.[86] Esse achado pode ser de particular importância para a otimização do desenvolvimento das fibras do Tipo I, que são altamente resistentes à fadiga. Com efeito, um conjunto emergente de pesquisas sugere que a hipertrofia de fibras do Tipo I pode ser mais eficaz durante o treinamento com cargas baixas, em comparação com o treinamento com cargas altas.[85] Além disso, ficou demonstrada a hipertrofia preferencial das fibras do Tipo I em pesquisas sobre o treinamento com baixa carga e com restrição do fluxo sanguíneo (RFS),[22,23,111] o que reforça ainda mais a potencial resposta específica para tipo de fibra à carga. De fato, quando equiparados por esforço voluntário (ou seja, séries levadas à falha muscular), o treinamento de baixa carga e o treinamento de baixa carga com RFS geram aumentos comparáveis no tamanho do músculo.[7,67] Isso sugere que as duas formas de treinamento podem promover hipertrofia por meio de mecanismos semelhantes.

Os autores de vários estudos utilizando animais investigaram as respostas moleculares agudas ao treinamento em várias intensidades de carga. Usando um modelo *in situ*, Martineau e Gardiner[138] submeteram os músculos plantares de rato a ações de pico concêntricas, excêntricas e isométricas por meio de estimulação elétrica. Os resultados mostraram fosforilação de JNK e ERK1/2 dependente da tensão, e uma tensão mecânica mais alta resultou em fosforilação progressivamente maior. Isso sugere que o pico de tensão é melhor preditor da fosforilação da MAPK do que o tempo sob tensão ou a velocidade de desenvolvimento de tensão. O trabalho de seguimento do mesmo laboratório revelou uma relação linear entre o tempo sob tensão e a sinalização da JNK, enquanto a velocidade de variação de tensão não mostrou efeito, destacando a importância do tempo sob tensão na sinalização anabólica.[139] Considerados em conjunto, esses achados apontam para a importância do volume geral de treinamento para maximizar as respostas moleculares agudas relacionadas com a hipertrofia do músculo esquelético, independentemente da intensidade de carga.

Os dados de estudos em humanos fornecem informações adicionais sobre o processo. Hulmi et al.[109] descobriram que as respostas de fosforilação da MAPK e p70^{S6K} pós-exercício na fase inicial foram significativamente maiores após cinco séries de exercícios de *leg press* a 10 RM em comparação com 15 séries a 1 RM. Taylor et al.[247] demonstraram que a via ERK1/2 foi ativada de maneira semelhante nos limites superior e inferior da faixa de repetição média (85% *versus* 65% de 1 RM), mas observou-se uma forte tendência para maior liberação de IGF-1 circulante com maiores intensidades de carga. Popov et al.[182] apresentaram respostas diversas na sinalização anabólica e na expressão miogênica do gene após o exercício resistido realizado a 74% *versus* 54% de 1 RM. O estudo de seguimento no mesmo laboratório novamente demonstrou respostas de sinalização intracelular dependentes de carga divergentes em homens halterofilistas treinados; foi observada maior fosforilação de p70^{S6K} e 4E-BP1 em seguida ao treinamento com carga moderada (65% de 1 RM). Também foi observada maior fosforilação de ERK1/2 em seguida ao treinamento com carga alta (85% de 1 RM).[134]

No que diz respeito à síntese de proteínas musculares, o aumento no treinamento com carga pesada e com carga moderada é semelhante nas primeiras horas após o treinamento de resistência pareado por volume.[128] Por outro lado, a síntese proteica muscular parece ser embotada com intensidades de carga mais baixas (< 60% de 1 RM) quando o treinamento não é realizado até a falha.[128] Por outro lado, Burd et al.[105] relataram que a síntese de proteínas musculares durante 24 horas era, na verdade, maior quando se treinava até a falha a 30% de 1 RM em comparação com 90% de 1 RM. Considerando o conjunto de dados agudos como um todo, os resultados sugerem uma resposta aguda robusta ao treinamento resistido, independentemente da intensidade de carga, desde que o treinamento seja realizado com alta intensidade de esforço e, no caso de carga pesada, o treinamento seja pareado por volume. No entanto, as respostas são complexas e sugerem um sinergismo com o treinamento ao longo das zonas de carga.

Vários estudos tentaram comparar as adaptações musculares entre as zonas de carga ao longo do tempo. Aqueles que investigaram cargas pesadas *versus* cargas médias geralmente favoreceram a faixa de hipertrofia quando os grupos não eram pareados por volume. Choi et al.[48] designaram aleatoriamente 11 jovens do sexo masculino para um protocolo de aumento de volume composto por nove séries de extensões de joelho em 40 a 80% de 1 RM com 30 segundos de descanso entre as séries ou um protocolo de força composto por cinco séries a 90% de 1 RM com três minutos de descanso entre as séries. Depois de 8 semanas, os resultados mostraram um aumento significativamente maior na hipertrofia do quadríceps femoral no grupo de aumento de volume. Masuda et al.[143] relataram resultados semelhantes ao empregar um protocolo idêntico. Alternativamente, estudos que igualaram o volume entre o treinamento com carga pesada e média não demonstraram superioridade da faixa de hipertrofia.[39,47] Considerados em conjunto, os resultados sugerem que o volume, e não a intensidade da carga, foi responsável por quaisquer diferenças observadas no crescimento muscular. Todos os estudos citados anteriormente formaram grupos de indivíduos não treinados, limitando a possibilidade de fazer uma generalização dos resultados para halterofilistas treinados.

O laboratório do autor deste livro[208] investigou o efeito da carga pesada *versus* moderada em 20 homens bem treinados em resistência, que foram aleatoriamente designados para um de dois grupos: um grupo de hipertrofia que realizou uma rotina de estilo musculação ou um grupo de força que realizou uma rotina de levantamento de peso. O protocolo do grupo hipertrofia consistia em uma rotina dividida em que cada músculo era trabalhado uma vez por semana com três exercícios por sessão, realizando três séries de 10 repetições e descansando 90 segundos entre as séries. O protocolo do grupo de força consistia em uma rotina de corpo inteiro, na qual cada músculo foi trabalhado três vezes por semana com um exercício por sessão, realizando sete séries de três repetições e descansando três minutos entre as séries. Pareou-se de acordo com o volume de carga de modo que os indivíduos de ambos os grupos levantassem aproximadamente a mesma quantidade de peso por semana. Todas as séries foram realizadas até o ponto de falha muscular concêntrica momentânea. Depois de 8 semanas, os indivíduos de ambos os grupos apresentaram um aumento significativo na espessura do músculo bíceps braquial. Não foram observadas diferenças entre os grupos. Os indivíduos de ambos os grupos também apresentaram um aumento significativo na força de 1 RM, mas o grupo de força obteve maior aumento no supino e mostrou uma tendência a maior aumento no agachamento. Do ponto de vista do treinamento em hipertrofia, esses resultados sugerem que a hipertrofia é semelhante ao longo de um espectro de 3 a 10 repetições, desde que sejam realizados volumes iguais, mas que maximizar a força requer levantar pesos muito pesados.

Deve-se observar que o tempo de treinamento por sessão no grupo de força foi de 70 minutos, enquanto no grupo de hipertrofia foi de 17 minutos. Portanto, do ponto de vista da eficiência de tempo, o treinamento do tipo musculação produziu hipertrofia semelhante (bem como um aumento na força quase semelhante) em cerca de 1/4 do tempo do treinamento do tipo levantamento de peso. Na verdade, as restrições de tempo associadas com o grupo de força possibilitaram que apenas três áreas principais do corpo fossem trabalhadas no estudo: tórax (usando exercícios de empurrar a parte superior do corpo), costas (usando exercícios de puxar a parte superior do corpo) e coxas. A eficiência do grupo de hipertrofia teria possibilitado um volume adicional nos grupos musculares treinados ou a inclusão de exercícios para outros grupos musculares, ou ambos. Trabalhar músculos específicos (e aspectos dos músculos), como as partes acromial e espinal do deltoide, os músculos posteriores de coxa e as panturrilhas, por si só, teria beneficiado a hipertrofia muscular geral. Além disso, as entrevistas realizadas ao final da pesquisa revelaram que os indivíduos do grupo de força se sentiam sobrecarregados ao final do estudo. Quase todos se queixaram de dores nas articulações e fadiga geral, e as duas desistências desse grupo foram por causa de lesões relacionadas com as articulações. Esses resultados indicam que, de um ponto de vista mecânico, pesos pesados e moderadamente pesados parecem promover respostas hipertróficas semelhantes quando há pareamento por volume; contudo, do ponto de vista da aplicação, simplesmente não é prático levantar constantemente cargas pesadas nos altos volumes necessários para maximizar o crescimento muscular.

Com relação ao treinamento de alta repetição, uma pesquisa mostrou que a hipertrofia muscular diminui quando cargas superiores a 60% de 1 RM não são levantadas até um ponto que se aproxima da falha muscular. Isso foi claramente demonstrado em um estudo de Holm et al.,[105] no qual os indivíduos realizaram oito repetições de extensões de joelho em um membro e 36 repetições de extensões de joelho no outro membro. Na condição de carga leve, os indivíduos realizavam uma repetição a cada 5 segundos por 3 minutos, reduzindo assim os efeitos da fadiga; o treinamento na condição de carga pesada foi realizado de maneira tradicional. Foram realizadas 10 séries a cada sessão e o treinamento ocorreu três vezes por semana. Depois de 12 semanas, a área de secção transversa muscular estava três vezes maior no grupo que realizou treinamento com carga pesada. Esses achados estão correlacionados com dados agudos que mostram uma atenuação da síntese de proteínas musculares ao treinar substancialmente sem alcançar a falha em intensidades de carga abaixo de 60% de 1 RM.[128]

Pesquisas que investigaram os efeitos hipertróficos do treinamento com carga leve até a falha muscular produziram evidências convincentes de que é possível conseguir uma hipertrofia comparável para todo o músculo ao longo de uma ampla gama de zonas de carga. Uma metanálise recente[214] procurou esclarecer o tópico avaliando as adaptações hipertróficas em ensaios experimentais randomizados que compararam o treinamento de resistência a ≤ 60 % de 1 RM com > 60% de 1 RM; os critérios de inclusão exigiam que ambas as condições fossem treinadas até a falha voluntária. Os dados agrupados de 10 estudos que avaliaram as alterações no tamanho do músculo por meio do uso de métodos específicos para local não demonstraram diferença entre condições de alta e baixa cargas; a diferença de tamanho de efeito observada (0,03) indica que as adaptações hipertróficas foram praticamente idênticas. Além disso, os resultados foram consistentes em todas as populações, incluindo as variáveis de idade, sexo e *status* de treinamento. Coletivamente, o corpo da literatura indica que a carga não é um fator determinante no aumento de massa muscular induzido pelo exercício, pelo menos no nível muscular total.

Surge então a questão de saber se, na verdade, há um limite mínimo de carga que ainda provoque alterações hipertróficas. Essa questão foi explorada em um elegante estudo de Lasevicius et al.[129] Utilizando um modelo intraindivíduo, homens não treinados fizeram 3 séries de *leg press* e rosca direta unilateralmente a 20% de 1 RM até a falha voluntária em um de seus membros. Para o outro membro, os participantes foram aleatoriamente designados para uma de três intensidades: 40, 60 ou 80% de 1 RM. A condição de 20% de 1 RM sempre foi a primeira a ser executada na sequência. Em seguida, o membro contralateral fez quantas séries fossem necessárias para que fosse igualado o mesmo volume de carga praticado na condição de menor carga.

Os resultados mostraram uma hipertrofia quase idêntica dos flexores do cotovelo e do quadríceps para as condições de 40, 60 e 80% de 1 RM. Contudo, o crescimento muscular na condição de 20% foi inferior à metade do observado com as cargas maiores. Analisados em conjunto com um estudo que demonstrou a obtenção de aumentos semelhantes no tamanho do músculo com 30% *versus* 80% de 1 RM,[153] os resultados sugerem que a intensidade de 30% de 1 RM pode se constituir em um limite mínimo de carga para o treinamento de hipertrofia, abaixo do qual o crescimento muscular fica comprometido.

A Tabela 4.3 fornece um resumo das pesquisas que se relacionam a intensidade de carga e hipertrofia muscular.

APLICAÇÕES PRÁTICAS

Carga

A hipertrofia pode ser alcançada em um amplo espectro das zonas de carga, sem diferenças aparentes ao nível muscular total. O treinamento com carga baixa enfatiza o estresse metabólico e promove os maiores aumentos na resistência muscular local, enquanto o treinamento de baixa repetição e carga pesada requer níveis elevados de tensão mecânica e melhora a capacidade de levantar cargas mais pesadas, como resultado da melhora nas adaptações neurais. Algumas evidências sugerem que há uma resposta específica ao tipo de fibra, na qual o treinamento com cargas pesadas produz um maior aumento na área de secção transversa das fibras do Tipo II, e as cargas leves têm um efeito preferencial sobre a hipertrofia das fibras do Tipo I. Assim, se o objetivo principal é maximizar a hipertrofia sem levar em consideração fatores relacionados com a força, recomenda-se o treinamento em um amplo espectro de faixas de repetição (1 a 20+) para explorar todos os caminhos possíveis para o desenvolvimento completo de todo o músculo. Há mérito em focar uma faixa de repetição média (6 a 12 RM), pois isso fornece altos níveis de tensão mecânica, suficientes para estimular toda a gama de tipos de fibras e, ao mesmo tempo, possibilitar volumes de treinamento suficientes. A incorporação de cargas pesadas (1 a 5 RM) aumenta a resistência, o que por fim possibilita o uso de cargas mais pesadas durante o levantamento de peso nas repetições médias. Além disso, deve-se incluir o treinamento com cargas leves tanto para garantir o desenvolvimento ideal das fibras do Tipo I quanto para melhorar a capacidade de tamponamento do músculo, de modo que repetições adicionais possam ser realizadas em uma dada intensidade média de carga. O treinamento abaixo de aproximadamente 30% de 1 RM pode não ser suficiente para uma estimulação completa do desenvolvimento muscular ideal, embora sua capacidade potencial para direcionamento seletivo do desenvolvimento das fibras do Tipo I ainda está por ser determinada.

Por outro lado, se o objetivo é promover a hipertrofia para maximizar a força muscular, parece haver poucas razões para empregar cargas inferiores a aproximadamente 70% de 1 RM, além de, talvez, durante os períodos de descarga. Um convincente corpo de pesquisas indica a presença de um espectro força-resistência, no qual cargas mais leves promovem a capacidade de realizar esforços resistivos submáximos à custa da produção máxima de força.[39]

TABELA 4.3 Resumo dos estudos de treinamento de hipertrofia que investigaram a carga de treinamento leve (≤ 50% de 1 RM) *versus* pesada (> 50% de 1 RM)

Estudo	Indivíduos	Metodologia
Campos et al.[39]	32 jovens do sexo masculino não treinados	Distribuição aleatória para realizar exercícios de alta intensidade (3 a 5 RM), intensidade intermediária (9 a 11 RM) ou baixa intensidade (20 a 28 RM). Os exercícios consistiam em 2 a 4 séries de agachamento, *leg press* e extensão de joelho, realizadas 3 vezes por semana. A cadência foi consistente entre as condições.
Franco et al.[73]	32 mulheres jovens não treinadas	Distribuição aleatória para exercícios de alta carga (8 a 10 RM) ou baixa carga (30 a 35 RM). O exercício consistia em 3 séries de *leg press*, extensão da perna e flexão da perna realizadas 2 vezes por semana.
Holm et al.[105]	11 homens jovens não treinados	Realização aleatória e contrabalançada de 10 séries de extensões de joelho unilaterais, treinando uma perna a 70% de 1 RM e a perna contralateral a 15,5% de 1 RM, 3 vezes por semana.
Jessee et al.[113]	40 homens e mulheres não treinados	Modelo intraindivíduo, no qual as pernas foram aleatoriamente designadas para exercícios de extensão do joelho com alta carga (70% de 1 RM) ou baixa carga (15% de 1 RM). Todos os participantes fizeram 4 séries 2 vezes por semana. Os intervalos de descanso foram de 30 e 90 segundos para as condições de baixa e alta carga, respectivamente. Nota: duas condições adicionais foram investigadas usando RFS.
Lasevicius et al.[129]	30 homens jovens não treinados	Modelo intraindivíduo no qual os participantes fizeram rosca direta e *leg press* unilateralmente em um membro com 20% de 1 RM até a falha; o outro membro foi designado aleatoriamente para fazer o exercício com 40, 60 ou 80% de 1 RM. A condição de carga mais pesada foi feita com séries extras, para igualar o volume de carga com a condição de 20% de 1 RM.
Leger et al.[131]	24 homens de meia-idade não treinados	Distribuição aleatória para realizar exercícios de alta carga (3 a 5 RM) ou baixa carga (20 a 28 RM). Os exercícios consistiam em 2 a 4 séries de agachamentos, *leg press* e extensão de joelho, realizados 3 vezes por semana.
Lim et al.[132]	21 homens jovens não treinados	Distribuição aleatória de exercícios de alta carga (80% de 1 RM) até a falha, de baixa carga (30% de 1 RM) até a falha, ou exercício de baixa carga (30% de 1 RM) não executado até a falha, mas com trabalho correspondente a 80% da condição de 1 RM. O exercício consistiu em 3 séries de *leg press*, extensão da perna e flexão da perna realizadas 2 vezes por semana.

Duração do estudo	Pareado por volume de carga?	Mensuração da hipertrofia	Achados
8 semanas	Sim	Biópsia muscular (quadríceps)	Aumento significativo na AST com os exercícios de alta intensidade; nenhum aumento significativo na AST com os exercícios de baixa intensidade. Aumento significativamente maior na força muscular no grupo de alta intensidade *vs.* baixa intensidade.
8 semanas	Não	DXA	Maior aumento na massa magra no tecido mole das pernas, favorecendo a condição de baixa carga.
12 semanas	Sim	Ressonância magnética (quadríceps)	Aumento significativamente maior na AST do quadríceps femoral com os exercícios de carga pesada *vs.* leve.
8 semanas	Não	Ultrassonografia (quadríceps)	Não foi encontrada diferença na espessura muscular entre as condições.
12 semanas	Sim	Ultrassonografia (quadríceps, flexores do cotovelo)	Não foi encontrada diferença na AST entre 40, 60 ou 80% de 1 RM. Os aumentos na AST na condição de 20% de 1 RM foram significativamente menores do que nas condições de carga mais elevada.
8 semanas	Sim	TC	Não foi encontrada diferença na AST entre os exercícios de baixa e alta intensidades.
10 semanas	Sim/Não	Biópsia muscular (quadríceps)	Maiores aumentos na hipertrofia das fibras do Tipo I para 80 e 30% de 1 RM até a fadiga do que 30% de 1 RM não executado até a fadiga. Não foram encontradas diferenças na hipertrofia das fibras do Tipo II entre as condições.

(*continua*)

TABELA 4.3 Resumo dos estudos de treinamento de hipertrofia que investigaram a carga de treinamento leve (≤ 50% de 1 RM) *versus* pesada (> 50% de 1 RM) *(continuação)*

Estudo	Indivíduos	Metodologia
Mitchell et al.[153]	18 jovens do sexo masculino não treinados	Distribuição aleatória para realizar 2 de 3 protocolos unilaterais de extensão de joelho: 3 séries a 30% de 1 RM, 3 séries a 80% de 1 RM e 1 série a 80% de 1 RM. A cadência foi consistente entre as condições. O treinamento foi realizado 3 vezes por semana.
Ogasawara et al.[172]	9 jovens do sexo masculino não treinados	Delineamento cruzado não randomizado para realizar 4 séries de exercícios de supino a 75% de 1 RM. O treinamento foi realizado 3 vezes por semana. A cadência foi consistente entre as condições. Depois de um período de pausa *(washout)* de 12 meses, o mesmo protocolo foi realizado a 30% de 1 RM.
Popov et al.[181]	18 homens jovens não treinados	Distribuição aleatória para realizar exercícios de alta intensidade (80% da CVM) ou baixa intensidade (50% da CVM) sem relaxamento. O exercício consistia em exercícios de *leg press* realizados 3 vezes por semana. A cadência era consistente entre as condições.
Schoenfeld et al.[210] (665)	18 homens jovens bem treinados	Distribuição aleatória para realizar um protocolo de treinamento de resistência de 8 a 12 ou 25 a 35 RM. Todos os indivíduos realizaram 3 séries de 7 exercícios. O treinamento foi realizado 3 vezes por semana.
Schuenke et al.[221]	34 mulheres jovens não treinadas	Distribuição aleatória para realizar exercícios de intensidade moderada (80 a 85% de 1 RM) em uma cadência de 1 a 2 segundos, intensidade baixa (~40 a 60% de 1 RM) em uma cadência de 1 a 2 segundos ou em velocidade lenta (~40 a 60% de 1 RM) em uma cadência de 10 segundos concêntricos e 4 segundos excêntricos. Os exercícios consistiram em 3s séries de agachamento, *leg press* e extensão de joelho, realizados 2 ou 3 vezes por semana.
Stefanaki et al.[240]	13 mulheres jovens não treinadas	Delineamento intraindivíduo no qual os participantes foram aleatoriamente designados para realizar rosca direta e extensão do joelho a 30% de 1 RM em um braço e perna e a 80% de 1 RM nos membros contralaterais. O treinamento foi feito 2 vezes por semana.
Tanimoto e Ishii[244]	24 jovens do sexo masculino não treinados	Distribuição aleatória para realizar exercícios a 50% de 1 RM com uma cadência de 6 segundos e sem fase de relaxamento entre as repetições, 80% de 1 RM com uma cadência de 2 segundos e 1 segundo de relaxamento entre as repetições, ou 50% de 1 RM com uma cadência de 2 segundos e 1 segundo de relaxamento entre as repetições. Os exercícios consistiram em 3 séries de extensões de joelho, realizadas 3 vezes por semana.

Duração do estudo	Pareado por volume de carga?	Mensuração da hipertrofia	Achados
10 semanas	Não	Ressonância magnética, biópsia muscular (quadríceps)	Não foram encontradas diferenças na AST entre os exercícios de baixa e alta intensidades. Houve um ganho de força significativamente maior no grupo de alta vs. baixa carga.
6 semanas	Não	Ressonância magnética (tríceps braquial, peitoral maior)	Não houve diferença na AST entre os exercícios de baixa e alta intensidades. Houve um aumento significativamente maior na força no grupo de carga alta vs. baixa.
8 semanas	Não	Ressonância magnética (quadríceps, glúteo máximo)	Não houve diferenças na AST entre os grupos.
8 semanas	Não	Ultrassonografia (flexores do cotovelo, extensores do cotovelo, quadríceps)	Não foi encontrada diferença significativa na espessura do bíceps braquial, tríceps braquial ou quadríceps femoral entre as condições.
6 semanas	Não	Biópsia muscular (quadríceps)	Aumento significativo na AST com os exercícios de alta intensidade; nenhum aumento significativo na AST com os exercícios de baixa intensidade.
6 semanas	Não	Ultrassonografia (flexores do cotovelo, quadríceps)	Não foi encontrada diferença na espessura muscular entre as condições.
12 semanas	Não	Ressonância magnética (quadríceps)	Não foram encontradas diferenças na AST ou na força entre os exercícios de baixa e alta intensidades.

(continua)

TABELA 4.3 Resumo dos estudos de treinamento de hipertrofia que investigaram a carga de treinamento leve (≤ 50% de 1 RM) *versus* pesada (> 50% de 1 RM) *(continuação)*

Estudo	Indivíduos	Metodologia
Tanimoto et al.[245]	36 jovens do sexo masculino não treinados (12 atuaram como controles sem exercícios)	Distribuição aleatória para realizar exercícios a aproximadamente 55% de 1 RM com uma cadência de 6 segundos e sem fase de relaxamento entre as repetições ou 80 a 90% de 1 RM com uma cadência de 2 segundos e 1 segundo de relaxamento entre as repetições. Os exercícios consistiram em 3 séries de agachamentos, exercícios de peitorais, puxada pela frente na polia alta, abdominais e extensões das costas, realizados 2 dias por semana.
Van Roie et al.[258]	56 idosos de ambos os sexos não treinados	Distribuição aleatória para realizar treinamento de *leg press* e de extensão de joelho em carga alta (2 × 10 a 15 repetições a 80% de 1 RM), carga baixa (1 × 80 a 100 repetições a 20% de 1 RM) ou carga baixa+ (1 × 60 repetições a 20% de 1 RM, seguido de 1 × 10 a 20 repetições a 40% de 1 RM). A cadência foi consistente entre as condições.
Weiss et al.[266]	44 jovens do sexo masculino não treinados	Distribuição aleatória para realizar treinamento de resistência com carga alta (3 a 5 RM), carga moderada (13 a 15 RM) ou carga leve (23 a 25 RM). Os exercícios consistiram em 3 séries de agachamentos realizadas 3 vezes por semana.

RM: repetição máxima; AST: área de secção transversa; TC: tomografia computadorizada; RFS: restrição do fluxo sanguíneo; DXA: absorciometria por raios X de dupla energia; CVM: contração voluntária máxima.

Seleção de exercícios

O corpo humano é projetado para realizar movimentos no espaço tridimensional. A arquitetura muscular é intrincadamente organizada para realizar padrões complexos de movimentos com eficiência e eficácia. Portanto, parâmetros variáveis de exercício (ou seja, ângulo de tração, plano de movimento, posição dos membros) podem preferencialmente alcançar aspectos da musculatura, bem como tornar sinergistas e estabilizadores mais ou menos ativos.[205] Assim, a escolha do exercício pode contribuir para o grau de hipertrofia seletiva de músculos específicos.[91]

Diversos músculos têm origens comuns, mas suas fibras divergem para se inserir em diferentes locais de inserção. Essas cabeças diferentes fornecem um maior braço de alavanca para a realização de movimentos multiplanares. Um exemplo clássico é o músculo deltoide: a parte clavicular do deltoide realiza flexão de ombro, sua parte acromial realiza abdução de ombro e sua parte espinal realiza abdução horizontal de ombro. Outros exemplos são o peitoral maior (cabeças clavicular e esternal), o bíceps braquial (cabeças curta e longa) e o gastrocnêmio (cabeças medial e lateral). Além disso, a direção das fibras em determinado músculo possibilita maior ou menor braço de alavanca em dado movimento. O trapézio, por exemplo, é subdividido de modo que sua parte descendente eleva a escápula, a parte transversa abduz a escápula e a parte ascendente deprime a escápula.[133]

Duração do estudo	Pareado por volume de carga?	Mensuração da hipertrofia	Achados
13 semanas	Não	Ultrassonografia (tórax, partes anterior e posterior do braço, abdome, região subescapular, partes anterior e posterior da porção superior da coxa)	Não foram encontradas diferenças na AST ou na força entre os exercícios de baixa e alta intensidades.
12 semanas	Não	TC (quadríceps)	Não foram encontradas diferenças no volume muscular entre os grupos. Observou-se um maior aumento na força nas condições de carga alta e carga baixa *vs.* carga baixa.
7 semanas	Não	Ultrassonografia (quadríceps, músculos posteriores da coxa)	Não foi encontrada diferença significativa na espessura muscular entre as condições.

As evidências sugerem que é possível alcançar não apenas aspectos diferentes de um músculo, mas também partes de uma determinada fibra muscular como resultado do *partição da fibra*. A hipótese de partição é baseada em pesquisas que mostram que o arranjo dos músculos individuais é mais complexo do que simplesmente um feixe de fibras ligadas a aponeuroses, tendões ou ossos com uma única inervação de nervo muscular.[61] Em vez disso, muitos músculos são segmentados em compartimentos distintos, e esses compartimentos são inervados por seus próprios ramos neurais. Músculos como o sartório, o grácil, o semitendíneo e o bíceps femoral contêm subdivisões de fibras individuais que são inervadas por neurônios motores distintos.[271,273] Além disso, o sartório e o grácil, entre outros músculos, são na verdade compostos de fibras em série relativamente curtas que terminam de forma intrafascicular, refutando a suposição de que as fibras musculares sempre abrangem todo o intervalo entre a origem e a inserção.[101]

As partições musculares podem ter papéis funcionais ou orientados a tarefas; isto é, diferentes partes de um músculo podem ser acionadas dependendo das demandas relevantes à tarefa da situação.[61] Isso é exemplificado com o bíceps braquial, no qual as cabeças longa e curta têm compartimentos arquitetônicos que são inervados por ramos específicos de neurônios primários.[223] Pesquisas indicam que as fibras da porção lateral da cabeça longa do músculo são recrutadas para a flexão de cotovelo, as fibras do aspecto medial são recrutadas para a supinação, e as fibras localizadas centralmente são recrutadas para combinações não lineares de flexão e supinação.[250,251] Além disso, a cabeça curta demonstra maior atividade na parte final do exercício de flexão de braço (maior flexão do cotovelo), enquanto a cabeça longa está mais ativa na fase inicial do movimento.[28] Esses achados dão suporte à noção de que uma variedade de exercícios garantirá a estimulação completa de todas as fibras.

Embora as evidências de que exercícios variados melhoram a ativação muscular sejam convincentes, ainda é preciso determinar em que medida a ativação seletiva de uma determinada porção de um músculo melhora sua resposta hipertrófica específica do local. Um grande corpo de pesquisas mostra que a hipertrofia muscular ocorre de maneira não uniforme, em termos de crescimento preferencial de músculos individuais de um grupo muscular e de diferentes regiões dentro do mesmo músculo. Por exemplo, vários estudos mostraram que os exercícios de extensão de joelho resultam em uma resposta hipertrófica heterogênea, na qual certas áreas do quadríceps femoral mostram maior hipertrofia do que outras.[91,108,163] Um crescimento não uniforme semelhante foi demonstrado no músculo tríceps braquial após exercícios de extensão de cotovelo programados.[262,263]

Algumas evidências sugerem que a hipertrofia regional é específica do local de ativação muscular. Usando a tecnologia de ressonância magnética, Wakahara et al.[262] determinaram a ativação muscular em um grupo de indivíduos que realizaram cinco séries de oito repetições do exercício de extensão do tríceps em posição deitada. Outro grupo de indivíduos foi submetido a um programa de exercícios supervisionados de 12 semanas, empregando as mesmas variáveis usadas no estudo de ativação aguda. Os resultados mostraram que a extensão da hipertrofia no tríceps braquial foi específica da região de ativação. O trabalho de seguimento do mesmo laboratório mostrou um resultado semelhante no exercício de supino com pegada fechada; a hipertrofia do tríceps braquial se correlacionou com o local de ativação, mas ocorreu em uma região diferente do músculo em comparação com o estudo anterior.[263] Inversamente, outras pesquisas mostram que as diferenças regionais na hipertrofia do quadríceps femoral subsequentes ao treinamento de resistência programado dependem do estado de oxigenação muscular durante o exercício, em oposição à atividade neuromuscular.[154]

Fonseca et al.[71] demonstraram a importância de variar a seleção de exercícios em um estudo no qual compararam as adaptações musculares após a realização de agachamento no aparelho Smith com uma combinação pareada por volume do agachamento no aparelho Smith, *leg press*, afundo e levantamento terra. Os resultados mostraram que a rotina variada de exercícios produziu uma hipertrofia muscular mais uniforme dos quatro músculos do quadríceps femoral em comparação com a prática exclusiva do agachamento no aparelho Smith. Na verdade, o agachamento no aparelho Smith não aumentou significativamente a área de secção transversa dos músculos vasto medial e reto femoral. É interessante especular se os resultados hipertróficos teriam melhorado ainda mais se exercícios direcionados a uma única articulação, como a extensão de joelho, fossem incluídos na rotina variada, porque pesquisas indicam que esse movimento preferencialmente está direcionado para o reto femoral.[59,63]

> **PONTO-CHAVE**
>
> Uma vez que os indivíduos tenham aprendido os padrões de movimento dos exercícios básicos de treinamento de resistência, eles devem usar exercícios variados para maximizar a hipertrofia muscular do corpo todo. Isso deve incluir exercícios com pesos livres e utilizando aparelhos. Da mesma maneira, devem-se incluir exercícios uniarticulares e multiarticulares às rotinas específicas da hipertrofia para maximizar o crescimento muscular.

Embora os benefícios da variedade de treinamento sobre o crescimento sejam claros, o conceito não deve ser levado ao extremo. Quando a variação do exercício ocorre com muita frequência, o praticante pode gastar muito tempo desenvolvendo habilidades motoras com cargas abaixo do ideal, o que compromete a resposta hipertrófica.[99] Isso é particularmente importante durante os estágios iniciais do treinamento, nos quais as melhorias na força estão amplamente relacionadas com uma resposta neuromuscular melhorada (ver Cap. 1). Durante esse período de aprendizado motor, a quantidade de exercícios em um programa deve ser limitada para que os padrões neurais se tornem arraigados no subconsciente. Por outro lado, levantadores de peso treinados podem ser mais liberais na variedade de exercícios selecionados; seus padrões neurais estão muito mais arraigados e, dependendo da complexidade do exercício, movimentos coordenados são mantidos mesmo após um longo período sem treinamento. Além disso, a significativa transferência de treinamento das variações do exercício (ou seja, agachamento posterior para agachamento frontal) facilita a retenção de padrões neurais ao longo do tempo. Como regra geral, movimentos mais complexos, particularmente aqueles que envolvem exercícios multiarticulares com pesos livres, devem ser mantidos em uma rotação regular do programa. Já os movimentos que exigem menos habilidade para serem executados (p. ex., exercícios articulares e de aparelhos) podem ser variados com mais liberdade.

A Tabela 4.4 fornece um resumo das pesquisas que relacionam a seleção de exercícios e a hipertrofia muscular.

APLICAÇÕES PRÁTICAS

Seleção do exercício

As variações arquiteturais dos músculos individuais apoiam a noção da necessidade de adotar uma abordagem multiplanar e multiangular do treinamento em hipertrofia, usando uma variedade de exercícios. Além disso, as evidências sugerem que a rotação do exercício regular é necessária para estimular integralmente todas as fibras dentro de um músculo e, assim, maximizar a resposta hipertrófica.

Como mencionado no Capítulo 1, os mecanismos neurais são os principais responsáveis pelo aumento da força durante os estágios iniciais do treinamento de resistência. Assim, os levantadores de peso em fase inicial de treinamento devem se concentrar na aquisição do aprendizado e controle motor necessários para realizar adequadamente o exercício. A simplificação e a repetição são importantes nesse contexto. Realizar os mesmos movimentos repetidamente estabelece os padrões motores, de modo que a técnica adequada se torna uma segunda natureza. Para aqueles que têm dificuldade de coordenação, reduzir os graus de liberdade ao realizar o treinamento em aparelhos pode ser um meio eficaz de melhorar o desenvolvimento neural. Eles podem então progredir para variações mais complexas no espaço tridimensional.

TABELA 4.4 Resumo dos estudos de treinamento de hipertrofia que investigam a seleção de exercícios

Estudo	Indivíduos	Metodologia	Duração do estudo	Pareado por volume?	Mensuração da hipertrofia	Achados
Balsalobre et al.[11]	21 homens jovens treinados em resistência	Distribuição aleatória para um protocolo de treinamento de resistência usando uma seleção fixa de exercícios ou com exercícios variados aleatoriamente a cada sessão, por meio de um aplicativo computadorizado. Ambos os grupos realizaram 3 séries de 6 exercícios, com treinamento feito 4 vezes por semana.	8 semanas	Sim	Ultrassonografia (quadríceps)	Não foi encontrada diferença significativa na espessura muscular entre as condições, mas a magnitude das mudanças favoreceu modestamente a condição de seleção de exercício fixo.
Fonseca et al.[71]	49 homens jovens não treinados	Distribuição aleatória para realizar um protocolo de treinamento de resistência envolvendo o agachamento no aparelho Smith ou uma combinação do agachamento no aparelho Smith, *leg press*, afundo e levantamento terra. Todos os participantes realizaram a rotina 2 vezes por semana, de 6 a 10 RM para cada exercício.	12 semanas	Sim	Ressonância magnética (quadríceps)	Maior hipertrofia dos músculos vasto medial e reto femoral na condição de exercício variado.

RM: repetição máxima.

Tipo de ação muscular

Os mecanossensores são sensíveis não apenas à magnitude e à duração da estimulação, mas também ao tipo de ação imposta. Conforme discutido no Capítulo 1, os três tipos básicos de ação muscular são: concêntrica, excêntrica e isométrica. Do ponto de vista mecânico, existe uma base lógica para a especulação de que as ações excêntricas produzem a maior resposta anabólica, e as pesquisas geralmente se concentram nesse tipo de ação muscular. A força excêntrica é aproximadamente 20 a 50% maior do que a força concêntrica[12] e possibilita que seja utilizada uma carga mais pesada durante o exercício. Além disso, as forças produzidas durante o treinamento excêntrico são aproximadamente 45% maiores do que as produzidas durante o treinamento concêntrico[115] e cerca do dobro da observada nas contrações isométricas.[205] Acredita-se que a maior tensão mecânica por fibra ativa se deva a uma reversão do princípio de tamanho do recrutamento, que afirma que as fibras do Tipo II são recrutadas seletivamente à custa das fibras do Tipo I.[228,242] Observaram-se evidências para o recrutamento preferencial das fibras do Tipo II durante a flexão plantar, assim como o desrecrutamento do músculo sóleo de contração lenta e o correspondente aumento na atividade do gastrocnêmio durante o componente excêntrico do movimento.[162] Esses achados são consistentes com os dados eletromiográficos que indicam que há um recrutamento seletivo de uma pequena quantidade de unidades motoras durante o exercício excêntrico dos posteriores da coxa, incluindo o recrutamento adicional de unidades motoras previamente inativas.[147] No entanto, outras pesquisas mostram que as fibras do Tipo I e Tipo II são igualmente depletadas de glicogênio após o exercício excêntrico, sugerindo que não há um recrutamento preferencial de unidades motoras de alto limiar.[248]

Acredita-se também que as vantagens hipertróficas do exercício excêntrico estejam relacionadas com o dano muscular.[206] Embora os exercícios concêntrico e isométrico possam induzir o dano muscular, a extensão do dano é aumentada durante as ações excêntricas. Acredita-se que isso se deva a uma maior demanda de força em menos fibras ativas, que são propensas a lacerar ao tentar resistir ao alongamento. Como os sarcômeros mais fracos estão localizados em diferentes regiões de cada miofibrila, levantou-se a hipótese de que o alongamento não uniforme associado causa um cisalhamento das miofibrilas. Isso deforma as membranas, particularmente os túbulos-T, levando a um distúrbio da homeostase do cálcio que danifica ainda mais o tecido muscular, provocando a liberação das proteases neutras ativadas por cálcio envolvidas na degradação das proteínas da linha Z.[4,18] No entanto, o dano muscular fica substancialmente atenuado ao longo do tempo, em decorrência do efeito de ataque repetido;[148] assim, as implicações sobre esse tópico são questionáveis no caso de levantadores de peso bem treinados, embora seja possível que rupturas relativamente modestas de miofibras com o treinamento excêntrico promovam um efeito hipertrófico. Também é concebível que as lesões musculares ocorridas na fase inicial possam induzir maiores respostas das células satélites, o que, em última análise, leva a maior crescimento em longo prazo. Ainda está no campo da especulação a relevância dos danos musculares nas adaptações hipertróficas relacionadas ao treinamento excêntrico.

Vários pesquisadores investigaram a resposta de sinalização aguda aos modos de contração. Franchi et al.[72] descobriram que o treinamento excêntrico suprarregulou preferencialmente a ativação precoce da MAPK (p38 MAPK, ERK1/2, p90^{RSK}) em comparação com o treinamento concêntrico, mas nenhum dos modos afetou a Akt/mTOR ou a sinalização inflamatória 30 minutos após o exercício. Eliasson et al.[60] descobriram que as ações excêntricas máximas (quatro séries de seis repetições) aumentaram significativamente a fosforilação da fase inicial (2 horas) da p70^{S6K} e da proteína ribossômica S6, enquanto a mesma quantidade de ações concêntricas máximas não mostrou efeito sobre a fosforilação dessas moléculas de sinalização. Consistente com o estudo de Franchi et al., nenhum dos modos de contração produziu um aumento significativo no Akt ou no mTOR, sugerindo que as ações excêntricas ativam a p70^{S6K} por uma via independente do Akt. Além disso, demonstrou-se que o exercício excêntrico promove uma regulação positiva significativamente maior do RNAm do STARS em comparação com o exercício concêntrico (10 vezes *versus* 3 vezes, respectivamente), bem como maior expressão dos genes-alvo do fator de resposta sérica (SFR) subsequentes.[261] Esses achados sugerem que o exercício excêntrico modula preferencialmente a transcrição de genes miofibrilares específicos associados com adaptações hipertróficas ao exercício resistido, possivelmente como um mecanismo de proteção contra danos musculares induzidos pela contração.

Pesquisas que investigam o efeito dos modos de contração sobre a síntese de proteínas musculares produziram resultados díspares. Vários estudos falharam em demonstrar diferenças na síntese de proteínas musculares de músculos mistos[78,177] ou miofibrilares[52] depois de exercícios de resistência excêntricos ou concêntricos submáximos. Por outro lado, Moore et al.[157] relataram um aumento mais rápido na síntese de proteínas musculares miofibrilares após seis séries de 10 repetições máximas de extensão de joelho excêntricas *versus* concêntricas pareadas de acordo com o trabalho. As discrepâncias entre os achados sugerem que, embora a síntese proteica muscular seja semelhante em todos os modos de contração durante o exercício submáximo, as ações excêntricas máximas aumentam a acreção de proteínas musculares.

> **PONTO-CHAVE**
>
> As ações musculares concêntricas e excêntricas parecem recrutar fibras musculares em diferentes ordens, resultar em diferentes respostas de sinalização e produzir adaptações morfológicas distintas nas fibras musculares e fascículos. Portanto, devem-se incluir tanto ações concêntricas quanto excêntricas no treinamento, para que seja maximizada a resposta hipertrófica.

Estudos longitudinais fornecem evidências limitadas de uma vantagem hipertrófica a partir das ações excêntricas. Em uma metanálise que abrangeu 15 estudos compatíveis com os critérios de inclusão, nosso laboratório[216] observou uma diferença de tamanho de efeito superior para resultados hipertróficos com favorecimento de ações excêntricas, em comparação com ações concêntricas (ES = 0,27), com resultados que se traduziram em aumentos modestamente maiores no crescimento muscular entre os estudos considerados (10,0% *versus* 6,8%, respectivamente). Esses resultados devem ser avaliados no contexto em que a maioria dos estudos incluídos para análise correspondeu a repetições totais em oposição a trabalho total. Considerando que a força excêntrica máxima é maior que a força concêntrica, é possível que as diferenças observadas na hipertrofia entre as condições estudadas possam efetivamente ser atribuídas à maior quantidade de trabalho realizado durante as ações excêntricas. As limitadas pesquisas em relação à correspondência total do trabalho entre as condições oferecem resultados um tanto discrepante. Em um estudo,[96] as medidas de massa magra na parte média da coxa aumentaram apenas naqueles participantes que praticaram ações excêntricas, enquanto o treinamento concêntrico não revelou alterações significativas. Alternativamente, Moore et al.[156] observaram leve benefício hipertrófico em favor do treinamento excêntrico *versus* concêntrico em condições de trabalho combinado (6,5% *versus* 4,6%), mas os resultados não tiveram significância estatística. Evidências recentes sugerem que a adição de ações excêntricas supramáximas a um programa de treinamento pode aumentar as adaptações hipertróficas;[202] consultar o Capítulo 5 para uma discussão mais aprofundada sobre o assunto.

Uma coisa que fica bem clara na literatura é que as ações concêntricas e excêntricas produzem adaptações morfológicas distintas nos níveis de fibras e fascículos. Franchi et al.[72] descobriram que o treinamento excêntrico produzia um aumento significativamente maior no comprimento do fascículo em comparação com o treinamento concêntrico (12% *versus* 5%, respectivamente), enquanto as ações concêntricas produziam um aumento significativamente maior no ângulo de penação (30% *versus* 5%). Esses achados são consistentes com os de outras pesquisas sobre o tema[190,227] e indicam uma predisposição para a hipertrofia em série após o exercício excêntrico. Curiosamente, as alterações no comprimento do fascículo parecem ser específicas aos estágios iniciais do treinamento de resistência; o aumento diminui após 5 semanas de treinamento consistente.[24]

Os modos de contração também apresentam efeitos específicos para região na hipertrofia; as ações excêntricas mostram um crescimento preferencial no aspecto distal do vasto lateral (8% excêntrico *versus* 2% concêntrico) e as ações concêntricas visam à porção média do músculo (7% excêntrico *versus* 11% concêntrico).[72] Especula-se que a hipertrofia específica para local possa estar relacionada a danos musculares regionais ao longo do comprimento da fibra e, consequentemente, a alterações não uniformes na ativação muscular.[98]

A Tabela 4.5 fornece um resumo das pesquisas relacionadas ao tipo de ação muscular e à hipertrofia muscular.

Duração do intervalo de descanso

O tempo gasto entre as séries é chamado de *intervalo de descanso* ou *período de descanso*. Os intervalos de descanso podem ser classificados em três categorias amplas: curto (30 segundos ou menos), moderado

---

APLICAÇÕES PRÁTICAS

Tipo de ação muscular

Devem-se incluir tanto ações concêntricas como excêntricas nos programas de treinamento voltados à hipertrofia. Essas ações parecem ser complementares entre si do ponto de vista do crescimento. Faltam pesquisas que investiguem se as ações isométricas proporcionam um benefício hipertrófico aditivo quando combinadas ao treinamento dinâmico concêntrico e excêntrico.

TABELA 4.5 Resumo dos estudos de treinamento de hipertrofia que investigaram o tipo de ação muscular

Estudo	Indivíduos	Metodologia
Ben-Sira et al.[19]	48 mulheres jovens não treinadas	Distribuição aleatória para realizar um protocolo de treinamento de resistência de ações apenas excêntricas, apenas concêntricas, excêntricas e concêntricas mistas ou excêntricas supramáximas para os extensores do joelho. O grupo de condição mista realizou 3 séries de 10 repetições a 65% de 1 RM concêntrica; o grupo de excêntricas supramáximas realizou 3 séries de 5 repetições a 130% de 1 RM concêntrica; os grupos de apenas concêntricas e apenas excêntricas realizaram 3 séries de 10 repetições para essas ações a 65% de 1 RM concêntrica. O treinamento foi realizado 2 vezes por semana.
Blazevich et al.[24]	21 jovens de ambos os sexos não treinados	Distribuição aleatória para realizar um protocolo de treinamento de resistência de ações excêntricas ou concêntricas para os extensores do joelho. Todos os indivíduos realizaram de 4 a 6 séries de 6 repetições máximas. O treinamento foi realizado 3 vezes por semana.
Cadore et al.[35]	22 jovens de ambos os sexos treinados em atividades recreativas	Distribuição aleatória para realizar um protocolo de treinamento de resistência de ações excêntricas ou concêntricas para os extensores do joelho. Todos os indivíduos realizaram 2 a 5 séries de 8 a 10 repetições máximas. O treinamento foi realizado 2 vezes por semana.
Farup et al.[66]	22 jovens do sexo masculino não treinados	Delineamento intraindivíduo em que os participantes realizavam ações concêntricas dos extensores do joelho com um membro inferior e ações excêntricas com o outro membro. Todos os indivíduos realizaram de 6 a 12 séries de 6 a 15 RM. As ações excêntricas foram realizadas a 120% de 1 RM concêntrica. O treinamento foi realizado 3 vezes por semana.
Farup et al.[65]	22 jovens do sexo masculino não treinados	Delineamento intraindivíduo em que os participantes realizavam ações concêntricas dos extensores do joelho com um membro inferior e ações excêntricas com o outro membro. Todos os indivíduos realizaram de 6 a 12 séries de 6 a 15 RM. As ações excêntricas foram realizadas a 120% de 1 RM concêntrica. O treinamento foi realizado 3 vezes por semana.
Farthing e Chilibeck[64]	36 jovens de ambos os sexos não treinados	Delineamento intraindivíduo em que os participantes realizavam ações concêntricas dos flexores do cotovelo com um braço e ações excêntricas com o outro braço. Os indivíduos foram aleatoriamente designados para executar as ações em velocidade rápida ou lenta. Todos os indivíduos realizaram de 2 a 6 séries de 8 repetições máximas. O treinamento foi realizado 3 vezes por semana.

Duração do estudo	O trabalho correspondeu?	Modo	Mensuração da hipertrofia	Achados
8 semanas	Não	Aparelho de extensão do joelho	Medição da circunferência	Não foi encontrada diferença significativa na circunferência da coxa entre as condições.
10 semanas	Sim	Dinamômetro isocinético	Ressonância magnética, ultrassonografia (quadríceps)	Não foi encontrada diferença significativa na hipertrofia do quadríceps femoral entre as condições.
6 semanas	Sim	Dinamômetro isocinético	Ultrassonografia (quadríceps)	Não foi encontrada diferença significativa na espessura muscular entre as condições.
12 semanas	Não	Aparelho de extensão do joelho	Ressonância magnética (quadríceps)	Não foi encontrada diferença significativa na hipertrofia do quadríceps femoral entre as condições.
12 semanas	Não	Aparelho de extensão do joelho	Biópsia muscular (quadríceps)	Aumento significativamente maior na AST das fibras do Tipo II na condição concêntrica.
8 semanas	Sim	Dinamômetro isocinético	Ultrassonografia (flexores do cotovelo)	Maior aumento da espessura muscular na condição excêntrica.

(continua)

TABELA 4.5 Resumo dos estudos de treinamento de hipertrofia que investigaram o tipo de ação muscular (*continuação*)

Estudo	Indivíduos	Metodologia
Franchi et al.[72]	12 jovens do sexo masculino não treinados	Distribuição aleatória para realizar um protocolo de treinamento resistido de ações excêntricas ou concêntricas dos extensores da perna. Todos os indivíduos realizaram 4 séries de 8 a 10 RM. As ações excêntricas foram realizadas a 120% de 1 RM concêntrica. As ações concêntricas foram realizadas por 2 segundos, e as ações excêntricas, por 3 segundos. O treinamento foi realizado 3 vezes por semana.
Higbie et al.[102]	54 mulheres jovens não treinadas	Distribuição aleatória para realizar um protocolo de treinamento de resistência com ações excêntricas ou concêntricas para os extensores do joelho. Todos os indivíduos realizaram 3 séries de 10 repetições máximas. O treinamento foi realizado 3 vezes por semana.
Hortobagyi et al.[106]	21 jovens do sexo masculino não treinados	Distribuição aleatória para realizar um protocolo de treinamento de resistência com ações excêntricas ou concêntricas para os extensores do joelho. Todos os indivíduos realizaram de 4 a 6 séries de 8 a 12 repetições máximas. O treinamento foi realizado 3 vezes por semana.
Hortobagyi et al.[107]	48 jovens de ambos os sexos não treinados	Distribuição aleatória para realizar um protocolo de treinamento de resistência de ações excêntricas ou concêntricas para os extensores do joelho. Todos os indivíduos realizaram de 4 a 6 séries de 8 a 12 repetições máximas. O treinamento foi realizado 3 vezes por semana.
Jones e Rutherford[115]	12 jovens de ambos os sexos não treinados	Delineamento intraindivíduo em que os participantes realizavam ações concêntricas dos extensores do joelho com um membro inferior e ações excêntricas com o outro membro. Todos os indivíduos realizaram 4 séries de 6 repetições máximas. As ações excêntricas foram realizadas a 145% de 1 RM concêntrica. O treinamento foi realizado 3 vezes por semana.
Kim et al.[121]	13 jovens de ambos os sexos (*status* de treinamento não informado)	Distribuição aleatória para realizar um protocolo de treinamento de resistência com ações excêntricas ou concêntricas dos abdutores do ombro. Todos os indivíduos realizaram 4 a 6 séries de 6 a 8 repetições máximas. O treinamento foi realizado 3 vezes por semana.
Komi e Buskirk[122]	31 jovens do sexo masculino não treinados	Distribuição aleatória para realizar um protocolo de treinamento de resistência de ações excêntricas ou concêntricas para os flexores do antebraço. O treinamento foi realizado 4 vezes por semana.
Maeo et al.[137]	12 homens jovens não treinados	Delineamento intraindivíduo em que os participantes realizavam ações concêntricas dos extensores do joelho com uma perna e ações excêntricas com a outra perna. Todos os indivíduos realizaram 3 a 6 séries de repetições máximas. O treinamento foi realizado 2 vezes por semana.

Duração do estudo	O trabalho correspondeu?	Modo	Mensuração da hipertrofia	Achados
10 semanas	Não	Aparelho de *leg press*	Ressonância magnética (quadríceps)	Não foi encontrada diferença significativa na hipertrofia da coxa entre as condições.
10 semanas	Sim	Dinamômetro isocinético	Ressonância magnética (quadríceps)	Aumento significativamente maior na hipertrofia do músculo quadríceps femoral na condição excêntrica.
12 semanas	Sim	Dinamômetro isocinético	Biópsia muscular (quadríceps)	Aumento significativamente maior na hipertrofia das fibras do Tipo II do quadríceps femoral na condição excêntrica.
12 semanas	Sim	Dinamômetro isocinético	Biópsia muscular (quadríceps)	Aumento significativamente maior na hipertrofia de todos os tipos de fibras do quadríceps femoral na condição excêntrica.
12 semanas	Não	Aparelho de extensão do joelho com resistência variável	TC (quadríceps)	Não foi encontrada diferença significativa na hipertrofia da coxa entre as condições.
8 semanas	Sim	Dinamômetro isocinético	Ultrassonografia (supraespinal)	Não foi encontrada diferença significativa na hipertrofia do supraespinal entre as condições.
7 semanas	Não	Dinamômetro isocinético	Medidas de circunferência	Maior aumento na circunferência do braço na condição excêntrica.
10 semanas	Sim	Dinamômetro isocinético	Ressonância magnética (quadríceps)	O volume muscular aumentou apenas na condição excêntrica.

(continua)

TABELA 4.5 Resumo dos estudos de treinamento de hipertrofia que investigaram o tipo de ação muscular (*continuação*)

Estudo	Indivíduos	Metodologia
Mayhew et al.[144]	20 jovens de ambos os sexos não treinados	Distribuição aleatória para realizar um protocolo de treinamento de resistência de ações excêntricas ou concêntricas para os extensores do joelho. As ações concêntricas foram realizadas na intensidade de 90% da potência concêntrica máxima, enquanto as ações excêntricas foram realizadas no mesmo nível de potência relativa. O treinamento foi realizado 3 dias por semana.
Moore et al.[156]	9 jovens do sexo masculino não treinados	Delineamento intraindivíduo em que os participantes realizavam ações concêntricas dos flexores do cotovelo com um braço e ações excêntricas com o outro braço. Todos os indivíduos realizaram de 2 a 6 séries de 10 repetições máximas. O treinamento foi realizado 2 vezes por semana.
Nickols-Richardson et al.[167]	70 jovens do sexo feminino não treinadas	Distribuição aleatória para realizar um protocolo de treinamento de resistência com ações excêntricas ou concêntricas para os membros. Todos os indivíduos realizaram 5 séries de 6 repetições máximas. O treinamento foi realizado 3 vezes por semana.
Reeves et al.[190]	19 idosos de ambos os sexos não treinados	Distribuição aleatória para realizar um protocolo de treinamento de resistência de ações excêntricas ou mistas (excêntricas e concêntricas) para a parte inferior do corpo. A condição mista incluía 2 séries de 10 repetições com uma carga de ~80% de 5 RM de ação mista. A condição somente excêntrica utilizou 2 séries de 10 repetições com uma carga de ~80% de 5 RM excêntricas. O treinamento foi realizado 3 dias por semana.
Ruas et al.[199]	40 homens jovens não treinados	Distribuição aleatória para 1 de 4 protocolos: quadríceps concêntrico/posteriores da coxa concêntricos; quadríceps excêntrico/posteriores da coxa excêntricos; quadríceps concêntrico/posteriores da coxa excêntricos; ou controle sem treinamento. O volume foi iniciado em 1 série, tendo sido progressivamente aumentado pela adição de uma série extra a cada semana. O treinamento foi realizado 2 vezes por semana.
Seger et al.[224]	10 jovens do sexo masculino não treinados	Delineamento intraindivíduo em que os participantes realizavam ações concêntricas dos extensores do joelho com um membro inferior e ações excêntricas com o outro membro. Todos os indivíduos realizaram 4 séries de 10 repetições máximas. O treinamento foi realizado 3 vezes por semana.

Duração do estudo	O trabalho correspondeu?	Modo	Mensuração da hipertrofia	Achados
4 semanas	Não	Dinamômetro isocinético	Biópsia muscular (quadríceps)	Maior aumento na área das fibras do Tipo II do quadríceps femoral na condição concêntrica.
9 semanas	Sim	Dinamômetro isocinético	TC (flexores do cotovelo)	Não foi encontrada diferença significativa na hipertrofia dos flexores do cotovelo entre as condições.
5 meses	Não	Dinamômetro isocinético	DXA	Não foi encontrada diferença significativa na massa de tecidos moles livre de gordura entre as condições.
14 semanas	Não	Aparelhos de extensão de joelho e *leg press*	Ultrassonografia (quadríceps)	Não foi encontrada diferença significativa na espessura do músculo vasto lateral entre as condições.
6 semanas	Não	Dinamômetro isocinético	Ultrassonografia (quadríceps, posteriores da coxa)	Maiores aumentos na espessura muscular para as condições concêntricas/excêntricas e excêntricas/excêntricas *vs.* concêntricas/concêntricas.
10 semanas	Não	Dinamômetro isocinético	Ressonância magnética (quadríceps)	Maior aumento na hipertrofia do músculo quadríceps femoral como um todo distalmente na condição excêntrica.

(continua)

TABELA 4.5 Resumo dos estudos de treinamento de hipertrofia que investigaram o tipo de ação muscular (*continuação*)

Estudo	Indivíduos	Metodologia
Smith e Rutherford[233]	10 jovens de ambos os sexos não treinados	Delineamento intraindivíduo em que os participantes realizavam ações concêntricas dos extensores do joelho com um membro inferior e ações excêntricas com o outro membro. Todos os indivíduos realizaram 4 séries de 10 repetições máximas. As ações excêntricas foram realizadas a 135% de 1 RM concêntrica. O treinamento foi realizado 3 vezes por semana.
Vikne et al.[259]	17 jovens do sexo masculino treinados em resistência	Distribuição aleatória para realizar um protocolo de treinamento resistido de ações excêntricas ou concêntricas para os flexores do cotovelo. O treinamento foi dividido entre dias máximos e médios. Aqueles no grupo de treinamento máximo realizaram de 3 a 5 séries de 4 a 8 RM; aqueles no grupo de treinamento médio executaram 3 ou 4 séries do mesmo esquema de repetição, mas com cargas mais leves. As ações concêntricas foram realizadas de maneira explosiva, enquanto as ações excêntricas foram realizadas em 3 a 4 segundos. O treinamento foi realizado 2 ou 3 dias por semana.

RM: repetição máxima; AST: área de secção transversa; TC: tomografia computadorizada; DXA: absorciometria por raios X de dupla energia.

(60 a 90 segundos) e longo (3 minutos ou mais).[205] Pesquisas mostraram que a duração do intervalo de descanso tem efeitos distintos sobre a resposta aguda ao treinamento de resistência. Levantou-se a hipótese de que essas respostas afetam as adaptações hipertróficas crônicas.

Demonstrou-se que intervalos de descanso curtos aumentam acentuadamente o acúmulo de metabólitos. Ratamess et al.[189] descobriram que os intervalos de descanso de 30 segundos reduziram o volume de treinamento em mais de 50% ao longo de cinco séries a 10 RM; observou-se ainda uma acentuada diminuição na carga em cada série subsequente. Assim, o aprimoramento metabólico é alcançado à custa da tensão mecânica reduzida, resultando na necessidade de reduzir progressivamente a quantidade de carga nas séries subsequentes para sustentar a realização de uma determinada faixa de repetições.

Longos intervalos de descanso fornecem uma capacidade sustentada de manter a tensão mecânica ao longo de cada série sucessiva. Demonstrou-se que a capacidade de força é amplamente preservada em três séries com intervalos de descanso de 3 minutos ou mais.[123,189] No entanto, o acúmulo de metabólitos diminui com o aumento do descanso entre séries, particularmente no que diz respeito ao acúmulo de ácido láctico.[1]

Acredita-se que períodos de descanso moderados forneçam um meio-termo ideal entre o estresse metabólico e a tensão mecânica. Um treino voltado à hipertrofia, no qual os indivíduos descansam 90 segundos entre as séries, mostrou um aumento significativamente maior na concentração sanguínea de lactato e uma redução no pH em comparação com um treino voltado à força, com 5 minutos de descanso entre as séries.[166] Com relação ao efeito sobre a carga, Medeiros et al.[152] descobriram que o uso de intervalos de

Duração do estudo	O trabalho correspondeu?	Modo	Mensuração da hipertrofia	Achados
20 semanas	Não	Aparelho de extensão do joelho	TC (quadríceps)	Não foi encontrada diferença significativa na hipertrofia do quadríceps femoral entre os grupos.
12 semanas	Não	Aparelho de polia com cabo especialmente projetado para o estudo	TC e biópsia (flexores do cotovelo)	Aumento significativamente maior na AST no músculo todo dos flexores do cotovelo na condição excêntrica. Maior aumento na área das fibras dos Tipos I e II na condição excêntrica.

descanso de 60 segundos exigia uma redução de 5 a 10% em cada série sucessiva para possibilitar a manutenção de cargas de 8 a 12 RM em indivíduos treinados em resistência. Como intervalos de descanso moderados induzem um ambiente metabólico favorável sem comprometer substancialmente as forças mecânicas, geralmente prescreve-se um intervalo de descanso de 60 a 90 segundos para maximizar a hipertrofia.

Apesar da crença comumente aceita de que as rotinas voltadas à hipertrofia se beneficiam do descanso moderado entre as séries, apenas alguns estudos investigaram diretamente o efeito dos intervalos de descanso no crescimento muscular ao longo do tempo. Os resultados desses estudos têm sido conflitantes; algumas dessas pesquisas revelaram um benefício potencial com o uso de intervalos de descanso mais longos,[34,211] enquanto outras concluíram por um benefício potencial com intervalos de descanso mais curtos,[260] e ainda outras não mostraram diferenças entre as condições.[3,69] Essas diferenças nos achados podem estar relacionadas aos métodos e às populações estudadas. Exemplificando, alguns estudos incluíram homens jovens e não treinados,[34,69,178] homens jovens e treinados,[3,211] homens idosos não treinados[260] e mulheres não treinadas.[103] Ainda não ficou esclarecido como a duração dos intervalos de descanso pode afetar essas diversas populações.

Além disso, até o momento apenas três estudos avaliaram a hipertrofia usando um método específico para local. Utilizando um modelo transversal, Ahtiainen et al.[3] não relataram diferenças na área de secção transversa do quadríceps derivada da ressonância magnética entre os períodos de repouso de 2 minutos e 5 minutos. Por outro lado, um estudo realizado no laboratório do autor deste livro registrou aumentos superiores na espessura muscular (medidos por ultrassonografia em modo B) que favoreceram intervalos de descanso de 3 minutos *versus* 1 minuto em uma coorte de homens treinados em resistência.[211] Confundindo ainda mais esse tópico, Fink et al.[69] demonstraram que as mudanças na área de secção transversa do tríceps braquial, medida por ressonância magnética, foram semelhantes entre intervalos de descanso de 30 e 150 segundos durante o treinamento realizado com cargas leves (40% de 1 RM) até a falha; mas foram observados aumentos modestamente maiores (embora não significativos do ponto de vista estatístico) para os músculos da coxa em seguida ao treinamento com intervalos de descanso mais longos, em comparação com mais curtos (8,3% *versus* 5,7%, respectivamente).

Como acontece com qualquer variável de treinamento de resistência, os intervalos de descanso podem ser variados ao longo de determinado ciclo de treinamento. Em um novo modelo de pesquisa, Souza et al.[56] randomizaram 20 homens treinados em resistência para um grupo que praticou um intervalo de descanso constante ou um grupo que usou intervalos de descanso decrescentes. Todos os homens começaram a prática fazendo 3 séries de 10 a 12 repetições com 2 minutos de descanso nas primeiras 2 semanas. Em seguida, a duração do intervalo de descanso diminuiu progressivamente para 30 segundos no grupo de intervalo de descanso decrescente ao longo de um período de 6 semanas, enquanto o grupo de intervalo de descanso constante permaneceu no mesmo intervalo durante todo o estudo. Transcorridas 8 semanas, ambos os grupos tinham aumentado significativamente a hipertrofia dos membros superiores e inferiores; não foram observadas diferenças significativas nas condições de intervalo de descanso, apesar de uma redução no volume de treinamento para o grupo com intervalo de descanso decrescente. Um estudo de seguimento que utilizou essencialmente o mesmo protocolo, mas com administração de suplementação de creatina para os participantes, também não observou diferenças hipertróficas significativas entre intervalos de repouso constantes e decrescentes.[236] Curiosamente, os tamanhos de efeito foram substancialmente maiores para intervalos de descanso decrescentes *versus* constantes na área de secção transversa do braço (2,53 *versus* 1,11, respectivamente) e da coxa (3,23 *versus* 2,02, respectivamente).

Tendo em vista o uso de populações altamente heterogêneas e os modelos metodológicos dos estudos, é tarefa difícil conciliar completamente as evidências relativas ao tema. Pode-se argumentar que intervalos de descanso um pouco mais longos (≥ 2 minutos) são preferíveis nos treinamentos orientados para hipertrofia, porque essa abordagem ajuda a preservar o volume de carga entre as séries. Achados não publicados do nosso grupo observaram maiores aumentos na área de secção transversa do quadríceps, bem como cargas de volume mais altas para intervalos de descanso mais longos (3 minutos) *versus* mais curtos (1 minuto) quando o número de séries foi igualado entre as condições. Contudo, a realização de séries extras na condição de descanso mais curta para igualar o volume de carga resultou em alterações hipertróficas semelhantes; isso destaca a importância de levar em conta o volume de carga ao escolher um intervalo de descanso adequado.

> **PONTO-CHAVE**
>
> Embora períodos de descanso de 60 a 90 segundos induzam um ambiente metabólico aparentemente favorável para a hipertrofia, as pesquisas indicam que descansar pelo menos 2 minutos entre as séries fornece uma vantagem hipertrófica em comparação com períodos de descanso mais curtos em razão da capacidade de manter um maior volume de carga.

Deve-se observar que as pesquisas sobre intervalos de descanso geralmente envolvem protocolos em que os participantes treinam até que ocorra falha voluntária em todas as séries. Esse nível de esforço necessariamente gera maior fadiga do que as séries sem falha, afetando a recuperação entre as séries e, por sua vez, o volume de carga. Assim, níveis mais altos de esforço exigem intervalos de descanso mais longos, para que possa ser mantido o volume de carga, ao passo que parar antes da falha permitirá que sejam utilizados períodos de descanso mais curtos, sem comprometer o volume de carga.

A seleção de exercícios é outro fator digno de consideração quando se determinam os intervalos de descanso para os objetivos direcionados para a hipertrofia. Os exercícios multiarticulares, em particular aqueles que usam pesos livres, provocam uma fadiga consideravelmente maior do que os exercícios uniarticulares. Esse ponto foi elegantemente demonstrado em um estudo no qual os pesquisadores observaram uma queda muito maior no número de repetições completadas ao longo de 5 séries durante a execução do supino, em comparação com o uso da máquina crucifixo de peito (*chest fly*) em uma coorte de homens treinados em resistência; na verdade, a máquina crucifixo de peito demonstrou que praticamente não ocorreu qualquer redução nas repetições ao longo dos 3 primeiros blocos das séries.[225] Portanto, pode-se inferir que, enquanto os exercícios multiarticulares com pesos livres exigem períodos de descanso de no mínimo 2 minutos, podem ser usados períodos de descanso um pouco mais curtos durante a execução de exercícios uniarticulares. Essa abordagem talvez tire vantagem das maiores perturbações metabólicas associadas ao período de descanso mais curto durante o treinamento, sem que haja comprometimento do volume de carga.

A Tabela 4.6 oferece um resumo das pesquisas relacionadas à duração do intervalo de repouso e à hipertrofia muscular.

APLICAÇÕES PRÁTICAS

Duração do intervalo de descanso

Apesar de um conceito teórico de que intervalos de descanso mais curtos produzem adaptações musculares superiores, as pesquisas atuais não sustentam essa afirmação. Na verdade, períodos de descanso mais longos entre as séries podem melhorar a hipertrofia por possibilitar a manutenção de um maior volume de carga. Assim, os protocolos de treinamento de resistência geralmente devem fornecer períodos de descanso de, no mínimo, 2 minutos para maximizar a resposta hipertrófica, pelo menos ao realizar exercícios multiarticulares com pesos livres.

Dito isso, pode resultar em benefício o uso de intervalos de descanso de aproximadamente 60 a 90 segundos para exercícios uniarticulares e, talvez, para certos exercícios com uso de aparelhos, porque não ficou demonstrado que esses movimentos promovem redução no volume de carga com descansos mais curtos, e talvez o maior estresse metabólico possa conferir vantagens anabólicas adicionais. As evidências sugerem que o ato de treinar consistentemente com intervalos de descanso mais curtos promove adaptações que facilitam a capacidade de manter uma porcentagem média significativamente maior de 1 RM durante o treinamento.[124] Essas adaptações incluem um aumento da densidade capilar e mitocondrial, bem como maior capacidade de tamponar os íons hidrogênio e de retirá-los dos músculos, minimizando assim os decréscimos no desempenho. É concebível que isso possa possibilitar a manutenção do volume com níveis ainda mais elevados de estresse metabólico, possivelmente melhorando o anabolismo.

TABELA 4.6 Resumo dos estudos de treinamento de hipertrofia que investigam o comprimento do intervalo de repouso

Estudo	Indivíduos	Metodologia
Ahtiainen et al.[3]	13 jovens do sexo masculino treinados em resistência	Delineamento cruzado intraindivíduo em que todos os participantes realizaram um protocolo de treinamento resistido com 2 ou 5 minutos de descanso entre as séries. O treinamento consistia em uma rotina dividida entre as partes corporais, de múltiplas séries, por 8 a 12 repetições, 4 dias por semana.
Buresh et al.[34]	12 jovens do sexo masculino não treinados	Distribuição aleatória para realizar um protocolo de treinamento de resistência com 1 ou 2,5 minutos de descanso entre as séries. O treinamento consistia em uma rotina dividida entre as partes corporais, de múltiplas séries, por 8 a 11 repetições, realizado 4 vezes por semana.
Fink et al.[69]	21 homens jovens não treinados	Distribuição aleatória para um programa de treinamento de resistência com intervalos de descanso de 30 ou 150 segundos. O exercício consistia de 4 séries de agachamento e de supino a 40% de 1 RM realizados até a falha, 2 dias por semana.
Hill-Haas et al.[103]	18 mulheres não treinadas	Distribuição aleatória para um programa de treinamento de resistência para o corpo inteiro com intervalos de descanso de 20 ou 80 segundos. O treinamento consistia de 2 a 5 séries de 15 a 20 RM realizadas 3 dias por semana.
Piirainen et al.[178]	21 homens jovens não treinados	Distribuição aleatória para um programa de treinamento de resistência para o corpo inteiro com intervalos de descanso baseados na frequência cardíaca individual (~55 segundos) ou em um intervalo de descanso fixo de 120 segundos. O treinamento consistia em 3 séries de 10 a 15 RM realizadas 3 dias por semana.
Schoenfeld et al.[204]	21 jovens do sexo masculino treinados em resistência	Distribuição aleatória para realizar um protocolo de treinamento resistido com 1 ou 3 minutos de descanso entre as séries. O treinamento consistia em 7 exercícios para o corpo inteiro, por 8 a 12 repetições, realizados 3 dias por semana.
Villanueva et al.[260]	22 idosos do sexo masculino não treinados	Distribuição aleatória para realizar um protocolo de treinamento resistido com 1 ou 4 minutos de descanso entre as séries. O treinamento consistiu em 2 ou 3 séries de 4 a 6 repetições, realizadas 3 dias por semana.

RM: repetição máxima; AST: área de secção transversa; DXA: absorciometria por raios X de dupla energia; BIA: análise de bioimpedância elétrica; MLG: massa livre de gordura.

Duração do estudo	Pareado por volume?	Mensuração da hipertrofia	Achados
12 semanas	Não	Ressonância magnética (quadríceps)	Não foi observada diferença significativa na AST muscular entre os grupos.
10 semanas	Não	Pesagem hidrostática e medidas de circunferência	Aumento significativamente maior na AST do braço e uma tendência a um maior aumento na AST da coxa na condição de intervalo de descanso mais longo.
8 semanas	Não	Ressonância magnética (tríceps, coxa)	Não foi encontrada diferença significativa nas medidas de AST entre as condições. As diferenças relativas para aumentos na AST da coxa favoreceram a condição de maior descanso.
5 semanas	Não	Medidas de circunferência (coxa)	Não foi encontrada diferença significativa na circunferência da coxa entre as condições. Os aumentos relativos favoreceram o grupo com intervalo de descanso mais curto.
7 semanas	Não	BIA	Não foi encontrada diferença significativa na MLG entre as condições.
8 semanas	Não	Ultrassonografia (flexores do cotovelo, extensores do cotovelo, quadríceps)	Aumento significativamente maior na espessura dos músculos anteriores da coxa e uma tendência a maior aumento na espessura do tríceps braquial na condição de intervalo de descanso mais longo.
8 semanas	Não	DXA	Aumento significativamente maior na massa corporal magra na condição de intervalo de descanso mais curto.

Duração da repetição

A *duração da repetição* representa a soma dos componentes concêntrico, excêntrico e isométrico de uma repetição e é baseada na cadência em que a repetição é realizada.[173] A *cadência* geralmente é expressa como um arranjo de três dígitos em que o primeiro número é o tempo (em segundos) para concluir a ação concêntrica, o segundo número é a fase de transição isométrica entre as ações concêntrica e excêntrica, e o terceiro é o tempo para concluir a ação excêntrica.[173] Por exemplo, uma cadência de 2-0-3 indicaria uma repetição levando 2 segundos na ação concêntrica, sem pausa no topo do movimento e depois levando 3 segundos para executar a ação excêntrica. No exemplo anterior, a duração da repetição seria de 5 segundos.

Até certo ponto, a cadência pode ser manipulada de maneira voluntária. Sua extensão depende de dois fatores: a intensidade da carga e a fadiga acumulada. Cargas mais pesadas levam mais tempo para serem levantadas; quanto mais próxima a carga estiver de 1 RM do indivíduo, mais lenta será a ação concêntrica, mesmo quando a intenção é mover o peso o mais rápido possível. Além disso, o início da fadiga faz com que a velocidade diminua em razão da incapacidade das fibras de trabalhar para manter a produção de força. A capacidade de elevar até mesmo cargas muito leves é reduzida quando as repetições se aproximam do ponto de fadiga. Em um estudo, as três primeiras repetições concêntricas de um supino a 5 RM levaram aproximadamente 1,2 a 1,6 segundos para serem concluídas, enquanto a quarta e a quinta repetições levaram de 2,5 a 3,3 segundos, respectivamente.[155] Observaram-se esses resultados apesar do fato de os indivíduos terem tentado realizar explosivamente todas as repetições.

O uso de cargas ≤ 80% de 1 RM possibilita que os praticantes variem a cadência do levantamento concêntrico; cargas mais leves aumentam essa capacidade. Dado que a força excêntrica é aproximadamente 20 a 50% maior que a força concêntrica,[12] a velocidade das ações excêntricas pode ser alterada em cargas superiores a 1 RM concêntrica. Alguns autores especularam que estender intencionalmente a duração das repetições leva a uma resposta hipertrófica superior, como resultado do maior tempo sob carga.[118]

Uma revisão sistemática recente e uma metanálise realizadas pelo grupo do autor deste livro examinaram se alterações na duração da repetição afetam a resposta hipertrófica ao treinamento de resistência.[209] Os estudos preencheriam os critérios de inclusão se fossem ensaios clínicos randomizados que comparassem diretamente as cadências de treinamento em exercícios dinâmicos usando repetições concêntricas e excêntricas realizadas até a falha muscular momentânea. Oito estudos preencheram os critérios de inclusão, compreendendo um total de 204 indivíduos. A duração da repetição foi estratificada em quatro grupos: rápido/pesado (séries de 6 a 12 repetições com duração total da repetição de 0,5 a 4 segundos), rápido/leve (séries de 20 a 30 repetições com duração total da repetição de 0,5 a 4 segundos), médio (séries de 6 a 12 repetições com duração total da repetição de 4 a 8 segundos) ou leve (séries de 6 a 12 repetições com duração total da repetição > 8 segundos). Os resultados da metanálise não mostraram diferenças significativas na hipertrofia muscular nas durações de treinamento avaliadas. Ao considerar apenas os estudos que empregaram o treinamento tradicional dinâmico constante de resistência externa (ou seja, isotônico), pode-se inferir que não há diferenças discerníveis na hipertrofia usando durações de até aproximadamente 6 segundos.

A subanálise dos dados indicou que o treinamento superlento provavelmente é prejudicial à maximização da hipertrofia. Keogh et al.[118] avaliaram a ativação muscular em um grupo de levantadores de peso treinados durante o supino sob uma variedade de condições de treinamento, incluindo uma cadência muito lenta e uma cadência tradicional. Aqueles na condição de levantamento lento usaram uma duração de repetição de 10 segundos (5 segundos tanto para a ação concêntrica quanto para a excêntrica), enquanto aqueles na condição de treinamento tradicional tentaram levantar a carga o mais rápido possível. Cada condição foi realizada até o ponto de falha muscular concêntrica. Em comparação com a cadência lenta, a atividade eletromiográfica média do peitoral maior durante o levantamento tradicional foi marcadamente mais alta na porção concêntrica do movimento (em cerca de 18, 19 e 12% para a primeira, média e última repetição, respectivamente). Durante as ações excêntricas, a vantagem de ativação para o treinamento em cadência tradicional *versus* cadência lenta aumentou para 32, 36 e 36% na primeira, média e última repetição, respectivamente. Esses achados fornecem evidências de que a desaceleração voluntária da cadência durante uma repetição é subótima para a ativação máxima do músculo-alvo.

No único estudo até o momento que empregou medidas específicas do local para avaliar a hipertrofia muscular subsequente ao treinamento superlento *versus* tradicional, Schuenke et al.[221] randomizaram mulheres jovens não treinadas para realizar várias séries de agachamento, *leg press* e extensão de joelho 2 ou 3 vezes por semana durante 6 semanas. O grupo superlento realizou repetições com duração de 14 segundos (10 segundos concêntricas, 4 segundos excêntricas); o grupo de treinamento tradicional empregava uma cadência de 1 a 2 segundos em ações concêntricas e excêntricas. Ambos os grupos realizaram de 6 a 10 RM por série, mas a carga durante o treinamento superlento foi muito mais leve do que durante o treinamento de cadência tradicional (cerca de 40 a 60% de 1 RM *versus* cerca de 80 a 85% de 1 RM, respectivamente) para possibilitar a manutenção da faixa de repetição-alvo. Os aumentos pós-estudo nas fibras dos Tipos IIa e Tipo IIx foram substancialmente maiores usando o treinamento com a cadência tradicional (cerca de 33 e 37%, respectivamente) *versus* superlento (cerca de 12 e 19%, respectivamente). Além disso, houve uma diminuição maior na área total de fibras do Tipo IIx no grupo tradicional em comparação com o grupo superlento (cerca de 39% *versus* 28%, respectivamente), com um aumento correspondentemente maior na área total das fibras do Tipo IIa (cerca de 30% *versus* 11%, respectivamente). Isso sugere que o levantamento de peso a uma cadência voluntariamente muito lenta não estimula as unidades motoras de limiar mais alto. O trabalho de seguimento do mesmo laboratório constatou que o teor de células satélites era significativamente maior após o treinamento tradicional em comparação com o treinamento superlento nos diferentes tipos de fibra.[100]

No que diz respeito às ações musculares individuais, alguns pesquisadores postularam que a velocidade concêntrica intencionalmente lenta reduz o impulso durante uma repetição, aumentando assim a tensão no músculo.[270] Hipoteticamente, o aumento da tensão mecânica poderia mediar de forma positiva a sinalização anabólica intracelular, promovendo uma maior resposta hipertrófica. Foi demonstrado, no entanto, que os efeitos do impulso são irrelevantes em um movimento concêntrico de 2 segundos *versus* 10 segundos quando a carga é mantida constante.[114] Uma potencial desvantagem de levantar o peso muito rapidamente é uma redução no estresse metabólico. A realização da fase concêntrica de uma repetição em 2 segundos resultou em maior acúmulo de lactato em comparação com uma contração concêntrica explosiva, apesar de um volume correspondente e da menor potência na cadência mais lenta (repetições excêntricas foram padronizadas em 2 segundos).[145] Os efeitos residuais dessa observação sobre a hipertrofia não são claros.

> **PONTO-CHAVE**
>
> As evidências atuais sugerem que existe pouca diferença na hipertrofia muscular ao treinar em durações de repetição isotônica de 0,5 a 6 segundos. O treinamento em durações intencionais muito lentas (> 10 segundos por repetição) parece produzir um aumento inferior no crescimento muscular.

Nogueira et al.[169] descobriram que a realização de ações concêntricas explosivamente com uma repetição concêntrica em 1 segundo produziu um maior aumento na espessura muscular em comparação com a realização das repetições em 2 a 3 segundos. Uma limitação do estudo foi que ambos os grupos usaram cargas leves (40 a 60% de 1 RM) e as séries terminaram bem antes da falha muscular. Portanto, o modelo do estudo pode ter imposto um viés à condição de 1 segundo, porque velocidades mais rápidas promovem maior recrutamento e estimulação de unidades motoras de limiar mais alto na ausência de fadiga.[237]

Alguns autores teorizaram que realizar ações excêntricas em velocidades mais altas promove o anabolismo como resultado do aumento da tensão muscular durante o alongamento em alta velocidade. Roschel et al.[198] encontraram ativação semelhante de Akt, mTOR e p70^{S6K} depois de 5 séries de 8 repetições excêntricas a uma velocidade lenta (20° por segundo) *versus* velocidade rápida (210° por segundo), sugerindo que a velocidade das ações excêntricas não influencia a sinalização anabólica intracelular. Vários estudos mostraram um benefício das ações excêntricas mais rápidas. Shepstone et al.[228] relataram uma tendência a maior aumento na área de secção transversa muscular dos flexores de cotovelo com repetições excêntricas mais rápidas (210° por segundo *versus* 20° por segundo). Farthing e Chilibeck[64] demonstraram que ações excêntricas rápidas (180° por segundo) produziram maior aumento na espessura muscular em comparação com ações concêntricas lentas (30° por segundo) e ações concêntricas rápidas, mas não com ações excêntricas lentas. Deve-se notar que todos esses estudos usaram a dinamometria isocinética e, portanto, seus resultados não podem necessariamente ser generalizados para os métodos tradicionais de treinamento isotônico usando ações concêntricas e excêntricas acopladas.

Há evidências de que a cadência excêntrica pode ter impacto nos resultados hipertróficos durante o treinamento isotônico tradicional. Assis-Pereira et al.[9] relataram maiores aumentos na espessura muscular dos flexores do cotovelo ao usar uma cadência excêntrica de 4 segundos *versus* 1 segundo durante a rosca bíceps (6,3% *versus* 16,6%, respectivamente); a ação concêntrica foi realizada em uma cadência de 1 segundo em ambos os grupos. Aprofundando essa linha de pesquisa, Shibata et al.[229] demonstraram a ocorrência de uma hipertrofia semelhante da musculatura da coxa com cadências excêntricas de 4 *versus* 2 segundos no agachamento; os dois grupos levaram 2 segundos para a realização das ações concêntricas. Um estudo inédito do grupo do autor deste livro respalda esses achados; observam-se aumentos semelhantes na espessura muscular após o treinamento em uma cadência de 1-0-2 *versus* 1-0-4. Embora não seja possível discernir os mecanismos atuantes, é razoável especular que as diferenças entre os resultados dos estudos se devem ao nível de controle exercido durante as respectivas ações excêntricas. Uma cadência excêntrica relativamente rápida (ou seja, 1 segundo) parece permitir que a gravidade assuma a maior parte do trabalho, com limitado envolvimento muscular no abaixamento da carga. Por outro lado, a diminuição da cadência excêntrica, de tal forma que os músculos em atividade sejam forçados a exercer uma ação de frenagem, proporciona uma tensão mecânica suficiente para que seja iniciada uma resposta anabólica. Com base nas evidências, parece ser adequada uma ação excêntrica de 2 segundos para que fique assegurada a completa estimulação muscular durante o componente de alongamento de uma repetição; as durações mais longas não parecem resultar em benefício extra.

Algumas evidências sugerem que o componente isométrico na fase inferior do movimento deve ser minimizado para manter a tensão constante no músculo-alvo. Tanimoto e Ishii[244] descobriram que homens jovens não treinados que realizaram 12 semanas de extensões de joelho usando uma cadência concêntrica/excêntrica de 3 segundos sem descanso entre as repetições excêntricas e concêntricas experimentaram uma resposta hipertrófica semelhante à de homens que usavam uma cadência concêntrica/excêntrica de 1 segundo, relaxando por 1 segundo após cada ação excêntrica. Esses resultados foram observados apesar do uso de cargas substancialmente mais pesadas nas condições de cadência mais rápida *versus* mais lenta (cerca de 80% *versus* cerca de 50% de 1 RM, respectivamente). Analisando superficialmente, é tentador especular que a ausência de uma fase de relaxamento na condição de cadência lenta mediou positivamente os resultados, talvez por meio de efeitos associados com o aumento da isquemia e da hipóxia. No entanto, o fato de outros aspectos do estudo não terem sido controlados (ou seja, cadência concêntrica e excêntrica, intensidade de carga) obscurece a capacidade de tirar conclusões firmes sobre o assunto.

É provável que o foco de atenção seja a consideração mais importante em relação à duração da repetição. Em palavras simples, o foco de atenção refere-se ao que determinado indivíduo pensa ao executar determinada tarefa motora. Numerosos estudos de EMG revelam que é possível atingir maior ativação muscular se for desenvolvida uma conexão mente-músculo (ou seja, um foco de atenção interno) na qual o músculo-alvo é ativamente visualizado e forçado de modo consciente a se contrair durante a execução do exercício.[36,37,234] Um estudo recentemente publicado pelo laboratório do autor deste livro indica que essas descobertas podem se estender ao crescimento muscular longitudinal.[217] Uma coorte de homens jovens não treinados foi randomizada para executar 4 séries de 8 a 12 RM de extensão de perna e de rosca bíceps com o uso de um foco interno (os participantes foram repetidamente incentivados a contrair o músculo em cada repetição) ou de um foco externo (os participantes foram repetidamente instruídos a aumentar a carga). Transcorridas 8 semanas, o grupo que lançou mão do foco interno apresentava aumentos significativamente maiores na espessura dos músculos flexores do cotovelo em comparação com o grupo com foco externo (12,4% versus 6,9%, respectivamente). Por outro lado, observaram-se alterações hipertróficas semelhantes entre as condições para o quadríceps. Especula-se que as diferenças entre os músculos podem ter ocorrido em função de seu uso na vida cotidiana. Ou seja, os braços são frequentemente usados para executar habilidades motoras finas, por exemplo, levantar objetos delicados. Assim, a conexão entre mente e musculatura do membro superior tende a ser mais forte, como garantia de que essas tarefas sejam executadas de forma adequada. Alternativamente, as pernas são usadas com mais frequência para tarefas motoras grossas, como a deambulação; portanto, a conexão entre a mente e a musculatura dos membros inferiores tende a ser mais fraca porque as tarefas associadas não dependem de altos níveis de concentração. Embora sejam necessárias mais pesquisas sobre o assunto, os resultados sugerem que o desenvolvimento de uma conexão mente-músculo pode ser mais relevante para a hipertrofia do que o treinamento em uma cadência específica; desde que o indivíduo levante a carga com um esforço consciente para fazer com que o músculo execute o trabalho, a cadência, basicamente, é um fator discutível.

A Tabela 4.7 fornece um resumo das pesquisas relacionadas com a duração da repetição e a hipertrofia muscular.

TABELA 4.7 Resumo dos estudos de treinamento de hipertrofia que investigam a duração da repetição

Estudo	Indivíduos	Metodologia
Carlson et al.[43]	59 homens e mulheres jovens treinados	Distribuição aleatória para um protocolo de treinamento de resistência para o corpo inteiro, de série única, usando uma cadência moderada, lenta ou muito lenta, realizado 2 vezes por semana.
Claflin et al.[49]	63 jovens e idosos de ambos os sexos não treinados	Distribuição aleatória para realizar um protocolo de treinamento de resistência em alta velocidade (quadril a 250° a 350° por segundo, joelho a 100° a 160° por segundo) ou baixa velocidade (quadril a 30° a 90° por segundo, joelho a 20° a 40° por segundo). Todos os indivíduos realizaram duas séries de 10 repetições com uma terceira série que induziu a falha usando entre 5 e 15 repetições. O treinamento foi realizado 3 dias por semana.
Keeler et al.[117]	14 mulheres jovens e de meia-idade não treinadas	Distribuição aleatória para realizar o protocolo de treinamento de resistência Nautilus superlento ou tradicional. Os indivíduos realizaram uma série de 8 a 12 RM para 8 exercícios direcionados ao corpo inteiro. O treinamento foi realizado 3 dias por semana.
Munn et al.[160]	115 jovens de ambos os sexos não treinados	Distribuição aleatória para realizar um protocolo de treinamento de resistência de 1 ou 3 séries de exercícios de flexão do cotovelo de maneira lenta ou rápida. O treinamento foi de 6 a 8 RM, 3 vezes por semana.

APLICAÇÕES PRÁTICAS

Duração da repetição

As evidências atuais sugerem que há pouca diferença na hipertrofia muscular ao treinar com durações de repetição isotônica que variem de 0,5 a 6 segundos até a falha muscular. Assim, parece que é possível usar uma ampla gama de durações de repetição se o objetivo principal for maximizar o crescimento muscular. As pesquisas sobre o tema são limitadas, dificultando que se chegue a conclusões concretas. Cadências concêntricas de 1 a 3 segundos podem ser consideradas opções viáveis; uma cadência excêntrica de pelo menos 2 segundos parece ser necessária para garantir que as cargas sejam abaixadas sob controle muscular. Por outro lado, o treinamento em durações intencionais muito lentas (> 10 segundos por repetição) parece produzir aumentos inferiores no crescimento muscular, embora a falta de estudos controlados sobre o tema torne difícil tirar conclusões definitivas. É concebível que a combinação de diferentes durações de repetição possa melhorar a resposta hipertrófica ao treinamento de resistência, embora essa hipótese exija mais estudos.

É provável que o estabelecimento de uma forte conexão mente-músculo seja a consideração mais importante no que diz respeito à duração da repetição. Com a concentração na contração ativa do músculo-alvo em toda a amplitude de movimento de determinado exercício, as forças mecânicas máximas são direcionadas para a musculatura, o que aumenta o grau de estimulação.

Duração da repetição	Duração do estudo	Pareamento de cargas?	Mensuração da hipertrofia	Achados
6 segundos *vs.* 20 segundos *vs.* 90 segundos	10 semanas	Sim	Bod Pod	Não foi encontrada diferença significativa entre as condições. Os aumentos relativos na massa corporal magra favoreceram a condição com a cadência mais rápida.
0,5 a 0,66 segundo *vs.* 1 a 2 segundos *vs.* 2 a 6 segundos *vs.* 4 a 8 segundos	14 semanas	Não	Biópsia muscular (quadríceps)	Nenhum efeito do treinamento sobre as fibras do Tipo I; aumento de 8,2% nas fibras do Tipo II, independentemente da cadência.
6 segundos *vs.* 15 segundos	10 semanas	Não	Bod Pod	Não foi encontrada diferença significativa na composição corporal.
2 segundos *vs.* 6 segundos	6 semanas	Não	Medições de dobras cutâneas e circunferência	Não foi encontrada diferença significativa na massa magra entre as condições.

(continua)

TABELA 4.7 Resumo dos estudos de treinamento de hipertrofia que investigam a duração da repetição (*continuação*)

Estudo	Indivíduos	Metodologia
Neils et al.[165]	16 jovens de ambos os sexos não treinados	Distribuição aleatória para realizar um protocolo de treinamento de resistência superlento a 50% de 1 RM ou treinamento de resistência tradicional a 80% de 1 RM. Todos os indivíduos realizaram 1 série de 6 a 8 RM para 7 exercícios direcionados ao corpo inteiro. O treinamento foi realizado 3 dias por semana.
Nogueira et al.[169]	20 idosos do sexo masculino não treinados	Distribuição aleatória para realizar um protocolo de treinamento de resistência de trabalho igual, no qual as ações concêntricas foram realizadas o mais rápido possível ou em uma cadência de 2 a 3 segundos. Todos os indivíduos realizaram 3 séries de 8 repetições de 7 exercícios voltados ao corpo inteiro. As cargas foram de 40 a 60% de 1 RM e a cadência excêntrica foi de 2 a 3 segundos para ambas as condições. O treinamento foi realizado 2 vezes por semana.
Rana et al.[188]	34 mulheres jovens não treinadas	Distribuição aleatória para realizar um protocolo de treinamento resistido de intensidade moderada (80 a 85% de 1 RM) em uma cadência de 1 a 2 segundos, baixa intensidade (~40 a 60% de 1 RM) em uma cadência de 1 a 2 segundos ou velocidade lenta (~40 a 60% de 1 RM) em uma cadência de 10 segundos concêntricos e 4 segundos excêntricos. Todos os indivíduos realizaram 3 séries de 6 a 10 RM de 3 exercícios para a parte inferior do corpo. O treinamento foi realizado 2 ou 3 dias por semana.
Schuenke et al.[221]	34 mulheres jovens não treinadas	Distribuição aleatória para realizar um protocolo de treinamento resistido de intensidade moderada (80 a 85% de 1 RM) em uma cadência de 1 a 2 segundos, baixa intensidade (~40 a 60% de 1 RM) em uma cadência de 1 a 2 segundos ou velocidade lenta (~40 a 60% de 1 RM) em uma cadência de 10 segundos concêntricos e 4 segundos excêntricos. Todos os indivíduos realizaram 3 séries de 6 a 10 RM de 3 exercícios para a parte inferior do corpo. O treinamento foi realizado 2 ou 3 dias por semana.
Tanimoto e Ishii[244]	24 jovens do sexo masculino não treinados	Distribuição aleatória para realizar exercícios a 50% de 1 RM com uma cadência de 6 segundos e sem fase de relaxamento entre as repetições, ~80% de 1 RM com uma cadência de 2 segundos e 1 segundo de relaxamento entre as repetições, ou ~50% de 1 RM com uma cadência de 2 segundos e 1 segundo de relaxamento entre as repetições. Todos os indivíduos realizaram 3 séries a 8 RM[264] de exercícios de extensão de joelho. O treinamento foi realizado 3 dias por semana.

Duração da repetição	Duração do estudo	Pareamento de cargas?	Mensuração da hipertrofia	Achados
6 segundos vs. 15 segundos	8 semanas	Não	DXA	Não foi encontrada diferença significativa na composição corporal entre as condições.
3 a 4 segundos vs. 4 a 6 segundos	10 semanas	Não	Ultrassonografia (flexores do cotovelo, quadríceps)	Aumento significativamente maior na espessura do músculo bíceps braquial na condição rápida.
2 a 4 segundos vs. 14 segundos	6 semanas	Não	Bod Pod	Não foi encontrada diferença significativa na MLG entre as condições.
2 a 4 segundos vs. 14 segundos	6 semanas	Não	Biópsia muscular (quadríceps)	Aumento significativamente maior na AST na condição mais rápida.
2 segundos vs. 6 segundos	12 semanas	Não	Ressonância magnética (quadríceps)	Não foi encontrada diferença significativa na AST muscular entre as condições.

(continua)

TABELA 4.7 Resumo dos estudos de treinamento de hipertrofia que investigam a duração da repetição (*continuação*)

Estudo	Indivíduos	Metodologia
Tanimoto et al.[245]	36 jovens do sexo masculino não treinados	Distribuição aleatória para realizar exercícios a ~55 a 60% de 1 RM com cadência de 6 segundos e sem fase de relaxamento entre as repetições ou ~80 a 90% de 1 RM com cadência de 2 segundos e 1 segundo de relaxamento entre as repetições. Todos os indivíduos realizaram 3 séries a 8 RM de 5 exercícios direcionados ao corpo inteiro. O treinamento foi realizado 2 vezes por semana.
Watanabe et al.[264]	40 idosos de ambos os sexos não treinados	Distribuição aleatória para realizar um protocolo de treinamento de resistência com uma cadência de 6 segundos e sem fase de relaxamento entre as repetições ou uma cadência de 2 segundos e 1 segundo de relaxamento entre as repetições. Todos os indivíduos realizaram 3 séries de 8 repetições a 50% de 1 RM dos exercícios de extensão e flexão de joelho. O treinamento foi realizado 2 vezes por semana.
Watanabe et al.[265]	18 idosos de ambos os sexos não treinados	Distribuição aleatória para realizar um protocolo de treinamento de resistência com uma cadência de 6 segundos e sem fase de relaxamento entre as repetições ou uma cadência de 2 segundos e 1 segundo de relaxamento entre as repetições. Todos os indivíduos realizaram 3 séries de 13 repetições a 30% de 1 RM dos exercícios de extensão de joelho. O treinamento foi realizado 2 vezes por semana.
Young e Bilby[274]	18 jovens do sexo masculino não treinados	Distribuição aleatória para realizar um protocolo de treinamento de resistência com contrações concêntricas rápidas ou movimentos controlados lentos. Todos os indivíduos realizaram 4 séries de 8 a 12 RM do exercício de meio agachamento com barra. O treinamento foi realizado 3 dias por semana.

RM: repetição máxima; DXA: absorciometria por raios X de dupla energia; AST: área de secção transversa; MLG: massa livre de gordura.
Reproduzida de Schoenfeld BJ, Ogborn DI, Krieger JW. Effect of repetition duration during resistance training on muscle hypertrophy: a systematic review and meta-analysis. Sports Medicine. 2015;45(4): 577-585.

Duração da repetição	Duração do estudo	Pareamento de cargas?	Mensuração da hipertrofia	Achados
2 segundos vs. 6 segundos	13 semanas	Não	Ultrassonografia (tórax, porção anterior e posterior do braço, abdome, região subscapular, porção anterior e posterior da parte superior da coxa)	Não foi encontrada diferença significativa na espessura muscular entre as condições.
2 segundos vs. 6 segundos	10 semanas	Não	Ultrassonografia (quadríceps, posteriores da coxa)	Espessura do quadríceps femoral significativamente maior na condição lenta.
2 segundos vs. 6 segundos	12 semanas	Não	Ressonância magnética (porção média da coxa)	Aumento significativamente maior na hipertrofia do quadríceps femoral na condição lenta.
2 segundos vs. 4 a 6 segundos	7,5 semanas	Não	Ultrassonografia (quadríceps)	Não foi encontrada diferença significativa na espessura muscular entre as condições.

APLICAÇÕES PRÁTICAS

Existe um tempo sob tensão ideal para a maximização do crescimento muscular?

Embora o volume do treinamento resistido seja geralmente pensado em termos de séries, repetições e de trabalho total, um conceito chamado tempo sob tensão (TST) também pode ser considerado como uma variável relevante. O TST pode ser operacionalmente definido como a quantidade total de tempo que um músculo, ou grupo de músculos, suporta o estresse mecânico durante a prática do exercício de resistência. Com base em observações, alguns profissionais de preparo físico afirmam que as séries devem ter um TST de 40 a 60 segundos, para que seja possível desenvolver os músculos de maneira ideal.

Há limitação de pesquisas acerca do papel do TST no desenvolvimento muscular. Em um dos poucos estudos que tentaram investigar diretamente o tema, Burd et al.[32] optaram por um modelo de estudo agudo, intraindivíduo, no qual os participantes executaram um exercício de extensão de perna a 30% de 1 RM com uma cadência lenta (6-0-6) com uma das pernas; a outra perna foi treinada na mesma intensidade de carga, mas com uma cadência rápida (1-0-1). Três séries foram praticadas para cada condição, com um intervalo de descanso de 2 minutos entre as séries, resultando em um TST 6 vezes maior na condição de cadência lenta. As biópsias musculares com o material obtido depois da execução do exercício revelaram aumentos significativamente maiores na síntese de proteínas miofibrilares e na sinalização anabólica intracelular que favoreceram a condição de cadência lenta; as diferenças se manifestaram principalmente 24 a 30 horas depois da realização da sessão de treinamento. Embora em uma análise superficial esses achados pareçam apoiar a importância do TST como fator impulsionador da hipertrofia, as conclusões ficaram prejudicadas pelo fato de que as pessoas no grupo de cadência lenta executaram todas as séries até a falha voluntária, enquanto o número de repetições praticadas pelo grupo de cadência rápida correspondeu à condição no grupo de cadência lenta. Assim, em vez de esclarecer aspectos sobre os efeitos hipertróficos do TST, os resultados reforçaram a importância de desafiar os músculos com altos níveis de esforço para o desenvolvimento da musculatura.

Os estudos que compararam o treinamento superlento com o treinamento tradicional, nos quais ambas as condições são executadas até a fadiga voluntária, não resultaram em benefício em decorrência de TST mais altos; na verdade, as evidências sugerem que o treinamento executado de forma tradicional produz uma hipertrofia superior, apesar de um TST substancialmente mais baixo.[221] Esses achados merecem uma ressalva: o TST mais alto na condição superlenta se deu à custa de uma intensidade de carga muito menor. Ainda não foi esclarecido o modo como essas variáveis interagem entre si para afetar o crescimento muscular.

Apesar da carência de evidências objetivas, pode-se argumentar logicamente que o TST tem um papel na hipertrofia. Mas parece que os efeitos estão mais relacionados com o tempo de trabalho do músculo ao longo de uma sessão de treinamento e não com o TST para determinado conjunto. Em favor dessa hipótese, o laboratório do autor deste livro demonstrou que a execução de um treino no estilo levantamento de potência (*powerlifting*) composto por 7 séries de 3 RM resultou em aumentos no crescimento muscular semelhantes aos obtidos com um treino no estilo musculação composto por 3 séries de 10 RM.[208] Embora o TST nas séries com levantamento de potência tenha sido significativamente menor do que com as séries de musculação (~9 segundos *versus* ~30 segundos, respectivamente), o TST total para a sessão de treinamento foi aproximadamente igual em decorrência do maior número de séries realizadas para a condição de estilo *powerlifting*. Esses achados contrastam com um estudo de seguimento que demonstrou que, diante de números totais de séries igualadas, o treino no estilo de musculação (10 RM) provocou maiores adaptações hipertróficas ao ser comparado com um treino no estilo *powerlifting* (3 RM).[213] Nesse caso, o TST foi significativamente maior, tanto durante cada série como ao longo da sessão de treinamento.

(continua)

(continuação)

É possível também supor que nem todas as repetições contribuem igualmente para a hipertrofia. Exemplificando, é relativamente fácil executar as repetições iniciais em uma série de 25 RM; apenas quando o participante começa a dar sinais de fadiga a série se torna desafiadora. Por outro lado, as repetições iniciais durante uma série de 6 RM oferecem desafios substancialmente maiores para que o indivíduo complete a prática desde o início, e é concebível que tal situação promova maior estimulação anabólica. Portanto, pode-se argumentar que o TST no protocolo de 6 RM teria maior relevância hipertrófica em comparação com a série de maior repetição. Assim, até certo ponto o TST deve ser considerado no contexto da faixa de repetição em que uma série é praticada e da correspondente duração das repetições que sejam desafiadoras para sua conclusão.

Outro problema inerente ao TST é que esse conceito leva em consideração a duração das repetições como um todo e, portanto, deixa de considerar a parte individual das ações. Por exemplo, uma série executada em uma cadência de 4-0-1 (ações concêntricas de 4 segundos, ações excêntricas de 1 segundo) teria o mesmo TST que uma série realizada em uma cadência de 1-0-4 (ações concêntricas de 1 segundo, ações excêntricas de 4 segundos), desde que o número de repetições fosse igual entre as séries. Essa situação tem implicações potencialmente importantes, diante de um estudo que revela sinalização intracelular e respostas de hipertrofia diferentes[72] entre as ações concêntricas e excêntricas.

Tudo considerado, as evidências indicam que o TST desempenha uma função na hipertrofia muscular. Mas devemos levar em conta suas implicações no contexto das variáveis do treinamento de resistência que compreendem determinada rotina (ou seja, amplitude das repetições, cadência das ações excêntricas *versus* concêntricas). Até certo ponto, parece que o TST total acumulado para um grupo muscular em determinada sessão, ou talvez ao longo do tempo (p. ex., semanalmente), é muito relevante do ponto de vista do crescimento muscular. Justifica-se a especulação de que um TST mais longo (> 60 segundos por série) pode resultar em benefícios por visar a hipertrofia das fibras musculares do Tipo I; essa hipótese está à espera de uma exploração mais aprofundada.

Ordem dos exercícios

As diretrizes atuais de treinamento de resistência prescrevem a colocação de exercícios de músculos grandes e multiarticulares no início de um treino, e a colocação de movimentos de músculos pequenos e uniarticulares posteriormente.[5] Essas recomendações baseiam-se na premissa de que a realização de exercícios multiarticulares é prejudicada quando os sinergistas secundários menores são pré-fatigados por exercícios uniarticulares prévios. Por exemplo, é concebível que a execução do exercício de flexão de braço fatigaria o bíceps braquial, impedindo, assim, a capacidade de sobrecarregar o grande músculo latíssimo do dorso durante a realização posterior do puxador frontal aberto.

Apesar da ampla aceitação de que a ordem dos exercícios deve prosseguir de grandes para pequenos grupos musculares, as pesquisas sobre o assunto são conflitantes sobre o tema, no que diz respeito aos resultados hipertróficos. Estudos agudos mostram que o desempenho, conforme determinado pela quantidade de repetições realizadas, é comprometido nos exercícios realizados ao final de uma sessão, independentemente do tamanho do músculo treinado.[232] No entanto, dadas as cargas mais pesadas usadas durante os movimentos multiarticulares, a magnitude absoluta das diminuições geralmente é maior nesses exercícios quando realizados depois daqueles envolvendo pequenos grupos musculares. Assim, o volume de carga tende a ser mais bem preservado quando exercícios de grandes músculos são colocados no início de uma sessão de treinamento.

Vários estudos tentaram quantificar diretamente os efeitos da ordem dos exercícios sobre a hipertrofia muscular. Simão et al.[231] investigaram a realização de exercícios na parte superior do corpo progredindo de grandes para pequenos grupos musculares em comparação com a progressão de pequenos para grandes grupos musculares em homens não treinados. Os exercícios incluíram o supino, o puxador frontal aberto, a extensão de antebraço e a rosca com halter. O treinamento foi realizado 2 vezes por semana, durante 12 semanas. A espessura muscular do músculo tríceps braquial aumentou apenas no grupo que realizou exercícios para grupos musculares pequenos primeiro, embora as diferenças na espessura do bíceps braquial tenham sido semelhantes em números absolutos. O mesmo laboratório replicou essa metodologia básica e também encontrou um maior aumento na espessura do tríceps braquial quando a ordem dos exercícios progrediu de grupos musculares pequenos para grandes.[238] Embora esses achados possam parecer indicar um benefício para a realização de exercícios de grupos musculares menores primeiro, deve-se notar que a hipertrofia dos músculos maiores não foi avaliada em nenhum dos estudos. É possível, se não provável, que, quaisquer que tenham sido os músculos trabalhados no início da sessão, eles tenham hipertrofiado em maior extensão do que aqueles exercitados no final do treino. Isso sugere um benefício em priorizar a ordem dos exercícios de modo a trabalhar primeiro os músculos que estejam defasados.

APLICAÇÕES PRÁTICAS

Ordem dos exercícios

As evidências indicam que há um benefício hipertrófico aos músculos trabalhados primeiro em uma sessão de treinamento de resistência. Portanto, deve-se priorizar a ordem dos exercícios de modo que os músculos deficientes sejam treinados no início da sessão. Dessa maneira, o indivíduo gasta a maior energia e se concentra nas séries de maior importância. Se o grupo muscular é grande ou pequeno é uma preocupação secundária.

PONTO-CHAVE

Apesar da crença generalizada de que a ordem dos exercícios deve prosseguir de grandes para pequenos grupos musculares, o benefício hipertrófico disso não foi demonstrado em estudos controlados.

Postulou-se que o exercício na parte inferior do corpo deve preceder o exercício na parte superior do corpo. Isso se baseia na hipótese de que o exercício na parte inferior do corpo causa uma hipoperfusão que compromete o suprimento de hormônios anabólicos à musculatura da parte superior do corpo quando realizada após o treinamento dos braços.[269] Ronnestad et al.[197] descobriram que a hipertrofia dos flexores do cotovelo era ampliada quando o treinamento desses músculos era precedido por exercícios na parte inferior do corpo, claramente como resultado de um aumento nas elevações hormonais pós-exercício. Esses resultados contrastam com os achados de West et al.,[268] que mostraram que a realização de exercícios na parte inferior do corpo após o treinamento com os braços não amplificava a hipertrofia dos flexores do cotovelo. Os achados díspares entre esses estudos aparentemente questionam se há uma vantagem hipertrófica em realizar exercícios na parte inferior do corpo antes do exercício na parte superior do corpo. Um estudo subsequente de West et al.[269] demonstrou que o suprimento de testosterona, GH e IGF-1 aos flexores do cotovelo não foi influenciado pela ordem dos exercícios. Além disso, o impacto das flutuações sistêmicas agudas é de significado questionável e, provavelmente, tem, na melhor das hipóteses, um pequeno impacto sobre a resposta hipertrófica (ver Cap. 2).

A Tabela 4.8 fornece um resumo das pesquisas que relacionam a ordem dos exercícios e a hipertrofia muscular.

Amplitude de movimento

Os princípios básicos da anatomia estrutural e da cinesiologia ditam que os músculos possuem contribuições maiores em diferentes ângulos articulares para determinados exercícios. Por exemplo, há evidências de que os músculos que compõem o quadríceps femoral são ativados de forma diferente durante a extensão de joelho: o vasto lateral é ativado maximamente durante os primeiros 60° da amplitude de movimento (ADM), enquanto o vasto medial é ativado maximamente durante os 60° finais da ADM.[230] Relataram-se achados semelhantes durante a flexão de braço: a cabeça curta parece ser mais acionada na última fase do movimento (maior flexão de cotovelo), enquanto a cabeça longa é mais ativada em sua fase inicial.[28]

Ao comparar o uso de ADM parciais e completas, geralmente o corpo da literatura mostra um claro benefício hipertrófico do treinamento ao longo de uma ADM completa. Isso foi encontrado nos músculos das partes superior e inferior do corpo, usando diversos exercícios. Pinto et al.[180] mostraram que o treinamento ao longo de toda a ADM dos flexores do cotovelo (0° a 130° de flexão) produzia um maior aumento na espessura muscular em comparação com o treinamento em uma amplitude parcial (50° a 100° de flexão). A diferença no tamanho do efeito favoreceu fortemente a condição de ADM completa (0,52). Da mesma maneira, McMahon et al.[151] mostraram que, embora a extensão de joelho na ADM total (0° a 90°) e na ADM parcial (0° a 50°) aumentassem a área de secção transversa do músculo quadríceps femoral, a magnitude da hipertrofia era significativamente maior em 75% do comprimento do fêmur na condição de ADM total. Curiosamente, Bloomquist et al.[25] mostraram que agachamentos profundos (0° a 120° de flexão de joelho) promoveram um aumento na área de secção transversa em toda a musculatura frontal da coxa, enquanto agachamentos rasos (0° a 60° de flexão de joelho) provocaram um crescimento significativo apenas nos dois locais mais proximais. Além disso, a mudança geral na área de secção transversa foi maior em todos os locais medidos no grupo de agachamento profundo.

Pesquisas recentes sugerem que esse tema pode ter mais nuances do que se pensava anteriormente. Em um estudo envolvendo agachamento com duração de 8 semanas, Kubo et al.[127] constataram que o treinamento ao longo da ADM completa (0° a 140°) resultou em aumentos significativamente maiores no volume muscular dos adutores e do glúteo máximo em compara-

TABELA 4.8 Resumo dos estudos de treinamento de hipertrofia que investigam a ordem dos exercícios

Estudo	Indivíduos	Metodologia
Avelar et al.[10]	36 homens jovens não treinados	Distribuição aleatória para um protocolo de treinamento de resistência para o corpo inteiro no qual os exercícios foram realizados a partir do modo multiarticular para uniarticular e vice-versa. O protocolo consistia em 3 séries de 8 a 12 repetições, realizadas 3 vezes por semana.
Cardozo et al.[42]	30 mulheres idosas não treinadas	Distribuição aleatória para um protocolo de treinamento de resistência para o corpo inteiro, no qual os exercícios foram realizados do modo multiarticular para uniarticular ou vice-versa. O treinamento foi realizado 2 vezes por semana no formato de circuito, com 3 séries de 8 a 10 repetições realizadas para cada exercício.
Fisher et al.[70]	25 homens e mulheres de meia-idade treinados em resistência	Distribuição aleatória para realizar um protocolo de treinamento resistido em que os exercícios eram realizados de modo multiarticular para uniarticular, ou alternavam entre um exercício uniarticular seguido de um exercício multiarticular. Todos os indivíduos realizaram uma série única com intensidade moderada de carga até a fadiga muscular. O treinamento foi realizado 2 dias por semana.
Simao et al.[231]	31 jovens do sexo masculino treinados em atividades recreativas	Distribuição aleatória para realizar um protocolo de treinamento resistido no qual a ordem dos exercícios começou com exercícios de grandes grupos musculares e progrediu para exercícios de pequenos grupos musculares, ou começou com exercícios de pequenos grupos musculares e progrediu para exercícios de grandes grupos musculares. O protocolo consistiu em 2 a 4 séries de 4 exercícios para a parte superior do corpo: 2 movimentos combinados e 2 movimentos uniarticulares, realizados 2 vezes por semana. A intensidade da carga foi periodizada de leve a pesada a cada mês ao longo do estudo, decrescendo de 12 a 15 RM para 3 a 5 RM.
Spineti et al.[238]	30 jovens do sexo masculino treinados em atividades recreativas	Distribuição aleatória para realizar um protocolo de treinamento de resistência em que a ordem dos exercícios começava com grandes grupos musculares e progredia para exercícios de pequenos grupos musculares, ou começava com exercícios de pequenos grupos musculares e progredia para exercícios de grandes grupos musculares. O protocolo consistia em 2 a 4 séries de 4 exercícios para a parte superior do corpo: 2 movimentos combinados e 2 movimentos uniarticulares, realizados 2 vezes por semana. A intensidade da carga foi organizada de maneira periodizada e ondulante, alternando entre leve (12 a 15 RM), moderada (8 a 10 RM) e pesada (3 a 5 RM).
Tomeleri et al.[255]	29 mulheres idosas não treinadas	Distribuição aleatória para um protocolo de treinamento de resistência para o corpo inteiro em que os exercícios foram realizados a partir do modo multiarticular para o uniarticular ou vice-versa. Os dois grupos realizaram 3 séries de 10 a 15 repetições por exercício, 3 dias por semana.

RM: repetição máxima; DXA: absorciometria por raios X de dupla energia.

Duração do estudo	Mensuração da hipertrofia	Achados
6 semanas	DXA, ultrassonografia (flexores do cotovelo, quadríceps)	Não foi encontrada diferença significativa na massa magra de tecido mole entre as condições. Os aumentos relativos na massa magra de tecido mole favoreceram a condição multiarticular para uniarticular. Não foi encontrada diferença significativa na espessura muscular entre as condições. Os aumentos relativos na espessura do quadríceps favoreceram a condição multiarticular para uniarticular.
12 semanas	Medidas de dobras cutâneas	Não foi encontrada diferença significativa na massa magra entre as condições.
12 semanas	Bod Pod	Não foi encontrada diferença significativa na massa magra entre as condições.
12 semanas	Ultrassonografia (flexores do cotovelo, extensores do cotovelo)	Não foi encontrada diferença significativa na espessura dos músculos bíceps braquial ou tríceps braquial entre as condições.
12 semanas	Ultrassonografia (flexores do cotovelo, extensores do cotovelo)	Não foi encontrada diferença significativa na espessura dos músculos bíceps braquial ou tríceps braquial entre as condições.
12 semanas	DXA	Não foi encontrada diferença significativa na massa magra de tecido mole entre as condições.

ção com a ADM parcial (0° a 90°). Mas os autores não observaram diferenças no volume do músculo quadríceps entre as condições testadas. Isso sugere que a resposta às variações na ADM pode ser específica para o músculo em determinada excursão articular. Outra pesquisa demonstrou um crescimento semelhante do quadríceps ao usar ADM parcial (0° a 60° de flexão do joelho) ou ADM completa (0° a 100° de flexão do joelho) durante a extensão isocinética do joelho em um dinamômetro,[257] embora tais resultados devam ser levados em consideração com a ressalva de que esse modo de treinamento oferece resistência acomodativa em toda a ADM. No único estudo realizado até agora incluindo indivíduos treinados em resistência, Goto et al.[84] relataram a ocorrência de maior hipertrofia do tríceps braquial dependendo do exercício de extensão do cotovelo, com o uso de ADM parcial (faixa de 45° a 90° para o cotovelo) *versus* ADM completa (de 0° a 120°). Curiosamente, os autores observaram que havia uma correlação positiva entre os marcadores de hipóxia intramuscular e o aumento percentual na área de secção transversa do músculo ($r = 0,70$) durante o treinamento de ADM parcial. Esse achado levanta a possibilidade de que a manutenção de uma tensão constante no músculo que está sendo trabalhado por meio de uma amplitude limitada pode aumentar o anabolismo, talvez pela compressão dos vasos circundantes.

Até o momento, nenhum estudo se empenhou em investigar os possíveis benefícios da combinação de treinamentos em ADM parcial e total. Evidências sugerem que a ativação do músculo quadríceps varia ao longo da ADM durante a execução da extensão do joelho;[230] o vasto lateral mostra maior atividade na porção média do movimento, enquanto a atividade do vasto medial oblíquo é maior quando o movimento se aproxima de seu bloqueio. Da mesma forma, a cabeça longa do bíceps braquial é dominante na fase inicial da extensão do cotovelo, enquanto a cabeça curta torna-se mais ativa durante a última fase.[28] Além disso, o treinamento com ADM parcial possibilita o uso de cargas mais pesadas durante a execução do exercício, o que pode, por sua vez, facilitar o uso de cargas de maior magnitude durante os movimentos de amplitude total.[142] Assim, a incorporação de movimentos com amplitude parcial em um programa orientado para hipertrofia pode ajudar na obtenção de resultados mais satisfatórios.

Há evidências sugerindo que o treinamento em comprimentos musculares mais alongados (i.e., quando o músculo está em uma posição alongada) promove adaptações hipertróficas maiores do que com o treinamento em posições mais encurtadas. McMahon et al.[150] compararam a resposta hipertrófica ao exercício de extensão de joelho nas posições encurtadas (0° a 50° de flexão de joelho) ou alongadas (40° a 90° de flexão de joelho). Os resultados mostraram aumentos significativamente maiores na área de secção transversa distal do quadríceps femoral (53% *versus* 18%), bem como no comprimento do fascículo (29% *versus* 14%) em favor do treinamento com o músculo alongado *versus* encurtado, respectivamente. Além disso, os níveis de IGF-1 estavam significativamente maiores após o treinamento com o músculo alongado *versus* encurtado (31% *versus* 7%, respectivamente), sugerindo que o exercício com o músculo em posição alongada induz um maior estresse metabólico e mecânico. Outra pesquisa mostra uma clara vantagem hipertrófica do treinamento com o músculo em posição alongada durante exercícios de extensão de joelho.[170] A combinação dos resultados indica que o músculo alongado está em posição ideal para desenvolver hipertrofia.

A Tabela 4.9 fornece um resumo das pesquisas que relacionam a ADM e a hipertrofia muscular.

> **PONTO-CHAVE**
>
> Os músculos são ativados diferentemente ao longo da amplitude de movimento. Portanto, movimentos ao longo de toda a ADM devem estar na base de um programa de treinamento de hipertrofia, embora a inclusão de algum treinamento com amplitude parcial possa fornecer benefício adicional.

> **APLICAÇÕES PRÁTICAS**
>
> **Amplitude de movimento**
>
> O desenvolvimento muscular máximo requer treinamento ao longo de toda a ADM. Assim, movimentos ao longo de toda a ADM devem estar na base de um programa voltado à hipertrofia. A posição alongada parece particularmente importante para obter ganhos hipertróficos. Dito isso, integrar alguns movimentos de amplitude parcial pode melhorar a hipertrofia.

Intensidade de esforço

O esforço exercido durante o treinamento resistido, geralmente chamado de *intensidade de esforço*, pode influenciar a hipertrofia induzida pelo exercício. A intensidade de esforço geralmente é medida pela proximidade da falha muscular, que é definida como o ponto durante uma série no qual os músculos não conseguem mais produzir a força necessária para elevar concentricamente determinada carga.[205] Embora os méritos do treinamento até a falha ainda sejam motivo de debate, normalmente se acredita que a prática é necessária para a promoção da resposta hipertrófica máxima.[31,272]

A lógica principal do treinamento até a falha é maximizar o recrutamento de unidades motoras,[272] que é um requisito para alcançar o máximo de acreção de proteínas em todos os tipos de fibras. Faltam evidências que sustentem essa ideia. Demonstrou-se que as contrações fatigantes resultam em um aumento correspondente na atividade na EMG de superfície, presumivelmente como resultado do aumento da contribuição das unidades motoras de alto limiar para manter a produção de força conforme as unidades motoras de limiar inferior se fatigam.[237] No entanto, como já foi mencionado), a EMG de superfície não é específica ao recrutamento; aumentos na amplitude podem ser decorrentes de vários outros fatores, incluindo a taxa de codificação, a sincronização, a velocidade de propagação da fibra muscular e potenciais de ação intracelulares.[17,57]

A extensão da ativação da unidade motora provavelmente depende da magnitude da carga. Durante o treinamento com carga pesada, as unidades motoras de limiar mais alto são recrutadas quase imediatamente, enquanto durante o treinamento com carga mais leve o recrutamento dessas unidades motoras é tardio. O ponto em que ocorre a ativação completa da unidade motora não é claro, mas as evidências sugerem que a maior parte do conjunto de unidades mo-

TABELA 4.9 Resumo dos estudos de treinamento de hipertrofia que investigam a amplitude de movimento

Estudo	Indivíduos	Metodologia
Bloomquist et al.[25]	24 jovens do sexo masculino não treinados	Distribuição aleatória para realizar o treinamento de agachamento na forma de agachamento profundo (0° a 120° de flexão de joelho) ou agachamento raso (0° a 60° de flexão de joelho). Todos os indivíduos realizaram de 3 a 5 séries de 6 a 10 repetições, 3 dias por semana.
Goto et al.[84]	44 homens jovens treinados em resistência	Distribuição aleatória para o exercício de extensão do cotovelo usando ADM parcial (amplitude do cotovelo de 45° a 90°) ou ADM completa (de 0° a 120°). O treinamento consistiu em 3 séries de 8 repetições realizadas 3 vezes por semana.
Kubo et al.[127]	17 homens jovens não treinados	Distribuição aleatória ao treinamento de agachamento com o uso de uma ADM parcial (0° a 90°) ou completa (0° a 140°). O treinamento consistiu em 3 séries de 8 a 10 repetições a 60 a 90% de 1 RM, 2 vezes por semana.
McMahon et al.[151]	26 jovens de ambos os sexos praticantes de atividades recreativas	Distribuição aleatória para realizar o treinamento de membros inferiores utilizando uma ADM completa (0° a 90° de flexão de joelho) ou ADM parcial (0° a 50° de flexão de joelho). Todos os indivíduos realizaram 3 séries a 80% de 1 RM, 3 vezes por semana.
Pinto et al.[180]	40 jovens do sexo masculino não treinados	Distribuição aleatória para realizar exercícios de flexão de cotovelo na ADM completa (0° a 130°) ou ADM parcial (50° a 100°). Todos os indivíduos realizaram 2 a 4 séries de 8 a 20 RM, 2 vezes por semana.
Valamatos et al.[257]	11 homens jovens não treinados	Modelo intraindivíduo em que as pernas dos participantes foram distribuídas aleatoriamente para o exercício isocinético de extensão do joelho utilizando uma ADM parcial (0° a 60°) ou uma ADM completa (0° a 100°). O treinamento consistiu em 2 a 7 séries de 6 a 15 repetições realizadas 3 dias por semana.

RM: repetição máxima; DXA: absorciometria por raios X de dupla energia; ADM: amplitude de movimento; AST: área de secção transversa.

toras para um músculo em trabalho é recrutada com cargas de até somente 30% de 1 RM, desde que as séries sejam executadas com alta intensidade de esforço.[158] Assim, uma alta intensidade de esforço se torna cada vez mais importante à medida que a intensidade da carga é reduzida.

O treinamento até a falha também pode melhorar a hipertrofia, aumentando o estresse metabólico. Continuar treinando sob condições de glicólise anaeróbica aumenta o acúmulo de metabólitos, o que teoricamente aumenta o anabolismo pós-exercício. Além disso, a compressão contínua dos va-

Duração do estudo	Pareado por RM?	Mensuração da hipertrofia	Achados
12 semanas	Sim	Ressonância magnética (partes frontal e posterior da coxa), ultrassonografia (vasto lateral) e DXA	Aumento significativamente maior na AST da coxa frontal e maiores ganhos relativos em massa magra na condição de 0° a 120°.
8 semanas	Sim	Ultrassonografia (tríceps braquial), medidas de circunferência (braço), AST calculada como o produto da espessura muscular e sua circunferência	Foi encontrado aumento significativamente maior na AST do extensor do cotovelo para a condição de ADM parcial.
10 semanas	Sim	Ressonância magnética (quadríceps, posteriores da coxa, adutores, glúteo máximo)	Foi encontrado um aumento significativamente maior no volume muscular dos adutores e do glúteo máximo na condição de ADM completa. Não foi encontrada diferença significativa no volume do quadríceps ou dos posteriores da coxa entre as condições.
8 semanas	Sim	Ultrassonografia (vasto lateral)	Aumento significativamente maior na AST do vasto lateral na condição de ADM total.
10 semanas	Sim	Ultrassonografia (flexores do cotovelo)	Não foi encontrada diferença significativa entre as condições.
15 semanas	Sim	Ressonância magnética (vasto lateral)	Não foi encontrada diferença no volume muscular do vasto lateral entre as condições.

sos induz a maior hipóxia aguda nos músculos em ação, o que pode contribuir ainda mais para as adaptações hipertróficas.[222]

Apesar das importantes implicações desse tema para o desenvolvimento muscular, ainda permanecem limitadas as pesquisas controladas que tratam dos efeitos do treinamento até a falha nas adaptações hipertróficas. Em um trabalho inicial Goto et al.[83] compararam as adaptações hipertróficas entre dois grupos de homens treinados em atividades recreativas, que realizaram 3 a 5 séries de 10 repetições com um período de descanso de 60 segundos entre as séries. Um grupo realizou repetições continuamente até a falha, e o outro grupo descansou 30 segundos na metade de cada série. Depois de 12 semanas, a área de secção transversa do músculo estava significativamente maior no grupo que realizou o treinamento até a falha em comparação com o grupo que não o fez. Embora esses resultados sejam intrigantes, o estilo de treinamento não replica uma abordagem tradicional de não falha, na qual as séries são interrompidas pouco antes do esforço total. No melhor dos casos, o estudo mostra que parar bem antes da falha atenua as adaptações hipertróficas.

Os estudos que tentaram analisar esse assunto mais diretamente revelaram resultados conflitantes. Giessing et al.[79] informaram que indivíduos bem treinados ganharam massa magra significativamente maior ao treinar até a falha muscular a 80% de 1 RM, em comparação com o uso de uma interrupção autodeterminada de uma série a 60% de 1 RM. As limitações do estudo incluem o uso de um protocolo de treinamento de série única que, conforme discutido anteriormente, fica abaixo do ideal para a obtenção de ganhos hipertróficos máximos; e também diferentes intensidades de carga entre as condições.

> **PONTO-CHAVE**
>
> Faltam evidências de que o treinamento até a falha maximiza o recrutamento de unidades motoras, embora tenham sido demonstrados outros benefícios do treinamento até a falha.

Os resultados de um estudo de Martorelli et al.[140] emprestam algum suporte a esses achados, ao demonstrar aumentos significativamente maiores na espessura do bíceps braquial em uma coorte de mulheres ativas que realizaram roscas bilaterais de braço até a falha em comparação com mulheres que pararam antes da falha (17,5% *versus* 8,5%, respectivamente).

Por outro lado, Sampson e Groeller[200] não encontraram diferenças entre o treinamento até a falha a 85% de 1 RM e a interrupção duas repetições antes da falha nessa intensidade de carga em uma coorte de homens não treinados. O estudo foi confundido pelo fato de o grupo de não falha ter realizado uma única série até a falha no final de cada semana para determinar a carga que seria utilizada na semana subsequente. Não está claro se esse fator influenciou os resultados. Os resultados são consistentes com os de Nobrega et al.,[168] que revelaram aumentos semelhantes na área da secção transversa do quadríceps com o treinamento com cargas altas (80% de 1 RM) e baixas (30% de 1 RM) até a falha, ou com a interrupção da série no ponto em que os participantes voluntariamente decidiram parar. Mas não foram fornecidas instruções específicas para que os participantes evitassem alcançar a falha e, tendo em vista que os volumes de carga eram semelhantes entre as condições em estudo, pode-se inferir que os ajustes na condição de não falha foram realizados nas proximidades da fadiga total. Estudos em homens idosos da comunidade (aproximadamente 66 anos) também indicam que não há benefício hipertrófico para o treinamento até a falha *versus* a execução das séries a 50% de 1 RM e duplicação do número de séries para que o volume de carga seja igualado.[53] No entanto, um grupo que executou o mesmo protocolo de não falha com um número igual de séries às praticadas no treinamento até a falha exibiu apenas um crescimento muscular mínimo durante o período de estudo. Alternativamente, uma pesquisa semelhante, que envolveu homens treinados em resistência e uso de séries de volume equivalente até o momento da falha (4 séries de 10 repetições a 10 RM por exercício, com 2 minutos de descanso) ou de séries não executadas até a falha (8 séries de 5 repetições a 10 RM por exercício, com 1 minuto de descanso), chegou a maiores aumentos hipertróficos no grupo de treinamento até a falha.[116] Esses achados indicam que o volume é uma variável hipertrófica mais importante do que a intensidade do esforço em homens idosos não treinados; por outro lado, a proximidade do momento da falha torna-se cada vez mais importante em indivíduos mais jovens com experiência em treinamento de resistência.

Recentemente, Carroll et al.[46] randomizaram homens bem treinados para a prática de uma rotina de treinamento de resistência para todo o corpo com volumes de carga iguais; as séries eram realizadas até o momento da falha ou orientadas por porcentagens submáximas de 1 RM, para as quais a falha não foi alcançada em nenhuma série. Transcorridas 10 semanas, o grupo que utilizou porcentagens submáximas de 1 RM para orientação do treinamento obteve maiores aumentos na área de secção transversa do vasto lateral e também na área de secção transversa das fibras Tipo I e Tipo II consideradas individualmente, em comparação com o grupo de treinamento até a falha. Embora esses achados sugiram que o controle do volume com interrupção sistemática antes da falha possa melhorar os resultados hipertróficos, tais resultados devem ser interpretados sob a ressalva de que uma boa parte do treinamento foi realizada com o uso de cargas muito elevadas ($\leq$ 5 RM). Esse fato limita a extrapolação dos achados para o trabalho com repetições mais altas, que é mais frequentemente utilizado em rotinas de musculação.

Um problema potencial com o treinamento até a falha é que essa estratégia aumenta o potencial de sobretreinamento e o esgotamento psicológico, se for realizado com regularidade ao longo do tempo.[74] Izquierdo et al.[110] relataram reduções nas concentrações de IGF-1 em repouso e um embotamento dos níveis de testosterona em repouso em um grupo de homens fisicamente ativos quando o treinamento até a falha era empregado de forma consistente ao longo de um protocolo de treinamento de resistência de 16 semanas. Essas alterações hormonais são consistentes com o sobretreinamento crônico, sugerindo um efeito prejudicial de trabalhar repetidamente até o ponto de falha. Portanto, é importante controlar a quantidade de treinamento até a falha, se tiver que ser realizado, para que fique assegurada a progressão ao longo do tempo.

Como ocorre na maioria dos estudos sobre variáveis de treinamento de resistência, a pesquisa atual compara um grupo que completa séries até a falha com outro grupo que não pratica suas séries até a falha. No entanto, a escolha de fazer o treinamento até a falha não precisa ser dicotômica. As evidências sugerem que a interrupção de uma série algumas repetições antes da ocorrência da falha não compromete os ganhos musculares, pelo menos se estiverem sendo utilizadas cargas moderadamente pesadas (6 a 12 RM) em uma base de volume equivalente. Mas é possível argumentar que a inclusão seletiva de algum treinamento até a falha poderá melhorar o desenvolvimento muscular. Isso é particularmente importante à medida que o indivíduo se torna mais experiente com o treinamento de resistência, o que, por sua vez, exige desafios progressivos do sistema neuromuscular para que sejam provocadas adaptações hipertróficas contínuas.

A escala de repetições em reserva (RER) representa uma estratégia viável para ajudar no controle da extensão do treinamento até a falha.[277] Nessa escala, RER = zero significa um treinamento até a falha; RER = 1 equivale a interromper a série 1 repetição antes da falha; RER = 2 equivale a interromper a série 2 repetições antes da falha, e assim por diante. A aplicação da escala RER requer experimentação, mas após um período de familiarização a maioria dos levantadores de peso treinados é capaz de usá-la para uma estimativa bastante precisa da proximidade da falha. Ao utilizar essa escala, a maioria das séries deve ser executada em um RER = 1 ou 2. Então, o treinamento até a falha pode ser praticado seletivamente na última série de um exercício. Essa abordagem não só ajuda a evitar a sobrecarga do sistema neuromuscular, mas também ajuda a preservar o volume de carga ao longo das séries; o treinamento até a falha na primeira série tenderá a reduzir o número de repetições alcançadas nas séries subsequentes em determinada magnitude de carga.

Também devemos levar em consideração o tipo de exercício durante o treinamento até a falha. Exercícios multiarticulares, como os agachamentos, desenvolvimentos e remadas, são intensamente desgastantes, tanto do ponto de vista central quanto periférico. A limitação do uso de treinamento até a falha nesses movimentos talvez ajude a atenuar a fadiga sistêmica; com isso, também diminuirá a possibilidade de sobretreinamento. Por outro lado, o treinamento até a falha pode ser implementado com mais liberdade durante a execução de exercícios monoarticulares, por serem menos exigentes tanto física como mentalmente. Assim, fica minimizado o seu impacto na recuperação pós-exercício.

Finalmente, a periodização do treinamento até a falha é uma forma viável de promover uma resposta supercompensatória. Por exemplo, um número maior de séries é executado até a falha durante um breve ciclo de pico, enquanto menos séries até a falha

TABELA 4.10 Resumo dos estudos de treinamento de hipertrofia que investigam a intensidade de esforço

Estudo	Indivíduos	Metodologia
Carrol et al.[46]	15 homens jovens treinados	Distribuição aleatória a um protocolo de treinamento de resistência para o corpo inteiro, envolvendo o treinamento até a falha ou em determinada intensidade relativa baseada em um percentual da RM-alvo. O treinamento foi realizado ao longo de uma faixa de zonas de carga, com 3 a 5 séries realizadas por exercício ao longo de 3 dias por semana.
da Silva et al.[53]	52 homens idosos não treinados	Distribuição aleatória para um de três grupos: (1) um grupo que realizou 2 a 3 séries de repetições até a falha a 65 a 75% de 1 RM, (2) um grupo de não falha que realizou a mesma rotina do grupo de treinamento até a falha, mas as séries foram realizadas a 50% da carga de repetição, ou (3) um grupo que realizou a mesma rotina do grupo de não falha, mas com o volume igualado para a condição de falha, mediante a inclusão de séries de não falha adicionais. O treinamento consistiu em *leg press* e extensão do joelho, realizados 2 vezes por semana.

são executadas durante os outros ciclos de treinamento. Essa estratégia equilibra um treinamento que desafia o sistema neuromuscular de uma maneira tal que estimula a adaptação hipertrófica, com a necessária recuperação para que ocorra facilitação da recuperação.

A Tabela 4.10 fornece um resumo das pesquisas que relacionam a intensidade de esforço e a hipertrofia muscular.

APLICAÇÕES PRÁTICAS

Intensidade de esforço

Embora as pesquisas permaneçam um pouco conflitantes, há uma base lógica para realizar pelo menos algumas séries até a falha em um programa voltado à hipertrofia, sobretudo em indivíduos com experiência de treinamento considerável. Isso parece ser particularmente importante ao empregar o treinamento de alta repetição, em razão da relação entre a proximidade da falha e a ativação muscular durante o treinamento com carga leve. No entanto, o treinamento persistente até a falha aumenta o potencial de ir além do ponto não funcional e, talvez, de sobretreinamento.

Ao considerar todos os fatores, é recomendável que a maioria das séries sejam executadas com um RER = 1 ou 2. Então, o treinamento até a falha deve ser implementado de forma seletiva, ficando normalmente reservado para a última série de determinado exercício. Como regra geral, a falha deve ser utilizada de modo mais criterioso no caso dos exercícios multiarticulares, enquanto uma abordagem mais liberal pode ser empregada no caso dos movimentos uniarticulares. A frequência do treinamento até a falha também pode ser periodizada para que seja obtida uma resposta supercompensatória. Um exemplo seria executar um ciclo inicial no qual todas as séries são interrompidas 1 ou 2 repetições antes da falha, seguidas pela última série de cada exercício até a falha e culminando em um breve ciclo no qual a maior parte das séries é realizada até a falha.

Duração do estudo	Mensuração da hipertrofia	Achados
10 semanas	Biópsia muscular, ultrassonografia (quadríceps)	Maiores aumentos na espessura muscular, AST e hipertrofia específica para o tipo de fibra na condição de não falha.
12 semanas	Ultrassonografia (quadríceps)	Maiores aumentos na espessura do músculo quadríceps para a condição até a falha e para a condição de não falha com volume igualado vs. condição de não falha com volume desigual.

(continua)

TABELA 4.10 Resumo dos estudos de treinamento de hipertrofia que investigam a intensidade de esforço (*continuação*)

Estudo	Indivíduos	Metodologia
Giessing et al.[79]	79 homens e mulheres treinados em resistência	Distribuição aleatória para realizar um protocolo de treinamento resistido envolvendo treinamento até a RM autosselecionada a 60% de 1 RM ou treinamento até a falha muscular momentânea a 80% de 1 RM. Todos os indivíduos realizaram uma única série de 8 exercícios para o corpo inteiro. O treinamento foi realizado 3 dias por semana.
Goto et al.[83]	26 jovens do sexo masculino não treinados	Distribuição aleatória para realizar de 3 a 5 séries de 10 RM ou a mesma rotina com um descanso de 30 segundos na metade de cada série, para que não ocorresse a falha. Todos os grupos realizaram 2 exercícios para a parte superior do corpo e 1 exercício para a parte inferior do corpo, 2 vezes por semana.
Karsten et al.[116]	18 homens jovens não treinados	Distribuição aleatória para protocolos de treinamento de resistência com volumes igualados, envolvendo 4 séries de 10 repetições por exercício com 2 minutos de descanso, realizados até a falha, ou 8 séries de 5 repetições por exercício com descanso de 1 minuto, não realizadas até a falha.
Martorelli et al.[140]	89 mulheres jovens ativas	Distribuição aleatória para um de três grupos: (1) um grupo que realizou 3 séries de repetições até a falha a 70% de 1 RM, (2) um grupo que realizou 4 séries de 7 repetições não até a falha, mas com o volume igualado ao da condição até a falha, e (3) um grupo que realizou 3 séries de 7 repetições não até a falha. O treinamento consistiu em flexões de bíceps com pesos livres realizadas 2 vezes por semana.
Nobrega et al.[168]	32 homens jovens não treinados	Modelo intraindivíduo em que cada membro inferior foi randomizado para fazer 3 séries de um exercício de extensão da perna 2 vezes por semana em uma carga elevada (80% de 1 RM) ou baixa (30% de 1 RM) e o treinamento foi realizado até a falha, ou terminou no ponto em que os participantes interromperam voluntariamente a prática.
Pareja-Blanco et al.[175]	24 homens jovens treinados	Distribuição aleatória para a realização de treinamento de agachamento em várias séries, com séries que terminavam em 20 ou 40% de perda da velocidade. O treinamento foi realizado 2 vezes por semana com o uso de uma carga correspondente a ~70 a 85% de 1 RM.
Sampson e Groeller[200]	28 jovens do sexo masculino não treinados	Distribuição aleatória para realizar um exercício de flexão resistida de cotovelo sob uma de três condições: (1) uma condição de controle que realizava componentes concêntricos e excêntricos a uma velocidade de 2 segundos; (2) uma condição de encurtamento rápido que realizava a aceleração máxima durante a ação concêntrica seguida de uma ação excêntrica de 2 segundos; (3) ou um grupo de alongamento-encurtamento que realizava componentes excêntricos e concêntricos com aceleração máxima. O grupo controle treinou até a falha; os outros dois grupos não. O treinamento consistiu em 4 séries a 85% de 1 RM, realizadas 3 vezes por semana.

Duração do estudo	Mensuração da hipertrofia	Achados
10 semanas	BIA	Maior aumento na massa magra com a condição de treinamento até a fadiga.
12 semanas	Ressonância magnética (quadríceps)	Aumento significativamente maior na AST do quadríceps femoral na condição de treinamento até a fadiga.
6 semanas	Bod Pod, ultrassonografia (flexores do cotovelo, porção clavicular do deltoide, vasto medial)	Aumentos na MLG e na espessura do músculo vasto medial favoreceram a condição até a falha. Não foram observadas diferenças significativas entre os grupos na espessura muscular para a porção clavicular do deltoide ou para os flexores do cotovelo.
10 semanas	Ultrassonografia (flexores do cotovelo)	Não foram encontradas diferenças significativas na espessura do músculo flexor do cotovelo entre as condições. Os aumentos relativos favoreceram substancialmente o grupo que treinou até a fadiga muscular.
12 semanas	Ultrassonografia (quadríceps)	Não foi encontrada diferença significativa na AST do vasto lateral entre as condições.
8 semanas	Ressonância magnética, biópsia muscular (quadríceps)	Não foi encontrada diferença significativa na AST das fibras entre as condições. Maiores aumentos na AST de músculo inteiro do vasto lateral e do vasto intermédio no grupo que treinou nas proximidades da falha (40% de perda de velocidade).
12 semanas	Ressonância magnética (flexores do cotovelo)	Não foi encontrada diferença significativa na AST dos flexores do cotovelo entre os grupos.

(*continua*)

TABELA 4.10 Resumo dos estudos de treinamento de hipertrofia que investigam a intensidade de esforço (*continuação*)

Estudo	Indivíduos	Metodologia
Schott et al.[220]	7 jovens de ambos os sexos não treinados	Delineamento intraindivíduo em que os participantes realizavam um protocolo de extensão isométrica intermitente do joelho que consistia em 4 séries de 10 repetições com duração de 3 segundos, com um descanso de 2 segundos entre as repetições e um descanso de 2 minutos entre as séries ou um protocolo contínuo de 4 séries de ações isométricas com duração de 30 segundos, com um descanso de 1 minuto entre as séries. O treinamento foi realizado 3 dias por semana.
Teodoro et al.[249]	36 homens idosos não treinados	Distribuição aleatória para a realização de extensão da perna sob uma de três condições: (1) até a falha, (2) não até a falha, com apenas 50% das repetições, comparativamente ao grupo de treinamento até a falha, ou (3) não até a falha com volume de treinamento igual ao do grupo de treinamento até a falha. O treinamento foi realizado 2 vezes por semana, com cargas que variavam de 65 a 80% de 1 RM. Adicionalmente, foi realizado exercício aeróbico de intensidade moderada na esteira rolante, juntamente com o programa de treinamento de resistência.

BIA: análise de bioimpedância elétrica; RM: repetição máxima; AST: área de secção transversa; TC: tomografia computadorizada; MLG: massa livre de gordura.

Pontos a lembrar

- Protocolos utilizando múltiplas séries que favorecem volumes maiores de treinamento de resistência otimizam a resposta hipertrófica. Como diretriz geral, uma faixa de 10 a 20 séries por músculo por músculo é válida para uma prescrição semanal de volume. Dito isso, as respostas individuais são razoavelmente variáveis quanto à dose de volume; portanto, alguns indivíduos se desenvolverão com volumes um tanto menores, enquanto outros serão beneficiados por volumes ligeiramente maiores. Pode-se fazer um uso estratégico de altos volumes (aproximadamente 30 ou mais séries por músculo), de modo a ajudar na "atualização" de grupos musculares defasados. Para evitar o sobretreinamento, o volume geral deve ser aumentado progressivamente ao longo de um ciclo de treinamento; devem-se incluir regularmente períodos de baixo volume de treinamento para facilitar o processo de recuperação.
- Com o uso de volumes totais mais baixos, a frequência de treinamento aparentemente desempenha pouco ou nenhum papel no crescimento muscular. Nesses casos, os indivíduos podem optar por uma frequência que melhor se adapte à sua agenda e objetivos. Por outro lado, se forem utilizados volumes moderados a maiores (> 10 séries por músculo por semana), a opção por frequências de treinamento mais altas (pelo menos 2 vezes por semana) permitirá melhor controle do volume; com isso, será mais fácil conseguir adaptações musculares mais expressivas. Embora as rotinas de corpo inteiro e divididas possam ser estratégias de treinamento viáveis, a divisão dos treinos por região ou por função do corpo (p. ex., superior e inferior, empurrar e puxar) poderá ser uma melhor escolha para o treinamento com volumes mais altos, pois isso permitirá o uso de frequências semanais mais altas (e, portanto, de sessões mais curtas), proporcionando maior recuperação muscular entre os treinos.
- Recomenda-se realizar o treinamento em um amplo espectro de faixas de repetição (1 a 20+) para garantir o desenvolvimento completo de todo o músculo. Desde um ponto de vista da eficiência,

Duração do estudo	Mensuração da hipertrofia	Achados
14 semanas	TC (quadríceps)	Maior aumento na hipertrofia do quadríceps femoral na condição de treinamento até a fadiga.
20 semanas	Ultrassonografia (quadríceps)	Não foi observada diferença significativa na espessura muscular entre as condições.

há mérito em focar uma faixa de repetição média (6 a 12 RM) e dedicar ciclos de treinamento específicos ou sessões ao treinamento com repetições mais baixas e mais altas.
- Uma vez obtida familiaridade com os padrões básicos de movimento, deve-se empregar uma diversidade de exercícios ao longo de um programa de treinamento periodizado para maximizar a hipertrofia muscular do corpo inteiro, com um enfoque particularmente voltado para o trabalho dos músculos com base em seu padrão anatômico. Isso deve incluir o uso liberal de exercícios livres (pesos livres e cabos) e exercícios realizados em aparelhos. Da mesma maneira, devem-se incluir exercícios multiarticulares e uniarticulares em uma rotina voltada especificamente para a hipertrofia a fim de maximizar o crescimento muscular.
- Devem-se incluir ações concêntricas e excêntricas durante o treinamento. Faltam evidências dos benefícios da combinação de ações isométricas com ações dinâmicas. A adição de carga excêntrica supramáxima pode melhorar a resposta hipertrófica.
- Parece não existir um intervalo de descanso ideal para o treinamento em hipertrofia. Pesquisas indicam que descansar pelo menos 2 minutos entre as séries fornece uma vantagem hipertrófica em relação ao repouso por períodos mais curtos, pelo menos quando são executados exercícios multiarticulares com pesos livres. Poderá resultar em benefício o uso de intervalos de descanso de aproximadamente 60 a 90 segundos para exercícios uniarticulares e, talvez, para alguns exercícios com aparelhos, porque esses movimentos não demonstram redução no volume de carga com descansos mais breves e, além disso, o estresse metabólico aumentado pode conferir ganhos anabólicos extras.
- As evidências atuais sugerem que há pouca diferença na hipertrofia muscular ao treinar com durações de repetição isotônica que variam de 0,5 a 6 segundos até a falha muscular. Assim, parece que pode ser empregada uma ampla variação de durações de repetição se o objetivo principal for maximizar o crescimento muscular. O treinamento em durações intencionais muito lentas (> 10 segundos por repetição) parece ser abaixo do ideal para aumentar o tamanho do músculo e,

portanto, deve ser evitado. Uma consideração mais pertinente é o desenvolvimento de uma intensa conexão mente-músculo, que envolve o foco na contração ativa do músculo-alvo em toda a amplitude de movimento de determinado exercício. Se o músculo-alvo for forçado a trabalhar em todas as porções concêntricas e excêntricas do movimento, o fator cadência passa a ser amplamente discutível.
- As evidências indicam que há um benefício hipertrófico para os músculos trabalhados primeiro em um treinamento de resistência. Portanto, os músculos defasados devem ser treinados no início da sessão.
- Movimentos ao longo de toda a ADM devem estar na base de um programa voltado à hipertrofia. A integração de alguns movimentos de amplitude parcial pode melhorar as adaptações hipertróficas.
- Os programas voltados à hipertrofia devem incluir séries realizadas até a falha muscular, bem como aquelas que são encerradas pouco antes de um esforço total. Como regra geral, em sua maioria as séries devem realizadas com um RER = 1 ou 2. O treinamento até a ocorrência da falha deve ser seletivamente implementado, ficando em geral reservado para a última série de determinado exercício. Devemos ser mais criteriosos com o uso do treinamento até a falha no caso dos exercícios multiarticulares, enquanto se pode optar por uma abordagem mais liberal com os movimentos uniarticulares.

5
Práticas de treinamento avançado

As práticas tradicionais de treinamento de resistência formam a base para o desenvolvimento muscular humano. No entanto, à medida que se ganha experiência de treinamento, pode-se empregar práticas de treinamento mais avançadas para maximizar o potencial hipertrófico genético individual. Essas estratégias em geral possibilitam aumentos no volume e na intensidade da carga, principalmente pelo uso de cargas mais pesadas, prolongando a duração da série ou ambos. Em alguns casos, as estratégias também podem potencializar os mecanismos hipertróficos (tensão mecânica, estresse metabólico e dano muscular) além do que é possível utilizando as práticas tradicionais de treinamento de resistência.

As práticas de treinamento avançado podem ser amplamente classificadas em duas categorias. A primeira consiste nas *estratégias de acumulação*, que viabilizam a capacidade de alcançar maiores volumes de treinamento; exemplos incluem *drop sets*, superséries e pré-exaustão, além de alongamento com carga. Na segunda estão as *estratégias de intensificação*, que aumentam a capacidade de carga; exemplos incluem o descanso intrassérie e excêntricos potencializados. Segue-se uma visão geral dessas estratégias, que têm pelo menos algumas evidências de alto nível apoiando ou refutando seu uso em programas de treinamento de resistência voltados à hipertrofia.

Treinamento de alongamento com carga

O treinamento de alongamento é comumente prescrito para melhorar as medidas de mobilidade e flexibilidade. No entanto, as evidências indicam que essas modalidades de treinamento de alongamento podem, na verdade, mediar adaptações anabólicas. Por exemplo, as pesquisas mostram um benefício hipertrófico para o treinamento dinâmico em comprimentos musculares alongados (ou seja, posição alongada) em comparação com o treinamento em uma posição encurtada.[52,53] As razões mecanicistas para esses achados permanecem desconhecidas, mas as possibilidades incluem maior ruptura ultraestrutural, maior estresse mecânico ou, talvez, uma combinação dos dois fenômenos. Independentemente dos mecanismos, existe uma lógica para integrar o treinamento de alongamento a um programa de treinamento de resistência a fim de conferir um efeito cumulativo no crescimento muscular.

Evidências *in vitro* mostram que o alongamento passivo provoca uma resposta anabólica robusta.[56] No entanto, esses achados limitaram a aplicabilidade *in vivo*, e, na verdade, tais protocolos em geral não demonstraram uma capacidade de mediar o crescimento muscular de longo prazo em humanos.[1,16] Dito isso, um estudo recente sugere que a inclusão de sessões de 30 segundos de alongamento passivo durante cada intervalo de descanso de 90 segundos de um programa tradicional de treinamento de resistência pode promover efeitos favoráveis nos desfechos de hipertrofia.[20] Por outro lado, o alongamento passivo entre séries pode afetar negativamente o desempenho nas séries subsequentes, levantando questões quanto à veracidade desses achados. Dadas as evidências muito limitadas até o momento, são necessárias mais pesquisas para obter maiores informações práticas sobre o tema. Algumas evidências sugerem que o alongamento passivo de maior intensidade pode mediar alterações no comprimento do fascículo,[26] embora esses achados pareçam ser relegados à fase inicial do treinamento.

A intensidade do treinamento de alongamento pode ser potencializada pela adição de uma carga. O uso de alongamento com carga para promover a hipertrofia tem um sólido suporte baseado em pesquisas em modelos animais. Estudos inspiradores do laboratório de William Gonyea demonstraram que a aplicação de uma carga nas asas esticadas de codornas japonesas produzia aumentos rápidos e acentuados na massa muscular. Em um estudo, as asas das aves foram cronicamente elevadas e carregadas com um peso correspondente a 10% da massa corporal, colocando, assim, o músculo latíssimo do dorso anterior sob alongamento persistente.[2] Depois de 30 dias de alongamento com carga consistente, a área de secção transversa do músculo aumentou 57% e a quantidade de fibras aumentou 52%; isso indica que ocorreram alterações mediadas pela hipertrofia e pela hiperplasia. Um estudo de seguimento[5] submeteu as asas direitas das aves a alongamento progressivo com cargas equivalentes a 10 a 35% da massa corporal por 37 dias, enquanto as asas esquerdas serviram como controles sem carga. As duas semanas iniciais envolveram treinamento de alongamento intermitente, com cada aumento de carga precedido por 2 a 3 dias de descarga; depois disso, a carga foi aplicada diariamente. Como demonstrado previamente, observaram-se grandes mudanças pós-estudo (aproximadamente 300%) na massa muscular, com os ganhos atribuídos tanto à hipertrofia quanto à hiperplasia. Embora esses estudos forneçam evidências convincentes de que o alongamento com carga provoca um potente estímulo hipertrófico, a natureza extrema dos protocolos tem pouca generalização às modalidades tradicionais de exercícios de resistência.

Até o momento, poucos estudos em humanos se dedicaram a avaliar os efeitos do treinamento de alongamento com carga no desenvolvimento muscular. Empregando uma metodologia intraindivíduo, Simpson et al.[81] solicitaram aos participantes realizar 3 minutos de dorsiflexão da perna não dominante em um aparelho de *leg press* com uma carga igual a 20% da contração voluntária máxima; as cargas foram progressivamente aumentadas em 5% semanalmente, com o treinamento realizado 5 dias por semana durante 6 semanas. Os autores relataram aumentos significativamente maiores na espessura do músculo gastrocnêmio no membro alongado em comparação com o não alongado. No entanto, dados subsequentes fornecidos em resposta a uma carta ao editor da revista[42] indicaram aumentos pós-exercício semelhantes entre as condições alongada e não alongada (5,9% *versus*

7,6%), questionando, assim, a veracidade dos achados.

Uma intrigante estratégia que pode aumentar os ganhos hipertróficos é integrar o alongamento com carga a períodos de descanso entre séries. Em apoio a essa abordagem, Silva et al.[80] randomizaram 24 homens treinados em resistência para realizar 4 séries de flexão plantar em um aparelho de *leg press* com uma carga correspondente a 8 a 12 RM, com ou sem alongamento entre séries. O protocolo de treinamento de alongamento exigia que os participantes mantivessem a carga do aparelho por 30 segundos em dorsiflexão depois da conclusão de cada série, enquanto o grupo não alongado descansou passivamente durante todo o período de descanso. O treinamento foi realizado duas vezes por semana durante 5 semanas. Os resultados mostraram maior aumento na espessura muscular pós-exercício no grupo que realizou o treinamento de alongamento com carga em comparação com o descanso passivo (23% *versus* 9%, respectivamente). Os mecanismos subjacentes a esses achados não são claros, mas podem estar relacionados com um maior tempo sob tensão, correspondendo essencialmente a um volume maior ou, talvez, a uma maior tensão mecânica alcançada pela carga prolongada em comprimentos musculares alongados. No entanto, deve-se notar que esses dados não foram publicados em um periódico revisado por pares e, portanto, devem ser interpretados com cautela.

> **PONTO-CHAVE**
>
> O treinamento de alongamento com carga representa uma intrigante estratégia para aumentar os ganhos hipertróficos. Embora as evidências ainda sejam preliminares, existe um raciocínio lógico para integrar o treinamento de alongamento com carga ao período de descanso entre séries. Conforme demonstrado por Silva et al.,[80] uma maneira viável de implementar a estratégia é realizar uma série e, em seguida, manter a carga na posição alongada por determinado período. Não há pesquisas suficientes para desenvolver diretrizes sólidas baseadas em evidências para uma duração apropriada do alongamento com carga; portanto, é necessário fazer uma experimentação com diferentes durações. Com base em observações, 10 a 30 segundos parecem ser um bom ponto de partida, com ajustes feitos de acordo com a resposta. É importante ressaltar que é necessário garantir um período de descanso adequado (≥ 90 segundos) depois da interrupção do alongamento para evitar comprometer a carga levantada na série seguinte.

Treinamento com descanso intrassérie

O treinamento de resistência tradicional envolve a execução contínua de repetições ao longo de uma série seguida por um período de descanso prescrito para possibilitar a recuperação adequada antes de iniciar a próxima série. Ao treinar em faixas de repetições moderadas a altas, as contrações contínuas resultam em fadiga periférica extensa, assumindo que um alto nível de esforço seja empregado durante o treinamento. O correspondente acúmulo de metabólitos leva a um declínio na capacidade de produção de força, prejudicando a capacidade de sustentar o desempenho.

O treinamento com descanso intrassérie tem sido proposto como um método para superar os efeitos negativos da fadiga periférica. Como o nome indica, a estratégia envolve descansar por um período estabelecido entre as repetições dentro de determinada série. Esses períodos de descanso intrassérie possibilitam o acúmulo de um maior volume total de treinamento, mantendo altas magnitudes de carga, o que, por sua vez, pode promover adaptações musculares superiores. No entanto, dado o papel mecanicista do estresse metabólico na hipertrofia induzida pelo treinamento de resistência,[86] não está claro se os potenciais benefícios associados ao descanso intrassérie substituem as implicações negativas da alteração dos níveis de fadiga.

O treinamento com descanso intrassérie (também chamado de treinamento de séries agrupadas ou com descanso-pausa) é essencialmente uma expressão abrangente; na prática, existem inúmeras maneiras de implementar a estratégia. As recomendações gerais para essa estratégia prescrevem intervalos de descanso de 10 a 30 segundos entre as repetições,[39] embora não existam diretrizes para o momento em que esses intervalos de descanso devam ser implementados durante o curso de uma série. Além disso, a estratégia pode ser realizada de maneira ondulante, na qual a resistência é progressivamente aumentada em forma de pirâmide ou como um agrupamento ascendente de séries em que a resistência é aumentada a cada repetição sucessiva.[39]

Vários estudos investigaram as respostas agudas do treinamento resistido realizado com descanso intrassérie. Um achado consistente é o de que a estratégia potencializa os marcadores de volume (p. ex., volume de repetição, carga de volume) em comparação ao treinamento tradicional.[41,44,62] Dada a relação bem estabelecida entre volume e hipertrofia,[76] isso indica um benefício potencial de inserir períodos com descanso intrassérie durante o treinamento. Além disso, a inclusão de períodos com descanso intrassérie pode possibilitar o uso de cargas externas maiores em comparação com o treinamento tradicional[84] e, assim, amplificar a tensão mecânica, o que por sua vez poderia provocar um estímulo hipertrófico aumentado.[86]

Em um esforço para determinar se esses benefícios teóricos se traduzem em maior resposta anabólica, um estudo recente comparou a liberação aguda de miocina entre o treinamento de resistência tradicional e um protocolo com descanso intrassérie consistindo em 4 séries de agachamento a 70% de 1 RM em homens treinados em resistência.[63] Empregou-se uma metodologia cruzada na qual os participantes realizaram ambos os protocolos, separados por um período de *washout* de 1 semana. Para o protocolo tradicional de treinamento resistido, os participantes realizaram 10 repetições com 2 minutos de descanso entre as séries; a condição com descanso intrassérie envolvia realizar as primeiras 5 repetições de cada série, fazer um descanso de 30 segundos, e então realizar as 5 repetições finais. Os resultados mostraram que apenas o esquema tradicional produziu níveis elevados de interleucina-15 (IL-15) em 24 e 48 horas pós-exercício. Dado que a IL-15 tem sido implicada como um mediador da massa muscular,[59] esses achados sugerem que o uso do descanso intrassérie pode ser subótimo para maximizar a hipertrofia, pelo menos quando realizado com períodos de descanso intrassérie de 30 segundos.

Há uma relativa escassez de pesquisas longitudinais acerca dos efeitos hipertróficos do treinamento com descanso intrassérie. Oliver et al.[61] randomizaram 22 homens treinados em resistência para realizar um programa de treinamento de resistência para todo o corpo usando um protocolo tradicional ou com séries agrupadas. O grupo tradicional realizou 4 séries de 10 repetições com 2 minutos de descanso entre as séries, enquanto o grupo de séries agrupadas realizou 8 séries de 5 repetições com 60 segundos de descanso. O treinamento foi realizado 4 dias por semana durante 12 semanas, com carga de volume igualada entre as condições. As medidas de composição corporal pós-exercício mostraram maiores ganhos absolutos de massa magra para o treino tradicional em comparação com o treino de séries agrupadas (2,3 versus 1 kg, respectivamente), embora os resultados não tenham alcançado significância estatística.

No único estudo atual que empregou medidas de crescimento muscular específicas ao local, Prestes et al.[69] randomizaram 18 indivíduos treinados em resistência para realizar 18 repetições de vários exercícios para os principais grupos musculares do corpo usando um protocolo tradicional de treinamento de resistência ou um protocolo com descanso-pausa. O grupo de treinamento tradicional realizou 3 séries de 6 repetições a 80% de 1 RM com intervalos de descanso de 2 a 3 minutos entre as séries, enquanto o grupo de descanso-pausa realizou a primeira série até a falha muscular a uma intensidade de 80% de 1 RM, descansou 20 segundos e então realizou repetições adicionais intercaladas com intervalos de 20 segundos de descanso até completar as 18 repetições; concederam-se períodos de descanso de 2 a 3 minutos entre os exercícios. O treinamento foi realizado 4 dias por semana durante 6 semanas. As alterações pré e pós-estudo na espessura muscular do quadríceps femoral, medidas pela ultrassonografia em modo B, foram significativamente maiores no grupo com descanso-pausa em comparação ao grupo tradicional (11% versus 1%, respectivamente). Não foram observadas diferenças significativas entre os grupos na espessura dos músculos do braço e do tórax, mas o aumento do tamanho do efeito novamente favoreceu a condição com descanso-pausa. A metodologia do estudo foi limitada pelo fato de que o grupo descanso-pausa treinou com maior nível de esforço em comparação ao grupo tradicional, o que pode ter confundido os resultados.

Drop sets

Drop sets (também chamados de séries descendentes ou séries de quebra) constituem uma das estratégias de treinamento avançado mais populares para aumentar o crescimento muscular. A abordagem envolve a realização de uma série até a falha muscular concêntrica e, em seguida, com o mínimo de descanso, realizar a maior quantidade possível de repetições com carga reduzida. A magnitude da redução geralmente varia de 20 a 25% da carga inicial,[4,23,25] embora percentuais maiores ou menores possam ser empregados porque não existem diretrizes aceitas. Se desejado, podem-se utilizar *drop sets* duplos ou triplos para provocar maior fadiga da unidade motora.

As alegações de um benefício hipertrófico do treinamento de *drop set* são baseadas na teoria de que o treinamento "além" da falha muscular pode provocar uma estimulação aumentada da musculatura de trabalho. Especificamente, os músculos não estão totalmente fatigados quando as séries são levadas à falha muscular concêntrica em determinada carga, porque ainda são capazes de produzir força em cargas mais baixas. Assim, é concebível que realizar repetições adicionais com carga reduzida imediatamente depois de alcançar a falha muscular em uma série possa levar a maior fadiga das fibras musculares e, por sua vez, aumentar a resposta anabólica.[73] Além disso, é concebível que o prolongamento do tempo sob carga também possa promover um estímulo hipertrófico cumulativo. Em particular, a compressão sustentada dos vasos pode aumentar a isquemia local, que tem sido implicada no aumento da massa muscular induzido pelo treinamento de resistência.[36]

> **PONTO-CHAVE**
>
> Não está claro se o uso do treinamento com descanso intrassérie é uma estratégia viável para aumentar a resposta hipertrófica ao treinamento de resistência. Embora pareça que o aumento no volume de treinamento pode se traduzir em maiores ganhos no tamanho do músculo, a redução na tensão constante e o correspondente acúmulo de metabólitos podem neutralizar quaisquer potenciais benefícios e, possivelmente, ter um efeito negativo nos desfechos de hipertrofia.[36] Como observado, as pesquisas longitudinais são limitadas e os dados existentes são conflitantes, impossibilitando a capacidade de tirar conclusões fortes sobre os potenciais benefícios ou prejuízos do descanso intrassérie. As diferenças na duração dos períodos de descanso intrassérie obscurecem ainda mais a capacidade de inferir causalidade.
>
> Pode-se especular que o melhor uso do treinamento com descanso intrassérie pode ser implementá-lo de maneira semelhante ao protocolo de Prestes et al.,[69] em que se realiza uma série em um alto nível de esforço e se utilizam curtos períodos de descanso (aproximadamente 10 a 20 segundos) entre as repetições. Do ponto de vista prático, é importante tirar completamente a carga durante a fase de descanso para que seja alcançada uma recuperação suficiente. Por exemplo, em exercícios como o agachamento ou o supino, o praticante precisa reorganizar os pesos para evitar a fadiga indesejada de segurar a carga isometricamente, o que prejudicaria o desempenho nas repetições subsequentes.

O suporte inicial para o treinamento de *drop set* foi derivado de evidências de que realizar uma série de baixa intensidade (50% de 1 RM) de extensões de joelho imediatamente depois de uma série realizada a 90% de 1 RM resultou em elevações pós-exercício significativamente maiores no hormônio do crescimento em comparação com realizar de forma isolada o protocolo de alta intensidade.[32] No entanto, pesquisas emergentes questionam até que ponto as flutuações hormonais agudas mediam as adaptações hipertróficas, levantando dúvidas sobre a relevância desses achados. Recentemente, demonstrou-se que o treinamento de *drop set* aumentou a ativação da unidade motora e a hipóxia intramuscular em praticantes treinados, enquanto esses efeitos não foram observados em indivíduos não treinados.[35]

Os resultados de vários estudos longitudinais fornecem informações interessantes sobre os efeitos do *drop set* no crescimento muscular. O inspirador trabalho de Goto et al.[33] indicou potenciais benefícios da incorporação de *drop sets* a programas tradicionais de treinamento de resistência com carga pesada. Uma coorte de homens com treino recreativo realizou inicialmente uma rotina de 6 semanas orientada à hipertrofia da parte inferior do corpo (*leg press* e extensão da perna), que resultou em um aumento de 4% na área de secção transversa dos músculos da coxa. Os participantes foram então aleatoriamente designados para um grupo que realizou 5 séries de exercícios para membros inferiores a 90% de 1 RM ou a mesma rotina com a adição de um *drop set* a 50% de 1 RM. Depois de 4 semanas do protocolo estendido, aqueles no grupo *drop set* continuaram observando aumentos na área de secção transversa dos músculos da coxa (aproximadamente 2%), enquanto o grupo que realizou apenas treinamento de alta intensidade mostrou uma ligeira diminuição no tamanho dos músculos (aproximadamente 0,5%). Embora os efeitos hipertróficos positivos observados com o treinamento de *drop set* sejam intrigantes, deve-se notar que o grupo *drop set* realizou um maior volume total de treinamento, o que pode ter confundido os resultados.

Subsequentemente, Fisher et al.[25] randomizaram uma coorte de homens e mulheres treinados em resistência para realizar um programa de treinamento de resistência de série única usando uma das três condições a seguir: (1) uma carga de 8 a 12 RM, (2) uma carga de 8 a 12 RM com adição de um *drop set* com redução de 30% da carga inicial de treinamento, ou (3) uma carga de 4 RM seguida de dois *drop sets* sucessivos com reduções de 20% da carga. O programa empregou exercícios para todos os principais grupos musculares; no entanto, os *drop sets* foram realizados apenas para a puxada lateral, supino e *leg press*. Depois de 12 semanas, as alterações pós-exercício na massa livre de gordura não mostraram diferenças significativas entre as condições, apesar do maior volume realizado pelos grupos de *drop set*. Uma limitação do estudo foi a medição da massa livre de gordura por pletismografia de deslocamento de ar (p. ex., Bod Pod), que fornece apenas uma estimativa grosseira de todos os componentes não adiposos (p. ex., músculo, osso, água corporal); assim, os resultados não necessariamente podem ser extrapolados para mudanças no tamanho do músculo esquelético. Isso é particularmente pertinente, uma vez que os *drop sets* foram realizados em apenas três dos exercícios.

Empregando uma metodologia intraindivíduo, Angleri et al.[4] randomizaram as pernas de homens treinados em resistência para um protocolo tradicional ou com *drop set* de *leg press* e exercício de extensão de perna com carga de volume (séries × repetições × carga) equacionada entre as condições. A perna atribuída ao treinamento tradicional realizou de 3 a 5 séries de 6 a 12 repetições, com intervalo de descanso de 2 minutos entre as séries; a outra perna realizou a mesma rotina com a adição de até dois *drop sets* com uma redução de 20% na carga. Na conclusão do período de estudo de 12 semanas, observaram-se aumentos semelhantes na área de secção transversa do quadríceps femoral entre as condições (7,8% para o grupo *drop set* e 7,6% para o grupo de treinamento tradicional), indicando nenhum benefício hipertrófico para o treinamento com *drop set*. Ozaki et al.[64] encontraram achados semelhantes ao designar aleatoriamente nove homens não treinados para realizar rosca direta de bíceps em uma de três condições: (1) 3 séries de treinamento de resistência com carga pesada (80% de 1 RM) com período de descanso de 3 minutos; (2) 3 séries de treinamento de resistência com carga leve (30% de 1 RM) com um período de descanso de 90 segundos; ou (3) uma série única de treinamento de resistência com carga pesada (80% de 1 RM) seguido de 4 *drop sets* a 65, 50, 40 e 30% de 1 RM. Observaram-se aumentos semelhantes na área da secção transversa em todas as condições. O estudo foi limitado pelo pequeno tamanho da amostra, o que comprometeu o poder estatístico.

> **PONTO-CHAVE**
>
> A inclusão de *drop sets* em um programa de treinamento de resistência leva a um benefício questionável para a hipertrofia quando o volume total da sessão é igualado. No entanto, *drop sets* podem ser úteis para aumentar o volume total de treinamento sem aumentar substancialmente a duração da sessão. Isso não apenas torna os treinos mais eficientes, mas também pode potencialmente reduzir a fadiga que ocorre em sessões de treinamento de longa duração. Dada a necessidade de treinar até a falha ao empregar *drop sets*, pode ser melhor limitar a estratégia à última série de determinado exercício. Os aparelhos com empilhamento de anilhas são particularmente adequados ao treinamento de *drop set* porque as cargas podem ser diminuídas com rapidez apenas movendo-se um pino.

Alternativamente, Fink et al.[23] randomizaram 16 homens jovens treinados recreativamente para realizar exercícios de extensão de cotovelo de maneira tradicional. Os exercícios consistiam em 3 séries de 12 RM com um intervalo de descanso de 90 segundos ou uma série única de 12 RM seguida de 3 *drop sets* consecutivos com reduções de carga de 20%. O treinamento foi realizado duas vezes por semana durante 6 semanas, com um volume total de treinamento equalizado entre as condições. Não foram observadas diferenças estatisticamente significativas na área de secção transversa do tríceps braquial entre os grupos; no entanto, as diferenças relativas na hipertrofia (10,0% *versus* 5,1%) e tamanho do efeito (0,22) favoreceram a condição de *drop set versus* treinamento tradicional, levantando a possibilidade de um erro estatístico tipo II (i.e., falso-negativo).

APLICAÇÕES PRÁTICAS

Imersão em água fria: amiga ou inimiga da hipertrofia?

A recuperação adequada de um treino é considerada essencial para otimizar os ganhos musculares. Defende-se o uso de várias técnicas passivas para melhorar o processo de recuperação pós-exercício e restaurar o corpo ao seu estado fisiológico e psicológico normal. A imersão em água fria é uma das modalidades mais utilizadas nesse sentido. A técnica envolve a imersão total ou parcial do corpo em água fria. Os protocolos específicos variam, mas as prescrições geralmente incluem temperaturas da água inferiores a 15°C, com durações de imersão de pelo menos 10 minutos.[12]

Os achados de várias revisões sistemáticas e metanálises indicam que a imersão em água fria ajuda a atenuar a dor muscular de início tardio (DMIT).[8,9,46] Dado que a DMIT pode impedir o levantamento de carga, o uso de imersão em água fria parece ser um benefício potencial para aqueles envolvidos em programas de treinamento de resistência intensivo. No entanto, apesar de seus potenciais benefícios relacionados com a recuperação, evidências emergentes indicam que a imersão em água fria pode ser prejudicial ao desenvolvimento muscular.

Pesquisas sagazes mostram que a imersão em água fria prejudica a sinalização anabólica intracelular, e observa-se uma resposta de fosforilação de p70S6K atenuada ao longo de um período de recuperação de 48 horas após o treinamento de resistência em comparação com um período de recuperação ativa.[72] O mesmo estudo também mostrou que a imersão em água fria atenuou a quantidade de células Pax7+ e células NCAM+ em 24 e 48 horas depois do exercício de resistência; isso indica um efeito deletério na resposta das células satélites ao treinamento de resistência. Outra pesquisa mostra que a imersão em água fria suprime a biogênese do ribossomo,[21] que se acredita ser um fator-chave na regulação em longo prazo do crescimento muscular.[22]

Os efeitos agudos negativos no anabolismo observados com a imersão em água fria se alinham com os achados de pesquisas longitudinais sobre desfechos hipertróficos. Roberts et al.[72] investigaram o impacto da imersão em água fria *versus* recuperação ativa durante um programa de treinamento de resistência de 12 semanas. Vinte e quatro jovens fisicamente ativos foram designados de forma aleatória para uma das duas condições de recuperação. A imersão em água fria foi iniciada dentro de 5 minutos depois do exercício e envolveu sentar-se com água até a cintura a aproximadamente 10°C em uma banheira inflável por 10 minutos. Aqueles no grupo de recuperação ativa pedalaram em uma bicicleta ergométrica em baixa intensidade autosselecionada por 10 minutos. Os resultados demonstraram um embotamento tanto da hipertrofia do músculo como um todo quanto das medidas histológicas da área de secção transversa da fibra tipo II com o uso

(continua)

(continuação)

da imersão em água fria. Achados semelhantes foram observados por Yamane et al.,[90] que compararam as adaptações musculares entre a imersão em água fria e o descanso passivo depois de um programa de treinamento de resistência de 6 semanas dos músculos flexores de punho. O tratamento de imersão em água fria consistiu na imersão dos braços treinados em água dentro de 3 minutos depois do exercício. A temperatura da água foi mantida em 10°C, com duração da imersão de 20 minutos. Os resultados mostraram que ambos os grupos apresentaram aumento na espessura dos flexores do punho, mas a hipertrofia foi significativamente maior na condição de recuperação passiva.

Os mecanismos subjacentes pelos quais a imersão em água fria impede o anabolismo permanecem obscuros. Dado que a resposta inflamatória aguda ao treinamento de resistência está implicada na sinalização anabólica[75] e considerando que a imersão em água fria alivia os sintomas da DMIT, que está associada à indução da inflamação aguda, seria lógico especular que os efeitos anti-inflamatórios induzidos pela imersão em água fria desempenham um papel mecanicista. No entanto, as pesquisas sobre o tema são um tanto contraditórias. Peake et al.[67] descobriram que a imersão em água fria não alterou os níveis pós-exercício de citocinas pró-inflamatórias e neurotrofinas, nem a translocação intramuscular de proteínas de choque térmico, em comparação com a recuperação ativa pós-treinamento de resistência. Alternativamente, Pournot et al.[68] relataram uma resposta inflamatória diminuída quando a imersão em água fria foi aplicada de acordo com uma sessão de exercícios de resistência.

Pode-se supor que os efeitos anabólicos negativos da imersão em água fria estão, de alguma maneira, relacionados com uma redução no fluxo sanguíneo,[50,54] possivelmente por comprometer a entrega de aminoácidos pós-exercício ao músculo.[29] A exposição a temperaturas frias também demonstrou interferir na sinalização anabólica, potencialmente por meio de uma suprarregulação da AMPK, um conhecido inibidor de mTOR.[12] Como as pesquisas são limitadas, é difícil fazer inferências fortes sobre o assunto.

Em resumo, as evidências atuais contraindicam o uso da imersão em água fria por aqueles que buscam maximizar o desenvolvimento muscular, pelo menos quando usada regularmente. Quaisquer benefícios à recuperação parecem ser superados por uma resposta anabólica prejudicada ao treinamento de resistência. A termoterapia pós-exercício representa uma estratégia promissora para melhorar a recuperação sem interferir nos desfechos hipertróficos e, possivelmente, até melhorar o desempenho subsequente em relação à força.[13] Evidências mostram que a termoterapia, aplicada 2 horas por dia durante 10 dias de imobilização, pode atenuar a atrofia do músculo esquelético.[38] Embora esse achado indique potenciais efeitos anabólicos, os resultados não podem ser extrapolados para benefícios durante a realização de protocolos de construção muscular. Outro estudo demonstrou que a aplicação tópica de calor por meio de um lençol que produzia calor e vapor por 8 horas por dia durante 4 dias por semana aumentou significativamente a hipertrofia do quadríceps femoral durante um período de tratamento de 10 semanas.[34] As pesquisas nessa modalidade são preliminares e precisam de estudos mais aprofundados.

Superséries e pré-exaustão

O treinamento de superséries refere-se à realização de séries de dois exercícios consecutivos, com descanso mínimo entre as séries. As superséries podem ser realizadas em várias configurações. No treinamento em pares, os exercícios envolvem um agonista e um antagonista (p. ex., flexões de tríceps seguidas de rosca direta de bíceps). Superséries escalonadas incluem exercícios para músculos de diferentes áreas do corpo (p. ex., flexores do cotovelo e flexores plantares). Superséries compostas incluem exercícios para o mesmo grupo muscular (p. ex., extensões de perna seguidas de agachamento). As superséries compostas também podem ser realizadas até a pré-exaustão da musculatura-alvo. Por exemplo, uma elevação lateral pode ser realizada imediatamente antes de uma puxada na frente com peso livre até a pré-exaustão da parte acromial do deltoide, o que possivelmente impõe maior estresse mecânico sobre o músculo-alvo durante o movimento multiarticular que se segue.

Realizou-se um corpo substancial de pesquisas acerca dos efeitos do treinamento de superséries na ativação muscular. Estudos de eletromiografia (EMG) realizados em treinamento em pares mostram níveis de ativação semelhantes em comparação com protocolos de treinamento tradicionais para a musculatura da parte superior do corpo,[71] enquanto se demonstrou um efeito benéfico na ativação da musculatura da parte inferior do corpo.[48]

Verificou-se que superséries compostas direcionadas à musculatura do tórax com dois exercícios multiarticulares (supino reto seguido de supino inclinado) afetaram negativamente a amplitude EMG da cabeça clavicular do peitoral maior.[88] Estudos de EMG que analisaram superséries compostas com pré-exaustão produziram resultados um tanto contraditórios. Um estudo recente descobriu que levar a musculatura do tórax à pré-exaustão com um haltere antes de um exercício de supino aumentou significativamente a ativação do peitoral maior, parte clavicular do deltoide, tríceps braquial e serrátil anterior *versus* realizar o supino isoladamente.[83] Por outro lado, Gentil et al.[30] relataram que a execução do voador imediatamente antes do supino não alterou a ativação do peitoral maior em comparação com a realização dos exercícios na ordem inversa, mas a amplitude EMG foi maior no tríceps braquial ao empregar a técnica de pré-exaustão. Outros estudos não mostram diferenças na ativação muscular entre superséries compostas com pré-exaustão e o treinamento tradicional.[10,31] Pesquisas investigando os efeitos de superséries compostas com pré-exaustão na musculatura da parte inferior do corpo mostraram resultados igualmente conflitantes. Augustsson et al.[7] relataram que a pré-exaustão do quadríceps femoral por meio de um exercício de extensão de perna embotou a ativação subsequente do reto femoral e do vasto lateral durante o *leg press*. Alternativamente, Rocha-Júnior et al.[43] descobriram que realizar o exercício de extensão de perna antes do *leg press* resultou em maior ativação do vasto lateral em comparação com a execução isolada do *leg press*.

Vários estudos investigaram a ativação muscular durante a realização de superséries envolvendo áreas diferentes, mas relacionadas, do corpo (extensão de tríceps e supino): alguns relatam maior ativação dos peitorais em comparação com um protocolo de treinamento tradicional,[37] enquanto outros mostram amplitudes EMG semelhantes entre as condições.[82,88] No geral, é difícil conciliar os resultados divergentes entre os estudos de EMG no treinamento de superséries; assim, as conclusões sobre as implicações práticas permanecem ambíguas.

O treinamento de superséries pode alterar o volume de treinamento, o que, por sua vez, pode afetar os desfechos de hipertrofia. Pesquisas indicam que o treinamento em pares da musculatura da parte superior do corpo (supino reto e puxada lateral) produz maior carga de volume por sessão e maior nível de fadiga muscular do que realizar os mesmos exercícios de maneira tradicional.[65,70] Isso sugere que realizar superséries de maneira agonista-antagonista pode promover um estímulo aumentado de treinamento hipertrófico. No entanto, outro estudo não mostrou diferenças na carga de volume usando os mesmos exercícios da parte superior do corpo.[71] Além disso, superséries compostas da parte superior do corpo que empregam dois movimentos multiarticulares (supino e supino inclinado) parecem ter um efeito prejudicial na carga de volume.[88]

Evidências sugerem que o desempenho de superséries pode ter um impacto negativo nos marcadores de recuperação. Isso foi demonstrado tanto em superséries compostas[11] quanto em superséries escalonadas para diferentes regiões do corpo (ou seja, exercícios alternados das partes superior e inferior do corpo),[89] quando comparados à execução dos mesmos exercícios de maneira tradicional. Deve-se notar que esses achados são específicos para um período isolado de treinamento. Dada a existência bem estabelecida do efeito de série repetida em que o sistema neuromuscular se adapta a uma sessão de exercícios não habitual, tornando-se progressivamente mais apto a suportar danos ultraestruturais ao tecido muscular em sessões futuras do mesmo exercício,[51] é possível, se não provável, que a resposta ao uso repetido dessas práticas de treinamento altere positivamente a capacidade de recuperação ao longo do tempo. Assim, as conclusões práticas sobre o assunto devem ser interpretadas com cautela.

Até o momento, apenas dois estudos publicados se dedicaram a comparar as adaptações hipertróficas longitudinais em uma variação de treinamento de superséries *versus* um esquema de treinamento tradicional.[24] Uma coorte de 39 homens e mulheres treinados em resistência foram aleatoriamente designados para realizar um programa de treinamento de resistência de corpo inteiro sob uma de três condições: (1) realizar exercícios como superséries compostas com pré-exaustão (p. ex., voador antes do supino, extensão de perna antes do *leg press* e *pullover* antes da puxada lateral), (2) realizar os mesmos exercícios na mesma ordem, mas com um intervalo de descanso de 60 segundos entre as séries, ou (3) realizar o exercício multiarticular antes do movimento uniarticular para cada parte do corpo com um intervalo de descanso de 60 segundos entre as séries. Realizou-se uma única série de até 12 RM para cada exercício, com treinamento efetivado duas vezes por semana. Depois de 12 semanas, não foram observadas alterações significativas na massa magra em nenhuma das condições. As conclusões são confundidas pelo uso da pletismografia de deslocamento de ar para avaliar a massa magra, que fornece informações limitadas sobre as alterações na hipertrofia do músculo esquelético (ver Cap. 3). Além disso, o protocolo de treinamento de baixo volume pode ter sido insuficiente para produzir mudanças detectáveis na massa magra, independentemente da precisão da medição.

Mais recentemente, Merrigan et al.[55] randomizaram mulheres recreativamente ativas para realizar 3 a 4 séries de agachamento e *leg press* como séries compostas ou usando uma abordagem tradicional. Para as séries compostas, as participantes realizaram o agachamento e o *leg press* em sucessão imediata, depois descansaram por 140 a 150 segundos antes de realizar a próxima série composta; o grupo tradicional realizou séries de agachamentos e depois o *leg press* com intervalos de 1 minuto de descanso. Os aumentos na espessura do músculo e na área da secção transversa foram semelhantes entre as condições, indicando que as séries compostas não dificultam nem melhoram as adaptações musculares. Ressalta-se que a metodologia desse estudo empregou dois exercícios multiarticulares; uma vez que as superséries compostas costumam ser realizadas combinando exercícios uniarticulares e multiarticulares, os resultados não podem ser, necessariamente, extrapolados para essa estratégia.

> **PONTO-CHAVE**
>
> Embora o treinamento de superséries continue sendo uma estratégia popular nos círculos de fisiculturismo, os supostos benefícios hipertróficos são amplamente baseados em relatos. A escassez de pesquisas longitudinais acerca do treinamento de superséries impede a capacidade de tirar conclusões sobre sua eficácia em aumentar a hipertrofia com qualquer grau de confiança; as evidências contraditórias de seus efeitos na ativação muscular obscurecem ainda mais as inferências. Há evidências de que o treinamento com superséries pode aumentar a eficiência do treino e, assim, reduzir o tempo de treinamento.[89] A estratégia, portanto, pode ser uma opção viável quando um indivíduo está pressionado pelo tempo e precisa fazer um treino rápido sem comprometer o volume-alvo de treinamento.[66]

Treinamento de sobrecarga excêntrica

Ações excêntricas, nas quais os músculos ativados são forçosamente alongados, possibilitam a capacidade de usar cargas máximas que são 20 a 40% maiores do que as ações concêntricas. Esse fenômeno levou à especulação de que o treinamento de sobrecarga excêntrica, empregando cargas maiores do que as usadas durante ações concêntricas, pode fornecer um estímulo anabólico adicional.

Várias linhas de evidência indicam que o treinamento excêntrico desempenha um papel importante e potencialmente cumulativo à hipertrofia induzida pelo treinamento de resistência. Por um lado, as ações de alongamento demonstraram provocar um aumento mais rápido na síntese de proteínas musculares e promover maiores aumentos na sinalização anabólica e na expressão gênica do que outras ações musculares.[17,57,78] Também há evidências de que as ações excêntricas induzem o recrutamento preferencial de miofibras do Tipo II,[58] o que por sua vez pode facilitar seu crescimento por um aumento na tensão mecânica. Além disso, os aumentos regionais na hipertrofia do quadríceps femoral são diferentes entre as ações, com o treinamento excêntrico provocando maior crescimento na porção distal do músculo e o treinamento concêntrico promovendo maior crescimento no ponto médio do músculo.[77] Assim, a inclusão de exercícios excêntricos deve ajudar a promover um desenvolvimento muscular mais simétrico, pelo menos na musculatura da coxa. Por fim, está bem estabelecido que há maior dano muscular durante ações excêntricas; embora especulativo, isso pode aumentar as adaptações hipertróficas ao longo do tempo, talvez promovendo maior quantidade de células satélites e acreção mionuclear.[86]

Vários estudos se dedicaram a comparar as alterações hipertróficas entre o treinamento de sobrecarga excêntrica programado e o treinamento de resistência tradicional. O trabalho inicial sobre o tema foi realizado por Friedmann et al.,[27] que randomizaram indivíduos não treinados para realizar treinamento de resistência de extensão de joelho de baixa carga com o componente excêntrico realizado a 30% de 1 RM concêntrica (treinamento tradicional) ou 30% de 1 RM excêntrica (sobrecarga excêntrica); ambos os grupos realizaram a ação concêntrica a 30% de 1 RM concêntrica. Depois de 4 semanas, a condição de sobrecarga excêntrica mostrou aumentos superiores na área de secção transversa do músculo em comparação ao treinamento tradicional. Em um estudo de seguimento em homens treinados em resistência, 30 atletas do sexo masculino foram alocados aleatoriamente para realizar o treinamento tradicional de extensão concêntrica/excêntrica do joelho ou uma rotina de sobrecarga concêntrica/excêntrica por 6 semanas.[28] Assim como no estudo anterior, o treinamento para a condição tradicional foi realizado em um aparelho convencional, enquanto a sobrecarga excêntrica foi realizada em um aparelho controlado por computador. Os resultados mostraram que a hipertrofia muscular total foi semelhante entre as condições; no entanto, a análise histológica indicou maior crescimento das fibras Tipo IIx com a sobrecarga excêntrica em comparação com o treinamento tradicional. Um tópico de confusão com ambos os estudos foi o uso de diferentes aparelhos de treinamento entre as condições: o treinamento tradicional empregou um aparelho de musculação convencional, enquanto o treinamento de sobrecarga excêntrica utilizou um aparelho controlado por computador. Não se sabe como isso pode ter afetado os resultados.

Horwath et al.[40] designaram aleatoriamente 22 homens treinados em resistência para realizar exercícios de resistência na parte inferior do corpo, que consistiam em treinamento isocinético combinado com sobrecarga excêntrica ou treinamento isotônico tradicional por 8 semanas. Os exercícios consistiam em agachamento com peso e agachamento com salto. Os aumentos médios pós-exercício na espessura dos músculos quadríceps femoral favoreceram o treinamento de sobrecarga excêntrica em comparação ao treinamento tradicional (8,9% *versus* 2,1%, respectivamente). Embora esses achados sugiram um potencial benefício de incorporar o treinamento de sobrecarga excêntrica à prescrição do treinamento de força, o estudo foi confundido pelo uso de diferentes modalidades (treinamento isocinético *versus* isotônico). Além disso, a sobrecarga excêntrica foi realizada apenas no exercício de força (agachamento com salto), o que não seria uma estratégia ideal para induzir a um estímulo hipertrófico máximo.

No que talvez seja o estudo ecologicamente mais válido sobre o assunto, Walker et al.[87] recrutaram homens treinados em resistência para realizar 3 séries de exercícios de *leg press*, extensão de perna e flexão de perna em aparelhos de musculação convencionais com uma carga correspondente a 6 a 10 RM. Os indivíduos foram randomizados para realizar o treinamento de maneira tradicional, usando uma carga constante para as ações concêntricas e excêntricas, ou com sobrecarga excêntrica, em que foi imposta uma carga 40% maior na parte excêntrica do levantamento por meio do uso de liberadores de peso personalizados. Os resultados mostraram aumentos gerais semelhantes na área de secção transversa do músculo vasto lateral. Parece haver diferenças hipertróficas regionais entre as condições, com o treinamento tradicional mostrando maior crescimento a 33% do comprimento do fêmur e a sobrecarga excêntrica apresentando maior crescimento a 50% do comprimento do fêmur; no entanto, a magnitude dessas diferenças foi bastante modesta e dentro da variância do erro da medida, levantando ceticismo sobre sua significância prática.

Os aparelhos de volante de inércia representam uma interessante ferramenta para promover a sobrecarga excêntrica (Fig. 5.1). Esses aparelhos consistem em um volante conectado a um eixo giratório. O praticante inicia uma ação concêntrica que desenrola a correia do volante, o que por sua vez transfere energia cinética para o volante; isso, por sua vez, requer a aplicação de força para desacelerar o movimento na ação excêntrica. Assumindo que é empregado um alto nível

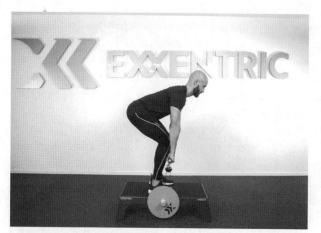

FIGURA 5.1 Atleta usando um aparelho de volante de inércia para o treinamento de sobrecarga excêntrica.
Levantamento terra usando o kBox4; foto cortesia da Exxentric.

aparelho com anilhas empilhadas convencional em uma coorte de homens não treinados. Alternativamente, um estudo empregando uma metodologia intraindivíduo demonstrou hipertrofia músculo-específica semelhante do quadríceps femoral depois de 8 semanas de exercícios de extensão de joelho em um aparelho com volante de inércia unilateral *versus* anilhas empilhadas; no entanto, a condição usando o volante produziu os resultados com um volume marcadamente menor de repetições, sugerindo um potencial efeito benéfico se o volume for igualado.[47]

de esforço, produzem-se forças máximas concentricamente, acompanhadas por forças supramáximas excentricamente.[85] Vários estudos se dedicaram a investigar os efeitos hipertróficos do treinamento com volante de inércia em comparação ao treinamento de resistência tradicional. Maroto-Izquierdo et al.[49] randomizaram 29 homens treinados em resistência para realizar 4 séries de 7 repetições em um aparelho convencional de *leg press* ou em um aparelho de volante de inércia que aplicava sobrecarga excêntrica. Depois de 6 semanas de treinamento duas vezes por semana, a espessura do vasto lateral foi significativamente maior usando a sobrecarga excêntrica nas porções proximal, média e distal do músculo em comparação com a abordagem tradicional. Da mesma maneira, Norrbrand et al.[60] descobriram que 5 semanas de treinamento com volante concêntrico-excêntrico acoplado a um aparelho de extensão de joelho produziram aumentos superiores na hipertrofia do quadríceps femoral em comparação com o mesmo esquema de série e repetição (4 × 7) realizado em um

> **PONTO-CHAVE**
>
> A sobrecarga excêntrica parece ser uma estratégia promissora para aumentar o crescimento muscular. Ela pode ser facilmente empregada em vários exercícios praticados em aparelhos, realizando a ação concêntrica bilateralmente e a ação excêntrica unilateralmente. Por exemplo, durante a flexão de pernas, ambas as pernas levantam o peso, que é então abaixado com uma perna, alternando entre os membros direito e esquerdo em cada repetição sucessiva. Em exercícios com peso livre, um ajudante pode auxiliar o praticante a levantar uma carga supramáxima e depois o praticante a abaixa sob controle. Um aparelho de volante de inércia constitui uma opção atraente para induzir a sobrecarga excêntrica de maneira segura e eficiente. Embora não existam evidências definitivas para prescrever uma cadência ideal visando a ação excêntrica, um tempo de 2 segundos parece ser suficiente para garantir que a carga seja abaixada sob controle suficiente a fim de trazer os resultados desejados.[6,79]

> **APLICAÇÕES PRÁTICAS**
> **Estratégias para reduzir a dor muscular de início tardio**
>
> Conforme discutido no Capítulo 2, a dor muscular de início tardio (DMIT) se manifesta 24 a 48 horas depois da realização de exercícios intensos e tende a ser mais prevalente com um estímulo ao qual não se está acostumado. Embora a DMIT leve geralmente seja benigna do ponto de vista do desempenho, níveis moderados a altos de dor podem prejudicar a capacidade de força subsequente, potencialmente tendo um impacto negativo nas adaptações musculares.
> Propuseram-se inúmeras estratégias para ajudar a aliviar as consequências negativas da DMIT.[15] Metanálise recente sobre o tema descobriu que a massagem terapêutica teve o maior efeito na redução dos sintomas da DMIT, possivelmente aumentando o fluxo sanguíneo e diminuindo o edema. Outras estratégias que demonstraram ter um impacto positivo incluem vestes compressivas, crioterapia, imersão em água fria, terapia de contraste (ou seja, banhos alternando água quente e fria) e recuperação ativa. Curiosamente, as evidências não mostraram um efeito benéfico do alongamento na DMIT, apesar de seu uso popular como tratamento primário.
> Recentemente, defendeu-se o uso de um rolo de espuma para liberação miofascial a fim de neutralizar a DMIT. Drinkwater et al.[14] descobriram que 15 minutos de liberação miofascial com rolo de espuma para a musculatura da parte inferior do corpo realizada imediatamente depois de uma série excêntrica de dano muscular e 24, 48 e 72 horas depois do exercício aumentaram significativamente o limiar de dor-pressão em comparação com a recuperação passiva. Esses achados foram associados a uma maior recuperação da sessão de exercícios, determinada por um aumento no desempenho do salto contramovimento. Embora especulativo, um limiar de pressão-dor mais alto pode estar relacionado com uma redução na dor, aumentando assim a possibilidade de que a liberação miofascial com rolo de espuma possa ser uma opção viável de recuperação.
> Um potencial problema ao interpretar pesquisas sobre o tema é a possibilidade de que os resultados sejam decorrentes de um efeito placebo. É difícil aplicar tratamentos simulados adequados como controle para terapias manipulativas, e, portanto, os participantes não são adequadamente cegos para o tratamento dado. Isso limita a capacidade de concluir se o tratamento é realmente responsável pelos efeitos benéficos ou se os resultados são influenciados pela percepção dos participantes acerca do tratamento.
> É importante ressaltar que, embora a redução da DMIT possa potencialmente beneficiar o desempenho, algumas terapias podem interferir em processos benéficos ao desenvolvimento muscular. Conforme observado em outras partes deste capítulo, as evidências mostram que a terapia de imersão em água fria afeta negativamente os processos anabólicos[21,72] e parece ser prejudicial ao desenvolvimento muscular em longo prazo.[72,90] Portanto, deve-se ter cautela ao decidir quanto ao uso de uma estratégia de recuperação para otimizar as adaptações hipertróficas; devem-se considerar os potenciais custos e benefícios da adoção de determinada abordagem.

Considerações finais

Práticas avançadas de treinamento oferecem potenciais oportunidades para praticantes experientes maximizarem seu potencial hipertrófico genético. Pesquisas emergentes indicam a possibilidade de vários efeitos benéficos dessas estratégias se devidamente integradas à organização do programa. No entanto, a relativa escassez de evidências torna difícil tirar conclusões sólidas sobre a melhor maneira de implementar essas estratégias.

O treinamento de sobrecarga excêntrica parece oferecer o maior suporte científico à melhora do desenvolvimento muscular. A quantidade de evidências em apoio a outras estratégias varia; no mínimo, parece haver uma base lógica para seu uso sob certas circunstâncias. Várias outras práticas de treinamento avançado, como repetições forçadas e resistência acomodativa usando correntes e faixas, têm um raciocínio hipotético que levanta a possibilidade de um benefício quando integrado a um programa de treinamento de resistência orientado à hipertrofia. No entanto, faltam pesquisas sobre essas estratégias, tornando especulativa a eficácia de seu uso do ponto de vista da hipertrofia.

Uma prática de treinamento avançado que recebeu pouca atenção das pesquisas até o momento é a técnica de *isoholds interset* (pausa isométrica na parte mais intensa do exercício entre séries). A estratégia envolve a realização de uma contração isométrica dos músculos agonistas imediatamente depois da conclusão de uma série. O laboratório dos autores deste livro realizou recentemente um estudo longitudinal na tentativa de investigar o tema.[74] Vinte e sete homens treinados em resistência realizaram um programa de treinamento de resistência de corpo inteiro com duração de 8 semanas. O treinamento consistiu em 3 séries de exercício realizadas a 8 a 12 RM com um período de descanso de 2 minutos entre as séries. Os participantes foram aleatoriamente designados para realizar a rotina de maneira tradicional ou com uma pausa (*isohold*) isométrica empregada nos 30 segundos iniciais de cada período de descanso entre séries. Os resultados indicaram que a pausa isométrica provocou maiores aumentos na espessura muscular do reto femoral, mas não em outros músculos dos membros. Uma possível explicação pode estar relacionada ao fato de que a rotina da parte inferior do corpo consistia apenas em agachamento e *leg press*, que demonstraram promover hipertrofia preferencial dos *vastos* (vasto lateral, vasto intermédio e vasto medial) à custa do reto femoral.[45] Alternativamente, a extensão da perna é conhecida por focar mais o reto femoral[3,19] e melhorar seu desenvolvimento ao longo do treinamento de resistência programado.[18] Portanto, é concebível que os resultados sejam dependentes das especificidades do protocolo de pausa isométrica da parte inferior do corpo, que envolveu a realização de suspensões isométricas do quadríceps na posição sentada (semelhante à posição final do exercício de extensão de perna). Esse é o primeiro e único estudo realizado sobre o tema até o momento; assim, a estratégia merece pesquisas adicionais.

Por fim, e muito importante, algumas estratégias de treinamento avançado podem ser altamente desgastantes para o sistema neuromuscular. Desse modo, justifica-se prudência no seu uso regular; é aconselhável periodizar sua utilização a fim de maximizar os benefícios e reduzir o potencial de treinamento excessivo (*overtraining*).

Pontos a lembrar

- Estratégias avançadas de treinamento podem potencialmente aumentar as adaptações hipertróficas; no entanto, a escassez geral de evidências acerca do tema limita a capacidade de tirar conclusões sólidas sobre as melhores práticas.
- O treinamento de sobrecarga excêntrica oferece o maior suporte baseado em pesquisas à melhora do desenvolvimento muscular. No entanto, as evidências permanecem insuficientes para desenvolver diretrizes baseadas em evidências quanto à melhor maneira de implementar a estratégia na prática.
- Embora estratégias como superséries e *drop sets* em geral não promovam maiores aumentos hipertróficos em comparação com o treinamento tradicional, elas podem fornecer alternativas de treinamento mais eficientes sem comprometer o crescimento muscular.
- Dada a falta de pesquisas sobre muitas dessas estratégias, é necessária experimentação pessoal para determinar a resposta individual dentro do contexto de determinado programa de treinamento.
- Muitas estratégias de treinamento avançado podem ser altamente desgastantes para o sistema neuromuscular. Seu uso persistente pode potencialmente acelerar o início do treinamento excessivo (*overtraining*). Portanto, é necessária uma abordagem conservadora ao implementar essas estratégias a um programa de treinamento; deve-se considerar o uso da periodização (ver Cap. 8) para alcançar uma relação custo/benefício ideal.

6
O papel do treinamento aeróbico na hipertrofia muscular

É comum achar que o exercício aeróbico de resistência produz pouco ou nenhum aumento na hipertrofia muscular. Essa crença é consistente com as evidências que mostram que o exercício aeróbico medeia as vias catabólicas, enquanto o exercício anaeróbico medeia as vias anabólicas. Atherton et al.[6] realizaram um trabalho pioneiro para elucidar as diferenças na resposta de sinalização intracelular entre os dois tipos de exercícios. Usando um modelo *ex vivo*, eles estimularam eletricamente músculos isolados de ratos com disparos intermitentes de alta frequência para simular o treinamento do tipo resistência ou com o disparo contínuo de baixa frequência para simular o treinamento do tipo aeróbico. A análise pós-intervenção revelou que a fosforilação da AMPK na condição de baixa frequência aumentou aproximadamente o dobro de imediato e 3 horas após a estimulação, enquanto a fosforilação foi suprimida na condição de alta frequência no mesmo período. Por outro lado, a fosforilação de Akt era uma imagem espelhada dos resultados da AMPK: observou-se uma fosforilação significativamente maior na condição de alta frequência. Lembre-se do Capítulo 2 de que a AMPK atua como um sensor de energia para ativar cascatas de sinalização catabólica, enquanto a Akt promove as respostas de sinalização intracelular associadas com o anabolismo. Esses achados levaram à hipótese do *interruptor AMPK-Akt* (ver Fig. 6.1), que afirma que os exercícios aeróbico e anaeróbico produzem respostas opostas de sinalização e, portanto, são incompatíveis para otimizar adaptações musculares.[6]

Contudo, pesquisas subsequentes indicam que o conceito de um interruptor que regula as vias de sinalização anabólica e catabólica é, na melhor das hipóteses, excessivamente simplista e, em última análise, um tanto enganadora. Demonstrou-se que existe uma sobreposição considerável entre os genes candidatos envolvidos nos fenótipos aeróbico e de força, indicando que os dois traços musculares não estão em extremos opostos do espectro molecular.[70] Na verdade, vários estudos mostraram um aumento na ativação do mTOR após exercícios aeróbicos de resistência,[9,55,56] enquanto o treinamento resistido aumentou consistentemente os níveis de AMPK.[16,27,51,76] Com esse fim, uma pesquisa mostrou que, dos 263 genes analisados no estado de repouso, apenas 21 foram expressos de maneira diferente em atletas treinados em resistência aeróbica e em atletas treinados em força.[69]

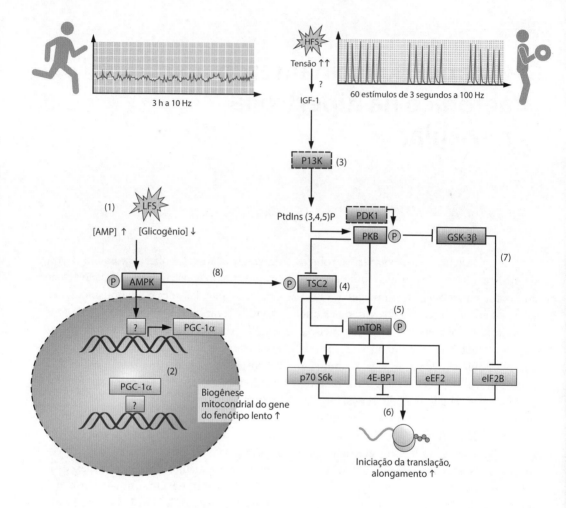

FIGURA 6.1 Hipótese do interruptor AMPK-Akt.
Adaptada de Atherton PJ, Babraj JA, Smith K, Singh J, Rennie MJ, Wackerhage H. Selective activation of AMPK-PGC-1 alpha or PKB-TSC2-mTOR signaling can explain specific adaptive responses to endurance or resistance training-like electrical muscle stimulation. FASEB Journal. 2005;19(7):786-788.

Este capítulo aborda como o exercício aeróbico de resistência afeta o crescimento muscular. O tópico é abordado quando o exercício aeróbico é realizado isoladamente e quando é combinado com o exercício resistido (ou seja, treinamento concorrente).

Efeitos hipertróficos do treinamento aeróbico isolado

Ao contrário da crença popular, a maior parte dos estudos mostra que o treinamento aeróbico pode promover uma resposta hipertrófica em indivíduos não treinados.

Os ganhos relatados em curto prazo (12 semanas) na massa muscular esquelética com o treinamento aeróbico são semelhantes aos observados em alguns protocolos de treinamento de resistência, e os resultados são demonstrados em um espectro de faixas etárias em homens e mulheres.[50] Propuseram-se os seguintes mecanismos para explicar a hipertrofia muscular induzida pelo exercício aeróbico,[50] mas os papéis específicos desses fatores e suas interações ainda não foram determinados:

- Aumento da sinalização anabólica mediada pela insulina.
- Aumento da resposta de síntese de proteínas musculares à nutrição e à insulina.
- Aumento da síntese de proteínas musculares pós-absorção basal.
- Aumento do suprimento de aminoácidos.
- Aumento do fluxo sanguíneo e perfusão muscular esquelética.
- Diminuição da miostatina.
- Diminuição da inflamação crônica.
- Diminuição da sinalização FOXO.
- Diminuição dos danos a proteínas e ao DNA.
- Aumento da proliferação e dinâmica mitocondrial.
- Aumento da condição energética mitocondrial (p. ex., diminuição das espécies reativas de oxigênio — ERO crônicas e aumento da produção de ATP).

Embora a maior parte dos estudos tenha avaliado as adaptações musculares associadas com o treinamento aeróbico na parte inferior do corpo, há evidências de que também é possível obter hipertrofia na parte superior do corpo utilizando um cicloergômetro de braço.[74] A extensão das adaptações hipertróficas depende da intensidade, da frequência, do volume e do modo, em combinação com sua interação com fatores genéticos e de estilo de vida. As seções a seguir apresentam as especificidades de cada um desses fatores.

Intensidade

O corpo da literatura indica que são necessárias altas intensidades para alcançar uma hipertrofia muscular significativa utilizando o treinamento aeróbico. Observaram-se reduções na área de secção transversa muscular de aproximadamente 20% nas fibras dos Tipos I e II após 13 semanas de treinamento em corrida de maratona. Isso mostra que o exercício de baixa intensidade não é benéfico para a hipertrofia e, na verdade, parece ser prejudicial quando realizado por períodos prolongados.[72] Embora o limiar preciso da intensidade aeróbica necessária para obter adaptações hipertróficas pareça depender do nível de condicionamento do indivíduo, pesquisas atuais sugerem que pelo menos parte do treinamento deve ser realizada com no mínimo 80% da reserva de frequência cardíaca (RFC). Demonstrou-se que o treinamento com breves intervalos de alta intensidade (85% do $\dot{V}O_{2pico}$) intercalados com períodos de recuperação aumenta a área de secção transversa do músculo da coxa em 24% em indivíduos de meia-idade com diabetes tipo 2, indicando uma potencial relação dose-resposta entre a hipertrofia e a intensidade aeróbica, pelo menos em uma população com comprometimento metabólico.

Volume e frequência

O volume e a frequência do treinamento aeróbico também parecem influenciar a resposta hipertrófica ao treinamento aeróbico, uma conclusão apoiada pela literatura. Harber et al.[38] descobriram que idosos do sexo masculino não treinados alcançaram níveis de hipertrofia semelhantes aos de seus colegas mais jovens após 12 semanas de treinamento em bicicleta ergométrica, apesar de realizarem aproximadamente metade da carga de trabalho mecânica total. Esses achados indicam que períodos mais longos de sedentarismo reduzem o volume total necessário para o aumento da massa muscular, o que confere credibilidade à hipótese de que é mais fácil conseguir recuperar o músculo perdido ao longo do tempo do que aumentar níveis que estão próximos da linha de base. Assim, aparentemente, seriam necessários volumes mais altos de treinamento aeróbico em jovens não treinados para promover uma resposta adaptativa.

> **PONTO-CHAVE**
>
> O exercício aeróbico pode promover um aumento na hipertrofia muscular em indivíduos não treinados, mas a intensidade precisa ser alta – provavelmente 80% da RFC ou mais.

O impacto do volume pode ser, pelo menos em parte, dependente da frequência. Schwartz et al.[63] compararam as alterações na composição corporal em homens mais jovens *versus* homens de mais idade em resposta a um protocolo de resistência aeróbica de 6 meses. Cada sessão durou 45 minutos e o treinamento foi realizado 5 dias por semana. A intensidade foi aumentada progressivamente, de modo que os participantes trabalharam em 85% da reserva de frequência cardíaca nos últimos 2 meses do estudo. Os resultados mostraram que apenas os homens de mais idade apresentaram aumento na massa muscular; não foi observada qualquer alteração nos homens mais jovens. Os pesquisadores observaram que a participação dos indivíduos mais jovens era significativamente menor do que a de seus colegas de mais idade, implicando um benefício hipertrófico à maior frequência de treinamento aeróbico. Notavelmente, é impossível destacar os efeitos da frequência dos efeitos do volume nesse estudo. Ainda não se sabe se simplesmente realizar exercícios por períodos mais longos durante uma única sessão traria benefícios semelhantes a distribuí-los ao longo de uma semana. Dito isso, é possível construir um caso hipotético: que o treinamento aeróbico de menor duração e maior intensidade praticado com mais frequência ajudaria a otimizar as adaptações hipertróficas.

Modo

O impacto, se houver algum, da modalidade do treinamento aeróbico sobre as adaptações hipertróficas não é claro. A grande maioria dos estudos sobre o tema realizados até o momento envolveu exercícios em bicicleta ergométrica; a maior parte desses estudos demonstrou um aumento da acreção de proteínas musculares com o treinamento consistente. Estudos usando atividades não realizadas em bicicleta ergométrica obtiveram resultados mistos. O estudo mencionado previamente realizado por Schwartz et al.[63] encontrou um aumento na massa muscular em idosos, mas não em jovens do sexo masculino, após 6 meses de um protocolo de caminhada/trote/corrida. Em um estudo com mulheres idosas, Sipila e Suominen[66] mostraram que uma combinação de exercícios aeróbicos no *step* e caminhada em pista de intensidade de até 80% da RFC não aumentou significativamente a área de secção transversa muscular após 18 semanas de treinamento. Esses achados sugerem que pode ser mais difícil promover um efeito hipertrófico com o exercício aeróbico envolvendo deambulação, talvez porque essa atividade seja realizada com mais frequência na vida diária. Jubrias et al.[47] não relataram alterações na área de secção transversa muscular em idosos de ambos os sexos depois de um protocolo de exercícios aeróbicos de 24 semanas que incluía subir escadas e atividades em caiaque, realizados com intensidade progressivamente aumentada a até 85% da RFC.

Outros fatores

Embora as evidências pareçam indicar que o treinamento aeróbico pode induzir a crescimento em indivíduos sedentários, o aumento na hipertrofia do músculo como um todo não reflete necessariamente o que está ocorrendo no nível da fibra. Consistente com sua natureza voltada à resistência, o treinamento do tipo aeróbico parece produzir alterações hipertróficas específicas às fibras do Tipo I. Harber et al.[37] descobriram que a área de secção transversa das fibras do Tipo I aumentou em aproximadamente 16% em um grupo de mulheres idosas não treinadas após 12 semanas de treinamento em bicicleta ergométrica; não foi observada qualquer alteração nas fibras do Tipo IIa. Um estudo de seguimento empregando um protocolo semelhante em jovens e idosos do sexo masculino mostrou que 12 semanas de bicicleta ergométrica produziram um aumento de aproximadamente 20% na área de secção transversa das fibras do Tipo I.[38] O diâmetro das fibras do Tipo IIa na verdade diminuiu em indivíduos mais jovens, embora não de maneira significativa, enquanto em indivíduos de mais idade ele permaneceu relativamente constante. Esses achados sugerem que o exercício aeróbico pode ter um efeito prejudicial sobre a hipertrofia dos tipos mais rápidos de fibras. No entanto, outros estudos mostram efeitos benéficos do treinamento aeróbico na área de secção transversa das fibras do Tipo II, tanto em indivíduos de mais idade[13,19] quanto mais jovens.[4] A causa das discrepâncias nos achados entre os estudos não é clara.

APLICAÇÕES PRÁTICAS

Intensidade, frequência, volume e modo de treinamento aeróbico

O exercício aeróbico pode aumentar a hipertrofia em indivíduos sedentários, principalmente nas fibras musculares do Tipo I. A extensão do ganho hipertrófico depende do nível de sedentarismo; observam-se ganhos maiores em idosos do que em jovens. Geralmente, são necessárias intensidades ≥ 80% da RFC para obter uma hipertrofia muscular significativa. Embora não existam evidências definitivas sobre os efeitos do volume do exercício aeróbico na hipertrofia, pesquisas indicam que períodos mais longos de sedentarismo reduzem a duração semanal total necessária para promover a acreção de massa magra. Com relação à modalidade de exercício, a atividade em bicicleta ergométrica parece ter o maior benefício hipertrófico, embora a escassez de estudos sobre modalidades alternativas dificulte que se chegue a conclusões firmes sobre essa variável. É importante ressaltar que os ganhos musculares são limitados às fases iniciais de um programa de exercícios aeróbicos regular. Os resultados alcançam um platô em um período relativamente curto, e as evidências sugerem que o treinamento aeróbico persistente pode, na verdade, ter um impacto prejudicial sobre a hipertrofia das fibras do Tipo II.

As evidências também sugerem que um incremento nas proteínas mitocondriais é responsável por pelo menos parte do aumento do crescimento de fibras associado ao treinamento aeróbico de resistência.[54] Vários estudos relataram que o exercício aeróbico aumenta apenas a síntese proteica mitocondrial basal e não tem efeito sobre a síntese proteica miofibrilar.[26,33,41,77] No entanto, trabalhos recentes de Di Donato et al.[25] mostraram que as frações de proteínas mitocondriais e miofibrilares estavam elevadas após exercícios aeróbicos agudos de alta intensidade (90% da frequência cardíaca máxima) e baixa intensidade (66% da frequência cardíaca máxima). Curiosamente, apenas a condição de alta intensidade mostrou elevações sustentadas na síntese proteica muscular em 24 a 28 horas de recuperação pós-exercício. Com base nesses resultados agudos, parece que as proteínas sarcoplasmáticas são responsáveis por uma porção considerável das adaptações hipertróficas induzidas pelo exercício aeróbico. Dada a evidência de que o crescimento de determinada fibra muscular é alcançado à custa de sua capacidade de resistência aeróbica,[75] o aumento de proteínas mitocondriais parece ter um impacto negativo sobre a capacidade de maximizar ganhos nas proteínas contráteis.

Uma limitação importante das pesquisas atuais é que o curso temporal das adaptações hipertróficas durante o treinamento aeróbico não foi bem investigado. Em sedentários, praticamente qualquer estímulo de treinamento – incluindo exercícios aeróbicos – é suficiente para sobrecarregar os músculos. Isso resulta necessariamente em uma resposta adaptativa que promove a remodelação tecidual. No entanto, a intensidade do treinamento aeróbico não é suficiente para sobrecarregar de modo progressivo os músculos de maneira a promover novas adaptações ao longo do tempo. Assim, é fácil entender que o corpo rapidamente alcançaria um platô após uma hipertrofia muscular inicial.

O aumento que ocorre na fase inicial da hipertrofia induzida pelo exercício aeróbico pode ser, em parte, decorrente das adaptações mitocondriais quantitativas ou qualitativas, ou ambas. A inatividade induz alterações negativas na morfologia mitocondrial, e esses efeitos são exacerbados pelo sedentarismo prolongado.[15] A disfunção mitocondrial está associada a um aumento na ativação da AMPK e subsequente estímulo à degradação de proteínas, o que leva à atrofia.[34] Como mencionado previamente, o treinamento aeróbico aumenta a qualidade e a quantidade das frações de proteínas mitocondriais, o que confere um efeito positivo aos processos anabólicos. Portanto, é concebível que a hipertrofia da fase inicial do treinamento aeróbico decorre da restauração da função mitocondrial normal e, talvez, da melhora nessas medidas acima da linha de base.

Embora o exercício aeróbico possa afetar de forma positiva a massa muscular em indivíduos não treinados, evidências convincentes indicam que ele está abaixo do ideal para promover o crescimento muscular em indivíduos fisicamente ativos. Para quem é sedentário, praticamente qualquer estímulo desafia o sistema neuromuscular e, portanto, leva a uma acreção de proteínas musculares. As adaptações nesses estágios iniciais são, portanto, mais indicativas da novidade do exercício, em oposição a um maior potencial de adaptação crônica. Por outro lado, indivíduos bem treinados já se adaptaram a estresses de nível mais baixo, e, portanto, permanece altamente duvidoso que o treinamento aeróbico forneça estímulo suficiente para uma adaptação muscular adicional. Em levantadores de peso treinados, a tensão mecânica associada com o exercício aeróbico de resistência não se eleva ao nível necessário para que os mecanotransdutores ativem a sinalização mTORC1.[76] Na verdade, atletas praticantes de atividades de resistência aeróbica exibem um ligeiro aumento no tamanho das fibras do Tipo I, ao mesmo tempo que mostram uma redução na hipertrofia das fibras do Tipo II.[28] Mesmo exercícios aeróbicos muito intensos não parecem conferir um efeito hipertrófico benéfico àqueles que são altamente ativos do ponto de vista físico. Isso foi demonstrado pelo fato de que 6 semanas de treinamento intervalado de alta intensidade resultaram em uma diminuição significativa na área de secção transversa das fibras do Tipo II em um grupo de corredores de distância bem treinados.[49] Além disso, Mora-Rodriguez et al.[59] relataram um aumento da massa livre de gordura nas pernas em homens obesos de meia-idade em seguida a um programa de ciclismo aeróbico com duração de 4 meses. Contudo, a análise da biópsia revelou que os aumentos foram decorrentes do acúmulo de água intramuscular; na verdade, ocorreu diminuição de 11% na concentração de proteína muscular.

Uma metanálise recente de Grgic et al.[36] comparou ganhos hipertróficos entre programas de exercícios aeróbicos longitudinais *versus* exercícios de resistência. Os resultados revelaram grande diferença no tamanho do efeito (g de Hedges = 0,66) para aumentos na hipertrofia muscular total, o que favorece o exercício de resistência em comparação com o treinamento aeróbico. A comparação das alterações na área de secção transversa de cada tipo de fibra teve resultados ainda mais pronunciados; as fibras do Tipo I (g de Hedges = 0,99) e do Tipo II (g de Hedges = 1,44) exibiram efeitos muito grandes em favor do treinamento de resistência. As discrepâncias hipertróficas observadas entre fibras individuais e no nível muscular total sugerem que pelo menos parte do crescimento induzido pelo exercício aeróbico é específico para frações sarcoplasmáticas, o que é consistente com pesquisas agudas sobre a resposta da síntese de proteína muscular a esse tipo de treinamento.[25] Os resultados foram válidos, independentemente de idade ou sexo, fortalecendo ainda mais as conclusões. Esses achados fornecem evidências convincentes de que, embora o treinamento aeróbico possa promover aumentos no crescimento muscular, a magnitude dessas mudanças fica muito abaixo da obtida pelo treinamento de resistência.

Em resumo, as adaptações musculares ao treinamento aeróbico existem em um espectro, e as respostas hipertróficas acabam por depender de uma variedade de fatores individuais e ambientais. Embora as comparações entre os estudos sugiram que os ganhos de massa muscular na fase inicial são semelhantes entre os protocolos de treinamento aeróbico e de resistência,[31] os resultados internos dos estudos indicam uma clara vantagem hipertrófica para o treinamento de resistência (ver Tab. 6.1). Dados agrupados de estudos que compararam diretamente a hipertrofia nos dois tipos de exercício mostram uma diferença forte no tamanho de efeito médio geral em favor do treinamento de resistência, tanto no nível de músculo inteiro como no tipo de fibra. Além disso, o aumento no tamanho do músculo após o treinamento aeróbico não se correlaciona bem com o aumento na capacidade de força, indicando que as adaptações hipertróficas não são totalmente funcionais, sendo provável o produto de aumentos nas frações proteicas sarcoplasmáticas.[54]

A Tabela 6.1 proporciona um resumo das pesquisas que compararam os efeitos do treinamento aeróbico com o treinamento de resistência na hipertrofia muscular.

TABELA 6.1 Resumo das pesquisas que comparam as adaptações hipertróficas entre o treinamento aeróbico e o treinamento de resistência

Estudo	Indivíduos	Protocolo do treinamento de resistência	Protocolo do treinamento aeróbico
Ahtiainen et al.[3]	19 homens idosos não treinados	Programa de treinamento de resistência periodizado para o corpo inteiro e com várias séries; cargas variáveis de 40 a 90% de 1 RM	Combinação de treinamento e de exercício aeróbico contínuo acima do limiar de lactato. A duração do treinamento contínuo variou de 30 a 90 minutos por sessão; os intervalos de alta intensidade variaram de 5 a 10 minutos
Bell et al.[8]	22 homens e mulheres jovens não treinados	Programa de treinamento de resistência para todo o corpo e em várias séries, com cargas que progressivamente aumentaram de 72 a 84% de 1 RM	Combinação de exercício aeróbico continuado e TIAI. A duração do treinamento contínuo variou de 30 a 42 minutos por sessão; o treinamento intervalado foi realizado com uma relação de trabalho/repouso de 3:3 minutos com uma duração de 24 a 36 minutos por sessão
De Souza et al.[23,24*]	19 homens jovens não treinados	Programa de treinamento de resistência periodizado para a parte inferior do corpo e com várias séries, com variação das repetições de 6 até 12 RM	TIAI realizado a 80 a 95% de $\dot{V}O_{2max}$ com duração de ~30 a 40 minutos por sessão
Farup et al.[29]	14 homens jovens não treinados	Programa periodizado para a parte inferior do corpo e com várias séries, com variação das repetições de 4 a 10 RM	Combinação de exercício contínuo e de treinamento intervalado. O exercício contínuo foi realizado durante 30 a 45 minutos a 60 a 75% de *watt* máx.; o treinamento intervalado de intensidade moderada foi realizado por 2 × 20 minutos a 60 a 85% de *watt* máx., com um intervalo de repouso de 5 minutos; TIAI foi realizado por 8 × 4 minutos a 70 a 90% de *watt* máx. com um intervalo de repouso de 1 minuto

Modalidade de treinamento aeróbico	Duração do estudo; frequência do treinamento	Método de avaliação da hipertrofia (local)	Resultados
Bicicleta ergométrica	21 semanas; 2 vezes por semana	Ultrassonografia (vasto lateral, vasto intermédio), biópsia muscular (vasto lateral)	Aumento na espessura do quadríceps e da AST das fibras do Tipo II para o treinamento de resistência. Não houve aumentos hipertróficos para o treinamento aeróbico
Bicicleta ergométrica	12 semanas; 3 vezes por semana	Biópsia muscular (vasto lateral)	Aumentos na AST das fibras dos tipos I e II para o treinamento de resistência; não houve aumentos na hipertrofia para o treinamento aeróbico
Corrida	8 semanas; 2 vezes por semana	Ressonância magnética (quadríceps), biópsia muscular (vasto lateral)	Aumentos na AST do quadríceps (músculo inteiro) e nas fibras dos Tipos I e IIa para o treinamento de resistência; não houve aumentos hipertróficos para o treinamento aeróbico
Bicicleta ergométrica	10 semanas; 3 vezes por semana	Ressonância magnética (quadríceps, posteriores da coxa, adutores do quadril [esses componentes foram somados para a obtenção da AST total da coxa]), biópsia muscular (vasto lateral)	Aumentos da AST do quadríceps (músculo inteiro) e da AST das fibras do Tipo II para o treinamento de resistência; não houve aumentos na hipertrofia para o treinamento aeróbico

(continua)

TABELA 6.1 Resumo das pesquisas que comparam as adaptações hipertróficas entre o treinamento aeróbico e o treinamento de resistência (*continuação*)

Estudo	Indivíduos	Protocolo do treinamento de resistência	Protocolo do treinamento aeróbico
Ferrara et al.[30]	22 homens idosos não treinados	Treinamento de resistência com série única para a parte superior do corpo e treinamento com 2 séries para a parte inferior do corpo com cargas correspondentes a 80% de 1 RM	Exercício aeróbico contínuo com duração de 60 minutos por sessão
Hepple et al.[39]	20 homens idosos não treinados	Programa de treinamento de resistência com várias séries para a parte inferior do corpo com 6 a 12 repetições por exercício	Exercício aeróbico de intensidade não especificada com duração de 30 minutos por sessão
Hudelmaier et al.[42]	35 mulheres de meia-idade não treinadas	Programa de treinamento de resistência periodizado com várias séries para a parte inferior do corpo, com variação da carga de 60 a 80% de 1 RM	Exercício aeróbico contínuo com duração de 60 minutos por sessão
Izquierdo et al.[43]	21 idosos do sexo masculino não treinados	Programa de treinamento de resistência com várias séries para o corpo inteiro, com cargas variáveis de 30 a 80% de 1 RM	Combinação de treinamento contínuo e acima do limiar de lactato. As sessões de treinamento tiveram a duração de 30 a 40 minutos por sessão; o treinamento contínuo foi realizado continuamente, enquanto o treinamento acima do limiar de lactato teve relações de trabalho e descanso de 30:30 segundos
Izquierdo et al.[44]	21 homens de meia-idade não treinados	Programa de treinamento de resistência periodizado com várias séries para todo o corpo, com cargas variadas de 30 a 80% de 1 RM	Combinação de treinamento contínuo e acima do limiar de lactato. As sessões de treinamento tiveram a duração de 30 a 40 minutos por sessão; o treinamento contínuo foi realizado continuamente, enquanto o treinamento acima do limiar de lactato teve relações de trabalho e descanso de 30:30 segundos

Modalidade de treinamento aeróbico	Duração do estudo; frequência do treinamento	Método de avaliação da hipertrofia (local)	Resultados
Caminhada ou corrida	36 semanas; 3 vezes por semana	TC (quadríceps)	Sem aumento na AST muscular para qualquer das condições
Bicicleta ergométrica	9 semanas; 3 vezes por semana	Biópsia muscular (vasto lateral)	Aumento na AST das fibras do Tipo I para o treinamento de resistência; sem aumentos na hipertrofia para o treinamento aeróbico
Bicicleta ergométrica	12 semanas; 3 vezes por semana	Ressonância magnética (quadríceps, posteriores da coxa, adutores do quadril, sartório)	Aumentos na AST para os músculos quadríceps, posteriores da coxa, adutores e sartório para o treinamento de resistência; aumentos na AST para o quadríceps e sartório para o treinamento aeróbico, mas não houve aumentos na hipertrofia nos posteriores da coxa e adutores
Bicicleta ergométrica	16 semanas; 2 vezes por semana	Ultrassonografia (reto femoral, vasto lateral, vasto medial, vasto intermédio)	Aumentos na AST do quadríceps para o treinamento de resistência; não houve aumento na hipertrofia para o treinamento aeróbico
Bicicleta ergométrica	16 semanas; 2 vezes por semana	Ultrassonografia (reto femoral, vasto lateral, vasto medial, vasto intermédio)	Aumento na AST do quadríceps para o treinamento de resistência e para o treinamento aeróbico

(continua)

TABELA 6.1 Resumo das pesquisas que comparam as adaptações hipertróficas entre o treinamento aeróbico e o treinamento de resistência (*continuação*)

Estudo	Indivíduos	Protocolo do treinamento de resistência	Protocolo do treinamento aeróbico
Jubrias et al.[47]	29 idosos não treinados	Programa de treinamento de resistência periodizado para o corpo inteiro com várias séries, com cargas variáveis de 60 a 85% de 1 RM	Exercício aeróbico contínuo com duração de 40 minutos por sessão
Karavirta et al.[48]	50 homens idosos não treinados	Programa de treinamento de resistência periodizado para o corpo inteiro com várias séries, com cargas variáveis de 40 a 85% de 1 RM	Treinamento com uma combinação de intensidades abaixo e acima do limiar de lactato para 30 a 90 minutos por sessão
Kraemer et al.[52]	17 homens jovens treinados	Programa de treinamento de resistência periodizado para o corpo inteiro com várias séries, com repetições variáveis de 5 a 15 RM	Combinação de treinamento contínuo e de treinamento acima do limiar de lactato. As sessões de treinamento para a modalidade contínua tiveram a duração de 40 minutos por sessão; os intervalos aeróbicos supramáximos variaram de 200 a 800 segundos por sessão com uma relação trabalho e descanso de 1:4 a 1:0,5 minutos
McCarthy et al.[57]	20 homens jovens não treinados	Programa de treinamento de resistência com várias séries para todo o corpo, realizado com uma faixa de repetição de 5 a 7 por série	Exercício aeróbico contínuo com duração de 50 minutos por sessão
Mikkola et al.[58]	27 homens de meia-idade não treinados	Programa de treinamento de resistência periodizado com várias séries para o corpo todo, com cargas variáveis de 40 a 80% de 1 RM	Treinamento com uma combinação de intensidades abaixo e acima do limiar de lactato para 30 a 90 minutos por sessão

Modalidade de treinamento aeróbico	Duração do estudo; frequência do treinamento	Método de avaliação da hipertrofia (local)	Resultados
Exercício de *leg press* unilateral e caiaque (20 minutos em cada modalidade por sessão)	24 semanas; 3 vezes por semana	Ressonância magnética (quadríceps)	Aumentos na AST do quadríceps para o treinamento de resistência; não houve aumentos na hipertrofia para o treinamento aeróbico
Bicicleta ergométrica	21 semanas; 2 vezes por semana	Biópsia muscular (vasto lateral)	Aumentos na AST das fibras do Tipo II para o treinamento de resistência; não houve aumentos na hipertrofia para o treinamento aeróbico
Corrida	12 semanas; 4 vezes por semana	Biópsia muscular (vasto lateral)	Aumentos na AST para as fibras dos Tipos I, IIa e IIc para o treinamento de resistência; não houve aumento na hipertrofia para o treinamento aeróbico e houve reduções no tamanho informado para as fibras dos Tipos I e IIc
Bicicleta ergométrica	10 semanas; 3 vezes por semana	TC (quadríceps, flexores), biópsia muscular (vasto lateral)	Aumentos na AST do quadríceps, tanto para o treinamento de resistência como para o treinamento aeróbico; aumentos na AST dos posteriores da coxa no treinamento de resistência, mas sem aumento no treinamento aeróbico; aumentos na AST nas fibras dos Tipos I e II para o treinamento de resistência; sem aumento na hipertrofia para o treinamento aeróbico
Bicicleta ergométrica e caminhada nórdica (uma modalidade por sessão)	21 semanas; 2 vezes por semana	Ressonância magnética (quadríceps)	Aumentos na AST do quadríceps, tanto para o treinamento de resistência como para o treinamento aeróbico

(continua)

TABELA 6.1 Resumo das pesquisas que comparam as adaptações hipertróficas entre o treinamento aeróbico e o treinamento de resistência (*continuação*)

Estudo	Indivíduos	Protocolo do treinamento de resistência	Protocolo do treinamento aeróbico
Nelson et al.[60]	9 homens jovens não treinados	Programa de treinamento de resistência com várias séries para a parte inferior do corpo, realizando 6 repetições por série	Exercício aeróbico contínuo com duração de 30 a 60 minutos por sessão
Poehlman et al.[62]	31 mulheres jovens não treinadas	Programa de treinamento de resistência com várias séries para o corpo inteiro, realizado em uma carga de 80% de 1 RM	Combinação de treinamento contínuo e de treinamento acima do limiar de lactato. As sessões de treinamento contínuas tiveram a duração de 25 a 45 minutos por sessão; os intervalos aeróbicos supramáximos foram realizados 4 × 5 minutos a 95% da frequência cardíaca máxima com descanso de 3 minutos
Sillanpää et al.[64]	27 homens idosos não treinados	Programa de treinamento de resistência periodizado com várias séries para o corpo todo, com cargas variáveis de 40 a 90% de 1 RM	Treinamento com uma combinação de intensidades abaixo e acima do limiar de lactato para 30 a 90 minutos por sessão
Sipilä et al.[67,68*]	24 mulheres idosas não treinadas	Programa de treinamento de resistência periodizado com várias séries para a parte inferior do corpo, com cargas variáveis de 60 a 75% de 1 RM	Exercício aeróbico contínuo, consistindo em caminhada por 1.500 a 2.700 metros por sessão; e sessões de aeróbica em *step* com duração de 40 minutos
Willis et al.[78]	82 homens e mulheres idosos não treinados	Programa de treinamento de resistência com várias séries para o corpo todo, realizado com 8 a 12 repetições por série	Exercício aeróbico contínuo com duração de ~45 minutos por sessão

RM: repetição máxima; TC: tomografia computadorizada; AST: área de secção transversa; TIAI: treinamento intervalado de alta intensidade.
*Dois estudos da mesma base de dados.
Adaptada de Konopka e Harber.[50]

Modalidade de treinamento aeróbico	Duração do estudo; frequência do treinamento	Método de avaliação da hipertrofia (local)	Resultados
Bicicleta ergométrica	20 semanas; 4 vezes por semana	Biópsia muscular (vasto lateral)	Aumentos na AST das fibras do Tipo IIx no treinamento de resistência; aumentos nas fibras dos Tipos I, IIa e IIx no treinamento aeróbico
Caminhada e corrida	28 semanas; 3 vezes por semana	TC (quadríceps)	Sem mudança na AST do quadríceps em qualquer das condições
Bicicleta ergométrica	21 semanas; 2 vezes por semana	Ultrassonografia (vasto lateral, vasto intermédio)	Aumento na espessura do músculo quadríceps para o treinamento de resistência e para o treinamento aeróbico
Caminhada (2 vezes por semana) e exercícios aeróbicos em *step* (1 vez por semana)	16 semanas; 3 vezes por semana	TC (quadríceps, posteriores da coxa, panturrilhas), biópsia muscular (vasto lateral)	Aumentos na AST dos músculos quadríceps e panturrilha e também nas fibras do Tipo I para o treinamento de resistência; aumento na AST da panturrilha para o treinamento aeróbico, mas não foram observados outros aumentos na hipertrofia
Esteira rolante (não foi especificado se com corrida ou caminhada), treinador elíptico, bicicleta ergométrica	32 semanas; 3 vezes por semana	TC (quadríceps)	Aumentos na AST do quadríceps para o treinamento de resistência; não houve aumento na hipertrofia para o treinamento aeróbico

Treinamento concorrente

O exercício aeróbico geralmente é realizado em combinação com o treinamento de resistência para acelerar a perda de gordura, melhorar o desempenho esportivo, ou ambos. Essa estratégia, chamada de *treinamento concorrente*, demonstrou ter um efeito positivo sobre o controle do peso.[1] No entanto, as evidências sugerem que a adição de exercícios aeróbicos a um programa de treinamento de resistência programado pode comprometer o crescimento muscular. Os efeitos hipertróficos negativos do treinamento concorrente foram atribuídos a um fenômeno conhecido como *interferência crônica* (Fig. 6.2). Esse fenômeno alega que o músculo treinado não é capaz, de um ponto de vista morfológico ou metabólico, de se adaptar simultaneamente de maneira ideal ao treinamento de força e de resistência aeróbica.[79] Como na hipótese do interruptor AMPK-Akt, a hipótese de interferência crônica afirma que essas adaptações concorrentes produzem respostas divergentes de sinalização intracelular que mitigam os ganhos musculares.

Apesar da base lógica da hipótese de interferência crônica, o efeito do fenômeno em humanos que realizam protocolos de treinamento tradicionais não é claro. Embora alguns estudos mostrem que a combinação de exercícios aeróbico e resistido impede a sinalização anabólica,[17,18] outros não observaram quaisquer consequências negativas.[5] Existem até evidências de que o treinamento concorrente aumenta o mTOR e a p70[S6K] em maior extensão do que o treinamento resistido isolado.[53] Além disso, os estudos não mostram efeitos deletérios do treinamento concorrente sobre a síntese de proteínas musculares.[12,26] As discrepâncias nos achados podem estar relacionadas a vários fatores. É importante ressaltar que o curso de tempo de avaliação utilizado na literatura atual foi geralmente limitado a algumas horas após o exercício e, portanto, não fornece um retrato completo da resposta adaptativa, que pode durar mais de 24 horas. Além disso, esses achados são específicos das sessões agudas de exercício, enquanto qualquer interferência parece se manifestar por um período de semanas ou meses.

É concebível que o treinamento concorrente afete negativamente o crescimento de outras maneiras. Por um lado, fatores agudos associados com o treinamento aeróbico podem interferir na capacidade de treinamento resistido. Especificamente, o exercício aeróbico pode causar fadiga residual, depleção de substrato ou ambos, o que acaba prejudicando a qualidade do treino de resistência.[31] As adaptações musculares são baseadas na capacidade de treinar com uma intensidade de esforço que estimula suficientemente o crescimento da fibra muscular. Se essa habilidade é comprometida, o ganho muscular necessariamente é prejudicado.

Outro problema em potencial com o treinamento concorrente é o aumento do potencial de sobretreinamento. Quando o volume ou a intensidade do treinamento excede a capacidade de recuperação do corpo, os sistemas fisiológicos são prejudicados. O estresse da adição de exercícios aeróbicos a um programa de treinamento de resistência voltado à hipertrofia intenso pode sobrecarregar a capacidade de recuperação, levando a um estado de sobretreinamento. Os efeitos da interferência do exercício aeróbico associados ao sobretreinamento podem ser mediados por um ambiente hormonal catabólico e pela depleção crônica de glicogênio muscular.[58]

Estudos de treinamento de longo prazo que investigaram as adaptações musculares ao treinamento concorrente obtiveram resultados conflitantes. Ao considerar o corpo

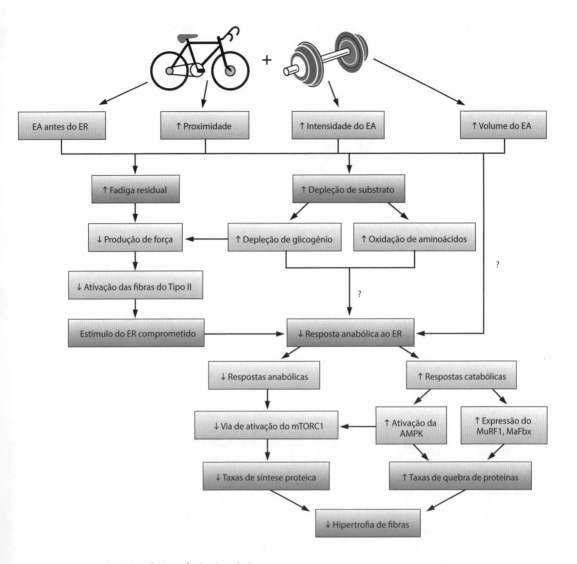

FIGURA 6.2 Hipótese de interferência crônica.
EA: exercício aeróbico; ER: exercício resistido.
Adaptada de Fyfe JJ, Bishop DJ, Stepto NK. Interference between concurrent resistance and endurance exercise: Molecular bases and the role of individual training variables. Sports Medicine. 2014;44(6):743-762.

da literatura como um todo, as evidências sugerem que o exercício aeróbico embota a resposta hipertrófica ao treinamento de resistência. Uma metanálise de Wilson et al.[79] revelou que o tamanho do efeito dos ganhos musculares foi reduzido em quase 50% naqueles que apenas realizaram levantamento de peso quando o treinamento aeróbico de resistência foi adicionado. No entanto, vários fatores determinam como e até que ponto o treinamento aeróbico influencia as adaptações associadas ao treinamento de resistência. Em particular, a manipulação da intensidade, do volume e frequência, do modo e da programação do exercício aeróbico é fundamental na elaboração da resposta. As seções a seguir fornecem uma visão geral dessas variáveis e seus efeitos sobre a hipertrofia induzida pelo treinamento de resistência.

> **PONTO-CHAVE**
>
> As evidências sugerem que, com o tempo, o exercício aeróbico embota a resposta hipertrófica ao treinamento de resistência.

Intensidade

Faltam pesquisas que avaliem diretamente os efeitos relacionados com a hipertrofia das diferentes intensidades de exercício aeróbico de resistência durante o treinamento concorrente. As evidências sugerem que o treinamento intervalado de alta intensidade utilizando *sprints* em bicicleta é mais prejudicial à sinalização anabólica intracelular do que o exercício em bicicleta ergométrica de intensidade moderada.[17,18] Além disso, a atividade pós-exercício de resistência dos reguladores negativos da síntese de proteínas musculares (incluindo AMPK e eIF4EB1) é elevada de maneira dependente da intensidade. Inclusive, uma das duas isoformas catalíticas da AMPK (AMPK alfa 1) – que demonstrou inibir seletivamente o mTORC1 – pode ser ativada preferencialmente por intensidades aeróbicas mais altas, mas não mais baixas.[31] A interferência aparentemente maior associada com o treinamento de alta intensidade sugere que o exercício de menor intensidade pode ser preferível se o objetivo for maximizar a hipertrofia durante o treinamento concorrente. No entanto, deve-se ter cautela ao extrapolar conclusões de estudos não correspondentes e dados de sinalização intracelular isolados, particularmente pela falta geral de correlação entre eventos moleculares agudos e a hipertrofia crônica em indivíduos não treinados.[2]

Estudos de longo prazo sobre as adaptações musculares associadas a diferentes intensidades aeróbicas são igualmente escassos. Silva et al.[65] designaram aleatoriamente 44 mulheres jovens a um de quatro grupos:

1. Treinamento concorrente de resistência e corrida contínua.
2. Treinamento concorrente de resistência e corrida intervalada.
3. Treinamento concorrente de resistência e bicicleta ergométrica contínua.
4. Somente treinamento resistido.

Os resultados mostraram que todos os grupos apresentaram um aumento significativo nas medidas de força máxima e resistência muscular local, e não foram observadas diferenças entre os grupos. Contudo, a hipertrofia muscular não foi avaliada, impedindo que se chegasse a conclusões quanto aos efeitos da intensidade sobre o crescimento.

Fyfe et al.[32] distribuíram aleatoriamente homens jovens não treinados para realizar apenas treinamento de resistência, treinamento de resistência com exercícios aeróbicos de intensidade moderada, ou treinamento de resistência com treinamento intervalado de alta intensidade durante 8 semanas. Os resultados demonstraram que apenas no grupo que realizou exclusivamente treinamento de resistência houve aumento na área de fibras do Tipo I; foi observado um efeito de atrofia nos dois grupos de treinamentos concorrentes. Curiosamente, o grupo que praticou uma combinação de treinamento de resistência e treinamento intervalado apresentou a maior diminuição no tamanho das fibras do Tipo I. Não foram observadas diferenças entre os grupos na hipertrofia das fibras do Tipo II. Em geral, as evidências atuais sugerem possível prejuízo no crescimento muscular com o treinamento concorrente. Contudo, a escassez de estudos dificulta a obtenção de conclusões definitivas sobre esse assunto.

Volume e frequência

O volume pode ter o maior impacto sobre a interferência hipertrófica associada com o treinamento concorrente, potencialmente em razão dos sintomas de sobretreinamento induzidos por um ambiente hormonal catabólico e à depleção crônica de glicogênio muscular.[58] Essa afirmação é apoiada por pesquisas que mostram atenuações na força máxima com o uso de frequências superiores a 3 sessões por semana, mas não inferiores a 2 sessões por semana.[31] Dados agrupados de Wilson et al.[79] revelaram uma correlação negativa significativa entre a hipertrofia muscular e o volume (duração e frequência) do exercício aeróbico durante o treinamento concorrente. Com relação aos componentes específicos do volume, as correlações inversas foram especialmente fortes para a duração do exercício ($r = 0,75$), enquanto a frequência exibiu uma correlação relativamente fraca ($r = 0,26$).

O efeito de frequências aeróbicas variadas sobre as adaptações musculares foi diretamente estudado no contexto de um programa de treinamento concorrente.[46] Os indivíduos realizaram um protocolo de resistência 3 dias por semana e o suplementaram com 0, 1 ou 3 dias de treinamento aeróbico de resistência. Os resultados mostraram uma relação dose-resposta inversa entre os aumentos na circunferência do membro e a frequência aeróbica (4,3, 2,8 e 1% para as condições de 0, 1 e 3 dias da semana). Esses achados indicam que a frequência do treinamento aeróbico de resistência deve permanecer baixa se a hipertrofia muscular for o principal desfecho esperado com o treinamento.

> **PONTO-CHAVE**
>
> Se a hipertrofia for o desfecho desejado, a frequência do treinamento aeróbico de resistência deve permanecer baixa e deve-se utilizar um longo período de recuperação entre os exercícios aeróbicos e de resistência. Talvez seja ainda melhor que os dois se realizem em dias separados.

Modo

Embora o exercício aeróbico possa ser realizado usando uma variedade de modalidades, estudaram-se principalmente a corrida e a bicicleta ergométrica no contexto do treinamento concorrente. A metanálise de Wilson et al.[79] revelou que a corrida teve um efeito particularmente negativo sobre as adaptações hipertróficas associadas com o treinamento de força, enquanto a bicicleta ergométrica não pareceu causar um prejuízo significativo. Os autores especularam que as deficiências relacionadas com a corrida no crescimento muscular podem estar relacionadas aos danos musculares excessivos causados por seu alto componente excêntrico. É concebível que isso possa inibir as habilidades de recuperação e, assim, embotar a resposta adaptativa pós-exercício. Alternativamente, eles propuseram que a bicicleta ergométrica tem maiores semelhanças biomecânicas com o exercício multiarticular com pesos livres do que a corrida e, portanto, pode ter proporcionado maior transferência de treinamento. Contraintuitivamente, Panissa et al.[61] relataram que o treino aeróbico de alta intensidade na bicicleta ergométrica afetou de forma negativa a força, em maior grau do que a corrida em esteira de alta intensidade quando realizada logo antes de uma sessão de treinamento de resistência. Com o tempo, isso provavelmente teria um impacto negativo sobre a hipertrofia, como resultado de reduções crônicas na tensão mecânica. Em geral, as evidências ainda esclarecem pouco com relação à possibilidade de determinada modalidade aeróbica interferir mais nas adaptações musculares ao ser executada em combinação com um programa de treinamento de resistência programado; sob certas circunstâncias, tanto a corrida quanto a bicicleta ergométrica podem ter efeitos deletérios.

Programação

Dependendo do escopo do programa de treinamento, o exercício aeróbico de resistência pode ser realizado na mesma sessão do treinamento de resistência ou em dias alternados. Vários estudos examinaram como a ordem dos exercícios aeróbico e resistido realizados na mesma sessão afeta as respostas de sinalização intracelular. Pesquisadores propuseram a hipótese de interferência aguda, na qual a execução do treinamento aeróbico imediatamente antes do treinamento de força produz uma fadiga residual que acaba comprometendo a produção de força durante o exercício de resistência.[45] Mas essa hipótese é específica para adaptações de força, não refletindo, necessariamente, os efeitos resultantes na hipertrofia muscular, apesar do raciocínio lógico de que uma redução na tensão mecânica comprometeria de fato o anabolismo.

Coffey et al.[18] investigaram a resposta intracelular aguda a uma sessão combinada de exercícios resistidos de extensão de joelho e bicicleta ergométrica de intensidade moderada. O exercício em bicicleta ergométrica antes do exercício resistido resultou em uma fosforilação aumentada de Akt, mas em uma redução no RNAm de IGF-1; alternativamente, a reversão da ordem de realização elevou as concentrações de RNAm de MuRF-1. Trabalhos de seguimento do mesmo laboratório revelaram que a realização de uma sessão de bicicleta ergométrica de alta intensidade antes das extensões de joelho diminuiu a fosforilação da $p70^{S6K}$ em comparação com a realização do exercício resistido primeiro.[17] Além disso, a regulação positiva do início da translação por meio da via de sinalização PI3K/Akt pode ser alterada quando o treinamento de resistência é realizado depois do exercício aeróbico que leva à depleção de glicogênio.[21] Combinados, esses achados sugerem maior interferência quando o exercício aeróbico precede o treino de resistência. Dito isso, Babcock et al.[7] observaram que a realização de uma sessão de 90 minutos de bicicleta ergométrica imediatamente após o exercício de resistência obliterou por completo a resposta das células satélites depois do treinamento, observada apenas com o treinamento de resistência.

Os dados sobre os efeitos em longo prazo da ordem do treinamento concorrente realizado no mesmo dia sobre as adaptações musculares são limitados. Vários estudos mostram que os ganhos de força são semelhantes, independentemente da sequência de treinamento.[14,20,35] Portanto, a tensão mecânica não parece ser comprometida pela ordem de realização. Do ponto de vista da hipertrofia, Cadore et al.[11] encontraram um aumento semelhante na espessura muscular das partes superior e inferior do corpo, independentemente do treinamento aeróbico ou de resistência ter sido realizado primeiro em uma sessão. Da mesma maneira, Davitt et al.[22] descobriram que as mudanças na composição corporal não eram afetadas pelo exercício aeróbico de resistência ter sido realizado antes ou depois do treinamento de resistência. Esses estudos parecem colocar em dúvida a importância da sequência de treinamento como variável durante o treinamento concorrente.

Dito isso, os efeitos da ordem podem ser dependentes da intensidade. O exercício aeróbico de resistência de mais alta intensidade impede a produção subsequente de força, enquanto o exercício aeróbico contínuo de menor intensidade tende a ter menos efeito sobre a fadiga residual.[31] Demonstrou-se que tanto a bicicleta ergométrica quanto o exercício em esteira de alta intensidade afetam negativamente a quantidade máxima de repetições e o volume total de sessões de um protocolo de treinamento de resistência realizado depois de um treino aeróbico.[61] Curiosamente, a extensão da interferência foi maior após a bicicleta ergométrica em comparação à corrida. Foi constatado que a prática em bicicleta ergométrica de intensidade moderada subsequente ao exercício de flexão de braço prejudica a hipertrofia dos flexores do cotovelo em comparação com o exercício de flexão de braço apenas.[71] Alternativamente, outros estudos não revelaram efeitos negativos na hipertrofia quando a prática intervalada com bicicleta ergométrica de alta intensidade é feita em seguida a uma sessão de exercícios de resistência praticados com grande intensidade.[73] A fadiga residual do treinamento aeróbico prévio também afeta negativamente o volume de trabalho realizado durante o treinamento resistido subsequente.[31] Dada a relação dose-resposta bem estabelecida entre o volume e as adaptações musculares, essas reduções no trabalho total podem impedir a hipertrofia ao longo do tempo.

Levando em consideração o corpo da literatura sobre o assunto, a interferência parece ser mais bem minimizada inserindo-se um longo período de recuperação entre a parte aeróbica e a de resistência ou, talvez ainda melhor, realizando-as em dias separados. Aliás, Wilson et al.[79] encontraram uma tendência a maior hipertrofia quando os exercícios aeróbicos e resistidos foram realizados em dias separados, em oposição à realização durante a mesma sessão (tamanho do efeito de 1,05 *versus* 0,8, respectivamente).

ACHADOS DE PESQUISA

Treinamento concorrente

Pesquisas indicam que o treinamento concorrente pode ter um impacto negativo sobre as adaptações hipertróficas. Atenuar o volume aeróbico, a intensidade, ou ambos reduz o potencial de quaisquer consequências negativas associadas à estratégia. Atividades aeróbicas que não envolvem descarga de peso, como a bicicleta ergométrica, parecem atenuar os efeitos deletérios em comparação com a corrida, embora algumas evidências sejam contraditórias. Não há pesquisas sobre os efeitos do treinamento cruzado em várias modalidades no contexto de um programa de treinamento de resistência programado. Não se sabe ao certo se essa variação melhoraria ou prejudicaria os resultados.

A maior parte dos estudos de treinamento concorrente foi realizada com indivíduos não treinados, dificultando a extrapolação das conclusões para indivíduos fisicamente ativos. Os poucos estudos que analisaram indivíduos com experiência em treinamento físico indicam maior interferência naqueles que são bem treinados. Kraemer et al.[52] investigaram a compatibilidade do exercício aeróbico e de resistência em um grupo de recrutas do exército envolvidos no treinamento militar padrão por pelo menos 3 dias por semana durante 2 anos antes do início do estudo. Os indivíduos foram divididos aleatoriamente para realizar exercícios aeróbicos de resistência, exercícios resistidos ou

(continua)

(continuação)

> treinamento concorrente. O protocolo de resistência aeróbica consistiu em uma combinação de treinamento constante e intervalado de alta intensidade. Depois de 12 semanas, os indivíduos do grupo de somente resistência apresentaram um aumento no diâmetro das fibras dos Tipos I, IIa e IIc, enquanto os do grupo concorrente apresentaram um aumento significativo apenas nas fibras do Tipo IIa. Bell et al.[8] encontraram resultados semelhantes em um grupo de estudantes universitários fisicamente ativos; pelo menos alguns dos participantes tinham experiência em treinamento de força e de resistência aeróbica. Os indivíduos realizaram 12 semanas de bicicleta ergométrica, treinamento resistido ou uma combinação das duas modalidades. Os resultados mostraram que o treinamento resistido aumentou apenas a área de secção transversa das fibras dos Tipos I e II, enquanto o treinamento concorrente produziu aumento apenas nas fibras do Tipo II. Além disso, a magnitude da hipertrofia das fibras do Tipo II foi marcadamente maior no grupo de somente resistência em comparação com aqueles que realizaram o treinamento concorrente (28% *versus* 14%, respectivamente). Considerados em conjunto, esses achados sugerem que o treinamento concorrente pode ser particularmente prejudicial para aqueles com experiência em treinamento.
>
> Deve-se considerar ainda a duração relativamente curta da maior parte dos estudos de treinamento concorrente. Hickson[40] não encontrou evidências de interferência em um protocolo combinado de exercícios resistidos e aeróbicos até a oitava semana de treinamento. Esse achado indica que os efeitos negativos na hipertrofia podem não se manifestar por meses, mas, por fim, a hipertrofia muscular em longo prazo pode ficar comprometida, supostamente como resultado de treinamento excessivo (*overreaching*)/sobretreinamento não funcional.

Curiosamente, a realização de um treinamento agudo de resistência de 6 horas após a cicloergometria aeróbica mostrou provocar maior fosforilação do mTOR e da p70^{S6K} em comparação com a realização do treinamento resistido isolado.[53] Isso sugere que o treino aeróbico, na verdade, potencializou a sinalização anabólica. As implicações práticas desses achados são indeterminadas.

Pode-se argumentar que o acréscimo de exercícios aeróbicos a um programa de treinamento de resistência pode, indiretamente, ajudar a aumentar a hipertrofia no longo prazo, melhorando a capacidade do fluxo sanguíneo. Já ficou devidamente estabelecido que o exercício aeróbico aumenta a angiogênese por meio da remodelação vascular e de um aumento da capilarização.[10] Essas adaptações podem influenciar por várias maneiras as adaptações musculares. Por um lado, o fluxo sanguíneo melhorado para os músculos possibilita maior fornecimento de oxigênio, fatores de crescimento e macronutrientes, o que, por sua vez, pode facilitar sua capacidade de remodelação muscular. Além disso, evidências sugerem que pessoas com densidades capilares mais altas e maior capacidade de perfusão muscular demonstram maior ativação e/ou expansão do conjunto de células satélites, o que melhora o potencial de crescimento com o passar do tempo. Alguns estudos sugerem que o treinamento de resistência *per se* é insuficiente para aumentar a capilarização; somente o treinamento concorrente potencializará tais adaptações.[73] Conforme já discutido, a intensidade e a duração do treinamento aeróbico devem ser consideradas em conjunto com o volume do treinamento de resistência realizado, de modo que os efeitos negativos do treinamento excessivo/sobretreinamento não anulem os benefícios possivelmente decorrentes da melhora da angiogênese. Por outro lado, a ordem da programação também precisa ser levada em conta, com o estabelecimento de intervalos de recuperação suficientes entre as sessões de exercícios aeróbicos e de resistência.

Pontos a lembrar

- O exercício aeróbico pode promover aumentos na hipertrofia muscular em indivíduos não treinados, e os ganhos são limitados, principalmente, às fibras do Tipo I. A extensão das adaptações hipertróficas depende da intensidade, do volume, da frequência e do modo de treinamento, bem como do nível de descondicionamento do indivíduo.
- Em geral, é necessária uma intensidade aeróbica > 80% da RFC para promover ganhos de massa muscular em indivíduos não treinados.
- Embora indivíduos altamente descondicionados possam experimentar aumentos hipertróficos com volumes relativamente baixos de treinamento aeróbico, aqueles que são mais ativos exigem maiores volumes de treinamento.
- As evidências sugerem que o exercício em bicicleta ergométrica pode ser mais propício ao aumento da massa muscular do que caminhar, trotar ou correr, possivelmente porque as atividades relacionadas com a deambulação são realizadas com mais frequência na vida diária.
- O treinamento concorrente pode interferir nas adaptações hipertróficas. Volumes aeróbicos mais altos parecem particularmente prejudiciais a esse respeito, embora o efeito de altas intensidades aeróbicas não tenha sido bem elucidado.
- Os efeitos negativos do treinamento concorrente são mais bem minimizados inserindo-se um longo período de recuperação entre as partes aeróbica e de resistência ou, talvez ainda melhor, realizando-as em dias separados.
- Se for adequadamente estruturado, o acréscimo do exercício aeróbico a um programa de treinamento de resistência pode facilitar a obtenção de aumentos hipertróficos ainda mais expressivos em longo prazo por meio dos efeitos benéficos da angiogênese.

7
Fatores que influenciam o desenvolvimento hipertrófico máximo

Vários fatores específicos da população afetam a massa muscular esquelética e a resposta hipertrófica ao exercício resistido. De particular importância a esse respeito são a genética, a idade, o sexo e a experiência de treinamento. Este capítulo fornece uma visão geral desses fatores e seus efeitos sobre a capacidade de aumentar o tamanho de um músculo.

Genética

Existe um limite superior teórico para o tamanho da fibra muscular, que é por fim determinado pelo genótipo e pelo fenótipo de um indivíduo. O *genótipo* pode ser definido de maneira geral como a composição genética de um organismo; o *fenótipo* se refere à maneira como os genótipos são expressos. Em suma, a informação geneticamente codificada (genótipo) é interpretada pela maquinaria celular do corpo para produzir as propriedades físicas do músculo (fenótipo). Com relação à hipertrofia, alguém pode ter a composição genética para se tornar um fisiculturista de elite, por exemplo, mas, se nunca se envolver em um programa de treinamento de resistência regular, esse genótipo não será expresso para produzir um físico digno de medalha.

A manifestação do genótipo e do fenótipo musculares tem sido extensivamente pesquisada. Estudos com gêmeos idênticos mostram que até 90% da variação na massa muscular basal é hereditária,[33] e que são observadas fortes diferenças hipertróficas interindividuais em resposta a um programa de treinamento de resistência. Em um estudo com mais de 500 indivíduos, Hubal et al.[36] demonstraram respostas altamente diferentes em homens e mulheres em 12 semanas de treinamento resistido progressivo dos flexores do cotovelo. Alguns indivíduos apresentaram um aumento na área de secção transversa do bíceps braquial de até 59%, enquanto outros mostraram pouco ou nenhum ganho muscular. Da mesma maneira, em uma análise de agrupamento, Bamman et al.[7] categorizaram um grupo de jovens e idosos de ambos os sexos com base em sua resposta a 16 semanas de exercício resistido progressivo de múltiplas sessões para a parte inferior do corpo: o quartil superior aumentou a área de secção transversa do músculo em 58%, e o quartil inferior não apresentou ganhos médios; em média, o grupo mostrou uma resposta moderada, com um aumento de 28%. Esses achados levaram a classificar os indivíduos como *respondedores* e *não respondedores* ao exercício resistido, destacando assim o papel da genética no desenvolvimento muscular.

Os primeiros estudos que investigaram os efeitos da musculação na hipertrofia induzida pelo treinamento demonstraram que os participantes com compleição "sólida" obtiveram maiores aumentos na massa livre de gordura, em comparação com indivíduos mais esbeltos após a realização de um treinamento de resistência programado de 12 semanas.[88] Contudo, pesquisas subsequentes revelaram que as variações basais na massa muscular tendem a ser um preditor ruim para os aumentos na hipertrofia induzidos pelo exercício. Isso indica que há um conjunto diferente de genes que influencia a variabilidade na massa muscular obtida durante o crescimento e desenvolvimento normais, em comparação com o que é obtido pelas repetidas séries de sobrecarga mecânica.[40] Além disso, a magnitude das mudanças hipertróficas pode variar entre os tipos de fibra; maiores aumentos nos músculos de contração lenta (p. ex., sóleo) não necessariamente são preditores de adaptações superiores nos músculos de contração rápida (p. ex., plantar) e vice-versa.[40] Por outro lado, o conjunto de evidências sugere que, com o avanço da idade, a genética dá uma contribuição menos expressiva para o fenótipo muscular.[83]

> **PONTO-CHAVE**
>
> As adaptações iniciais ao treinamento de resistência estão relacionadas principalmente com melhorias neurais, incluindo maior recrutamento, taxa de codificação, sincronização e *doublet firing*.

Acredita-se que uma série de fatores hereditários influencie o potencial hipertrófico. O trabalho multidisciplinar pioneiro publicado em um grande estudo de genômica do exercício intitulado "*Functional single nucleotide polymorphisms associated with human muscle size and strength*" (FAMuSS) ["Polimorfismos funcionais de nucleotídeo único associados ao tamanho e força muscular humanos"] identificou 17 genes que explicam algumas das variações nas adaptações musculares interindividuais.[59] Acredita-se que um desses genes, a proteína morfogenética óssea 2 (BMP2), seja especialmente relevante para os desfechos hipertróficos. Devaney et al.[20] descobriram que os polimorfismos do gene BMP2 eram responsáveis por diferenças nas adaptações musculares ao exercício intenso. Especificamente, jovens do sexo masculino com o genótipo CC exibiram maiores ganhos de massa muscular após 12 semanas de treinamento progressivo de resistência do que aqueles portadores do alelo A (uma forma de um gene). Estima-se que o BMP2 explique 3,9% da variação das características. Polimorfismos (variantes) dos genes da enzima conversora da angiotensina-I (ECA) e da alfa-actinina-3 (ACTN3), entre outros, também têm sido implicados no desenvolvimento muscular induzido pelo exercício.[23]

A extensão da hipertrofia também tem sido geneticamente ligada a vários fatores inflamatórios e de crescimento. A capacidade de induzir a expressão gênica do MGF, a forma local de IGF-1, parece ser particularmente importante nesse sentido. Bamman et al.[7] descobriram que o MGF era expresso diferencialmente em um grupo variado de homens e mulheres: os respondedores hipertróficos extremos exibiram um aumento robusto no RNAm do MGF, enquanto os não respondedores experimentaram apenas uma tendência não significativa de aumento. Curiosamente, as diferenças genéticas na expressão da isoforma IGF-1Ea não afetaram os ganhos de massa muscular, embora outros estudos sugiram uma possível influência.[59] No que diz respeito aos fatores inflamatórios, uma pesquisa concentrou-se na interleucina-15 (IL-15), uma miocina que se mostrou anabólica nos modelos *in vitro* e animal. Riechman et al.[68] relataram que um polimorfismo no gene da IL-15 explicou uma proporção significativa da variação hipertrófica em um grupo de 153 jovens de ambos os sexos após 10 semanas de treinamento de resistência pesado. Esses achados são corroborados por um estudo recentemente publicado que mostrou uma regulação positiva da expressão do gene IL-15R alfa (um receptor que regula a sinalização de IL-15) em seguida à prática de exercício de resistência, com uma correlação positiva ($r = 0,66$) observada entre elevações e aumentos na síntese de proteínas miofibrilares.[58] No entanto, um estudo maior encontrou associações entre a IL-15 e o tamanho basal do músculo, mas não houve correlação com as adaptações musculares ao treinamento de resistência programado.[64] Os achados deste último estudo são consistentes com pesquisas recentes que mostram que a IL-15 promove alterações mais indicativas de um fenótipo oxidativo, em oposição à regulação do aumento na massa muscular em humanos.[65] As discrepâncias nas evidências destacam as complexidades envolvidas na determinação do papel da genética no desenvolvimento muscular humano.

Há evidências convincentes de que variações individuais na resposta das células satélites influenciam o potencial hipertrófico do indivíduo. Uma análise de agrupamento de 66 homens e mulheres não treinados constatou que indivíduos que apresentavam resposta hipertrófica extrema ao exercício resistido tinham uma população maior de células satélites nas condições iniciais e tinham maior capacidade de expandir o grupo de células satélites disponíveis durante o treinamento do que indivíduos que respondiam modestamente e os que não respondiam ao exercício.[62] Além disso, os respondedores extremos eram mais hábeis em incorporar novos núcleos às fibras musculares existentes. Esses achados estão alinhados com pesquisas recentes que mostram que a resposta aguda das células satélites a um período de treinamento de resistência é preditiva dos desfechos hipertróficos em longo prazo.[8]

Pesquisas emergentes indicam que os microRNA (miRNA) podem desempenhar um papel significativo na resposta interindividual ao exercício resistido. Os miRNA são moléculas de RNA curtas e não codificantes, capazes de alterar a translação de genes codificadores de proteínas.[19] Os miRNA não só ajudam no ajustamento dos padrões de expressão gênica como também podem servir como interruptores do tipo liga-desliga na expressão gênica.[95] Até o momento, centenas de miRNA foram identificados, e muitos são conhecidos por responder a estímulos extracelulares, como o exercício físico, e, assim, regular o fenótipo muscular.[9,19] Davidsen et al.[19] encontraram uma correlação moderada entre o crescimento muscular induzido pelo treinamento resistido e as mudanças na quantidade de miRNA. Especificamente, os que responderam pouco apresentaram uma regulação negativa de miR-378, -26a e -29a e uma regulação positiva de miR-451; essas alterações foram ligadas à supressão da sinalização do mTOR. Os MiRNA adicionais que foram ligados a adaptações hipertróficas incluem miR-1, miR-29c, miR-128a e miR-133a/b, entre outros; a influência da genética em todo o espectro de miRNA ainda está por ser completamente explorada. O conjunto de achados sugere uma ligação hereditária entre certos miRNA e a hipertrofia do músculo esquelético humano.

A morfologia muscular é outro candidato em potencial para diferenças genéticas na resposta hipertrófica ao treinamento de resistência. Estudos com cadáveres mostram diferenças interindividuais significativas na quantidade de fibras entre os indivíduos.[2] Com a idade de 24 semanas, a quantidade de fibras permanece constante; novos aumentos no crescimento são atribuídos quase exclusivamente à hipertrofia, em oposição à hiperplasia.[83] Logicamente, uma maior quantidade de fibras seria vantajosa para aumentar o tamanho do músculo. Uma pesquisa apoia essa hipótese, e observou-se uma correlação moderada entre a quantidade de fibras e a área de secção transversa de todo o músculo. Além disso, um grupo de fisiculturistas masculinos e controles pareados por idade mostrou que aqueles com o maior bíceps braquial tinham maior quantidade de fibras nesse músculo.[48]

As diferenças no tipo de fibra muscular também podem influenciar a resposta fenotípica ao treinamento de resistência. Acredita-se que aproximadamente 45% da variação no tipo de fibra esteja associada a fatores genéticos.[78] Existe uma heterogeneidade substancial na porcentagem do tipo de fibra entre os indivíduos; aproximadamente 25% possuem menos de 35% ou mais de 65% de fibras do Tipo I no músculo vasto lateral, com uma variação informada de 5 a 90%.[78] Além disso, a dominância de um dado tipo de fibra em um determinado músculo não é necessariamente indicativa das proporções de tipos de fibra no corpo todo; aqueles com uma alta porcentagem de fibras do Tipo I em um músculo podem ter uma alta porcentagem de fibras do Tipo II em outro músculo. A perspectiva de que variações na porcentagem do tipo de fibra possam ser responsáveis por adaptações hipertróficas diferenciais parece ter uma base lógica. As fibras de contração rápida crescem cerca de 50% a mais do que as contrapartidas de contração lenta após um treinamento de resistência, embora seja observado um alto grau de variabilidade interindividual com relação à extensão das adaptações hipertróficas.[42] Empiricamente, os atletas com porcentagens mais altas de fibras do Tipo II têm uma aparência mais musculosa do que aqueles dominantes em fibras do Tipo I. Curiosamente, uma análise de agrupamentos recente revelou que o grau de hipertrofia em resposta ao treinamento de resistência programado não diferia com base nas porcentagens de fibras musculares dos Tipos I e II pré-treinamento.[7] Recentemente, no entanto, Haun et al.[35] forneceram evidências contraditórias sobre esse assunto, demonstrando que a porcentagem de fibras do Tipo II estimada antes do treinamento era um forte preditor de ganhos hipertróficos em uma coorte de homens treinados que realizaram um programa de treinamento de resistência de 6 semanas. Além disso, os resultados demonstraram que os respondedores hipertróficos mais altos tendiam a possuir áreas de secção transversa menores para fibras do Tipo II antes do treinamento, o que potencialmente indica um teto mais alto para o crescimento.

Embora seja tentador considerar isoladamente os genes, é provável que as interações de múltiplos *loci* genéticos (a localização específica de um gene, sequência de DNA ou posição em um cromossomo) acabem por determinar a capacidade genética de um indivíduo.[59] O impacto hipertrófico de uma única influência genética tende a ser bastante modesto, mas a combinação de variações pode ter um efeito profundo sobre o fenótipo. Além disso, o termo *não respondedor* é um pouco impróprio. Embora aproximadamente 25% dos indivíduos apresentem pouco ou nenhum crescimento muscular após um protocolo de treinamento de resistência desenvolvido em um cenário de pesquisa,[7] isso não sugere, necessariamente, que esses indivíduos sejam incapazes de ter sua massa muscular aumentada. A duração da maior parte dos estudos de treinamento de resistência é relativamente curta, em geral alguns meses. Com base em observações, a esmagadora maioria daqueles que treinam de maneira consistente por longos períodos por fim apresenta um ganho significativo de massa muscular, embora menor do que os respondedores.[16] Além disso, apenas porque um indivíduo falha em responder a um protocolo de treinamento não significa que ele não responderá a um protocolo alternativo. Por exemplo, postulou-se que uma abordagem de treinamento específica ao tipo de fibra pode melhorar a capacidade genética de hipertrofia. Especificamente, os indivíduos dominantes nas fibras do Tipo I podem obter resultados superiores ao treinamento com cargas mais leves, enquanto os dominantes nas fibras do Tipo II seriam mais bem atendidos empregando cargas pesadas.[26] Essa hipótese merece uma investigação mais aprofundada. Além disso, alguns indivíduos respondem melhor a menores volumes e frequências de treinamento,[62] sugerindo que as limitações genéticas podem ser superadas, pelo menos em parte, pela manipulação dessas duas variáveis ao longo do tempo.

ACHADOS DE PESQUISA

Os músculos têm uma memória epigenética?

Assim como o cérebro, diz-se que os músculos esqueléticos possuem uma "memória" que lhes permite recordar eventos mecânicos precedentes. Memória do músculo esquelético refere-se à retenção, ao nível das células e do tecido, de estímulos prévios (p. ex., o estresse gerado pelo exercício), resultando em uma resposta modificada se o estímulo voltar a ocorrer.[77] Embora tradicionalmente o conceito de memória muscular seja aplicado ao reaprendizado de determinada tarefa motora, evidências recentes sugerem que esse fenômeno também pode ter relevância para a hipertrofia.

No Capítulo 1, foi colocado que as células satélites fornecem memória para os músculos, e a hipertrofia que se perdeu em decorrência do destreinamento é recuperada quando a pessoa retoma o treinamento graças à retenção dos mionúcleos que facilitam o maior potencial transcricional das fibras. Foi proposta a hipótese de que os músculos também possuem uma memória epigenética (traduzida como "acima da genética"), o que ampliaria ainda mais as adaptações hipertróficas em seguida à reintrodução dos estímulos anabólicos. Operacionalmente, a epigenética pode ser definida como as mudanças ocorrentes na atividade e na expressão dos genes provocadas por modificações celulares estruturais, sem que haja alteração do código genético.[77] Basicamente, essas modificações são específicas para o DNA e as histonas (p. ex., metilação e acetilação), mas também podem se aplicar a alterações pós-transcricionais do RNA. Uma atenuação na metilação do DNA dos genes medeia melhorias na expressão gênica, porque a supressão da metilação proporciona maior acesso aos processos que facilitam a transcrição dos genes.[75]

Um corpo emergente de pesquisa respalda o conceito de memória muscular epigenética. O exercício agudo desmetila vários promotores de determinados genes, o que resulta na expressão dos genes correlatos. A desmetilação é específica para a intensidade do exercício aeróbico: intensidades maiores têm como alvos genes como PPAR-gama, PGC-1 alfa, PDK4 e MEF2A; esses efeitos são observados imediatamente após o exercício e, em alguns casos (como com PPAR-delta), cerca de 3 horas após a prática.[55] Aqui, o mais interessante é que, aparentemente, os músculos são capazes de reter essa informação molecular para uso posterior, ao serem confrontados com o mesmo estressor do exercício e, com isso, facilitar as adaptações apropriadas.

O trabalho inspirador do laboratório de Adam Sharples fornece evidências de que a memória epigenética se estende a adaptações hipertróficas obtidas no treinamento de resistência.[75] Empregando um formato intraindivíduo, homens não treinados realizaram 7 semanas de exercícios de

(continua)

(continuação)

resistência progressiva de corpo inteiro regulares, realizados 3 dias por semana. Depois disso seguiu-se um período de destreinamento de 7 semanas em que nenhum exercício foi realizado. Os indivíduos, então, voltaram a se envolver no mesmo exercício por mais 7 semanas. Os resultados indicaram que vários genes relacionados à hipertrofia nos músculos treinados permaneceram em estado hipometilado durante o destreinamento, e sua expressão foi ativada em uma extensão ainda maior após o retreinamento. Vários genes em particular mostraram expressão significativamente aumentada após a recarga (RPL35a, UBR5, SETD3 e PLA2G16), e sua expressão foi altamente correlacionada com a mudança na massa magra.

Aparentemente, o gene UBR5 tem particular relevância para a hipertrofia induzida pelo exercício, pois estudos com humanos, camundongos e ratos descobriram o envolvimento desse gene nos níveis de metilação do DNA, dos genes e das proteínas na recuperação e no crescimento. Estudos sobre associação genética humana (que examinaram mais de 700 mil polimorfismos de nucleotídeo único em todo o genoma) demonstraram uma forte associação entre certos polimorfismos do gene UBR5 e maior área de secção transversa das fibras musculares de contração rápida, ocorrendo com maior frequência em atletas de força e de potência, em comparação com atletas de resistência e com pessoas não treinadas.[76] Embora estejam ainda no campo da especulação, os achados sugerem que pessoas com esses polimorfismos para UBR5 podem ter uma propensão genética e epigenética para a memória muscular.

Juntamente com as evidências de que as células satélites também possuem uma "memória", tais achados enfatizam a capacidade única do músculo de responder e de se adaptar aos estímulos. É importante ressaltar que essas capacidades adaptativas estão em constante evolução; isso sugere que a capacidade de resposta hipertrófica de uma pessoa depende, pelo menos em parte, de sua experiência anterior com o treinamento. E também oferecem uma base para que se especule que curtos períodos de carga reduzida não afetam negativamente o crescimento e que, na verdade, podem constituir uma estratégia de ressensibilização da capacidade anabólica do músculo e, com isso, estimular futuros ganhos hipertróficos.

PONTO-CHAVE

Embora os termos *respondedor* e não respondedor tenham sido propostos na literatura, mesmo os que não respondem podem apresentar um aumento significativo na massa muscular acima dos níveis de base. Mas eles podem precisar de períodos mais longos de treinamento consistente e estratégias alternativas de treinamento para obter hipertrofia adicional.

Deve-se notar que a predisposição genética para ganhos hipertróficos pode ser específica para um determinado músculo. Uma queixa comum daqueles que realizam treino de resistência é a dificuldade de desenvolver um grupo muscular defasado. Aliás, nos estudos realizados no laboratório do autor deste livro, rotineiramente se deparou com indivíduos que mostram aumentos significativos no crescimento do quadríceps femoral com pouco ou nenhum crescimento nos flexores do cotovelo e com outros participantes que apresentam o padrão de crescimento oposto. Novamente, isso não reflete, necessariamente, uma incapacidade de aumentar o tamanho muscular no músculo defasado, mas a necessidade de empregar estratégias alternativas de treinamento para estimular uma hipertrofia adicional.

Idade

O processo de envelhecimento está associado a alterações tanto na quantidade quanto na qualidade do músculo. A massa muscular humana alcança níveis de pico entre as idades de 20 e 40 anos.[14] Posteriormente, o corpo perde cerca de 0,5% de sua massa muscular por ano durante a quarta década de vida. Essa perda aumenta para 1 a 2% anualmente após os 50 anos e, em seguida, acelera para 3% ao ano após os 60 anos (Fig. 7.1).[91,97] Essa perda de tecido muscular relacionada com a idade foi denominada *sarcopenia*. Pessoas sedentárias apresentam maiores taxas de declínio do que aquelas que são ativas, embora a atividade física relacionada com o lazer tenha apenas pequenos efeitos sobre a perda muscular moderada.[91] As alterações sarcopênicas têm sido atribuídas a uma redução nas taxas de síntese de proteínas musculares miofibrilares basais pós-absortivas, a uma proteólise elevada ou ambas. Contudo, achados mais recentes sugerem que o equilíbrio proteico líquido dos músculos esqueléticos basais não é comprometido com o envelhecimento em indivíduos saudáveis.[11] Alternativamente, postulou-se que a inflamação sistêmica crônica pode comprometer o metabolismo das proteínas musculares em idosos frágeis.[11] Sabe-se que vários estados de doença e fatores de estilo de vida exacerbam a taxa de perda de massa muscular com a idade.

A sarcopenia é caracterizada não apenas pela atrofia das fibras, mas também pelo aumento nos espaços sarcoplasmático e pela ruptura da banda Z e miofibrilar.[79] Esses efeitos negativos são observados nas fibras dos Tipos I e II, mas são mais pronunciados na variedade de contração rápida. Há evidências de que as fibras do Tipo II, na verdade, sofrem *apoptose* (morte celular programada como parte do crescimento, desenvolvimento ou envelhecimento normais). A quantidade dessas fibras diminui de 60% em jovens do sexo masculino sedentários para menos de 30% em indivíduos com mais de 80 anos.[24] Os resultados de autópsias mostram que o músculo quadríceps femoral em idosos é 18% menor do que em indivíduos mais jovens, e a quantidade total de fibras é 25% menor; uma redução de aproximadamente 110 mil fibras é atribuída ao processo de envelhecimento.[44] Outras pesquisas indicam um declínio significativo na quantidade de fibras musculares, independentemente do tipo de fibra, entre a sexta e a oitava décadas de vida.[45] Além disso, ocorre uma alteração nas propriedades químicas e físicas das proteínas do músculo esquelético, que inclui uma redução nas taxas de síntese de proteínas contráteis, mitocondriais e enzimáticas; uma alteração na expressão e modificações pós-translacionais nas proteí-

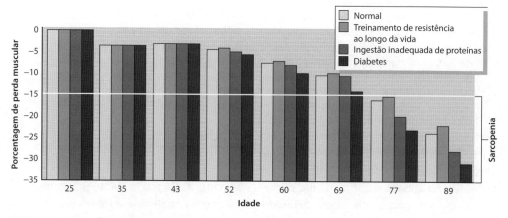

FIGURA 7.1 Taxa de perda de massa muscular com a idade.
Dados de Buford et al.[12]

nas musculares; uma diminuição na força muscular voluntária máxima; e uma redução na força muscular por unidade de massa muscular e na potência muscular.[96] Aparentemente, essas alterações são mediadas, pelo menos em parte, por uma diminuição crônica dos níveis circulantes de testosterona, GH e IGF-1.[13] As alterações sarcopênicas nas fibras musculares são acompanhadas por alterações estruturais deletérias na matriz extracelular, o que compromete ainda mais a remodelação do tecido muscular.[29]

A quantidade de células satélites também é alterada à medida que se envelhece, principalmente nas fibras musculares do Tipo II. Demonstrou-se que a quantidade de células satélites por fibra Tipo II é notavelmente mais baixa em idosos do que em jovens, assim como a quantidade de células satélites em relação ao total de núcleos.[89] Vários outros estudos apoiam esses achados,[38,67] embora alguns tenham falhado em mostrar diferenças significativas na população de células satélites.[70] Achados nulos foram atribuídos à carência de dados específicos para o tipo de fibra muscular.[89] Além disso, as células satélites de músculos mais envelhecidos não ativam nem proliferam quando submetidas a uma lesão muscular, demonstrando o comprometimento da autorrenovação pelo envelhecimento.[22] Considerado em conjunto, o corpo de evidências indica fortemente que a atrofia das fibras do Tipo II relacionada ao envelhecimento está associada a um declínio específico do tipo de fibra na quantidade de células satélites e à sua capacidade de responder aos estímulos, o que provavelmente aceleraria a extensão das alterações sarcopênicas.

O treinamento de resistência realizado de maneira regular pode atenuar a perda muscular em idosos e, dependendo de fatores genéticos, ambientais e relacionados com o treinamento, pode até produzir um aumento na massa magra acima do encontrado em jovens sedentários. No entanto, o potencial hipertrófico é embotado com o avanço da idade. Essa insensibilidade anabólica se reflete na resposta aguda ao treinamento de resistência. Kumar et al.[43] descobriram que a fosforilação de p70^{S6K} e eIF4EB1 a 60 a 90% de 1 RM diminuiu em homens idosos após várias séries de exercícios unilaterais de extensão e flexão de joelho a 60 a 90% de 1 RM. Além disso, a fosforilação de p70^{S6K} não acompanhou a taxa de síntese de proteínas musculares 1 a 2 horas após o exercício em indivíduos idosos, o que não ocorreu em jovens. Outros estudos mostram achados semelhantes.[27,43,92] A totalidade das evidências indica uma resistência anabólica induzida pela idade da sinalização intracelular e síntese de proteínas musculares em resposta ao exercício resistido.

A maior parte dos estudos longitudinais apoia a noção de uma resposta hipertrófica diminuída ao exercício resistido em idosos,[42,50,52,93] embora alguns trabalhos não mostrem diferenças relacionadas com a idade na acreção de proteínas musculares.[32,71] Parece que o curso do tempo de crescimento muscular é alterado com o envelhecimento, com evidências de uma resposta hipertrófica tardia nos estágios iniciais do treinamento de resistência.[46,85] Além disso, uma porcentagem substancialmente maior de idosos é considerada não respondedora ao exercício resistido em comparação com indivíduos jovens.[7] As razões subjacentes ao comprometimento relacionado com a idade nas adaptações musculares não são inteiramente claras, mas ao que parece as alterações nos perfis hormonais anabólicos crônicos desempenham um papel causal.[54] Outros fatores mediadores em potencial incluem uma combinação de resistência anabólica, inflamação sistêmica crônica de baixo grau, comprometimento da função das células satélites, redução da angiogênese e uma atenuação da biogênese dos ribossomos. Dito isso, os indivíduos de mais idade podem e experimentam um crescimento muscular robusto depois de realizar protocolos de treinamento de resistência progressivos programados. Ganhos hipertróficos acima de 20% são rotineiramente observados nessa população; observam-se aumentos nas fibras musculares dos Tipos I e II.[7] Mesmo idosos com 75 anos ou mais respondem favoravelmente ao treinamento de resistência; a literatura relata aumentos na área de secção transversa de 1,5 a 15,6%.[84] Dados metanalíticos indicam que volumes moderadamente mais altos de treinamento se tornam cada vez mais benéficos em maximizar a massa muscular à medida que se envelhece.[61]

> **PONTO-CHAVE**
>
> Após os 40 anos, o corpo perde progressivamente mais massa muscular por ano. O treinamento de resistência realizado de maneira regular pode reduzir essa perda. Embora os idosos tenham uma resposta hipertrófica diminuída, eles são capazes de ganhar massa muscular; no entanto, parece ser necessária uma dose semanal de treinamento maior para manter os ganhos.

Pesquisas sugerem que o processo de envelhecimento resulta no comprometimento da recuperação em seguida ao exercício, e vários estudos demonstraram que deve transcorrer mais tempo para que pessoas idosas restaurem seu desempenho até os níveis basais, em comparação com os participantes mais jovens, diante de um estímulo de exercício semelhante.[25] Foi especulado que essas deficiências podem estar relacionadas a maior dano muscular induzido pelo exercício e/ou a uma resposta ao aumento da fadiga. Independentemente dos mecanismos atuantes, as evidências sugerem que os idosos podem se beneficiar com a prática de menos sessões de treinamento semanais, de modo a possibilitar uma regeneração da capacidade neuromuscular; também se pode pensar em estratégias alternativas, com o objetivo de facilitar a restauração pós-exercício (p. ex., suplementação nutricional, massagem). Embora haja grandes diferenças interindividuais na habilidade de recuperação entre os idosos em treinamento, em geral parece claro, pela literatura, que há necessidade de maior atenção direcionada ao controle da recuperação nessa população.

Os indivíduos idosos talvez não sejam capazes de tolerar um volume tão grande quanto pessoas mais jovens. A base para essa hipótese pode ser obtida em um estudo de Bamman et al.[7] Esses autores investigaram a resposta ao treinamento de resistência programado em uma coorte de 66 homens e mulheres, com uma distribuição aproximadamente igual de participantes jovens e idosos. Os participantes completaram um programa de treinamento de 16 semanas que consistia em agachamento, *leg press* e extensão de perna. Todos os participantes realizaram 3 séries de cada exercício, 3 dias por semana, completando um total de 27 séries por semana de exercícios para a parte inferior do corpo. A análise de agrupamento demonstrou que a grande maioria dos participantes considerados não respondedores era formada por indivíduos mais idosos; por outro lado, poucos idosos foram categorizados como respondedores extremos. Houve uma inversão dessas observações para os participantes mais jovens. Embora nesse estudo o volume não tenha sido considerado isoladamente como variável independente, seus achados sugerem que o protocolo talvez tenha sido muito exigente para os mais idosos. Embora não seja possível fazer recomendações específicas com base na literatura, o volume de treinamento deve ser cuidadosamente avaliado diante do envelhecimento das pessoas, com possíveis reduções que serão necessárias, tanto em termos de sessões como de semanas.

Alternativamente, uma pesquisa realizada por Bickel et al.[10] indica que os idosos precisam de uma dose mínima semanal de treinamento maior para manter os músculos, uma vez que tenham alcançado um determinado nível de hipertrofia com o treinamento resistido. Setenta jovens (20 a 35 anos) e idosos (60 a 75 anos) realizaram um programa de treinamento de resistência 3 vezes por semana durante 16 semanas. Depois do treinamento, os indivíduos foram aleatoriamente designados para integrar um protocolo de destreinamento caracterizado pela não realização de exercícios, um protocolo de manutenção que consistia em 1/3 do programa original ou um protocolo de manutenção que consistia em 1/9 do original. Como esperado, o treinamento progressivo de resistência resultou em um aumento hipertrófico significativo tanto nos jovens quanto nos idosos. No entanto, embora os dois protocolos de manutenção tenham sido suficientes para preservar a hipertrofia nos jovens, os idosos dos dois grupos de manutenção apresentaram reduções significativas no tamanho muscular.

Sexo

Existem diferenças substanciais entre os sexos na manutenção e hipertrofia do tecido muscular esquelético. Em média, as mulheres têm menos massa muscular do que os homens, tanto do ponto de vista absoluto quanto relativo. Em apoio a esse fato, os homens têm aproximadamente 10 kg a mais de massa magra em comparação com as mulheres, qualquer que seja o peso corporal.[69] Essas discrepâncias tornam-se evidentes durante a puberdade e persistem até a velhice.

Acredita-se que o dimorfismo sexual seja altamente influenciado pelas variações hormonais entre os sexos. Os níveis de testosterona em homens são aproximadamente 10 vezes maiores do que em mulheres. Como discutido no Capítulo 1, a testosterona é um hormônio altamente anabólico que exerce suas ações aumentando a síntese de proteínas miofibrilares e diminuindo a quebra de proteínas musculares.[87,98] Teoricamente, os baixos níveis circulantes de testosterona das mulheres reduziriam o potencial de aumentar de modo substancial a massa muscular. No entanto, as atenuações no anabolismo pela falta de testosterona parecem ser, pelo menos em parte, compensadas por níveis mais altos de estrogênio. Os efeitos anabólicos do estrogênio são atribuídos a uma redução na quebra de proteínas musculares, hipótese apoiada por pesquisas que mostram que a terapia de reposição hormonal neutraliza a regulação positiva do sistema ubiquitina-proteassoma em mulheres na menopausa.[66] Também existem evidências de que o estrogênio modula positivamente a expressão gênica miogênica após o treinamento de resistência, indicando um potencial papel no aumento da sensibilidade a estímulos anabólicos.[21]

Em termos relativos, homens e mulheres experimentam aumentos semelhantes na hipertrofia muscular após um treinamento de resistência programado.[1,36,42] No entanto, esses resultados devem ser entendidos no contexto em que as mulheres começam com menos massa muscular na linha de base, aumentando, assim, o viés a seu favor. Do ponto de vista absoluto, os ganhos hipertróficos são significativamente maiores nos homens do que nas mulheres. Ivey et al.[37] descobriram que os homens apresentaram um aumento no volume muscular aproximadamente duas vezes maior do que o das mulheres após 9 semanas de exercícios unilaterais de extensão de joelho. Em um estudo com fisiculturistas de elite, a área de secção transversa do músculo bíceps braquial foi duas vezes maior nos competidores do sexo masculino do que do feminino.[4] Essas diferenças baseadas no sexo foram atribuídas principalmente a maiores áreas médias absolutas de fibras do Tipo II em fisiculturistas do sexo masculino. Os homens também apresentaram maior quantidade total de fibras musculares, um achado que também foi relatado por outros estudos.[72] Portanto, embora as mulheres possam apresentar um ganho visível de músculos com a realização de exercícios de resistência programados, em média seu potencial hipertrófico é um pouco menor do que o dos homens.

PONTO-CHAVE

Embora homens e mulheres experimentem um aumento relativo similar na hipertrofia muscular após o treinamento de resistência realizado de maneira regular, do ponto de vista absoluto, os homens obtêm ganhos significativamente maiores, o que parece ser, pelo menos em parte, atribuído aos seus níveis mais altos de testosterona.

O envelhecimento parece ter um efeito particularmente prejudicial sobre a massa muscular em mulheres (Fig. 7.2). Apesar da taxa de síntese proteica em repouso mais alta no período pós-menopausa, as mulheres idosas sofrem uma perda acelerada de músculo resultante do aumento das taxas de proteólise, um fenômeno parcialmente atribuído à diminuição na produção de estrogênio.[34] Além disso, a resposta anabólica à alimentação proteica é embotada em maior grau nas mulheres de mais idade.[80] Ademais, a resposta hipertrófica ao treinamento de resistência é prejudicada em mulheres idosas,[6,42] assim como as elevações pós-exercício na síntese de proteínas musculares.[81] De fato, as mulheres exibem pontuações mais altas para o índice de fragilidade em comparação com os homens, independentemente da faixa etária,[30] além de possuírem um tamanho menor para as fibras do Tipo II, conteúdo de células satélites e domínio mionuclear.[39] Considerados em conjunto, esses achados indicam que as reduções no estrogênio pós-menopáusico nas mulheres têm um impacto mais prejudicial sobre a massa muscular do que a redução nos níveis de testosterona associada ao envelhecimento nos homens.

Apesar desses obstáculos, as mulheres idosas podem apresentar um aumento significativo e relevante na massa muscular fundamental com o exercício de resistência programado.[15,57,90] O aumento na hipertrofia induzido pelo treinamento tem sido correlacionado com reduções em marcadores inflamatórios primários, como a proteína C-reativa (PCR) e o fator de necrose tumoral alfa (TNF-alfa).[57] A existência de uma relação de causa-efeito não está clara, mas essas correlações aumentam a possibilidade de que a inflamação crônica seja particularmente prejudicial à capacidade de desenvolver músculos em mulheres idosas. As mulheres idosas também apresentam uma resposta hiperêmica embotada ao exercício, em comparação com os homens idosos, o que talvez comprometa o fornecimento de aminoácidos aos músculos em atividade, atenuando a resposta anabólica induzida pelo treinamento.[82] Isso levanta a possibilidade de que a execução de treinamento aeróbico suplementar possa ser uma contramedida eficaz para o problema, pois a prática pode ajudar na promoção da angiogênese e, com isso, potencialmente facilitar o transporte de nutrientes.

Com relação ao desempenho do exercício, as evidências sugerem que as mulheres

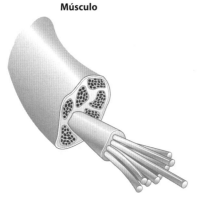

FIGURA 7.2 Efeito da menopausa sobre o desenvolvimento hipertrófico.
EPM: equilíbrio de proteínas musculares; SPM: síntese de proteínas musculares; QPM: quebra de proteína muscular; TRH: terapia de reposição hormonal.
Adaptada de Hansen M e Kjaer M. Influence of sex and estrogen on musculotendinous protein turnover at rest and after exercise. Exercise and Sport Sciences Reviews. 2014;(4):183-192.

exibem uma recuperação mais rápida após uma série de treinamento de resistência, em comparação com o que ocorre com os homens.[31] Ainda não ficou claro se isso ocorre porque as mulheres tendem a treinar com cargas mais leves do que os homens, ou se outros fatores relacionados ao sexo entram em jogo. Independentemente disso, as mulheres podem ter intervalos de descanso um pouco mais curtos, sem que haja comprometimento em seu desenvolvimento muscular. No mínimo, isso permitirá maior eficiência do treinamento, com a diminuição do tempo necessário para a otimização dos resultados.

Status de treinamento

A grande maioria dos estudos envolvendo treinamento de resistência foi realizada em indivíduos não treinados. Isso geralmente é decorrente da conveniência, porque a quantidade de indivíduos não treinados é maior do que a quantidade de indivíduos treinados em resistência. No entanto, a resposta hipertrófica dos indivíduos treinados é substancialmente diferente da de seus colegas não treinados,[60] limitando assim a generalização desses estudos além dos estágios iniciais do treinamento.

As diferenças no potencial hipertrófico entre indivíduos treinados e não treinados podem ser atribuídas ao *efeito teto*, ou *janela de adaptação* (Fig. 7.3). Durante os estágios iniciais de treinamento, o sistema neuromuscular está descondicionado e responde a praticamente qualquer estímulo, porque o teto para o crescimento é alto. Mesmo o exercício cardiorrespiratório em estado estacionário demonstrou produzir um aumento hipertrófico naqueles previamente sedentários.[41] À medida que os indivíduos se tornam treinados em resistência e se aproximam do seu teto genético, fica cada vez mais difícil aumentar o tamanho muscular (ou seja, a janela de adaptação se torna menor). Teoricamente, um excesso de massa muscular seria ineficiente do ponto de vista energético e cinético; assim, o corpo humano limita a quantidade de tecido magro que pode ser obtido. Em apoio a essa hipótese, pesquisas mostram que a extensão dos ganhos hipertróficos é relativamente pequena (cerca de 3 a 7%) em fisiculturistas de alto nível ao longo de 5 meses de treinamento de resistência, sugerindo que esses indivíduos estão nos limites superiores de seus tetos genéticos.[5]

Encontram-se alterações na sinalização intracelular anabólica entre indivíduos treinados e não treinados em modelos animais e humanos. Ogasawara et al.[56] expuseram ratos machos a contrações isométricas máximas por meio de estimulação elétrica percutânea do músculo gastrocnêmio a cada dois dias por 1, 12 ou 18 sessões. Aqueles no grupo de destreinamento receberam 12 sessões, destreinaram por 12 dias e depois foram submetidos a uma sessão adicional de exercícios antes de serem sacrificados. A fosforilação de p70[S6K], proteína ribossômica S6 e p90[RSK] esteve elevada no grupo que realizou uma sessão, mas as sessões repetidas de exercício suprimiram os níveis de fosforilação. Isso indica que a sinalização anabólica se torna dessensibilizada ao treinamento de resistência quando este é realizado de maneira consistente ao longo do tempo. Em um estudo em humanos, Coffey et al.[17] investigaram os efeitos de várias sessões de extensões isocinéticas máximas de joelho em ciclistas bem treinados em relação a levantadores de peso profissionais. Os resultados da biópsia pós-exercício mostraram que a AMPK esteve significativamente elevada nos indivíduos treinados em resistência aeróbica, mas não nos indivíduos treinados em força. Além disso, a fosforilação das proteínas ribossômicas p70[S6K] e S6 esteve marcadamente elevada nos indivíduos treinados em resistência aeróbica, mas não nos indivíduos treinados em força. Da mesma maneira, Wilkinson et al.[94] descobriram que a duração das elevações na fosforilação de Akt e de p70[S6K] foi atenuada e que os níveis de fosforilação de S6 permaneceram semelhantes aos níveis de repouso após 10 semanas de treinamento de resistência. Em outro estudo

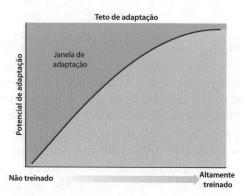

FIGURA 7.3 O efeito teto, ou janela de adaptação.

foi informado que levantadores de peso e levantadores de potência bem treinados demonstram supressão da fosforilação de ERK 1/2, que é uma importante via de sinalização anabólica, em comparação com controles sedentários após a realização de um programa de treinamento de resistência crônico.[28] Esses resultados são consistentes com evidências que mostram que os genes envolvidos na hipertrofia celular são suprimidos depois de um protocolo de treinamento de resistência programado.[53] Dito isso, outros estudos obtiveram resultados contraditórios em relação a essas descobertas, levando à especulação de que estratégias nutricionais, sobretudo aquelas que incluem maior ingestão de proteína, podem aumentar os ganhos hipertróficos induzidos pelo treinamento em indivíduos bem treinados.[47]

De maneira semelhante aos achados de estudos de sinalização aguda, há evidências de que a resposta de síntese proteica muscular ao exercício resistido é embotada em levantadores de peso bem treinados. Enquanto a síntese proteica muscular permanece elevada no estado não treinado por 48 a 72 horas,[51,63] as pesquisas indicam que o curso do tempo é reduzido em indivíduos treinados (seus níveis retornam aos valores de base em cerca de 36 horas).[49,86] Deve-se notar, no entanto, que existe uma variação individual substancial nessa resposta. Além disso, a elevação na síntese de proteínas musculares em alguns indivíduos treinados pode persistir até 48 horas, e talvez mais, após o exercício.[49] A duração atenuada da síntese de proteínas musculares após o treinamento regular pode estar relacionada, pelo menos em parte, com a resposta protetora do efeito de ataque repetido. Dado que indivíduos bem treinados condicionaram seus músculos ao estresse do exercício resistido, a quebra de tecido associada é reduzida, e, portanto, há menos necessidade de remodelação.[18]

> **PONTO-CHAVE**
>
> À medida que os indivíduos se tornam treinados em resistência e se aproximam de seu teto genético, torna-se progressivamente mais difícil aumentar o tamanho muscular. Podem-se obter respostas hipertróficas significativas por meio da manipulação precisa das variáveis do programa, incluindo breves períodos estratégicos de descarga para restaurar a capacidade de resposta anabólica do músculo treinado.

As mudanças longitudinais na resposta anabólica tornam-se cada vez mais evidentes ao longo dos primeiros meses após o início do treinamento de resistência programado. Por exemplo, Wilkinson et al.[94] demonstraram que ocorreu modificação da resposta de síntese de proteínas musculares ao longo de um programa de treinamento de resistência de 10 semanas, no qual as proteínas miofibrilares continuaram a ser estimuladas, mas à custa da supressão da ativação das proteínas mitocondriais. Esses achados sugerem que o corpo muda rapidamente para que possa coordenar as respostas intracelulares de modo a promover adaptações específicas induzidas pelo exercício (ou seja, o princípio Aedi, ou adaptações específicas às demandas impostas). Entretanto, a falta de novidades no modelo do programa de exercícios inevitavelmente retarda o progresso, à medida que ocorre diminuição no ímpeto para a adaptação. Portanto, para que sejam preservados os ganhos hipertróficos ao longo do tempo, faz-se necessário desafiar progressivamente o sistema neuromuscular o suficiente para que haja estimulação das fibras de uma nova maneira.

Deve-se considerar que o efeito teto é um conceito abstrato. Embora realmente exista um teto hipertrófico teórico, os indivíduos na verdade nunca saberão qual o seu potencial genético total. Sempre haverá a possibilidade de aumentar ainda mais a massa muscular. Aliás, é possível obter ganhos musculares mesmo em níveis muito avançados, embora em ritmo muito mais lento do que durante os estágios iniciais do treinamento. Diversos estudos mostram que aqueles com considerável experiência em treinamento desenvolvem músculos apreciáveis quando um novo estímulo é aplicado.[3,73,74] Os resultados de Alway et al.,[5] que mostram um crescimento muscular modesto em fisiculturistas profissionais, indicam que a manipulação precisa das variáveis do programa se torna cada vez mais importante a fim de obter uma resposta hipertrófica significativa à medida que os indivíduos se aproximam do seu teto genético para a hipertrofia. Além disso, há evidências de que a integração de breves períodos de destreinamento pode restaurar a capacidade de resposta anabólica do músculo treinado.[56] Portanto, é possível que os fisiculturistas do estudo de Alway et al.[5] tivessem sua resposta hipertrófica melhorada periodizando o volume e a intensidade ao longo do ciclo de treinamento, de modo a incluir períodos de descarga que facilitam a remodelação e a revitalização.

Pontos a lembrar

- Há um grande componente genético na resposta hipertrófica individual. Identificou-se uma grande variedade de genes que influenciam a capacidade de ganhar massa muscular. É provável que as interações de múltiplos *loci* genéticos determinem o potencial genético de um indivíduo para ganhar músculos. Acredita-se também que as diferenças hereditárias na morfologia muscular governam a extensão da capacidade de desenvolvimento muscular de um indivíduo. Embora os termos *respondedor* e *não respondedor* tenham sido propostos na literatura, essas classificações são excessivamente simplistas; praticamente todos podem obter um aumento na massa muscular acima dos níveis basais com um treinamento de resistência consistente ao longo do tempo, mas a extensão final da hipertrofia irá variar enormemente de uma pessoa para outra.
- O envelhecimento biológico tem um efeito marcante sobre a massa muscular. O pico de massa é alcançado entre a terceira e a quinta décadas de vida, após as quais ocorre uma perda gradual e progressiva de músculo (sarcopenia). Acredita-se que uma redução relacionada com a idade nos hormônios anabólicos e na função das células satélites seja amplamente responsável pelas alterações sarcopênicas. A inflamação crônica de baixo grau também parece influenciar o processo. O exercício de resistência realizado de maneira regular pode ajudar a diminuir a perda muscular relacionada com a idade e, até mesmo, produzir aumentos hipertróficos acima do observado em sedentários mais jovens. No entanto, o potencial hipertrófico diminui com o avanço da idade. As evidências indicam que, uma vez alcançado determinado nível de hipertrofia, os idosos precisam de uma dose mínima semanal de treinamento maior para manter os músculos.
- A capacidade de desenvolver músculos difere entre os sexos. Embora as mulheres percebam um crescimento muscular relativo aproximadamente igual em comparação aos homens após o treinamento de resistência realizado de maneira regular, os homens ganham significativamente mais músculos em termos absolutos. Aparentemente essas diferenças são atribuídas, pelo menos em parte, a variações na testosterona circulante. As mulheres tendem a experimentar maior perda muscular relacionada com a idade do que os homens, possivelmente mediada por reduções pós-menopáusicas nos níveis de estrogênio.
- A capacidade hipertrófica diminui progressivamente à medida que os indivíduos se tornam mais treinados. Isso é atribuído a um efeito teto, no qual alterações na sinalização intracelular anabólica prejudicam a capacidade de acumular proteínas musculares com a participação consistente em um programa de treinamento de resistência. No entanto, embora exista um teto teórico, os indivíduos na verdade nunca saberão qual o seu potencial genético total; sempre haverá a possibilidade de aumentar ainda mais a massa muscular.

8

Elaboração de um programa para a hipertrofia máxima

Este capítulo baseia-se nas informações dos capítulos anteriores para explorar a aplicação prática da ciência do treinamento em hipertrofia. Discutem-se considerações para a seleção de exercícios do ponto de vista biomecânico, com foco em como os movimentos podem ser sinergicamente variados de modo a garantir o desenvolvimento muscular completo. A seguir, apresenta-se uma discussão sobre a elaboração do programa que detalha as nuances da manipulação de variáveis do programa ao longo de um ciclo de treinamento periodizado para maximizar a resposta hipertrófica por meio de um controle apropriado do estímulo e da fadiga. Fornecem-se diversos exemplos ao longo do capítulo para ilustrar a aplicação prática de conceitos relevantes. É importante entender que esses exemplos representam a arte da elaboração do programa e são apenas para fins ilustrativos. Enquanto prestam a devida atenção aos princípios científicos subjacentes, os levantadores de peso devem aproveitar sua experiência individual em conjunto com suas próprias necessidades e habilidades para formular um plano estratégico. Essa é a essência de uma abordagem de treinamento baseada em evidências.

Biomecânica

A biomecânica é o estudo de como forças internas e externas afetam o corpo vivo; é dada especial atenção ao sistema musculoesquelético. Devem-se considerar diversos fatores biomecânicos ao escolher exercícios para um programa voltado à hipertrofia. Isso inclui a relação comprimento-tensão, o ângulo de treinamento, o plano de movimento, o espaçamento de mãos e pés e o tipo de exercício, abordados nesta seção. A seção seguinte, Estratégias para a seleção de exercícios, explora como aplicar esses fatores à elaboração do programa de treinamento de resistência a fim de maximizar a hipertrofia.

Relação comprimento-tensão

A capacidade de uma fibra muscular de produzir força é baseada na posição dos filamentos de actina e miosina em seus sarcômeros. Esse fenômeno, conhecido como *relação comprimento-tensão* (Fig. 8.1), pode ser aproveitado para alcançar músculos ou partes de músculos, tornando-os mais ou menos ativos durante o exercício. Em geral, a capacidade ideal de produção de força

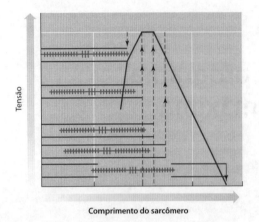

FIGURA 8.1 A relação comprimento-tensão.

ocorre aproximadamente no comprimento de repouso, ocasião em que fica maximizada a sobreposição dos filamentos de actina e miosina, o que facilita a formação ideal de pontes cruzadas. No entanto, quando um músculo é trabalhado em 125 a 140% do comprimento de repouso, é possível conferir benefícios ainda maiores na produção de força, porque o alongamento dos sarcômeros une os miofilamentos e aumenta a sensibilidade ao cálcio; acredita-se que o maior potencial para ligação de pontes cruzadas em decorrência da maior proximidade dos miofilamentos e da maior afinidade pelo cálcio supera o prejuízo representado pela menor quantidade de cabeças de miosina na região de sobreposição.[84]

Do ponto de vista da seleção de um exercício, são duas as estratégias principais aplicáveis para que se possa tirar vantagem da relação comprimento-tensão: insuficiência ativa e tensão passiva. A *insuficiência ativa* se refere a quando um músculo biarticular é encurtado em uma articulação enquanto uma ação muscular é iniciada na outra articulação. Como um músculo perde a capacidade de encurtar quando suas inserções estão próximas, ele está em uma posição funcionalmente desvantajosa na curva comprimento-tensão, resultando em uma capacidade diminuída de produzir força. Por exemplo, quando o ombro está flexionado na posição flexionada durante o exercício de rosca de braço, a origem do bíceps braquial na escápula e suas inserções abaixo do cotovelo estão aproximadas; assim, a capacidade do bíceps braquial de produzir força é limitada. Alternativamente, a *tensão passiva* se refere a quando um músculo biarticular está alongado em uma articulação enquanto realiza um movimento dinâmico na outra articulação. Isso produz uma relação comprimento-tensão favorável, aumentando a capacidade do músculo de produzir força. Por exemplo, a cabeça longa do tríceps braquial cruza as articulações do ombro e do cotovelo, realizando a flexão de ombro e a extensão de cotovelo nessas articulações, respectivamente. Como o músculo está encurtado durante a extensão de ombro, ele é alongado durante a flexão de ombro. Assim, a realização de um exercício no qual a articulação do ombro é flexionada (como a extensão do tríceps braquial acima da cabeça) coloca o músculo em posição de alongamento enquanto realiza sua ação no cotovelo e, consequentemente, possibilita maior produção de força.

> **PONTO-CHAVE**
>
> A relação comprimento-tensão, o ângulo de treinamento, o plano de movimento, o espaçamento de mãos e pés e o tipo de exercício podem ser cuidadosamente manipulados ao elaborar o programa para maximizar a hipertrofia.

Deve-se ter em mente que o fato de considerar isoladamente a relação comprimento-tensão simplifica um pouco a complexidade da cinética *in vivo*. São diversos os fatores que afetam a faixa funcional de força-comprimento, incluindo o comprimento absoluto do músculo, o número de sarcômeros, o comprimento e a rigidez do tendão, o comprimento do braço de momento e a amplitude de movimento da articulação ou articulações atuantes.[84] Por outro lado, ocorrem mudanças tanto nas forças ativas (dos miofilamentos) quanto nas forças passivas (dos componentes elásticos, como titina, fáscia e tendão) em toda a amplitude de movimento de uma articulação,[84] o que, por sua vez, pode alterar o estímulo hipertrófico. Contudo, utilizar os conceitos de insuficiência ativa e de tensão passiva com o objetivo de alcançar diferentes músculos é uma estratégia descomplicada e viável para orientar a seleção dos exercícios.

Ângulo de treinamento

As fibras musculares se contraem de maneira ideal quando colocadas em oposição direta à força da gravidade, ao longo da direção da fibra. A alteração do ângulo de treinamento no qual um músculo é trabalhado visa focar mais adequadamente o espectro completo de suas fibras, possibilitando um desenvolvimento muscular mais simétrico. Assim, a orientação das fibras em determinado músculo deve ser considerada ao selecionar os exercícios. Por exemplo, a execução de uma elevação lateral com a articulação do ombro em rotação lateral posiciona a porção clavicular do deltoide em direta oposição à gravidade; para que se direcione a ação para a cabeça da porção acromial do deltoide, o movimento deverá ser realizado em rotação medial do ombro, o que orientará essas fibras para que realizem a maior parte do trabalho.

Plano de movimento

O corpo humano é projetado para se mover no espaço tridimensional. Para explicar essa capacidade, o corpo pode ser segmentado de acordo com três planos anatômicos (Fig. 8.2): o *sagital*, que divide o corpo nas metades esquerda e direita e engloba a flexão e a extensão; o *frontal* (i.e., coronal), que divide o corpo em seções anterior e posterior e inclui a abdução, a adução, a elevação, a depressão, a inversão, a eversão e a flexão lateral; e o *transverso*, que divide o corpo em porções superior e inferior e inclui a adução horizontal, a abdução horizontal, a rotação, a pronação e a supinação. Observe que, embora esses planos sejam definidos de maneira inflexível, é possível realizar um movimento diagonal em todos os planos, dependendo do requisito da tarefa e da mobilidade individual.

Para realizar o movimento com eficiência e eficácia, o sistema musculoesquelético aciona os músculos de acordo com os requisitos direcionais da tarefa. Assim, a ativa-

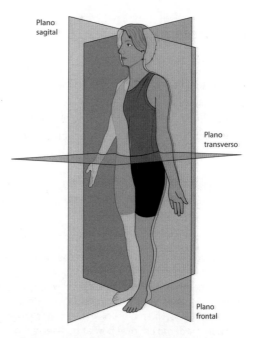

FIGURA 8.2 A relação comprimento-tensão.

ção muscular muda com base no plano de movimento no qual o corpo é trabalhado. A aplicação do treinamento em planos variados para maximizar o desenvolvimento muscular depende dos graus de liberdade da articulação. As articulações que apresentam vários graus de liberdade (p. ex., articulações elipsóideas) podem se beneficiar com o treinamento multiplanar, enquanto as que apresentam um único grau de liberdade (p. ex., articulações em gínglimo) não.

Espaçamento das mãos e dos pés

O posicionamento dos membros pode alterar os padrões de ativação muscular. A orientação das fibras em um músculo determina, por fim, até que ponto as alterações no espaçamento das mãos e dos pés influenciam a ativação. Os efeitos dessas alterações tendem a ser bastante sutis; mas, no entanto, podem ser suficientes para promover diferenças significativas no desenvolvimento muscular.

Tipo de exercício

Os exercícios multiarticulares envolvem a ativação dinâmica de vários músculos enquanto acionam estaticamente muitos estabilizadores. Além disso, como a carga é dispersada ao longo de várias articulações e músculos, podem-se empregar pesos pesados para maximizar a tensão mecânica sem criar um estresse indevido nas articulações. Portanto, os exercícios multiarticulares fornecem um meio eficaz para treinar o corpo inteiro com eficiência. No entanto, eles são limitados porque alguns músculos dão maior contribuição ao movimento do que outros. Os exercícios uniarticulares oferecem a capacidade de acionar diretamente músculos individuais e provocar padrões de ativação neuromuscular únicos que melhoram o desenvolvimento muscular geral.[7] Devem-se considerar as curvas de ângulo de torque dos exercícios uniarticulares na elaboração do programa. Contreras et al.[33] empregaram a modelagem biomecânica para propor um sistema de classificação de ângulo de torque de três partes para os exercícios uniarticulares:

1. Exercícios de força acentuada de duração longa produzem um torque máximo enquanto os motores primários estão alongados (p. ex., crucifixo; Fig. 8.3*a*).
2. Exercícios de força acentuada de duração curta produzem um torque máximo enquanto os motores primários estão encurtados (p. ex., elevação de quadril; Fig. 8.3*b*).
3. Exercícios de força acentuada de duração média produzem um torque máximo enquanto os motores primários estão entre os extremos (p. ex., extensão de costas a 45°; Fig. 8.3*c*).

APLICAÇÕES PRÁTICAS

Foco de atenção e hipertrofia muscular

O foco de atenção é um aspecto bem reconhecido do aprendizado motor. Seu uso tem implicações importantes para a hipertrofia muscular. Definido operacionalmente do ponto de vista do treinamento de resistência, o *foco de atenção* se refere ao que um indivíduo pensa durante cada repetição. Dois tipos principais de foco de atenção foram reconhecidos na literatura: interno e externo. O *foco interno* envolve pensar nos movimentos corporais durante o desempenho, enquanto o *foco externo* envolve pensar nos desfechos dos movimentos.

(continua)

(continuação)

A maior parte das pesquisas apoia a adoção de um foco externo de atenção ao executar tarefas voltadas ao desempenho. Uma recente revisão abrangente da literatura encontrou efeitos superiores do uso de um foco externo *versus* interno em mais de 90% dos estudos que examinaram desfechos voltados ao desempenho.[151] Acredita-se que a superioridade no desempenho de um foco externo durante o treinamento de resistência seja decorrente de uma economia de movimento aprimorada associada a maior produção de força e atividade muscular reduzida (hipótese da ação limitada).[86] É importante notar, no entanto, que a melhora nas medidas relacionadas com o desempenho não se traduz, necessariamente, em um aumento máximo na hipertrofia muscular. Pode-se argumentar que um foco interno é uma abordagem melhor quando o objetivo é maximizar o desenvolvimento muscular.

Empregar um foco interno de atenção voltado à hipertrofia é consistente com o axioma de longa data do fisiculturismo de estabelecer uma conexão mente-músculo. Em termos simples, essa estratégia envolve a visualização do músculo-alvo durante o curso de um levantamento de peso e o direcionamento voluntário do impulso neural a esse músculo. Quando executada de modo adequado, a abordagem teoricamente possibilita aumentar a estimulação do músculo-alvo e reduzir o envolvimento de outros sinergistas.

Evidências indiretas apoiam um benefício hipertrófico ao usar um foco interno. Diversos estudos descobriram que a ativação de um determinado músculo foi aprimorada usando um foco interno de atenção. Snyder e Leech[127] demonstraram que os indivíduos foram capazes de aumentar significativamente a atividade eletromiográfica (EMG) no latíssimo do dorso ao direcionar seu foco a esse músculo durante o exercício de puxada/*pulley* frontal. Um estudo de seguimento realizado pelo mesmo laboratório mostrou que os músculos peitoral maior e tríceps braquial poderiam ser focados individualmente depois de os indivíduos serem instruídos a visualizar esses músculos durante a execução do supino a 50% de 1 RM.[128] Curiosamente, a magnitude do efeito foi reduzida de forma substancial quando a carga foi aumentada para 80% de 1 RM. Isso pode ser decorrente do aumento da demanda de força ao treinar com cargas mais pesadas, alterando a capacidade de se concentrar no músculo que está sendo trabalhado em favor do simples levantamento da carga. A implicação é que os benefícios do uso de um foco interno relacionados com a hipertrofia podem ser atenuados ou anulados ao treinar com cargas muito pesadas. Dito isso, a capacidade de aumentar a ativação muscular por meio de um foco interno também foi demonstrada em outros músculos, incluindo os abdominais,[20,35,68] o glúteo máximo[81] e os flexores de cotovelo.[86,137] Os achados fornecem um forte apoio ao uso de um foco interno para acionar um determinado músculo.

A questão lógica é se o aumento da ativação de um músculo se traduz em maior crescimento muscular. Embora não seja possível tirar conclusões definitivas, algumas pesquisas sugerem que isso é o que ocorre. Wakahara et al.[138] realizaram um experimento em duas partes para investigar o assunto. Na primeira parte do experimento, avaliou-se a ativação muscular por ressonância magnética com ponderação em T2 durante 5 séries de 8 repetições da extensão do tríceps braquial em 12 homens não treinados. Os resultados mostraram que a ativação do tríceps braquial foi significativamente maior nos aspectos proximal e médio do músculo *versus* o aspecto distal. Na segunda parte do estudo, 12 outros indivíduos realizaram a mesma rotina usada na parte 1 do estudo 3 vezes por semana durante 12 semanas. Na conclusão do estudo, o aumento na área de secção transversa do músculo correspondeu às regiões específicas mais ativadas durante a execução do exercício. Um estudo de seguimento do mesmo laboratório relatou achados semelhantes usando exercícios alternativos para o tríceps braquial.[139] Embora os participantes não estivessem utilizando um foco de atenção específico, ainda assim os achados sugerem que uma ativação maior pode se traduzir em maior aumento na massa muscular.

O laboratório do autor deste livro realizou o único estudo até o momento para investigar diretamente os efeitos do foco de atenção na hipertrofia muscular.[120] Trinta homens não treinados foram distribuídos aleatoriamente para executar roscas de bíceps e extensões de perna com uso de um

(continua)

(continuação)

> foco interno (ou seja, o foco no músculo) ou de um foco externo (ou seja, o foco no resultado do levantamento). Os dois grupos executaram 4 séries de 8 a 12 repetições por exercício, com o treinamento sendo realizado 3 dias por semana. Transcorridas 8 semanas, o grupo de foco interno apresentou aumentos significativamente maiores na espessura dos flexores do cotovelo, em comparação com aqueles que adotaram um foco externo (12,4% *versus* 6,9%, respectivamente). Por outro lado, os dois grupos obtiveram aumentos semelhantes no crescimento do quadríceps. Embora sejam fruto de especulação, as discrepâncias entre os grupos musculares podem ser atribuídas ao fato de que a maioria das pessoas acha mais fácil desenvolver uma conexão mente-músculo nos membros superiores, porque os braços são usados para ações que exigem destreza e, portanto, mais controle motor fino coordenado pelo cérebro. Por outro lado, a parte inferior do corpo é usada principalmente para a deambulação, e esses padrões de movimento grosso exigem menos do pensamento consciente para que possam ser executados.
>
> No todo, os achados de aumento da ativação muscular combinados com os que mostram hipertrofia específica do local na região de ativação parecem sugerir que o foco de atenção interno é a melhor abordagem para maximizar o desenvolvimento muscular. Até o momento, o único estudo que investigou diretamente esse assunto oferece apoio em favor dessa abordagem. Embora muitos princípios de musculação derivados do fisiculturismo e nascidos nas academias sejam questionáveis, alegações do benefício hipertrófico de desenvolver uma conexão mente-músculo e empregá-la durante o exercício parecem ter mérito.

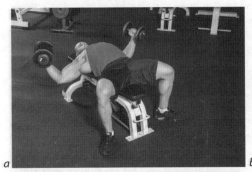
a

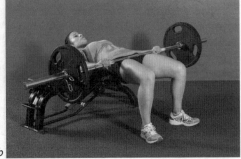
b

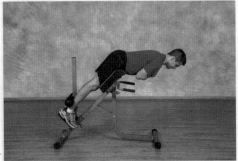
c

FIGURA 8.3 Exercícios que exemplificam um sistema de classificação de ângulo de torque para exercícios uniarticulares: *(a)* crucifixo – torque máximo enquanto os motores primários estão alongados; *(b)* elevação de quadril – torque máximo enquanto os motores primários estão encurtados; e *(c)* extensão de costas a 45° – torque máximo enquanto os motores primários estão entre os extremos.

Estratégias para a seleção de exercícios

Selecionar exercícios apropriados é um fator importante para maximizar a hipertrofia muscular do corpo inteiro. Por exemplo, alguns músculos têm múltiplas inserções que melhoram o braço de alavanca para os padrões de movimento. Além disso, as fibras musculares frequentemente estão subdivididas em compartimentos neuromusculares, cada um dos quais inervado por seu próprio ramo nervoso.[144,148] Segmentos musculares funcionalmente independentes facilitam a capacidade do sistema nervoso central de refinar os movimentos humanos, com o objetivo de obter uma eficiência ideal durante a realização de tarefas motoras complexas.[143] Mais importante ainda, essas variações arquiteturais inter e intramusculares reforçam a necessidade de adotar uma abordagem multiplanar e multiangular ao treinamento voltado à hipertrofia, usando uma variedade de exercícios. Pode-se alcançar a hipertrofia máxima simplesmente variando de forma sistemática o exercício realizado e trabalhando de modo integral todos os aspectos da musculatura-alvo. Esta seção explica como empregar essas estratégias para maximizar a hipertrofia em cada um dos principais grupos musculares.

PONTO-CHAVE

Pode-se alcançar a hipertrofia máxima simplesmente variando de forma sistemática os exercícios realizados e trabalhando de modo integral todos os aspectos da musculatura-alvo, variando os ângulos e planos envolvidos, e usando exercícios multiarticulares e uniarticulares.

APLICAÇÕES PRÁTICAS

Como calcular o volume em exercícios multiarticulares e uniarticulares

Em geral, as recomendações para o volume no treinamento de resistência para fins de hipertrofia se fundamentam em dados metanalíticos que visam quantificar o número de séries realizadas por grupo muscular por semana (i.e., o volume da série). Contudo, surge um dilema quando se tem que decidir como contabilizar o volume durante o exercício multiarticular *versus* uniarticular. Nesses movimentos, os músculos em atividade podem atuar como agonistas (um motor primário na realização do exercício), sinergistas (um motor secundário que se contrai simultaneamente com o motor primário durante o desempenho), ou como estabilizadores (que se contraem isometricamente para a manutenção da estabilidade postural).

Uma metanálise recentemente publicada sobre o tema deu peso igual a agonistas e sinergistas, ao ser calculado o volume durante o exercício multiarticular.[119] Assim, para a determinação da hipertrofia do tríceps braquial, os autores do estudo contaram uma série de supino (exercício multiarticular) e uma série de *pushdown* de tríceps (exercício uniarticular) em uma base de 1:1. O mesmo princípio foi aplicado para o bíceps braquial durante a puxada lateral (exercício multiarticular) e a rosca direta de braço (exercício multiarticular) e para o quadríceps durante o *leg press* (exercício multiarticular) e a extensão de perna (exercício multiarticular). A abordagem se justificou com base nos achados de uma revisão recentemente publicada; nessa revisão, os autores concluíram que a execução de exercícios multiarticulares e uniarticulares gera aumentos semelhantes no tamanho do músculo.[54]

(continua)

(continuação)

Contudo, embora não reste dúvida de que o exercício multiarticular pode promover uma hipertrofia significativa nos sinergistas, a extensão de sua estimulação durante esses movimentos permanece questionável. A ativação muscular é influenciada por uma série de fatores biomecânicos, incluindo a relação comprimento-tensão, braços de momento muscular e abundância motora (ou seja, a tentativa do corpo de determinar uma solução única para a execução eficiente de uma tarefa motora complexa). A interação dessas variáveis é complexa, dependendo dos exercícios e, até certo ponto, também dos praticantes. Mas, levando em consideração a possibilidade de alterar esses diversos fatores biomecânicos para que se possa trabalhar de forma mais favorável determinado músculo ou segmento de músculo (consultar a seção sobre biomecânica neste capítulo para uma discussão mais detalhada), parece lógico que o exercício uniarticular pode provoca maior hipertrofia para certos músculos, em comparação com movimentos multiarticulares, pelo menos em certos exercícios e sob certas condições.

Numerosos estudos eletromiográficos (EMG) relatam diferenças na ativação muscular entre exercícios multiarticulares e uniarticulares. Exemplificando, exercícios uniarticulares direcionados aos posteriores da coxa (p. ex., flexão de pernas, levantamento terra com perna rígida) exibem amplitudes EMG significativamente maiores do que os exercícios multiarticulares para a parte inferior do corpo (p. ex., agachamento, *leg press*).[5,150] Com relação ao quadríceps, estudos revelaram maiores amplitudes EMG para o reto femoral durante o exercício uniarticular de extensão do joelho *versus* exercícios multiarticulares, como o agachamento com barra e o *leg press*.[5,44] Foram observadas discrepâncias na ativação muscular entre músculos durante a prática de exercícios multiarticulares para a musculatura da parte superior do corpo, que fornecem maiores informações sobre o assunto. A ativação do peitoral maior é aproximadamente duas vezes maior, em comparação com a ativação do tríceps braquial durante a execução do supino,[27,108] e a amplitude EMG do bíceps braquial é menor do que a do latíssimo do dorso nos exercícios de puxada lateral e de remada sentada.[79,82] É importante ter em mente que, embora algumas evidências indiquem a existência de uma correlação entre a ativação muscular e o aumento da hipertrofia,[138-140] não se pode inferir uma causalidade a partir de dados correlacionais; e a eficácia da EMG em prever futuras alterações hipertróficas permanece indeterminada.

As pesquisas longitudinais sobre esse assunto apenas ofereceram resultados um tanto ambíguos; alguns estudos demonstraram uma possível superioridade do exercício uniarticular em comparação com o exercício multiarticular,[12,13,85] enquanto outros não demonstraram diferenças aparentes.[11,14,37,52,53] Confundindo ainda mais esse tema, muitos dos estudos mediram a massa muscular pelo método da circunferência; esse método tem capacidade limitada de prever alterações hipertróficas. Dito isso, o conjunto de evidências parece sugerir que os exercícios para uma única articulação oferecem um benefício extra na maximização do crescimento muscular, conforme foi discutido no Capítulo 4. Um benefício específico parece ser relevante para o direcionamento às cabeças individuais de determinado músculo (achados ainda não publicados). Deve-se ressaltar que os estudos atuais são específicos para os flexores e extensores do cotovelo; a carência de estudos comparativos dos efeitos dos exercícios uniarticulares e multiarticulares no desenvolvimento muscular da parte inferior do corpo não nos permite extrair inferências robustas sobre essa musculatura.

Conforme foi observado em uma revisão recentemente publicada,[121] os praticantes são atendidos mais adequadamente se for dada uma atenção à prescrição dos volumes e das séries para exercícios uni e multiarticulares em uma base de 1:1. Em seguida, a revisão citada propõe o uso do raciocínio lógico e da experiência pessoal para orientar o modelo do programa de exercícios. Ao personalizar a prescrição dos exercícios, devemos levar em consideração os aspectos biomecânicos e fisiológicos de cada exercício, em conformidade com a anatomia aplicada do músculo-alvo, de acordo com as necessidades e habilidades de cada pessoa.

Costas

Os músculos das costas se beneficiam do treinamento realizado nos três planos de movimento. Em particular, deve-se explorar os planos frontal e sagital para otimizar o desenvolvimento muscular. O músculo latíssimo do dorso é estimulado ao máximo pela adução do úmero realizada no plano frontal. Os exercícios de barra e puxada/*pulley* frontal usando uma pegada em pronação são excelentes para treinar o latíssimo do dorso.[82,154] O espaçamento entre as mãos nesses movimentos influencia pouco a ativação muscular, mas variar essa posição da largura dos ombros para até duas vezes a largura dos ombros pode ajudar a estimular integralmente a musculatura.[6]

Os músculos do meio das costas (parte transversa do trapézio e romboides) são mais bem treinados usando exercícios no plano sagital (p. ex., remada em posição curvada e remada na posição sentada). A pegada neutra reduz a ativação do bíceps braquial, o que aparentemente possibilita que a musculatura das costas realize uma quantidade maior de trabalho. Apesar de uma base lógica, não parece haver nenhum benefício adicional em retrair ativamente as escápulas durante os movimentos de remada.[79]

Os exercícios uniarticulares de extensão de ombro no plano sagital, como o *pullover*, são frequentemente recomendados para o desenvolvimento do latíssimo do dorso. Há evidências de que a ativação muscular no *pullover*, significativamente, favorece mais o peitoral do que o latíssimo do dorso, e o nível de ativação depende do braço de alavanca de força externa produzido.[87] No entanto, o *pullover* coloca o latíssimo do dorso em uma posição bastante alongada na parte inicial do exercício, o que pode acentuar o crescimento por meio do aumento do dano muscular, ou talvez por outros fatores relacionados ao tensionamento de determinado músculo em longa duração sob carga. Portanto, o *pullover*, com foco em acentuar a fase inicial do movimento, pode ser uma adição útil a uma rotina voltada à hipertrofia.

Tórax

O peitoral maior é maximamente ativado no plano transverso usando movimentos de adução horizontal. Tanto os exercícios multiarticulares (supino horizontal, inclinado e declinado) quanto os exercícios uniarticulares (crucifixo horizontal, inclinado e declinado) são opções viáveis para desenvolver a musculatura do tórax. Movimentos de fechamento possibilitam o uso de cargas mais pesadas, e o crucifixo proporciona o maior isolamento dos músculos-alvo, com exclusão relativa dos músculos acessórios.[67] Uma combinação de ambos os tipos de exercícios maximiza, possivelmente, a resposta hipertrófica, embora não existam evidências que apoiem essa hipótese.

Os peitorais podem se beneficiar do uso de uma variedade de ângulos de treinamento. A cabeça esternocostal é mais bem treinada durante exercícios em decúbito dorsal (Fig. 8.4*a*) e exercícios na posição declinada (Fig. 8.4*b*).[55] A cabeça clavicular está mais alinhada às forças gravitacionais quando o tronco está em uma posição inclinada em um ângulo de 30° a 45° (Fig. 8.4*c*).[76,136] O espaçamento entre as mãos também influencia a ativação do músculo peitoral. Uma pegada estreita leva a maior ativação da cabeça clavicular.[15] Isso provavelmente se deve ao fato de que uma pegada estreita aproxima os cotovelos do tronco, o que torna o exercício um movimento de flexão de ombro no plano sagital. Os exercícios uniarticulares de extensão de ombro acima da articulação, como o *pullover* com halteres (Fig. 8.4*d*), ativam substancialmente a cabeça esterno-

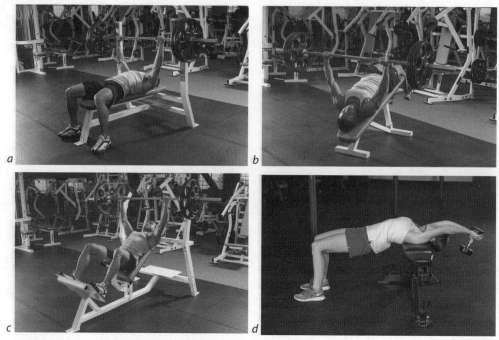

FIGURA 8.4 Exercícios que visam os peitorais de vários ângulos de treinamento: *(a)* supino horizontal, *(b)* supino declinado, *(c)* supino inclinado, *(d) pullover* com halteres.

costal do peitoral maior,[87] tornando-o uma adição viável a um programa de treinamento abrangente.

Em relação à modalidade de exercício, deve-se considerar também o ângulo de torque durante o treinamento de tórax. Os exercícios com barra e halteres sobrecarregam intensamente o peitoral maior na fase inicial do movimento, mas a musculatura se torna cada vez mais aliviada da carga na posição final. Por outro lado, as polias com cabos e muitos aparelhos de musculação possibilitam uma tensão muscular mais constante ao longo da amplitude de movimento (ADM), o que aumenta o estresse metabólico sobre os peitorais. Assim, empregar uma variedade de modalidades aparentemente beneficiaria as adaptações hipertróficas. A adição de faixas elásticas ou correntes pode ajudar a equilibrar a curva de força em exercícios com pesos livres, potencialmente aumentando sua eficácia.[24,51]

Ombro

O músculo deltoide é dividido em três cabeças distintas que atuam nos três planos anatômicos: a cabeça clavicular é um flexor do ombro e, portanto, é alvo de movimentos no plano sagital (p. ex., elevação frontal); a cabeça acromial é um abdutor e, portanto, é alvo de movimentos no plano frontal (p. ex., elevação lateral); e a cabeça espinal é um abdutor horizontal e, portanto, é alvo de movimentos no plano transverso (p. ex., crucifixo invertido, elevação lateral curvada).[19] Estudos mostram que, individualmente, as cabeças são subdivididas em pelo menos sete segmentos musculares distintos, cada qual com o potencial de ter uma coordenação independente pelo sistema nervoso central;[143] mas ainda não estão devidamente explicadas as implicações relacionadas ao treinamento desses segmentos.

Deve-se considerar também a rotação de ombro ao trabalhar os deltoides. É crença geral que o desenvolvimento de ombros, um exercício no plano frontal, tem como alvo a cabeça acromial do deltoide. No entanto, como a articulação do ombro roda lateralmente durante o exercício, a cabeça clavicular é colocada em uma posição para se opor diretamente à gravidade e, assim, recebe a maior parte da estimulação; as cabeças acromial e espinal são substancialmente menos acionadas.[19] A rotação medial de ombro é necessária para colocar a cabeça acromial em uma posição que se oponha diretamente à gravidade, o que é naturalmente realizado na remada alta com pegada aberta.[90,113] Da mesma maneira, deve-se manter o ombro em rotação medial (i.e., dedo mínimo para cima) durante a elevação lateral para uma estimulação ideal da parte acromial do deltoide. O ombro posicionado em rotação lateral durante o exercício de abdução horizontal é melhor para treinar a parte espinal do deltoide,[115] embora uma preferência pessoal pareça ser o fator mais importante, tendo em vista as respostas interindividuais razoavelmente amplas observadas entre os participantes.

Braço

O cotovelo é uma articulação do tipo gínglimo e, portanto, se move em apenas um plano (sagital). Os músculos que atuam no cotovelo são fortemente acionados durante exercícios multiarticulares da parte superior do corpo, como desenvolvimentos, barras e remadas. No entanto, os flexores e os extensores do cotovelo contêm músculos *biarticulares* (que cruzam duas articulações). A relação comprimento-tensão desses músculos é, portanto, aquém do ideal durante exercícios multiarticulares. Assim, exercícios uniarticulares direcionados possibilitam contrações musculares mais fortes e, portanto, maior crescimento.

Com relação aos flexores do cotovelo, o bíceps braquial cruza as articulações do ombro e do cotovelo. A cabeça longa, em particular, atua como um flexor do ombro,[80] o que a torna maximamente ativa em exercícios nos quais o úmero está estendido atrás do corpo (p. ex., rosca no banco inclinado; Fig. 8.5a). A cabeça longa também atua como um abdutor do úmero. A cabeça curta, portanto, pode ser treinada com exercícios em que o úmero esteja abduzido a 90°, porque a cabeça longa está insuficientemente ativa nessa posição.[59] Considerando que o bíceps braquial é um potente supinador radioulnar, realizar exercícios com as mãos em posição neutra (p. ex., rosca martelo; Fig. 8.5b) ou pronada (p. ex., puxada bíceps; Fig. 8.5c) torna o bíceps braquial insuficientemente ativo, aumentando de forma progressiva o trabalho dos músculos braquiorradial e braquial, respectivamente.

Com relação aos extensores do cotovelo, a cabeça longa do tríceps braquial tem uma relação comprimento-tensão ideal quando o ombro está flexionado a cerca de 180°,[77] o que significa que esse aspecto da musculatura é mais ativo durante exercícios nos quais o úmero é mantido acima da cabeça (p. ex., tríceps francês simultâneo). Por outro lado, as cabeças medial e lateral são mais ativadas durante movimentos como o tríceps na polia, no qual o úmero é mantido na lateral do corpo.[139] Isso torna a cabeça longa menos ativa, para que as outras cabeças executem maior quantidade de trabalho. De certo modo, a teoria aplicada é apoiada pelos achados de Stasinaki et al.,[130] que compararam o treinamento do tríceps

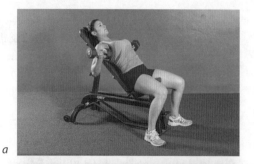
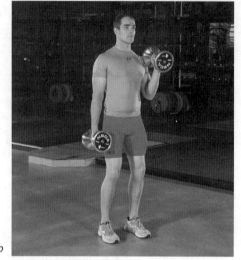
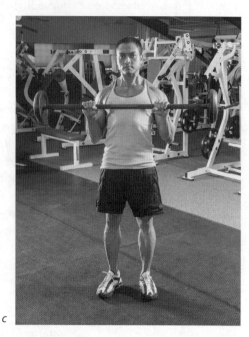

FIGURA 8.5 Exercícios para treinar os flexores do cotovelo: *(a)* rosca no banco inclinado, *(b)* rosca martelo, *(c)* puxada bíceps.

em um comprimento muscular longo (tríceps francês simultâneo) *versus* um comprimento muscular curto (tríceps na polia) em indivíduos não treinados. Embora, concluído o estudo, não tenham sido observadas diferenças estatisticamente significativas no crescimento da cabeça longa do tríceps depois de 6 semanas de treinamento, os ganhos favoreceram o grupo que praticou o tríceps francês simultâneo, tanto no caso da espessura muscular (15% *versus* 10%) quanto na área de secção transversa (16 a 25% *versus* 14 a 17%). Dois experimentos distintos de Wakahara et al.[138,139] respaldam ainda mais o conceito. Em um estudo,[139] 12 semanas de treinamento com o supino com pegada fechada promoveram uma hipertrofia significativamente maior na porção média do tríceps (que corresponde às cabeças me-

dial e lateral), em comparação com a porção proximal (que corresponde à cabeça longa do tríceps). No outro estudo, os pesquisadores observaram maior hipertrofia na porção proximal (cabeça longa) em relação às porções distal e média após 12 semanas de prática do exercício de extensão do tríceps deitado.[138]

Quadril

Os glúteos compõem o grupo muscular primário do quadril e incluem o glúteo máximo, o glúteo médio e o glúteo mínimo. Os glúteos atuam nos três planos de movimento, mas particularmente nos planos transverso e frontal. Exercícios multiarticulares no plano sagital para a parte inferior do corpo, como o agachamento, o avanço e o *leg press*, acionam fortemente o glúteo máximo. Uma postura de base alargada aumenta a ativação do glúteo máximo,[95,100] e a maior atividade muscular ocorre a 140% da largura dos ombros.[91] No entanto, o torque máximo de extensão do quadril nesses exercícios ocorre quando o quadril está flexionado; o torque diminui progressivamente durante a extensão e é mínimo no final do movimento. Isso é contrário à ativação máxima do glúteo máximo, que ocorre na faixa final da extensão do quadril.[149] Aliás, dados eletromiográficos (EMG) mostram que a elevação do quadril produz uma ativação significativamente maior do glúteo máximo em comparação ao agachamento.[34] Além disso, a atividade do glúteo máximo diminui durante a extensão combinada do quadril e do joelho, embora a ativação dos três músculos *vastos* (vasto lateral, vasto intermediário e vasto medial) do quadríceps femoral seja aprimorada.[152] Portanto, os movimentos multiarticulares da parte inferior do corpo podem ser melhores para induzir danos musculares ao glúteo máximo, porque o pico de ativação ocorre na posição alongada, enquanto um exercício como a elevação de quadril é melhor para otimizar a tensão mecânica. Na verdade, uma pesquisa revelou que o glúteo máximo atinge um desenvolvimento ideal quando o indivíduo executa agachamentos profundos *versus* rasos, correspondendo à posição alongada, na qual ocorre a maior lesão ao músculo.[75]

Devem-se incorporar também exercícios uniarticulares de extensão do quadril para o desenvolvimento máximo do glúteo máximo. É melhor incluir uma combinação dos três comprimentos de movimentos de força destacados para cobrir o espectro de mecanismos que governam a hipertrofia,[33] bem como direcionar os esforços tanto para a subdivisão superior como para a inferior da musculatura.[123]

A principal ação do glúteo médio e do glúteo mínimo é a abdução de quadril. Portanto, movimentos de abdução no plano frontal, como a elevação lateral de quadril em pé com polia baixa, são necessários para acionar esses músculos. Os glúteos médio e mínimo também se beneficiam da rotação lateral ativa durante o movimento.[26]

Parte anterior da coxa

Os músculos que compõem o quadríceps femoral são os principais extensores do joelho e, portanto, beneficiam-se dos movimentos uniarticulares e multiarticulares da parte inferior do corpo. Verificou-se que os movimentos multiarticulares da parte inferior do corpo (p. ex., agachamento) provocam a maior ativação dos músculos vastos, enquanto a extensão do joelho exercita o reto femoral.[42,45] Esses achados são consistentes com uma pesquisa que mostra que o exercício multiarticular da parte inferior do corpo ativa maximamente o quadríceps femoral durante a flexão profunda do joelho, enquanto a ativação na extensão do joelho em cadeia cinética aberta é maior durante a extensão total.[145] Além disso, ao contrário de estudos longitudinais que utilizam o treinamento isolado de extensão da perna,[43] o treinamento exclusivo com agachamento não resultou em aumentos significativos na hipertrofia do músculo reto femoral.[75] Em combinação, os resultados sugerem um sinergismo entre os movimentos, o que justifica uma combinação de exercícios para que seja alcançado o pico de ativação em comprimentos musculares variados.

Essas diferenças na ativação muscular entre exercícios multiarticulares para a parte inferior do corpo podem ter implicações hipertróficas. Por exemplo, o agachamento de costas e o *leg press* exibem uma ativação diferencial das cabeças individuais do quadríceps.[5] Outro estudo chegou a achados semelhantes em variações do agachamento: o agachamento frontal demonstrou maior ativação do vasto medial, em comparação com o agachamento de costas.[153] Embora a ativação muscular incrementada não necessariamente se traduza em maior crescimento muscular, parece que os exercícios multiarticulares com rotação para a parte inferior do corpo ao longo de um ciclo de treinamento promovem um desenvolvimento mais simétrico do quadríceps, em comparação com a prática do mesmo movimento com base no volume.[48]

A largura da base de apoio durante o exercício multiarticular da parte inferior do corpo não parece afetar a atividade muscular do quadríceps femoral.[91] Essa atividade também não é alterada pela posição dos pés (i.e., rotação da tíbia) entre 30° de rotação medial e 80° de rotação lateral.[64,95] Por outro lado, há evidências de que a posição dos pés influencia a atividade do quadríceps femoral no exercício uniarticular em cadeia cinética aberta e que uma posição em rotação lateral provoca maior ativação do reto femoral.[125] No entanto, dado que a rotação extrema da tíbia pode alterar o percurso normal da patela e, potencialmente, causar momentos indesejáveis em varo ou valgo, o valor prático de alterar a posição dos pés na tentativa de alcançar um dado aspecto do quadríceps femoral permanece questionável. Embora algumas evidências sugiram que uma postura mais aberta, sobretudo no estilo do sumô, pode promover maior ativação dos adutores,[91,134] esses achados não são universais.[100]

Parte posterior da coxa

Os músculos posteriores da coxa são um complexo muscular biarticular. O semimembranáceo, o semitendíneo e a cabeça longa do bíceps femoral realizam a extensão do quadril e a flexão do joelho; a cabeça curta do bíceps femoral cruza apenas a articulação do joelho e, portanto, é puramente um flexor do joelho. Contrariamente à crença popular, os músculos posteriores da coxa estão ativos apenas de forma moderada durante o exercício multiarticular da parte inferior do corpo, produzindo cerca de metade da quantidade de atividade eletromiográfica da encontrada no exercício uniarticular.[145,150] Isso é consistente com o fato de que, quando os músculos posteriores da coxa estão se encurtando no quadril, estão se alongando no joelho e vice-versa. Seu comprimento, portanto, permanece razoavelmente constante ao longo do exercício, limitando assim a produção de força. Em concordância com esses achados, a hipertrofia dos músculos posteriores da coxa é mínima, em seguida a um exercício de agachamento regular,[17,75,142] o que enfatiza a importância da relação comprimento-tensão em seu desenvolvimento.

São necessários exercícios uniarticulares para estimular integralmente os músculos posteriores da coxa. Exercícios que envolvem extensão do quadril (p. ex., levantamento terra com membros inferiores estendidos, flexão anterior de tronco [*good morning*]) e aqueles que envolvem flexão do joelho (p. ex., rosca de perna na posição deitada) são escolhas viáveis. Zebis et al.[156] descobriram que o RDL (um movimento de extensão do quadril) tem como alvo o semitendíneo, enquanto a rosca de perna na posição deitada (um exercício de flexão do joelho) tem como alvo o bíceps femoral. Além disso, há evidências de que o exercício de flexão dos joelhos produz maior ativação do aspecto inferior dos músculos posteriores da coxa,[118] o que é consistente com um estudo que demonstrou a existência de diferenças funcionais entre os compartimentos proximal e distal.[141] Assim, devem-se incluir os dois tipos de movimento para o desenvolvimento muscular ideal. Os músculos posteriores da coxa podem ainda ser individualmente acionados alterando a posição dos pés durante os exercícios de extensão de quadril (em cadeia cinética fechada) e flexão de joelho (em cadeia cinética aberta). A rotação medial do pé favorece o treinamento do semitendíneo e do semimembranáceo, e a rotação lateral favorece o bíceps femoral.[83]

Perna

Os gastrocnêmios e o sóleo (coletivamente conhecidos como *tríceps sural*) são os principais flexores plantares da articulação do tornozelo e são responsáveis pela maior parte da massa muscular na região da panturrilha. O gastrocnêmio é um músculo biarticular que se origina no fêmur distal e se funde com o tendão do calcâneo para se inserir no calcâneo. No tornozelo, o gastrocnêmio atua como um flexor plantar, enquanto no joelho auxilia os músculos posteriores da coxa na flexão. Assim, os exercícios de flexão plantar com o joelho estendido (perna reta) (p. ex., extensão dos pés em pé) colocam o gastrocnêmio sob alongamento máximo e maximizam a produção de força.[62] Alternativamente, os exercícios de flexão plantar com o joelho flexionado (perna dobrada) (p. ex., extensão dos pés na posição sentada) tornam o gastrocnêmio ativamente insuficiente e possibilitam que o sóleo, um músculo uniarticular, assuma a maior parte do trabalho.[62] Também existem evidências de que a posição do pé pode influenciar a ativação muscular da panturrilha: rodar os pés para dentro ajuda a acionar a cabeça lateral do gastrocnêmio, enquanto rodar os pés para fora ajuda a acionar sua cabeça medial,[28,88,107] embora o efeito geral dessa estratégia sobre a atividade muscular seja relativamente modesto e de significado prático questionável, desde um ponto de vista da hipertrofia.

Abdominais

O reto do abdome é o principal músculo responsável pela flexão da coluna. Esse músculo se estende desde imediatamente abaixo do esterno até a crista do púbis. Em vez de ter uma única bainha muscular, o reto do abdome é dividido por intersecções tendíneas. Essas faixas fibrosas de tecido conjuntivo compartimentam o músculo em segmentos distintos que, quando bem desenvolvidos, dão aos abdominais a chamada aparência de "tanquinho".

Tendo em vista o seu papel na flexão da coluna, variações do exercício abdominal (*crunch*) são opções viáveis para trabalhar dinamicamente o reto do abdome. Embora ainda no campo da especulação, há uma lógica consistente em favor da realização de variações do abdominal tradicional para mobilizar a região abdominal superior, e da opção por variações do abdominal infra (ou invertido) para o desenvolvimento do aspecto inferior do músculo. Essa hipótese é consistente com o formato anatômico do reto do abdome. Não só as intersecções tendíneas sugerem algum grau de independência funcional do músculo como seus aspectos superiores e inferiores são inervados segmentarmente pelos ramos ventrais dos seis ou sete nervos torácicos inferiores,[56] o que proporciona um mecanismo extra de ativação seletiva. De fato, tenistas profissionais demonstram maior hipertrofia no lado não dominante do reto do abdome, em comparação com o lado dominante do músculo, particularmente nas regiões mais distais. Isso sugere que os humanos podem recrutar de modo diferencial ambos os lados do reto do abdome, bem como as regiões superior e inferior de cada músculo durante o desempenho do exercício.[110]

Estudos eletromiográficos que investigaram a capacidade de variações do abdominal invertido/reverso para melhorar a ativação muscular na região abdominal inferior produziram resultados conflitantes; alguns estudos observaram um efeito benéfico,[41,111,146] enquanto outros não chegaram a diferenças significativas na ativação entre as regiões.[30,46,78] Uma possível explicação para as discrepâncias entre os achados é que os ganhos podem depender da inclinação consciente da pelve para trás, "puxando-a" em direção ao umbigo (inclinação pélvica posterior) durante a execução do exercício. Esse ponto foi elegantemente demonstrado por Sarti et al.;[111] que descobriram que a ativação dos abdominais inferiores dependia da capacidade dos participantes de iniciar a execução adequada de uma inclinação pélvica posterior durante o abdominal invertido. Embora alguns profissionais tenham alertado que a realização de exercícios de flexão da coluna é prejudicial aos discos intervertebrais,[92] o corpo de evidências não respalda tais alegações em pessoas livres de doenças relacionadas à coluna.[32]

Os músculos oblíquos interno e externo auxiliam o reto do abdome na flexão da coluna. Mas eles também são os principais músculos responsáveis pela rotação e flexão lateral da coluna. Assim, a inclusão de exercícios como as variações de flexões laterais e de movimentos rotacionais pode ajudar a otimizar seu desenvolvimento.

Os exercícios isométricos também podem desenvolver a região abdominal. Pranchas e movimentos de ponte trabalham estaticamente a musculatura de uma maneira que pode proporcionar um estímulo abdominal extra. No entanto, esses movimentos são tradicionalmente realizados com o peso corporal e, portanto, pode ocorrer sua autolimitação, com base nas habilidades individuais de cada praticante; talvez seja tarefa difícil para as pessoas bem treinadas promover uma sobrecarga dos músculos abdominais com o uso desses exercícios. Para que haja ganhos, é necessário que os movimentos sejam progressivamente mais desafiadores, pela modificação de aspectos do desempenho. Exemplificando, a prancha pode ser modificada se o praticante mover para cima os seus cotovelos, em direção às orelhas, e promover uma inclinação pélvica posterior. Essa mobilização aumenta significativamente a ativação dos músculos reto do abdome e dos oblíquos.[117]

Periodização

Acredita-se que a elaboração do programa de treinamento em resistência voltado à hipertrofia se beneficie de uma abordagem periodizada.[63] Em termos simples, o objetivo da periodização é otimizar um determinado componente do condicionamento físico ao longo de um período. Isso é conseguido por meio da manipulação de variáveis do programa, de modo a produzir uma melhoria consistente no desfecho desejado, ao mesmo tempo que é minimizada a possibilidade de atingir um platô ou de ocorrer regressão.

A periodização é vagamente baseada na teoria da síndrome de adaptação geral (SAG) de Selye,[36] que propõe que o corpo sofre uma reação de três estágios ao estresse: alarme, resistência e exaustão (Fig. 8.6).[124] Um exemplo aplicado da teoria da SAG é a resposta do corpo a um vírus. Inicialmente, a exposição ao vírus causa uma reação de alarme na qual o sistema imunológico se mobiliza para combater o estressor. Se a defesa imunológica for suficientemente forte, o vírus é reprimido e o corpo se torna resistente à exposição subsequente. No entanto,

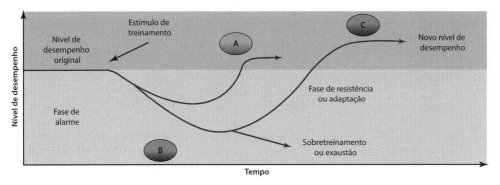

FIGURA 8.6 Ilustração da teoria da síndrome de adaptação geral de Selye. A: treinamento típico; B: sobretreinamento; C: diminuição do desempenho ou supercompensação.
Adaptada, com permissão, de Fry AC. The role of training intensity in resistance exercise overtraining and overreaching. In: *Overtraining in sport*, editado por Kreider RB, Fry AC, O'Toole ML. Champaign, IL: Human Kinetics; 1998. 114.

se o vírus abalar a resposta imune, a saúde continuará a declinar, levando a doenças graves ou até à morte.

Dado que a atividade física intensa é um estressor potente, a teoria da SAG é aplicável ao exercício. A realização de um treinamento de resistência rigoroso desencadeia uma resposta de alarme na qual o corpo aumenta a síntese de proteínas e outros processos anabólicos. Sob circunstâncias ideais, o estresse do exercício é suficiente para causar uma resposta supercompensatória que leva a maior acreção de proteína muscular. Se o estresse aplicado não desafiar progressivamente o sistema neuromuscular o suficiente, ocorre um platô e não há mais aumento no crescimento. Alternativamente, se o estresse for repetidamente muito alto para os processos de recuperação do corpo, a resposta será inadequada, levando a um estado de sobretreinamento. Embora haja uma grande variação interindividual na resposta aos estressores, surgiram evidências indicando que altos níveis de estresse aplicados de forma persistente ao longo do tempo promoverão uma regulação negativa do sistema imunológico, da coordenação motora, da cognição, do humor, do metabolismo e da função hormonal,[69] o que, por sua vez, terá efeitos prejudiciais nas adaptações musculares. Para evitar as consequências negativas de *overreaching*/sobretreinamento não funcional e assegurar um aumento contínuo no crescimento, os levantadores de peso poderão ser beneficiados com a periodização de seus programas de exercícios ao longo do tempo.[8,155]

Modelos de periodização

Foi proposta uma série de modelos de periodização para maximizar as adaptações musculares ao treinamento de resistência. Desses modelos, três foram estudados com relação aos seus efeitos sobre a hipertrofia muscular: a periodização linear tradicional, a periodização não linear (ondulatória) e a periodização reversa. Esta seção fornece uma visão geral das pesquisas que existem sobre cada um desses modelos.

Deve-se considerar que a periodização é um conceito, não um sistema definido de treinamento. Portanto, existem maneiras praticamente ilimitadas de estruturar um programa periodizado com base nas necessidades e habilidades exclusivas de um indivíduo. Dado que todas as variáveis de treinamento podem ser manipuladas e considerando a infinidade de combinações possíveis de manipulação, a capacidade de extrair inferências práticas das pesquisas é limitada. Portanto, embora exista uma base racional para o uso da periodização como estratégia para maximizar a hipertrofia, várias abordagens permanecem opções viáveis.

Periodização linear tradicional

As origens da periodização remontam aos anos 1950. É amplamente atribuído a Matveyev o desenvolvimento do *modelo tradicional de periodização linear* para preparar atletas para a competição olímpica.[131] O modelo linear conta com três fases básicas: o *macrociclo*, que abrange um período inteiro de treinamento, geralmente variando de 6 meses a vários anos; o *mesociclo*, que divide o macrociclo em pelo menos duas subdivisões com duração de várias semanas a meses; e o *microciclo*, que subdivide ainda mais o mesociclo em fases semanais, focadas nas variações diárias do treinamento. No modelo linear clássico, a intensidade e o volume são estruturados inversamente, de modo que os mesociclos progridem de períodos de alto volume e baixa intensidade para períodos de baixo volume e alta intensidade. Um mesociclo linear trifásico típico começa com uma fase de hipertrofia ou resistência muscular, ou ambas, na qual as intensidades de carga são de 60 a 75% de 1 RM (10 a 20 repetições). A próxima parte é uma fase de força em que as intensidades de carga variam de 80 a 90% de 1 RM (4 a 8 repetições). O mesociclo final concentra-se na força e na potência, aumentando as intensidades ainda mais, aproximando-se ou excedendo 95% de 1 RM (2 a 5 repetições). Cada aumento na intensidade é pareado com uma redução correspondente no volume de treinamento para acomodar o maior estresse sobre o sistema neuromuscular. Por fim, o indivíduo alcança o pico ao término do mesociclo final, para que os resultados do treinamento sejam transferidos para a competição.

Realizaram-se vários estudos para determinar se a periodização de um programa de

---

APLICAÇÕES PRÁTICAS

Existe um melhor horário no dia para treinar?

Já ficou devidamente estabelecido que os biorritmos podem influenciar o desempenho das tarefas diárias. Isso vale para a maioria das qualidades orientadas para o desempenho. Do ponto de vista da força muscular, a hora do dia em que os picos de desempenho (ou seja, a acrofase) parecem ocorrer é à noite, por volta das 18h.[58] Portanto, foi proposto que o treinamento de resistência deve ser realizado no final do dia, de modo a aproveitar esse fenômeno. É concebível que níveis mais altos de força aumentem a tensão mecânica durante o treinamento, o que se traduz em maiores ganhos musculares.

Alguns dados agudos apoiam o conceito de treinamento baseado na suposta acrofase de força. Por exemplo, Burley et al.[23] observaram uma resposta anabólica superior ao exercício de resistência noturno em comparação com o mesmo treino realizado pela manhã. Mas outros estudos refutam tais descobertas, tendo revelado aumentos semelhantes na fosforilação de p70^{S6K} em seguida a sessões de treinamento de resistência realizadas pela manhã *versus* ao anoitecer.[122] É importante ressaltar que esses estudos analisaram apenas a resposta a uma única sessão de exercício e, portanto, não levam em consideração a forma como as adaptações podem ser afetadas longitudinalmente com o passar do tempo.

(continua)

(continuação)

> Uma metanálise de Grgic et al.[58] procurou determinar se a hora do dia afetava a hipertrofia muscular induzida pelo exercício no longo prazo. Em concordância com as crenças comumente aceitas, os resultados indicaram que os indivíduos tendem a apresentar maiores níveis basais de força nas horas da noite em comparação com a manhã. No entanto, a análise dos achados mostrou que quando o treinamento é realizado consistentemente pela manhã, essas diferenças se equilibram, de modo que a força adquirida se torna semelhante à obtida com o treinamento noturno. Em outras palavras, as pessoas se adaptam à hora do dia em que treinam e, portanto, vivenciam uma mudança em sua acrofase. Aparentemente essa descoberta sugere que a hora do dia é uma consideração irrelevante do ponto de vista do desempenho; ao longo do tempo, a tensão mecânica não deve ser afetada pelo fato de se treinar de manhã ou à noite.
>
> De acordo com os resultados de força, a análise das alterações hipertróficas revela aumentos semelhantes no tamanho do músculo induzidos pelo treinamento, independentemente de ter sido o treinamento realizado no início ou no final do dia. Deve-se reconhecer que apenas 5 dos 11 estudos que atenderam aos critérios de inclusão para a metanálise avaliaram a hipertrofia. Assim, deve-se ter cautela na interpretação desses achados, pois as pesquisas atuais são insuficientes para que possamos extrair conclusões sólidas sobre o tema.
>
> Levando em conta a totalidade das evidências atuais, é um erro treinar cegamente com base no conceito de acrofase. Em vez disso, a preferência pessoal e a conveniência devem ditar o momento no qual pessoa pretende se exercitar. Como regra geral, aqueles que inicialmente não respondem bem ao treinamento em uma determinada hora do dia se adaptarão e se tornarão igualmente proficientes, se forem fiéis a esse cronograma de forma consistente. Dito isso, é possível, se não provável, que alguns indivíduos não se adaptem bem a uma mudança no cronograma de exercícios, independentemente de quanto tempo o treinamento seja realizado no horário alternativo do dia. Assim, as pessoas devem estar cientes de seu desempenho, devendo fazer os necessários ajustes. A hora do dia seria um fator a ser considerado no caso de ocorrer regressão do desempenho ao longo do tempo.

treinamento de resistência melhora o crescimento muscular, e os resultados foram contraditórios. Uma revisão sistemática recentemente publicada sobre o tema identificou 12 estudos que compararam alterações hipertróficas em programas de treinamento de resistência periodizados *versus* não periodizados. Depois de considerar o conjunto da literatura, nenhum benefício claro foi observado na periodização do treinamento como estratégia para obter ganhos de massa muscular. Contudo, ao tentar extrair conclusões baseadas em evidências sobre periodização, é importante que sejam levadas em conta as diversas limitações importantes das pesquisas atuais sobre o tema.

Por um lado, em sua grande maioria os estudos que tratam da periodização foram realizados em indivíduos não treinados – apenas dois dos estudos incluídos envolviam participantes com experiência prévia em treinamento de resistência. Isso é problemático porque as adaptações na fase inicial do treinamento ficam orientadas, sobretudo, para o aperfeiçoamento neural no recrutamento, para a codificação da taxa e para a sincronização intra e intermuscular. Ao contrário, os indivíduos sem experiência de treinamento seriam beneficiados com uma execução consistente da mesma rotina pelos primeiros um ou dois meses, com o objetivo de aprimorar os padrões motores para o desempenho do exercício; somente depois de ter adquirido proficiência na técnica de levantamento de peso, o indivíduo seria potencialmente beneficiado com a manipulação sistemática das variáveis. De acordo com essa visão, De Souza et al.[39] observaram que indivíduos não treinados também aumentaram a área de secção transversa do quadríceps nas primeiras 6 semanas de prática em uma rotina periodizada ou não periodizada; entretanto, depois de terem treinado por mais 6 semanas em seus respectivos programas, somente o grupo que realizou a rotina periodizada continuou a ser beneficiado com ganhos hipertróficos.

Igualmente importante é que os estudos de periodização, em sua maioria, são realizados durante períodos de relativa brevidade, em geral durante no máximo 12 semanas. Tendo em vista que o sobretreinamento tende a se manifestar em períodos mais longos, a maioria dos estudos simplesmente não foi projetada de forma adequada para investigar o impacto da periodização nos resultados hipertróficos. No estudo de periodização com maior duração até o momento, Kraemer et al.[73] relataram que tenistas mulheres adquiriram uma quantidade significativamente maior de massa livre de gordura depois de terem seguido um programa de treinamento de resistência periodizado em comparação a um programa de treinamento de resistência não periodizado ao longo de 9 meses (3,3 *versus* 1,6 kg, respectivamente). Entretanto, esses resultados devem ser examinados com cautela, pois na estimativa da massa livre de gordura o método utilizado foi o das dobras cutâneas.

Outra questão nas pesquisas atuais sobre esse tema é o predominante uso de medidas indiretas na avaliação da hipertrofia; apenas 3 dos 12 estudos que atenderam aos critérios de inclusão usaram uma técnica de medição específica para o local. Conforme foi observado no Capítulo 3, os modos específicos para local exibem maior capacidade de detecção das mudanças bastante sutis que ocorrem em estudos de treinamento com prazos relativamente curtos. No primeiro estudo sobre o tema objetivando a avaliação do crescimento muscular em indivíduos treinados em resistência com uso de uma medida específica para local (ultrassonografia), o laboratório do autor deste livro[114] distribuiu aleatoriamente os participantes para um protocolo de treinamento de resistência de 8 semanas para a execução de séries de 8 a 12 RM por todas as sessões ou cargas onduladas em sessões puxadas (3 a 5 RM), moderadas (8 a 12 RM) e leves (20 a 30 RM), realizadas em dias alternados ao longo de cada semana. Embora não tenham sido observadas diferenças estatísticas nos resultados para a musculatura, foi observado um aumento modesto da magnitude para aumentos na espessura muscular do bíceps e do tríceps no grupo com ondulação de seu programa de treinamento desde antes do estudo até depois de sua conclusão. O significado prático dessas variações permanece questionável, mas a curta duração do estudo levanta a possibilidade de que maiores ganhos hipertróficos possam ser obtidos com períodos de treinamento mais longos, com a periodização das variáveis com essa estratégia.

Portanto, embora as pesquisas sobre o tema permaneçam conflitantes e sejam confundidas pelas limitações mencionadas, a literatura parece sugerir possíveis benefícios para a manipulação sistemática das variáveis ao longo do tempo, com vistas à maximização das adaptações hipertróficas, e a base lógica para essa abordagem preconiza o uso da periodização para os objetivos do desenvolvimento muscular. Ademais, evidências consideráveis mostram que a periodização provoca maiores ganhos de força do que as abordagens não periodizadas.[1,94,96,132,147] Dado que a tensão mecânica é a principal força motriz da acreção de proteína muscular,[116] pode-se argumentar que um maior aumento na força por si só facilitaria ganhos hipertróficos superiores ao longo do tempo.

A Tabela 8.1 fornece um resumo das pesquisas relacionadas com programas periodizados *versus* não periodizados.

Periodização não linear (ondulatória)

Propuseram-se diversas variações no modelo de periodização original para aprimorar os resultados. Um dos mais populares é o conceito de *periodização não linear*, muitas vezes chamado de *periodização ondulatória*, que foi introduzido primeiro na literatura por Poliquin.[103] Acredita-se que a periodização não linear aborda questões inerentes ao modelo tradicional – ou seja, que o aumento progressivo na intensidade da carga não possibilita tempo suficiente para a regeneração, impondo assim um estresse indevido sobre o corpo por longos períodos e aumentando o potencial de sobretreinamento.[103] Além disso, os ganhos hipertróficos obtidos durante as fases iniciais do treinamento não são bem mantidos porque o volume – um fator primordial da hipertrofia – diminui progressivamente nas últimas fases do macrociclo linear. Para abordar esses inconvenientes, os programas de periodização não linear variam de volume e intensidade de maneira ondulatória. As fases são, portanto, muito mais curtas na abordagem não linear. Poliquin[103] propôs originalmente fases alternadas a cada duas semanas de acumulação e intensificação para otimizar um determinado desfecho do condicionamento físico sem sobrecarregar os sistemas corporais. Uma modificação popular dessa abordagem é o modelo de *periodização ondulatória diária* (POD). Normalmente, a POD envolve sessões alternadas de carga pesada, moderada e leve ao longo de uma semana.

Realizaram-se vários estudos para comparar diretamente as adaptações hipertróficas dos modelos de periodização linear e não linear, pareados por volume;[9,38,61,72,94,105,126,129] consultar a Tabela 8.2, que contém um resumo do assunto. Desses estudos, apenas um relatou diferenças significativas nos modelos; a abordagem não linear produziu um aumento superior na espessura dos flexores e extensores do cotovelo em jovens do sexo masculino não treinados.[126] Em um dos estudos mais bem controlados sobre o assunto, Pelzer et al.[102] verificaram que rotinas periodizadas lineares e não lineares com cargas totais de volume de treinamento, número de repetições em cada zona de carga, amplitude de movimento e tempo sob tensão equivalentes resultaram em aumentos semelhantes no crescimento do quadríceps. Portanto, não surpreende que os dados metanalíticos indiquem ganhos de hipertrofia semelhantes para as duas abordagens.[57] Tomando o corpo da literatura como um todo, os modelos linear e não linear parecem ser opções igualmente viáveis para promover o aumento no crescimento muscular.

Periodização reversa

Outra variação do modelo de periodização tradicional projetado especificamente para maximizar a hipertrofia é a *periodização reversa*. Como mencionado anteriormente, o modelo linear tradicional envolve reduções progressivas no volume de treinamento para coincidir com o aumento correspondente na carga. Considerando a forte relação dose-resposta entre o volume e a hipertrofia, isso aparentemente é contraproducente para maximizar a massa muscular na fase de pico do macrociclo. A periodização reversa aborda esse problema colocando um mesociclo de hipertrofia no final do macrociclo para que o volume seja relativamente alto no ponto em que um pico é desejado.

Há poucas pesquisas que comparam as adaptações hipertróficas de modelos lineares e lineares reversos (ver Tab. 8.3). Em um dos poucos estudos controlados sobre

TABELA 8.1 Resumo dos estudos de treinamento de hipertrofia que investigam programas periodizados *versus* não periodizados

Estudo	Indivíduos	Metodologia
Ahmadizad et al.[1]	32 homens jovens treinados	Distribuição aleatória para um programa de treinamento de resistência não periodizado, periodizado linear, ou periodizado ondulatório para o corpo inteiro. O treinamento foi executado 3 vezes por semana.
Baker et al.[9]	22 jovens do sexo masculino treinados em resistência	Distribuição aleatória para realizar um protocolo de treinamento de resistência corporal dividido de periodização linear, periodização ondulatória ou não periodizado. O protocolo linear utilizou um aumento progressivo na carga de 10 para 3 RM; o protocolo ondulatório alternava a cada 2 semanas entre 3 e 10 RM; o protocolo não periodizado realizava 6 RM a cada sessão. Todos os indivíduos realizaram múltiplas sessões de diversos exercícios a cada sessão. O treinamento foi realizado 3 dias por semana.
Conlon et al.[31]	33 homens e mulheres idosos não treinados	Distribuição aleatória para um programa de treinamento de resistência não periodizado, periodizado em bloco, ou periodizado ondulatório diário. O grupo não periodizado executou repetições a 10 RM, e os grupos periodizados variaram a carga entre 5 e 15 RM. Todos os grupos praticaram 3 séries de 6 diferentes exercícios realizados 3 dias por semana.
De Souza et al.[39]	25 homens jovens não treinados	Distribuição aleatória para um programa de treinamento de resistência para a parte inferior do corpo não periodizado, periodizado em bloco, ou periodizado ondulatório diário. O grupo não periodizado executou 2 a 3 séries de 8 RM, e os grupos periodizados executaram 2 a 4 séries de 4 a 12 RM. Todos os grupos treinaram 2 dias por semana.
Fink et al.[47]	21 homens jovens não treinados	Distribuição aleatória para um programa de treinamento de resistência não periodizado com grande carga, não periodizado com pequena carga, ou periodizado ondulatório semanal; o grupo periodizado teve rotação de treinamentos com grande e pequena carga a cada 2 semanas. Todos os grupos executaram 3 séries de rosca bíceps 3 vezes por semana.
Hunter et al.[65]	28 homens idosos não treinados	Distribuição aleatória para um programa de treinamento de resistência para todo o corpo não periodizado com grande carga ou periodizado ondulatório diário. O grupo não periodizado treinou a 80% de 1 RM, e o grupo periodizado treinou a 80, 65 e 50% de 1 RM. O treinamento consistiu em 2 séries por exercício, realizadas 3 vezes por semana.

Duração do estudo	Mensuração da hipertrofia	Achados
8 semanas	BIA	Não foram observadas diferenças significativas na massa magra entre as condições.
12 semanas	Técnica de dobras cutâneas	Não foi encontrada diferença significativa na massa magra entre as condições.
22 semanas	DXA	Não foram observadas diferenças significativas na MLG entre as condições.
12 semanas	Ressonância magnética (quadríceps)	Todos os grupos aumentaram a AST do quadríceps ao longo das primeiras 6 semanas do estudo; mas apenas os grupos periodizados aumentaram a hipertrofia do quadríceps nas 6 semanas finais do estudo.
8 semanas	Ressonância magnética (bíceps braquial)	Não foram observadas diferenças significativas na AST dos flexores do cotovelo entre os grupos.
25 semanas	Bod Pod	Não foram observadas diferenças significativas na massa magra entre as condições.

(continua)

TABELA 8.1 Resumo dos estudos de treinamento de hipertrofia que investigam programas periodizados *versus* não periodizados (*continuação*)

Estudo	Indivíduos	Metodologia
Kramer et al.[74]	39 homens jovens	Distribuição aleatória para um programa de treinamento de resistência não periodizado com apenas uma série até a falha, não periodizado com várias séries, ou ondulatório semanal. O grupo não periodizado executou repetições a 10 RM, e o grupo periodizado variou a carga e o volume ao longo do período de estudo. Todos os grupos treinaram 3 dias por semana.
Kraemer et al.[73]	19 mulheres jovens não treinadas	Distribuição aleatória para um programa de treinamento de resistência para todo o corpo não periodizado ou periodizado ondulatório diário. O grupo não periodizado treinou com 8 a 10 RM, e o grupo periodizado variou a carga de 4 a 15 RM. Os dois grupos realizaram 3 séries por exercício, praticados 3 dias por semana.
Marx et al.[89]	22 mulheres jovens não treinadas	Distribuição aleatória para um programa de treinamento de resistência não periodizado ou ondulatório diário. O grupo não periodizado executou uma única série de 8 a 12 repetições até a falha muscular 3 dias por semana em modo circuito; o grupo periodizado executou 2 a 4 séries de 3 a 15 repetições realizadas 4 dias por semana.
Monteiro et al.[94]	27 jovens do sexo masculino treinados em resistência	Distribuição aleatória para realizar um protocolo de treinamento de resistência corporal dividido, de periodização linear, periodização ondulatória ou não periodizado. Aqueles no protocolo linear aumentaram progressivamente a carga de 12 a 15 RM para 4 a 5 RM; aqueles no protocolo ondulatório alternavam entre 4 e 15 RM em cada microciclo; e aqueles no protocolo não periodizado realizaram 8 a 10 RM a cada sessão. Realizaram-se múltiplas séries de 13 exercícios. O treinamento foi realizado 4 dias por semana.
Schiotz et al.[112]	14 homens jovens não treinados	Distribuição aleatória para um programa de treinamento de resistência para o corpo inteiro não periodizado, ou ondulatório semanal. O grupo não periodizado treinou a 80% de 1 RM, e o grupo periodizado treinou com cargas que variaram de 50 a 105% de 1 RM. Os dois grupos treinaram 4 dias por semana.
Schoenfeld et al.[114]	19 homens jovens treinados	Distribuição aleatória em um programa de treinamento de resistência para o corpo todo não periodizado ou ondulatório diário. O grupo não periodizado treinou com 8 a 12 RM, e o grupo periodizado treinou ao longo de um espectro de zonas de carga (3 a 30 RM). Os dois grupos realizaram 3 séries de cada exercício praticadas 3 dias por semana.

Duração do estudo	Mensuração da hipertrofia	Achados
14 semanas	Técnica de dobras cutâneas	Não foram observadas diferenças significativas na massa magra entre as condições.
36 semanas	Técnica de dobras cutâneas	Não foram observadas diferenças significativas na massa magra entre as condições. Aumentos relativos na massa magra favoreceram a condição periodizada.
24 semanas	Pesagem hidrostática	Maiores aumentos na MLG para a condição periodizada.
12 semanas	Técnica de dobras cutâneas	Não foi encontrada diferença significativa na massa magra entre as condições, embora o grupo não periodizado tenha perdido massa magra, enquanto os grupos periodizados apresentaram um ligeiro ganho.
10 semanas	Técnica de pregas cutâneas	Não foram observadas diferenças significativas na massa magra entre as condições.
8 semanas	Ultrassonografia (flexores do cotovelo, extensores do cotovelo, quadríceps)	Não foram observadas diferenças significativas na espessura muscular entre as condições. A magnitude do aumento na espessura muscular nos membros superiores favoreceu modestamente o grupo periodizado.

(continua)

TABELA 8.1 Resumo dos estudos de treinamento de hipertrofia que investigam programas periodizados *versus* não periodizados (*continuação*)

Estudo	Indivíduos	Metodologia
Stone et al.[133]	20 jovens do sexo masculino (*status* de treinamento não divulgado)	Distribuição aleatória para realizar um protocolo de treinamento de resistência corporal dividido periodizado ou não periodizado. O grupo periodizado realizou 5 séries de 10 repetições nas semanas 1 a 3, 5 séries de 5 repetições na semana 4, 3 séries de 3 repetições na semana 5, e 3 séries de 2 repetições na semana 6; o grupo não periodizado realizou 3 séries de 6 repetições a cada sessão. Todos os indivíduos realizaram 6 exercícios multiarticulares ao longo de 3 sessões semanais de treinamento.
Souza et al.[129]	31 jovens do sexo masculino ativos recreacionalmente	Distribuição aleatória para realizar um protocolo de treinamento de resistência da parte inferior do corpo de periodização linear, periodização ondulatória ou não periodizado. Aqueles no protocolo linear realizavam 12 RM nas semanas 1 a 4 e 8 RM nas semanas 5 e 6; aqueles no protocolo de periodização ondulatória alternavam entre 12 e 8 RM nas semanas 1 a 4 e depois de 6 a 10 RM nas semanas 5 e 6; aqueles no protocolo não periodizado realizavam 8 RM a cada sessão. Foram realizadas várias séries de dois exercícios, e o treinamento foi realizado 2 dias por semana.

RM: repetição máxima; AST: área de secção transversa; BIA: análise de bioimpedância elétrica; DXA: absorciometria por raios X de dupla energia; MLG: massa livre de gordura.

TABELA 8.2 Resumo dos estudos de treinamento de hipertrofia que investigam a periodização linear *versus* não linear (*continuação*)

Estudo	Indivíduos	Metodologia
Ahmadizad et al.[1]	32 homens jovens não treinados	Distribuição aleatória para um programa de treinamento de resistência para o corpo todo não periodizado, periodizado linear, ou periodizado ondulatório. O treinamento foi executado 3 vezes por semana.
Baker et al.[9]	22 jovens do sexo masculino treinados	Distribuição aleatória para realizar um protocolo de treinamento de resistência para todo o corpo de periodização linear, periodização ondulatória ou não periodizado. O protocolo linear utilizou um aumento progressivo na carga de 10 para 3 RM; o protocolo ondulatório alternava a cada 2 semanas entre 3 e 10 RM; o protocolo não periodizado realizava 6 RM a cada sessão. Todos os indivíduos realizaram múltiplas séries de diversos exercícios a cada sessão. O treinamento foi realizado 3 vezes por semana.

Duração do estudo	Mensuração da hipertrofia	Achados
6 semanas	Pesagem hidrostática	Aumento significativamente maior na massa corporal magra na condição periodizada.
6 semanas	Ressonância magnética	Não foi encontrada diferença significativa na AST do quadríceps femoral entre as condições.

Duração do estudo	Mensuração da hipertrofia	Achados
8 semanas	BIA	Não houve diferenças significativas na massa magra entre as condições.
12 semanas	Técnica de dobras cutâneas	Não foi encontrada diferença significativa na massa magra entre as condições.

(continua)

TABELA 8.2 Resumo dos estudos de treinamento de hipertrofia que investigam a periodização linear *versus* não linear (*continuação*)

Estudo	Indivíduos	Metodologia
Buford et al.[22]	28 homens e mulheres jovens não treinados	Distribuição aleatória em um programa de treinamento de resistência para todo o corpo periodizado linear, ondulatório diário, ou ondulatório semanal. O treinamento foi realizado 3 vezes por semana.
de Lima et al.[38]	28 mulheres jovens não treinadas	Distribuição aleatória para realizar um programa de treinamento resistido de periodização linear ou ondulatória. O protocolo linear aumentou a carga a cada semana por 4 semanas de 30 a 25 RM para 20 a 15 RM e depois repetiu essa sequência no restante do estudo; o protocolo de periodização ondulatória alternava semanalmente entre 25 e 30 RM e 15 e 20 RM. Foram realizadas múltiplas séries de 16 exercícios em configuração dividida. O treinamento foi realizado 4 dias por semana.
Harries et al.[61]	26 adolescentes do sexo masculino recreacionalmente ativos	Distribuição aleatória quase experimental a um programa de treinamento de resistência de periodização linear ou ondulatória. O protocolo linear aumentou progressivamente a carga a cada semana; o protocolo de periodização ondulatória variou entre um dia de mais repetições e outro dia de menos repetições a cada semana. Realizaram-se múltiplos exercícios, mas apenas o agachamento e o supino foram periodizados. Todo o treinamento foi realizado 2 vezes por semana.
Kok et al.[72]	20 mulheres jovens não treinadas	Distribuição aleatória para realizar um programa de treinamento resistido de periodização linear ou ondulatória. O protocolo de periodização linear aumentou progressivamente a carga a cada 3 semanas, de 10 a 6 a 3 RM; o protocolo de periodização ondulatória variou a carga semanal de 10 a 6 a 3 RM e repetiu esse ciclo ao longo do estudo. Foram realizadas 3 séries de 10 exercícios realizados 3 dias por semana.
Monteiro et al.[94]	27 jovens do sexo masculino treinados	Distribuição aleatória para realizar um protocolo de treinamento de resistência corporal dividido de periodização linear, periodização ondulatória ou não periodizado. Aqueles no protocolo linear aumentaram progressivamente a carga de 12 a 15 RM para 4 a 5 RM; aqueles no protocolo ondulatório alternavam entre 4 e 15 RM em cada microciclo; e aqueles no protocolo não periodizado realizaram 8 a 10 RM a cada sessão. Realizaram-se múltiplas séries de 13 exercícios. O treinamento foi realizado 4 dias por semana.

Duração do estudo	Mensuração da hipertrofia	Achados
9 semanas	Circunferência e técnica de dobras cutâneas	Não foram observadas diferenças significativas na circunferência muscular entre os grupos.
12 semanas	Técnica de dobras cutâneas	Não foi encontrada diferença significativa na massa magra entre as condições.
12 semanas	BIA	Não foi encontrada diferença significativa na massa muscular esquelética entre as condições.
9 semanas	Ultrassonografia (quadríceps)	Não foi encontrada diferença significativa na espessura do quadríceps femoral entre as condições.
12 semanas	Técnica de dobras cutâneas	Não foi encontrada diferença significativa na massa magra entre as condições, embora o grupo não periodizado tenha perdido massa magra, enquanto os grupos periodizados apresentaram um ligeiro ganho.

(continua)

TABELA 8.2 Resumo dos estudos de treinamento de hipertrofia que investigam a periodização linear *versus* não linear (*continuação*)

Estudo	Indivíduos	Metodologia
Prestes et al.[105]	40 jovens do sexo masculino treinados	Distribuição aleatória para realizar um programa de treinamento resistido de periodização linear ou ondulatória. O protocolo de periodização linear aumentou a carga semanalmente por 4 semanas de 12 a 10 RM para 8 a 6 RM, e repetiu essa sequência no restante do estudo; o protocolo de periodização ondulatória alternava semanalmente entre 10 a 12 RM e 6 a 8 RM. Todos os indivíduos realizaram 3 séries de múltiplos exercícios realizados 4 dias por semana.
Simao et al.[126]	30 jovens do sexo masculino recreacionalmente ativos	Distribuição aleatória para realizar um programa de treinamento de resistência de periodização linear ou ondulatória. O protocolo de periodização linear focava a resistência muscular local nas primeiras 4 semanas (2 × 12 RM), hipertrofia nas próximas 4 semanas (3 × 8 RM) e força nas 4 semanas finais (4 × 3 RM); o protocolo de periodização ondulatória variou esses componentes a cada 2 semanas por 6 semanas e depois repetiu esse cronograma nas próximas 6 semanas. Todos os indivíduos realizaram múltiplas séries de 4 exercícios para a parte superior do corpo.
Souza et al.[129]	31 jovens do sexo masculino ativos recreacionalmente	Distribuição aleatória para realizar um protocolo de treinamento de resistência da parte inferior do corpo de periodização linear, periodização ondulatória ou não periodizado. Aqueles no protocolo linear realizavam 12 RM nas semanas 1 a 4 e 8 RM nas semanas 5 e 6; aqueles no protocolo de periodização ondulatória alternavam entre 12 e 8 repetições nas semanas 1 a 4 e depois entre 6 e repetições nas semanas 5 e 6; aqueles no protocolo não periodizado realizavam 8 RM a cada sessão. Foram realizadas várias séries de 2 exercícios e o treinamento foi realizado 2 dias por semana.

BIA: análise de bioimpedância elétrica; RM: repetição máxima; AST: área de secção transversa.

TABELA 8.3 Resumo dos estudos de treinamento de hipertrofia que investigam a periodização linear *versus* periodização linear reversa

Estudo	Indivíduos	Metodologia
Prestes et al.[104]	20 mulheres jovens treinadas	Distribuição aleatória para realizar um protocolo de periodização linear começando com 12 a 14 RM e aumentando progressivamente as cargas para terminar com 4 a 6 RM ou um protocolo linear reverso começando com 4 a 6 RM e diminuindo progressivamente as cargas para terminar com 12 a 14 RM. Todos os indivíduos realizaram 3 séries de 8 ou 9 exercícios, 3 dias por semana.

RM: repetição máxima; MLG: massa livre de gordura.

Duração do estudo	Mensuração da hipertrofia	Achados
12 semanas	Técnica de dobras cutâneas	Não foi encontrada diferença significativa na massa magra entre as condições.
12 semanas	Ultrassonografia (flexores do cotovelo, extensores do cotovelo)	Não foram observadas diferenças significativas na espessura dos músculos bíceps braquial ou tríceps braquial entre as condições, mas apenas o grupo de periodização ondulatória apresentou um aumento significativo em relação ao valor inicial nessas medidas.
6 semanas	Ressonância magnética (quadríceps)	Não foi encontrada diferença significativa na AST do quadríceps femoral entre as condições.

Duração do estudo	Mensuração da hipertrofia	Achados
12 semanas	Medições de dobras cutâneas	Maior aumento na MLG com a periodização linear.

o tema, Prestes et al.[104] randomizaram um grupo de mulheres jovens experientes em treinamento de resistência para realizar um programa de periodização tradicional no qual as cargas foram aumentadas progressivamente de 12 a 14 RM para 4 a 6 RM ou um programa cuja progressão foi inversa (de 4 a 6 RM para 12 a 14 RM). Ambos os grupos realizaram 3 séries de múltiplos exercícios para o corpo inteiro. O treinamento foi realizado 3 vezes por semana, durante 12 semanas. A composição corporal avaliada pelo método de dobras cutâneas mostrou que os indivíduos do grupo de periodização linear apresentaram um aumento significativo na massa livre de gordura de aproximadamente 7%, enquanto os do grupo de periodização linear reversa apresentaram um aumento não significativo de aproximadamente 4%. Embora esses resultados sejam intrigantes e um tanto contraintuitivos, o uso da medição de dobras cutâneas limita a capacidade de tirar conclusões definitivas sobre a diferença nos efeitos hipertróficos dos dois modelos de periodização.

> **PONTO-CHAVE**
>
> Tanto os modelos lineares como os não lineares de periodização parecem ser igualmente viáveis para maximizar a hipertrofia. Apesar de uma base lógica, a periodização reversa não demonstrou ser mais eficaz, mas são necessárias mais pesquisas para se chegar a conclusões definitivas.

Períodos de descarga

A acreção de proteínas musculares exige que o corpo seja repetidamente desafiado além do seu estado atual ao longo do tempo. No entanto, sobrecarregar persistentemente os recursos do corpo com um excesso de treinamento e recuperação insuficiente leva a um *estado de sobretreinamento* (ou seja, a fase de exaustão da SAG). O resultado é um aumento na expressão de proteínas catabólicas (atrogina-1) e uma redução nos fatores anabólicos (MyoD, miogenina e IGF-1), além de uma diminuição correspondente na área de secção transversa do músculo.[3] Há evidências de que tais complicações negativas podem ser evitadas colocando breves intervalos no treinamento. Pesquisas com animais mostram que o treinamento resistido crônico suprime a fosforilação da sinalização anabólica intracelular, mas a sinalização é restaurada após um breve período de destreinamento.[98] Ogasawara et al.[97] demonstraram que fazer uma pausa de 3 semanas no treinamento no meio de um programa de treinamento de resistência de 15 semanas não interfere nas adaptações musculares. Trabalhos de seguimento do mesmo laboratório descobriram que ciclos repetidos de 3 semanas de destreinamento e 6 semanas de retreinamento produziam melhorias na área de secção transversa dos músculos que eram semelhantes àquelas resultantes de um treinamento contínuo de resistência por um período de 6 meses.[99]

Em vez de ficar um tempo sem treinar, os indivíduos podem melhorar as adaptações musculares utilizando um *período de descarga* – isto é, reduzir sistematicamente a intensidade ou o volume do treinamento, ou ambos. Quando executada adequadamente, a descarga promove a restauração e o revigoramento de uma maneira que facilita o progresso continuado.[18] Infelizmente, nenhum estudo até o momento tentou quantificar a extensão das reduções no volume ou na intensidade (ou ambas) para melhor promover ganhos hipertróficos. Frequentemente recomenda-se uma proporção de 3:1 (em semanas) nos períodos de treinamento e descarga como ponto de partida. As modificações devem ser feitas dependendo das necessidades e das habilidades do indivíduo.

Periodizando a intensidade da carga

Como explicado anteriormente, as sessões podem ser particionadas em zonas de carga que abrangem cargas pesadas (1 a 5 RM), cargas moderadas (8 a 12 RM) e cargas leves (≥ 20 RM). Pode-se realizar uma abordagem periodizada dessa variável usando um modelo linear ou ondulatório. Uma abordagem periodizada para essa variável pode ser tentada com o uso de um modelo linear ou ondulatório. Deve-se ter em mente que a carga também pode ser variada em determinada sessão. Por exemplo, uma rotina para membros inferiores pode incluir o agachamento realizado em 5 RM, *leg press* realizado em 10 RM e extensão de perna em 15 RM. Alternativamente, os sistemas em pirâmide podem usar diferentes zonas de carga para o mesmo exercício ao longo de uma quantidade fixa de séries. Tanto as pirâmides ascendentes (ou seja, as cargas aumentam progressivamente a cada série subsequente) como as descendentes (ou seja, as cargas diminuem progressivamente a cada série subsequente) são opções viáveis. Alguns estudos indicam que uma pirâmide realizada com uma ampla zona de carga (séries de 15, 10 e 5 RM) resulta em maiores aumentos na massa muscular esquelética em comparação com uma zona de carga mais limitada (séries de 12, 10 e 8 RM).[40]

A Tabela 8.4 ilustra uma estratégia para variar as cargas em um programa ondulatório realizado 3 vezes por semana, no qual todos os músculos são treinados em uma sessão. A Tabela 8.5 expande o programa ondulatório de modo a treinar 4 vezes por semana, dividindo o treino entre as partes corporais superior e inferior. Deve-se observar que nesse cenário todos os intervalos de carga são treinados ao longo de 10 dias, em oposição a 1 semana no programa de corpo inteiro de 3 dias.

A Tabela 8.6 ilustra uma abordagem linear modificada para variação na carga para a hipertrofia. A duração de cada mesociclo geralmente é de 1 a 3 meses, mas pode ser mais curta ou mais longa, dependendo dos objetivos e das habilidades do indivíduo. Observe que o mesociclo de hipertrofia está no final do macrociclo, de modo que o crescimento alcança um pico nesse momento.

A Figura 8.7 mostra como se pode empregar uma abordagem de carga por etapas no contexto de um modelo linear. A carga por etapas envolve um aumento progressivo na intensidade da carga ao longo de um período de microciclos semanais, seguido de um período de descarga de intensidade substancialmente reduzida. Essa estrutura cria um padrão de carga semelhante a uma onda que possibilita o uso de um amplo espectro de repetições dentro de uma faixa de repetições-alvo, enquanto reduz, pelo menos teoricamente, o potencial de sobretreinamento. O exemplo da Figura 8.7 é específico para um mesociclo de hipertrofia, mas o conceito é aplicável a qualquer zona de carga.

Periodizando o volume e a frequência

Encontrou-se uma clara relação dose-resposta entre o volume e a hipertrofia; volumes mais altos de treinamento se correlacionam com maior acreção de proteína muscular, pelo menos até um determinado limite. No entanto, o treinamento consistente com altos volumes inevitavelmente sobrecarregará as habilidades de recuperação, levando a um estado de sobretreinamento. Demonstrou-se

TABELA 8.4 Exemplo de um programa de periodização ondulatória de 3 dias

Exercício	Séries	Repetições	Intervalo de descanso
Segunda-feira (pesado)			
Supino	4 ou 5	3 a 5	3 minutos
Remada curvada com barra	4 ou 5	3 a 5	3 minutos
Desenvolvimento de ombros	4 ou 5	3 a 5	3 minutos
Agachamento	4 ou 5	3 a 5	3 minutos
RDL	4 ou 5	3 a 5	3 minutos
Quarta-feira (moderado)			
Desenvolvimento inclinado	3 ou 4	8 a 12	2 minutos
Puxada/*pulley* frontal	3 ou 4	8 a 12	2 minutos
Remada alta	3 ou 4	8 a 12	2 minutos
Rosca na barra W	2 ou 3	8 a 12	2 minutos
Tríceps francês simultâneo	2 ou 3	8 a 12	2 minutos
Leg press	3 ou 4	8 a 12	2 minutos
Rosca de perna na posição sentada	3 ou 4	8 a 12	2 minutos
Extensão dos pés em pé	2 ou 3	8 a 12	2 minutos
Abdominal no cabo em posição ajoelhada	2 ou 3	8 a 12	2 minutos
Sexta-feira (leve)			
Crucifixo (*fly*) inclinado com halteres	2 ou 3	15 a 25	30 a 60 segundos
Remada com cabo na posição sentada	2 ou 3	15 a 25	30 a 60 segundos
Elevação lateral no aparelho	2 ou 3	15 a 25	30 a 60 segundos
Rosca martelo com halteres	2 ou 3	15 a 25	30 a 60 segundos
Tríceps no cabo	2 ou 3	15 a 25	30 a 60 segundos
Extensão de joelho	2 ou 3	15 a 25	30 a 60 segundos
Hiperextensão	2 ou 3	15 a 25	30 a 60 segundos
Extensão dos pés na posição sentada	2 ou 3	15 a 25	30 a 60 segundos
Abdominal infra (ou invertido)	2 ou 3	15 a 25	30 a 60 segundos

Conceitos adaptados de Schoenfeld BJ. The M.A.X. muscle plan. Champaign, IL: Human Kinetics; 2013.

TABELA 8.5 Exemplo de um programa de periodização ondulatória de 4 dias

Exercício	Séries	Repetições	Intervalo de descanso
Semana 1			
Segunda-feira (pesado, parte inferior)			
Agachamento	5 ou 6	3 a 5	3 minutos
Levantamento terra	5 ou 6	3 a 5	3 minutos
Leg press	5 ou 6	3 a 5	3 minutos
Elevação dos glúteos (GHR)	5 ou 6	3 a 5	3 minutos
Terça-feira (pesado, parte superior)			
Supino	5 ou 6	3 a 5	3 minutos

(continua)

TABELA 8.5 Exemplo de um programa de periodização ondulatória de 4 dias (*continuação*)

Exercício	Séries	Repetições	Intervalo de descanso
Barra com peso	5 ou 6	3 a 5	3 minutos
Push-press em pé	5 ou 6	3 a 5	3 minutos
Remada curvada com barra	5 ou 6	3 a 5	3 minutos
Quinta-feira (moderado, parte inferior)			
Agachamento frontal	3 ou 4	8 a 12	2 minutos
Agachamento búlgaro	3 ou 4	8 a 12	2 minutos
Elevação de quadril com barra	3 ou 4	8 a 12	2 minutos
RDL	3 ou 4	8 a 12	2 minutos
Rosca de perna na posição deitada	3 ou 4	8 a 12	2 minutos
Extensão dos pés em pé	3 ou 4	8 a 12	2 minutos
Sexta-feira (moderado, parte superior)			
Desenvolvimento inclinado	3 ou 4	8 a 12	2 minutos
Fly (crucifixo) horizontal com halteres	3 ou 4	8 a 12	2 minutos
Puxada/*pulley* frontal	3 ou 4	8 a 12	2 minutos
Remada unilateral com halteres	3 ou 4	8 a 12	2 minutos
Desenvolvimento de ombros	3 ou 4	8 a 12	2 minutos
Elevação lateral no aparelho	3 ou 4	8 a 12	2 minutos
Abdominal no cabo	3 ou 4	8 a 12	2 minutos
Semana 2			
Segunda-feira (leve, parte inferior)			
Avanço com halteres	2 ou 3	15 a 25	30 a 60 segundos
Extensão de joelho	2 ou 3	15 a 25	30 a 60 segundos
Extensão de quadril no cabo	2 ou 3	15 a 25	30 a 60 segundos
Rosca de perna na posição sentada	2 ou 3	15 a 25	30 a 60 segundos
Hiperextensão reversa	2 ou 3	15 a 25	30 a 60 segundos
Extensão dos pés na posição sentada	2 ou 3	15 a 25	30 a 60 segundos
Terça-feira (leve, parte superior)			
Supino *hammer*	2 ou 3	15 a 25	30 a 60 segundos
Fly (crucifixo) no cabo	2 ou 3	15 a 25	30 a 60 segundos
Serrátil na polia alternado	2 ou 3	15 a 25	30 a 60 segundos
Remada na polia na posição sentada	2 ou 3	15 a 25	30 a 60 segundos
Desenvolvimento de ombros com halteres na posição sentada	2 ou 3	15 a 25	30 a 60 segundos
Crucifixo inverso com halteres	2 ou 3	15 a 25	30 a 60 segundos
Abdominal infra	2 ou 3	15 a 25	30 a 60 segundos

Conceitos adaptados de Schoenfeld BJ. The M.A.X. muscle plan. Champaign, IL: Human Kinetics; 2013.

TABELA 8.6 Exemplo de um programa de periodização linear modificado para carga

Exercício	Séries	Repetições	Intervalo de descanso
Fase de força			
Microciclo 1: programa para o corpo todo, 3 semanas de treinamento, 3 dias por semana			
Segunda-feira, quarta-feira, sexta-feira			
Supino	3	3 a 5	3 minutos
Remada curvada reversa com halteres	3	3 a 5	3 minutos
Desenvolvimento de ombros em pé	3	3 a 5	3 minutos
Agachamento com barra	3	3 a 5	3 minutos
Levantamento terra	3	3 a 5	3 minutos
Microciclo 2 (descarga): 1 semana de treinamento, 2 dias por semana			
Segunda-feira, quinta-feira			
Crucifixo inclinado	3	15 a 20	2 a 3 minutos
Puxada/*pulley* frontal	3	15 a 20	2 a 3 minutos
Remada alta com halteres	3	15 a 20	2 a 3 minutos
Agachamento búlgaro	3	15 a 20	2 a 3 minutos
Rosca de perna na posição deitada	3	15 a 20	2 a 3 minutos
Extensão dos pés em pé	3	15 a 20	2 a 3 minutos
Microciclo 3: programa dividido entre as partes superior/inferior do corpo, 3 semanas de treinamento, 4 vezes por semana			
Segunda-feira, quinta-feira			
Supino com barra	4 ou 5	3 a 5	3 minutos
Desenvolvimento *fly* inclinado com halteres	3	6 a 8	2 minutos
Remada reversa com barra	4 ou 5	3 a 5	3 minutos
Puxada/*pulley* frontal	3	6 a 8	2 minutos
Desenvolvimento de ombros em pé	4 ou 5	3 a 5	3 minutos
Elevação lateral com haltere	3	6 a 8	2 minutos
Terça-feira, sexta-feira			
Agachamento	4 ou 5	3 a 5	3 minutos
Levantamento terra	4 ou 5	3 a 5	3 minutos
Flexão anterior de tronco (*Good morning*)	3	6 a 8	2 minutos
Rosca de perna na posição deitada	3	6 a 8	2 minutos
Extensão dos pés em pé	3	6 a 8	2 minutos
Fase metabólica			
Microciclo 1: programa para o corpo todo, 3 semanas de treinamento, 3 vezes por semana			
Segunda-feira, quarta-feira, sexta-feira			
Supino inclinado com halteres	3	15 a 25	30 a 60 segundos
Remada unilateral com halteres	3	15 a 25	30 a 60 segundos
Desenvolvimento de ombros com halteres	3	15 a 25	30 a 60 segundos

(continua)

TABELA 8.6 Exemplo de um programa de periodização linear modificado para carga (*continuação*)

Exercício	Séries	Repetições	Intervalo de descanso
Rosca de braço com halteres na posição sentada	3	15 a 25	30 a 60 segundos
Tríceps francês simultâneo	3	15 a 25	30 a 60 segundos
Leg press	3	15 a 25	30 a 60 segundos
Rosca de perna na posição deitada	3	15 a 25	30 a 60 segundos
Extensão dos pés em pé	3	15 a 25	30 a 60 segundos
Microciclo 2 (descarga): 1 semana de treinamento, 2 vezes por semana			
Segunda-feira, quinta-feira			
Crucifixo inclinado	3	15 a 20	2 a 3 minutos
Puxada/*pulley* frontal	3	15 a 20	2 a 3 minutos
Remada alta com halteres	3	15 a 20	2 a 3 minutos
Agachamento búlgaro	3	15 a 20	2 a 3 minutos
Rosca de perna na posição deitada	3	15 a 20	2 a 3 minutos
Extensão dos pés em pé	3	15 a 20	2 a 3 minutos
Fases de hipertrofia			
Microciclo 1: programa para o corpo todo, 3 semanas de treinamento, 3 vezes por semana			
Segunda-feira			
Supino com halteres	3 ou 4	6 a 12	2 minutos
Remada na polia na posição sentada	3 ou 4	6 a 12	2 minutos
Desenvolvimento de ombros	3 ou 4	6 a 12	2 minutos
Rosca no banco inclinado	2 ou 3	6 a 12	2 minutos
Tríceps na polia	2 ou 3	6 a 12	2 minutos
Agachamento frontal	3 ou 4	6 a 12	2 minutos
Rosca de perna na posição sentada	3 ou 4	6 a 12	2 minutos
Extensão dos pés em pé	3 ou 4	6 a 12	2 minutos
Quarta-feira			
Supino inclinado com barra	3 ou 4	6 a 12	2 minutos
Puxada/*pulley* frontal	3 ou 4	6 a 12	2 minutos
Elevação lateral no cabo	3 ou 4	6 a 12	2 minutos
Rosca martelo	2 ou 3	6 a 12	2 minutos
Tríceps testa no banco	2 ou 3	6 a 12	2 minutos
Agachamento *hack*	3 ou 4	6 a 12	2 minutos
RDL	3 ou 4	6 a 12	2 minutos
Extensão dos pés na posição sentada	3 ou 4	6 a 12	2 minutos
Sexta-feira			
Crucifixo no cabo	3 ou 4	6 a 12	2 minutos
Remada unilateral com halteres	3 ou 4	6 a 12	2 minutos

(continua)

TABELA 8.6 Exemplo de um programa de periodização linear modificado para carga (*continuação*)

Exercício	Séries	Repetições	Intervalo de descanso
Crucifixo curvado	3 ou 4	6 a 12	2 minutos
Rosca na barra W	2 ou 3	6 a 12	2 minutos
Tríceps francês simultâneo	2 ou 3	6 a 12	2 minutos
Leg press	3 ou 4	6 a 12	2 minutos
Rosca de perna na posição deitada	3 ou 4	6 a 12	2 minutos
Leg press com apoio nos artelhos	3 ou 4	6 a 12	2 minutos
Microciclo 2 (descarga): 1 semana de treinamento, 2 vezes por semana			
Segunda-feira, quinta-feira			
Crucifixo inclinado	3	15 a 20	2 a 3 minutos
Puxada/*pulley* frontal	3	15 a 20	2 a 3 minutos
Remada alta com halteres	3	15 a 20	2 a 3 minutos
Agachamento búlgaro	3	15 a 20	2 a 3 minutos
Rosca de perna na posição deitada	3	15 a 20	2 a 3 minutos
Extensão dos pés em pé	3	15 a 20	2 a 3 minutos
Microciclo 3: programa dividido entre as partes superior/inferior do corpo, 3 semanas de treinamento, 4 vezes por semana			
Segunda-feira			
Desenvolvimento com barra deitado	3 ou 4	6 a 12	2 minutos
Fly inclinado com halteres	3 ou 4	6 a 12	2 minutos
Puxada/*pulley* invertido	3 ou 4	6 a 12	2 minutos
Remada aberta na posição sentada	3 ou 4	6 a 12	2 minutos
Desenvolvimento de ombros com halteres	3 ou 4	6 a 12	2 minutos
Elevação lateral no cabo	3 ou 4	6 a 12	2 minutos
Rosca de braço com barra	3 ou 4	6 a 12	2 minutos
Tríceps francês simultâneo	3 ou 4	6 a 12	2 minutos
Terça-feira			
Afundo com barra	3 ou 4	6 a 12	2 minutos
Extensão de joelho	3 ou 4	6 a 12	2 minutos
Levantamento terra com membros inferiores estendidos	3 ou 4	6 a 12	2 minutos
Rosca de perna na posição deitada	3 ou 4	6 a 12	2 minutos
Extensão dos pés em pé	3 ou 4	6 a 12	2 minutos
Extensão dos pés na posição sentada	3 ou 4	6 a 12	2 minutos
Twist corda no cabo na posição ajoelhada	3 ou 4	6 a 12	2 minutos
Quinta-feira			
Supino inclinado na máquina	3 ou 4	6 a 12	2 minutos
Pec deck	3 ou 4	6 a 12	2 minutos
Barra fixa	3 ou 4	6 a 12	2 minutos

(continua)

TABELA 8.6 Exemplo de um programa de periodização linear modificado para carga (*continuação*)

Exercício	Séries	Repetições	Intervalo de descanso
Remada unilateral com halteres	3 ou 4	6 a 12	2 minutos
Desenvolvimento de ombros com halteres	3 ou 4	6 a 12	2 minutos
Crucifixo inverso com polia na posição ajoelhada	3 ou 4	6 a 12	2 minutos
Rosca bíceps com halteres	2 ou 3	6 a 12	2 minutos
Tríceps coice com halteres	2 ou 3	6 a 12	2 minutos
Sexta-feira			
Leg press	3 ou 4	6 a 12	2 minutos
Avanço lateral com halteres	3 ou 4	6 a 12	2 minutos
Hiperextensão	3 ou 4	6 a 12	2 minutos
Rosca de perna na posição sentada	3 ou 4	6 a 12	2 minutos
Extensão dos pés na posição sentada	3 ou 4	6 a 12	2 minutos
Leg press com apoio nos artelhos	3 ou 4	6 a 12	2 minutos
Abdominal infra ou invertido	3 ou 4	6 a 12	2 minutos
Microciclo 4 (descarga): 1 semana de treinamento, 2 vezes por semana			
Segunda-feira, quinta-feira			
Crucifixo inclinado	3	15 a 20	2 a 3 minutos
Puxada/*pulley* frontal	3	15 a 20	2 a 3 minutos
Remada alta com halteres	3	15 a 20	2 a 3 minutos
Agachamento búlgaro	3	15 a 20	2 a 3 minutos
Rosca de perna na posição deitada	3	15 a 20	2 a 3 minutos
Extensão dos pés em pé	3	15 a 20	2 a 3 minutos
Microciclo 5: corpo dividido em 3 partes, 3 semanas de treinamento, 6 vezes por semana			
Segunda-feira, sexta-feira			
Puxada/*pulley* frontal	3 ou 4	6 a 12	2 minutos
Remada unilateral com halteres	3 ou 4	6 a 12	2 minutos
Pullover com halteres	3 ou 4	6 a 12	2 minutos
Desenvolvimento inclinado com barra	3 ou 4	6 a 12	2 minutos
Desenvolvimento declinado com halteres	3 ou 4	6 a 12	2 minutos
Fly no cabo	3 ou 4	6 a 12	2 minutos
Roda abdominal com barra	3 ou 4	6 a 12	2 minutos
Twist	3 ou 4	6 a 12	2 minutos
Terça-feira, sábado			
Agachamento com barra	3 ou 4	6 a 12	2 minutos
Avanço com halteres	3 ou 4	6 a 12	2 minutos
Extensão de joelho	3 ou 4	6 a 12	2 minutos
Elevação de quadril	3 ou 4	6 a 12	2 minutos

(continua)

TABELA 8.6 Exemplo de um programa de periodização linear modificado para carga (*continuação*)

Exercício	Séries	Repetições	Intervalo de descanso
Levantamento terra com membros inferiores estendidos com barra	3 ou 4	6 a 12	2 minutos
Rosca de perna	3 ou 4	6 a 12	2 minutos
Extensão dos pés em pé	3 ou 4	6 a 12	2 minutos
Extensão dos pés na posição sentada	3 ou 4	6 a 12	2 minutos
Quarta-feira, domingo			
Desenvolvimento de ombros com barra	3 ou 4	6 a 12	2 minutos
Elevação lateral no aparelho	3 ou 4	6 a 12	2 minutos
Crucifixo inverso na máquina	3 ou 4	6 a 12	2 minutos
Tríceps francês simultâneo no cabo	2 ou 3	6 a 12	2 minutos
Rosca martelo	2 ou 3	6 a 12	2 minutos
Tríceps testa no banco	2 ou 3	6 a 12	2 minutos
Rosca concentrada	2 ou 3	6 a 12	2 minutos
Tríceps coice no cabo	2 ou 3	6 a 12	2 minutos
Rosca no banco inclinado com halteres	2 ou 3	6 a 12	2 minutos
Microciclo 6 (recuperação ativa): 1 semana apenas com atividades recreativas leves			

Conceitos adaptados de Schoenfeld BJ. The M.A.X. muscle plan. Champaign, IL: Human Kinetics; 2013.

que o volume excessivo tem maior propensão a resultar em maiores problemas neuroendócrinos do que o treinamento consistente em intensidades muito altas.[49] Uma solução lógica é aumentar o volume de treinamento progressivamente ao longo de um ciclo de treinamento. O ciclo começa com uma dose de volume de manutenção e, em seguida, o volume é sistematicamente aumentado, até culminar em um ciclo breve na dose tolerável mais alta que provoque a diminuição do limite funcional, o que provocará uma resposta hipertrófica supercompensatória. Transcorrido um período de recuperação ativa, o processo se repete, começando com a dose de manutenção para ajudar a redefinir a sensibilidade dos músculos ao volume. Em favor dessa abordagem, estudos do laboratório de Eduardo De Souza demonstram que a resposta individual ao volume do treinamento de resistência pode ter seu fundamento na quantidade de volume que a pessoa vinha realizando previamente (correspondência pessoal). Especificamente, as pessoas beneficiadas com os maiores ganhos hipertróficos aumentaram seu volume de treinamento em uma média de 6,6 séries, em comparação com os respondedores menos eficientes, que aumentaram o volume em 1,8 série. Esses resultados dão credibilidade à possibilidade de que períodos de menor volume de trei-

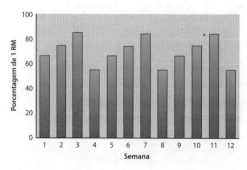

FIGURA 8.7 O padrão de carga ondulatório da carga em etapas em um mesociclo de hipertrofia.

namento podem preparar os músculos para responder melhor a futuros ciclos com uso de maior volume.

Recentemente, Bjornsen et al.[16] forneceram evidências de que a indução de um estado de diminuição do desempenho funcional por meio de um breve período de treinamento de alto volume pode aumentar a hipertrofia. Esses autores submeteram homens e mulheres não treinados a dois blocos de 5 dias de prática de 7 sessões com restrição do fluxo sanguíneo[16] (o treinamento foi realizado diariamente, ou duas vezes ao dia). Os blocos foram separados por um período de recuperação de 10 dias. O treinamento consistiu em 4 séries de extensões unilaterais do joelho até a falha voluntária a 20% de 1 RM por sessão. Os autores observaram uma resposta hipertrófica tardia, em que o tamanho do músculo inicialmente diminuiu após o primeiro bloco e depois se recuperou com uma supercompensação, em que os aumentos no tamanho do músculo atingiram o pico 10 dias após a interrupção do segundo bloco.

A importância de limitar as tentativas de diminuição do desempenho funcional a breves ciclos foi demonstrada em um estudo alemão recentemente publicado que abordou o treinamento de volume.[60] Os autores designaram homens com treinamento recreativo para realizar uma rotina corporal dividida de 12 semanas com 5 ou 10 séries praticadas por exercício. Os resultados revelaram maiores aumentos na massa magra corporal nas pernas na condição de maior volume do que na de menor volume após o período inicial de treinamento de 6 semanas (1 kg *versus* nenhum ganho, respectivamente). Mas os resultados regrediram ao longo das 6 semanas finais do estudo, e os participantes que treinaram com volumes mais altos perderam todos os ganhos adquiridos. Embora esses achados ainda estejam no campo da especulação, eles sugerem que ocorreu dessensibilização da musculatura ao estímulo de volume com efeitos negativos correspondentes para o sistema neuroendócrino.

É importante levar em conta a programação de volume em termos do número total de séries realizadas para todos os grupos musculares durante determinado período (p. ex., semanalmente). O sobretreinamento é um fenômeno sistêmico causado pela sobrecarga dos sistemas corporais (p. ex., neuromuscular, endócrino, imune) como um todo. Assim, cada pessoa pode praticar com um certo volume ao longo do tempo sem incorrer em consequências negativas. O conceito pode ser comparado a um orçamento: a quantidade de dinheiro disponível é fixa e, quando alguma coisa é comprada, o dinheiro restante para gastar em outras coisas diminui. Da mesma forma, ao adicionar volume para determinado grupo muscular, o volume destinado a outro grupo muscular deve ser diminuído na mesma proporção, para que o volume de treinamento para o corpo como um todo permaneça relativamente constante (ou seja, dentro do "orçamento" para o volume). Portanto, faz sentido "economizar" volume para "gastar" em grupos musculares defasados e, de modo correspondente, realizar menos séries para grupos musculares que respondam bem ao treinamento.

Embora essa estratégia ofereça um meio viável para a orientação da prescrição de volume, ela simplifica um tópico que é variado. Em particular, tal estratégia desconsidera o fato de que os componentes específicos de um exercício também afetam a fadiga dos sistemas corporais. Esses componentes incluem a modalidade (pesos livres *versus* aparelhos), região do corpo (superior *versus* inferior) e número de articulações envolvidas no desempenho. Por exemplo, o ato de realizar várias séries de agachamento é substancialmente mais desgastante, tanto do ponto de vista neuromuscular como fisiológico (i.e., metabólico), do que realizar um número semelhante de séries de rosca direta; assim, em comparação com o agachamento, um volume maior de roscas de braço pode ser incluído em uma rotina, sem o perigo de iniciar uma resposta de sobretreinamento. Assim, Também devemos ter em mente considerações específicas para os exercícios empregados, na tomada de decisão para a determinação do volume e na distribuição em determinado ciclo de treinamento.

O volume máximo recuperável (VMR) foi proposto como uma estratégia para o controle do volume ao longo de um ciclo de treinamento.[66] O VMR é um conceito orientado para o desempenho que avalia a recuperação com base na capacidade do indivíduo de manter a carga ao longo do tempo. O VMR pode ser operacionalmente definido como a quantidade máxima de séries que alguém pode realizar em determinada unidade de tempo e ainda se recuperar nesse período (geralmente definido como uma semana, ou a duração de um microciclo). Se as cargas usadas aumentarem em relação ao ciclo anterior ou permanecerem estáveis, então o volume do microciclo anterior foi menor que o VMR e mais volume poderá ser acrescentado ao programa. Por outro lado, se a quantidade de carga levantada for menor do que a usada no microciclo anterior, talvez a pessoa tenha excedido seu VMR e, provavelmente, seria beneficiada com uma redução do volume e, portanto, da fadiga no próximo microciclo. Embora ainda não tenha sido publicado nenhum estudo sobre o tema, intuitivamente parece haver uma justificativa para o uso do VMR como um meio auxiliar de orientação da prescrição do volume.

A fase de hipertrofia da Tabela 8.6 ilustra uma estratégia para aumentar sistematicamente o volume ao longo de um ciclo de treinamento. Essa estratégia pode ser usada nos modelos linear e ondulatório. O microciclo 1 mostra uma rotina de 3 vezes por semana na qual todos os principais músculos são treinados em cada sessão de treino. Nesse esquema, o treinamento geralmente seria realizado em dias não consecutivos (p. ex., segundas, quartas e sextas-feiras); os outros dias são reservados à recuperação. O microciclo 3 aumenta a frequência para 4 vezes por semana, empregando uma rotina dividida entre as partes superior/inferior do corpo. Esse tipo de rotina geralmente é realizado em uma base 2-treino/1-descanso, 2-treino/2-descanso (p. ex., treinamento às segundas, terças, quintas e sextas-feiras). Embora o volume de treinamento permaneça o mesmo por sessão, o volume semanal total é maior em razão da maior frequência de treinamento. O microciclo 5 aumenta a frequência para 6 vezes por semana, empregando uma rotina dividida tradicional utilizada no fisiculturismo. Normalmente, o treinamento nesse tipo de protocolo é realizado em uma base 3-treino/1-descanso (p. ex., treinamento às segundas, terças, quartas, sextas, sábados e domingos). Novamente, o volume de treinamento por sessão permanece constante, como nos protocolos anteriores, mas o volume semanal é aumentado ainda mais como resultado de um treinamento mais frequente.

Periodização da seleção de exercícios

Como já foi observado anteriormente, a maximização da hipertrofia requer que sejam executados variados exercícios que trabalhem a musculatura em diferentes ângulos e em diferentes planos de movimento, levando em consideração fatores biomecânicos e fisiológicos. Há muitas maneiras de cumprir essa tarefa. Um aspecto que deve ser levado em conta é a frequência de variação da seleção de exercícios. Alguns programas de condicionamento físico populares preconizam a mudança dos exercícios sessão a sessão, com base na premissa de que a "confusão muscular" é a chave para a otimização dos resultados.[29] Mas o conceito de confusão muscular não tem apoio na literatura, e há evidências de que a rotação aleatória dos exercícios por meio de um aplicativo computadorizado não aumenta as adaptações hipertróficas e, na verdade, pode prejudicar o desenvolvimento muscular.[10] Embora as razões não sejam claras, é possível que a mudança dos exercícios com muita frequência possa impedir o desempenho, o que, por sua vez, pode diminuir a capacidade de exercer tensão máxima nos músculos-alvo.

São poucas as pesquisas sobre os efeitos da periodização da seleção dos exercícios. Um estudo recentemente publicado sugeriu que a seleção de exercícios autorregulados, em que os indivíduos selecionam, eles próprios, os exercícios para cada sessão de treinamento, resultou em aumentos modestamente maiores na massa magra, em comparação com um protocolo de exercício fixo.[106] Esse achado fornece evidências de que pode haver benefício em permitir a escolha de exercícios em um programa de treinamento, talvez aumentando a motivação para treinar e/ou proporcionando a capacidade de adaptar os movimentos às preferências individuais.

Embora a escassez de evidências científicas não permita o oferecimento de recomendações definitivas sobre esse assunto, pode-se defender a manutenção de exercícios mais complexos com rotação regular, pois tais exercícios exigem uma prática consistente para a manutenção de um desempenho ideal. Os mais adequados são os exercícios multiarticulares com pesos livres, como o agachamento, a remada e o *leg press*. Por outro lado, é possível variar os movimentos que envolvem graus de liberdade reduzidos (p. ex., exercícios uniarticulares que dependem de aparelhos) de forma mais liberal, a fim de proporcionar maior novidade e, portanto, possivelmente, melhorar o desenvolvimento muscular.

Pontos a lembrar

- Deve-se lembrar de várias considerações biomecânicas ao selecionar os exercícios para um programa voltado à hipertrofia. Isso inclui a relação comprimento-tensão, o ângulo de treinamento, o plano de movimento, o espaçamento entre as mãos e os pés e o tipo de exercício.
- A aplicação dos princípios biomecânicos à seleção dos exercícios é específica a um determinado músculo, sua arquitetura e a articulação em que se origina. É essencial combinar exercícios de acordo com a anatomia e cinesiologia aplicadas a fim de garantir o desenvolvimento completo dos principais músculos.
- Os programas de treinamento voltados à hipertrofia devem ser periodizados para promover ganhos contínuos e reduzir o risco de sobretreinamento. Podem-se empregar diversos modelos de periodização para maximizar a massa muscular, incluindo as abordagens linear, ondulatória e linear reversa. As pesquisas mostram que não há um modelo superior a outro. Portanto, todos eles podem ser considerados uma estratégia viável na elaboração dos programas. É importante ressaltar que a periodização é um conceito geral, não um sistema de treinamento rígido; assim, a implementação dos modelos deve ser adaptada com base nas necessidades e nas habilidades do praticante.
- Devem-se integrar períodos de descarga em que há redução na intensidade, no volume ou em ambos a programas periodizados para facilitar a revitalização e a recuperação. Uma boa diretriz a ser usada como ponto de partida é uma proporção de 3:1 (em semanas) de treinamento e descarga. Devem-se fazer modificações dependendo da resposta individual.

9

Nutrição para a hipertrofia muscular

A nutrição adequada é essencial para maximizar o crescimento muscular. Este capítulo destaca os aspectos da nutrição que estão relacionados com a hipertrofia muscular; qualquer discussão sobre a perda de gordura é restrita à sua relação com a regulação da massa muscular esquelética. Além disso, a discussão é específica para os saudáveis; a ingestão alimentar nos indivíduos com morbidades não é abordada, nem as implicações da dieta na saúde e bem-estar geral.

O capítulo pressupõe que há uma compreensão geral da bioquímica nutricional. Embora sejam apresentados os princípios básicos para fornecer o contexto apropriado, uma exploração detalhada das nuances do tópico está além do escopo deste livro. Os interessados em explorar sua complexidade de maneira mais detalhada podem consultar o livro *Advanced Nutrition and Human Metabolism* [Nutrição avançada e metabolismo humano], de Gropper e Smith.

Balanço energético

O *balanço energético*, a diferença líquida entre a ingestão calórica e o gasto energético, tem um profundo efeito sobre a capacidade de desenvolver músculos. A sinalização molecular é alterada durante déficits de energia de curto prazo de modo a favorecer o catabolismo em vez do anabolismo. Estudos mostram que a restrição calórica induz uma diminuição na fosforilação de Akt e atua na regulação negativa de mTOR, com correspondente ativação da família FOXO de fatores de transcrição e regulação positiva da expressão da atrogina-1 e do MuRF-1.[86,105] Além disso, a privação de nutrientes ativa desacetilases dependentes de AMPK e NAD, como a sirtuína 1, que por sua vez diminuem a fosforilação de mTOR.[88] Como a AMPK prejudica simultaneamente os processos de translação enquanto aumenta a expressão e a proteólise de genes altamente oxidativos, um déficit calórico induziria uma alta taxa de renovação de proteínas que, teoricamente, limitaria o aumento no tamanho da fibra muscular.[143]

As alterações na sinalização molecular são consistentes com estudos que demonstram que a restrição calórica atenua a síntese de proteínas musculares. Pasiakos et al.[103] demonstraram que os percentuais de síntese de proteína muscular após a absorção foram reduzidos em aproximadamente 19% em seguida a um déficit energético de cerca de 20%, em comparação com os valores obtidos durante a manutenção calórica; esses achados foram associados a grandes declínios na fosforilação de Akt e 4E-BP1. Outra pesquisa mostra que um déficit energético moderado com duração de 5 dias (aproximadamente 500 kcal/dia) diminui a síntese de proteína muscular em 27% abaixo dos níveis alcançados durante o balanço energético.[8] Por outro lado, o treinamento de resistência durante o déficit energético foi suficiente apenas para restaurar os níveis da síntese de proteína muscular aos observados em repouso no balanço energético.[8] Especula-se que as reduções observadas no anabolismo durante períodos de baixa disponibilidade de alimentos podem representar um mecanismo direcionado para a conservação, de modo a evitar o consumo de ATP em usos desnecessários, tendo em vista a natureza da síntese de proteínas musculares, que depende do gasto de energia.[133] É importante ressaltar que a ingestão insuficiente de energia resultará em maior uso de proteína como combustível, independentemente do consumo de proteína.[127] Dito isso, obviamente passa a ser possível desenvolver músculos, com perda simultânea de gordura corporal (ou seja, em uma situação de déficit de energia), conforme foi relatado na literatura;[23,80] mas a extensão da hipertrofia será menor do que a conseguida em um quadro de superávit calórico.

As condições *eucalóricas* (ou seja, ingestão calórica e gasto energético iguais; também chamadas de *balanço energético* ou *balanço calórico*) também estão aquém do ideal para induzir o crescimento muscular. Durante os períodos de balanço energético, o catabolismo recorrente de proteínas que ocorre nos órgãos e tecidos vitais é reabastecido no estado pós-absortivo por meio de aminoácidos derivados predominantemente do músculo esquelético.[88] Embora o treinamento de resistência contrabalance essas perdas, a resposta anabólica é, no entanto, embotada, o que compromete o crescimento hipertrófico.

Alternativamente, um balanço energético positivo por si só é um potente estimulador do anabolismo, mesmo na ausência de treinamento físico resistido, desde que a ingestão proteica da dieta seja adequada.[27] A quantidade de ganho de massa magra associada a um excedente de energia e resistência combinados varia de acordo com o status do treinamento. Rozenek et al.[119] relataram que indivíduos não treinados ganharam aproximadamente 3 kg em 8 semanas quando o treinamento resistido foi combinado com um excedente calórico de aproximadamente 2.000 kcal/dia; um grupo controle que consumiu dieta eucalórica não apresentou um aumento significativo na massa corporal. Praticamente, toda a quantidade de ganho de peso no grupo que consumiu um excedente calórico foi atribuída ao acúmulo de massa livre de gordura. Em um estudo com atletas de elite, Garthe et al.[42] randomizaram indivíduos para uma dieta projetada para fornecer um excedente de aproximadamente 500 kcal/dia ou uma ingestão *ad libitum* (o indivíduo consumia livremente o quanto queria). Todos os participantes integraram o mesmo programa de treinamento de resistência do tipo hipertrofia; o treinamento foi realizado 4 vezes por semana, durante um período de 8 a 12 semanas. Os resultados mostraram maior aumento na massa livre de gordura em favor daqueles com excedente calórico *versus* aqueles em manutenção (1,7 *versus* 1,2 kg, respectivamente), embora os resultados não tenham alcançado significância estatística. Curiosamente, as diferenças na massa livre de gordura entre os grupos eram específicas da musculatura da parte inferior do corpo, em que foi observada uma vantagem significativa para aqueles com excedente calórico. O maior aumento na massa livre de gordura associado ao excedente calórico foi acompanhado por um aumento na deposição de gordura em comparação com a condição eucalórica (1,1 *versus* 0,2 kg, respectivamente). Em um estudo-piloto que envolveu homens fisiculturistas competitivos, Ribeiro et al.[114] constataram que os participantes que consumiram uma dieta rica em energia (aproximadamente 6.000 kcal/dia) adquiriram mais massa muscular do que os participantes que consumiram quantidades moderadas de energia (aproximadamente 4.500 kcal/dia) (2,7 *versus* 1,1%, respectivamente); no entanto, o percentual de gordura corporal aumentou de forma substancial no grupo de consumo de altos níveis de energia em comparação com o grupo de energia moderada (7,4 *versus* 0,8%). Assim, indivíduos bem treinados parecem usar menor quantidade do excedente para fins de desenvolvimento de massa magra; uma quantidade maior é usada para formar tecido adiposo. Não está claro quais seriam as alterações na composição corporal, se ocorrer alguma, em caso de um excedente calórico ainda maior.

Indivíduos relativamente destreinados podem se beneficiar com um excedente de energia substancial (~2.000 kcal/dia); nessa população, os ganhos de massa corporal são predominantemente obtidos pelo aumento da massa livre de gordura, em detrimento da gordura corporal, pelo menos no curto prazo. Em pessoas bem treinadas, as evidências sugerem ser preferível um balanço energético positivo de 500 a 1.000 kcal/dia para aumentar a massa livre de gordura.[42] Já foi sugerido que excedentes ainda menores (200 a 300 kcal/dia) podem ser mais adequados para aqueles indivíduos bem treinados que desejem minimizar a deposição de gordura corporal.[42] A discrepância entre as populações pode ser atribuída ao fato de que os indivíduos não treinados têm potencial hipertrófico mais alto e uma taxa de crescimento mais rápida do que indivíduos treinados, o que acomoda mais energia e substrato para o desenvolvimento de novos tecidos.

> **PONTO-CHAVE**
>
> Até certo ponto, combinar o treinamento de resistência com um balanço energético positivo aumenta o efeito anabólico; indivíduos não treinados experimentam grandes ganhos na massa livre de gordura. Indivíduos bem treinados usam um menor excedente calórico para o desenvolvimento de massa magra e, portanto, devem buscar um balanço energético positivo menor.

Consumo de macronutrientes

Além do balanço energético, o consumo de macronutrientes (proteínas, carboidratos e lipídios) também é de grande importância do ponto de vista nutricional. Cada macronutriente é discutido nesta seção em termos de sua relevância para a hipertrofia muscular, juntamente com recomendações práticas para sua ingestão.

Proteína

As proteínas da dieta fornecem 4 kcal de energia por grama e compreendem cadeias de *aminoácidos* (substâncias nitrogenadas que contêm grupos amino e ácido). Identificaram-se mais de 300 aminoácidos na natureza, mas apenas 20 deles servem como elementos fundamentais para as proteínas corporais. Os efeitos anabólicos da nutrição são motivados, principalmente, pela transferência e incorporação de aminoácidos obtidos de fontes alimentares de proteínas nos tecidos corporais.[12] Em razão das variações em suas cadeias laterais, as propriedades e funções bioquímicas dos aminoácidos diferem substancialmente.[153]

Os aminoácidos podem ser classificados como *essenciais* (indispensáveis) ou *não essenciais* (dispensáveis). Os aminoácidos essenciais (AAE) não podem ser sintetizados adequadamente para atender às necessidades do corpo e, portanto, devem ser fornecidos por meio da dieta. Os aminoácidos não essenciais, por outro lado, podem ser sintetizados pelo organismo. A privação de apenas um único AAE prejudica a síntese de praticamente todas as proteínas celulares por meio de uma inibição da fase de iniciação da translação do RNAm.[39] Certos aminoácidos são classificados como *condicionalmente essenciais* se forem necessários na dieta quando o uso de aminoácidos for superior à sua taxa de síntese.[153] É importante ressaltar que todos os 20 aminoácidos são necessários para o bom funcionamento e crescimento celulares. A Tabela 9.1 lista os aminoácidos essenciais, não essenciais e condicionalmente essenciais.

Um aumento nos aminoácidos plasmáticos e miocelulares acima dos níveis de jejum inicia uma resposta anabólica caracterizada por elevações robustas na síntese de proteínas musculares. Sob condições de repouso, essa resposta é muito transitória; a estimulação máxima da síntese de proteínas musculares ocorre aproximadamente 2 horas após a ingestão de aminoácidos e, em seguida, retorna rapidamente aos níveis pós-absortivos.[104] Assim, os músculos são receptivos aos efeitos anabólicos por um período relativamente curto no estado de não exercido.

Efeitos sobre o desempenho

O exercício potencializa o efeito anabólico da ingestão de proteínas, aumentando a magnitude e a duração da resposta.[12] Depois de um breve período de latência, observou-se um aumento drástico na síntese de proteínas musculares entre 45 e 150 minutos após o treino. Essas elevações mantiveram-se por até 4 horas no estado de jejum.[12] Apesar desse aumento induzido pelo exercício na síntese proteica muscular, o balanço proteico líquido pós-exercício permanece negativo na ausência de ingestão de nutrientes.[39] A provisão de AAE reverte rapidamente esse processo para que o balanço proteico se torne positivo e a sensibilidade anabólica seja mantida por mais de 24 horas.[12]

Acredita-se que o aminoácido essencial leucina, um *dos aminoácidos de cadeia ramificada* (AACR), seja particularmente importante para a regulação da massa muscular. Demonstrou-se que a leucina estimula a síntese de proteínas musculares *in vitro* e *in vivo*. O mecanismo de ação parece ser decorrente de uma iniciação aprimorada

TABELA 9.1 Aminoácidos essenciais, não essenciais e condicionalmente essenciais

Aminoácidos essenciais	Aminoácidos não essenciais
Histidina	Alanina
Isoleucina	Arginina*
Leucina	Asparagina*
Lisina	Ácido aspártico
Metionina	Cisteína
Fenilalanina	Ácido glutâmico
Treonina	Glutamina*
Triptofano	Glicina*
Valina	Prolina*
	Serina*
	Tirosina*

* Aminoácidos condicionalmente essenciais.

da translação mediada pelo aumento da fosforilação de mTOR.[104,153] Essa afirmação é apoiada por achados que mostram que a ativação do mTOR não é afetada relativamente pelos outros dois AACR, a valina e a isoleucina.[153] A leucina também tem um efeito positivo sobre o equilíbrio de proteínas, atenuando a quebra de proteínas musculares por meio da inibição da autofagia.[153] A influência da leucina é limitada à ativação da síntese de proteínas musculares, não à duração; sustentar níveis elevados de síntese de proteínas musculares parece depender da ingestão suficiente de outros AAE, especialmente os AACR.[107] Assim, a leucina tem sido referida como um "gatilho" nutriente para o anabolismo.[20]

Alguns pesquisadores propuseram o conceito de *limiar de leucina*; que postula que deve ser alcançada uma determinada concentração de leucina no sangue para desencadear ao máximo a síntese de proteínas musculares.[52] Pesquisas mostram que é necessária uma dose oral de 2 g de leucina (equivalente a aproximadamente 20 g de uma proteína de alta qualidade, como soro de leite ou ovo) para alcançar o limiar em indivíduos jovens e saudáveis,[92] embora as variações no tamanho do corpo pareçam influenciar esse valor. As necessidades de leucina são aumentadas em idosos. O processo de envelhecimento resulta em dessensibilização dos músculos aos AAE (ou seja, uma resistência anabólica), em que os idosos precisam de doses maiores por refeição do que seus pares mais jovens.[36] Do ponto de vista mecânico, isso se deve a uma desregulação da sinalização de mTORC1 (ver o Cap. 2), o que por sua vez exige maior leucinemia para desencadear elevações na síntese de proteínas musculares.[106] Katsanos et al.[62] descobriram que 6,7 g de AAE – uma quantidade que demonstrou ser suficiente para provocar uma resposta anabólica acentuada em adultos jovens – eram insuficientes para elevar a síntese de proteína muscular acima do repouso em um grupo de idosos; somente após a suplementação de AAE em bólus com 1,7 a 2,8 g de leucina ocorreu um aumento robusto. Os resultados sugerem que os idosos requerem aproximadamente o dobro da quantidade de leucina por porção que a necessária em indivíduos mais jovens para alcançar o limiar de leucina.

Deve-se notar que os efeitos anabólicos dose-resposta da leucina são maximizados quando o limiar é alcançado; o aumento da ingestão além desse ponto não tem efeito adicional sobre a síntese de proteínas musculares em repouso ou subsequente ao exercício resistido.[104] Além disso, estudos longitudinais em modelos animais falharam em mostrar maior acreção de proteína pela suplementação de leucina na ausência de outros aminoácidos.[37,81] Isso aumenta a possibilidade de que a suplementação de leucina isolada resulte em um desequilíbrio nos AAE que prejudica a função transcricional ou translacional, ou ambas. Alternativamente, embora a suplementação de leucina desencadeie a ativação da síntese de proteínas musculares, a duração pode não ser suficiente para produzir uma síntese substancial de elementos contráteis. De qualquer maneira, os resultados reforçam a necessidade de um consumo adequado de todo o complemento de AAE para a promoção do desenvolvimento muscular.

Exigências

O acúmulo de massa magra depende de se atender às necessidades diárias de proteína na dieta. A ingestão diária recomendada (IDR) de proteína é de 0,8 g/kg de massa corporal. Essa recomendação baseia-se na premissa de que essa quantidade é suficiente para 98% dos adultos saudáveis que não se exercitam permanecerem em um balanço de nitrogênio não negativo. No entanto, a IDR, embora adequada para aqueles que são em grande parte sedentários, não pode ser generalizada para uma população treinada em resistência, em particular para aquelas pessoas que aspiram a maximizar seu desenvolvimento muscular. Por um lado, a manutenção do balanço de nitrogênio indica que as perdas diárias de proteína são compensadas pela síntese de novas proteínas corporais; o ganho muscular requer um balanço positivo de nitrogênio (ou seja, a síntese proteica excede a degradação ao longo do tempo). Além disso, o exercício intenso aumenta substancialmente a renovação das proteínas, aumentando a necessidade de substrato adicional. Por outro lado, a técnica de balanço de nitrogênio apresenta sérias desvantagens práticas que podem resultar em exigências de proteína abaixo do ideal.[107] Considerando a totalidade desses fatores, as necessidades de proteínas daqueles que procuram maximizar o tamanho muscular são substancialmente mais altas do que aquelas listadas nas diretrizes da IDR.

> **PONTO-CHAVE**
>
> É importante ingerir proteínas, especialmente fontes ricas em leucina, depois do exercício resistido para sustentar a síntese de proteínas musculares pós-treino. Aqueles que buscam maximizar o tamanho muscular precisam de, substancialmente, mais proteína do que as diretrizes de IDR propõem. Os idosos precisam de mais proteína do que os mais jovens para desenvolver uma musculatura considerável.

Realizaram-se vários estudos para determinar a exigência de proteínas de indivíduos envolvidos no treinamento de resistência. Lemon et al.[76] descobriram que os fisiculturistas iniciantes na fase inicial do treinamento intenso precisavam de cerca de 1,6 a 1,7 g/kg/dia – aproximadamente o dobro da IDR. Achados semelhantes foram relatados por outros pesquisadores.[135] Além disso, uma metanálise que abrangeu 49 estudos longitudinais tratando de suplementação proteica em combinação com exercícios de resistência programados também chegou a conclusões semelhantes.[95] Esse aumento nas exigências de proteínas é necessário para compensar a oxidação de aminoácidos durante o exercício, bem como para fornecer substrato para o acúmulo de massa magra e para reparar danos musculares induzidos pelo exercício.[22] A relação dose-resposta entre a ingestão de proteínas e a hipertrofia muscular parece alcançar cerca de 2,2 g/kg/dia;[14,22] consumir quantidades substancialmente maiores de proteína na dieta, além desses requisitos, não resulta em um aumento adicional na massa magra tecidual.[5] Existem até evidências de que as exigências de proteína, na verdade, diminuem em indivíduos levantadores de peso bem treinados. Moore et al.[91] descobriram que o exercício resistido intenso reduzia a renovação de leucina no corpo inteiro em jovens do sexo masculino previamente não treinados; uma ingestão aproximada de 1,4 g/kg/dia foi adequada para manter um balanço positivo de nitrogênio durante 12 semanas de treinamento. Os achados sugerem que o treinamento de resistência programado faz com que o corpo se torne mais eficiente no uso dos aminoácidos disponíveis para a síntese de massa magra, atenuando a necessidade de maior ingestão de proteínas. Alternativamente, fisiculturistas intensamente treinados, sobretudo aqueles que praticam rotinas de treinamento de resistência com alto volume, parecem se beneficiar com o consumo de proteína no limite superior das atuais recomendações; tendo em vista os poucos estudos já publicados sobre essa população, é concebível que as necessidades possam ser até mesmo um pouco maiores do que as relatadas na literatura.[115]

Em geral, as recomendações para a ingestão de proteínas são fornecidas em gramas por quilograma de peso corporal. Os estudos que fundamentaram a origem dessas diretrizes foram realizados em homens e mulheres com aproximadamente 10 a 20% de gordura corporal. A extrapolação desses resultados, de modo a refletir as necessidades baseadas na massa livre de gordura, resulta em valores de 2,0 a 2,6 g/kg/dia para homens[14] e 1,8 a 2,2 g/kg/dia para mulheres.[152]

A ingestão diária total ideal de proteínas depende do *status* do balanço energético e da composição corporal. Um excedente de energia tende a diminuir as necessidades totais diárias de proteína porque a ingestão de energia por si só melhora o equilíbrio de nitrogênio, mesmo nos casos em que nenhuma proteína foi ingerida.[127] Phillips e Van Loon[107] estimaram que era necessária uma ingestão proteica de até 2,7 g/kg/dia do peso corporal durante períodos hipoenergéticos para evitar perdas de massa magra. Helms et al.[54] fizeram recomendações semelhantes, sugerindo uma ingestão de até 3,1 g/kg/dia de massa livre de gordura em indivíduos magros e com restrição calórica. Teorizou-se que a dosagem mais alta de proteínas nessa população promove a fosforilação das proteínas PBK/Akt e FOXO, suprimindo os fatores proteolíticos associados à restrição calórica e, portanto, melhorando a preservação da massa magra.[88]

Qualidade

No que diz respeito ao acúmulo de massa muscular esquelética, deve-se considerar também a qualidade das proteínas. A qualidade de uma proteína depende principalmente de sua composição de AAE, em termos de quantidade e proporção. Uma *proteína completa* contém um complemento completo de todos os nove AAE nas quantidades aproximadas necessárias para apoiar a manutenção da massa magra. Alternativamente, as proteínas com baixo teor em um ou mais AAE são consideradas *proteínas incompletas*. Com exceção da gelatina, todas as proteínas de origem animal são proteínas completas. As proteínas derivadas de vegetais, por outro lado, carecem de vários AAE, o que as torna incompletas.

Utilizam-se vários índices para avaliar a qualidade das fontes de proteínas (ver Tab. 9.2). O escore de aminoácidos corrigido pela digestibilidade proteica (PDCAAS) talvez seja o índice mais utilizado; uma pontuação de 1,0 indica que a proteína é de alta qualidade. Os PDCAAS para o soro do leite, a caseína e a soja são iguais a 1,0, sugerindo que não há diferença em seus efeitos sobre a acreção de proteínas. Estudos comparativos de proteínas isoladas indicam que esse não é o caso. Wilkinson et al.[149] demonstraram que a ingestão pós-exercício de uma porção de leite desnatado contendo 18 g de proteína estimulava a síntese de proteínas musculares em maior extensão do que uma porção isonitrogênica e isoenergética de soja. O trabalho de seguimento realizado por Tang et al.[134] mostrou que 10 g de AAE fornecidos pelo soro de leite hidrolisado (uma *proteína de ação rápida*) promoveram um aumento acentuadamente maior na síntese de proteínas musculares mistas após o repouso e o exercício em comparação com a proteína de soja isolada e a caseína (*proteínas de ação lenta*). Especula-se que a natureza de rápida digestão do soro de leite seja responsável por essa resposta anabólica aprimorada. Teoricamente, a rápida assimilação da leucina na circulação após o consumo de soro de leite desencadeia processos anabólicos em maior extensão do que a assimilação mais lenta da leucina após o consumo de soja e de caseína.[107] Evidências

TABELA 9.2 Proteínas e seus respectivos escores qualitativos nas escalas de medição comumente usadas

Fonte de proteína	PDCAAS	BV	PER
Caseína	1,00	77	2,5
Soro de leite	1,00	104	3,2
Ovo	1,00	100	3,9
Soja	1,00	74	2,2
Carne bovina	0,92	80	2,9
Feijão-preto	0,75	–	–
Amendoim	0,52	–	1,8
Glúten do trigo	0,25	64	0,8

PDCAAS: escore de aminoácidos corrigido pela digestibilidade proteica; BV: valor biológico; PER: taxa de eficiência proteica.
Adaptada de Hoffman JR e Falvo MJ. Protein – Which is best?. Journal of Sports Science and Medicine. 2004;3(3):118-130.

emergentes indicam a potencial superioridade de uma mistura de proteínas absorvidas rápida e lentamente em comparação com uma proteína de ação rápida isolada. Especificamente, teoriza-se que a adição de caseína a uma porção de soro de leite resulta em uma *aminoacidemia* (quantidade aumentada de aminoácidos no sangue) mais lenta, embora mais prolongada; isso leva a maior retenção de nitrogênio e menos oxidação e, portanto, a uma resposta prolongada de síntese proteica muscular.[112] Para generalizar, as proteínas de digestão rápida de alta qualidade estimulam fortemente a síntese de proteínas musculares durante as primeiras 3 horas após o consumo, enquanto as proteínas de digestão lenta exercem um efeito estimulador mais gradual por 6 a 8 horas.[34]

Deve-se ter cuidado ao tentar tirar conclusões práticas dos achados anteriormente mencionados. Dado que os estudos mencionados mediram a síntese de proteínas musculares por curtos períodos, eles não refletem necessariamente o impacto anabólico prolongado do consumo de proteínas após uma sessão de exercícios. Há poucas evidências de que o consumo de fontes específicas de proteínas tenha um impacto tangível sobre os desfechos hipertróficos de quem consome quantidades adequadas de alimentos de origem animal. Os veganos precisam conhecer melhor a qualidade das proteínas. Como as proteínas vegetais são em grande parte incompletas, os veganos devem se concentrar em ingerir a combinação certa de alimentos para garantir o consumo adequado de AAE. Por exemplo, os grãos são limitados em lisina e em treonina, e os legumes são pobres em metionina. A combinação dos dois compensa os déficits, ajudando assim a prevenir uma deficiência. Observe que esses alimentos não precisam ser consumidos na mesma refeição; eles só precisam ser incluídos na dieta regularmente.

A Tabela 9.3 fornece um resumo das recomendações para a ingestão de proteínas a fim de maximizar a hipertrofia muscular.

Carboidratos

Os carboidratos são compostos encontrados nos vegetais que, semelhantes às proteínas da dieta, também fornecem

APLICAÇÕES PRÁTICAS

Métodos para avaliar a qualidade da proteína

Desenvolveram-se vários métodos para determinar a qualidade da proteína em um determinado alimento. Isso inclui o escore de aminoácidos corrigido pela digestibilidade das proteínas (PDCAAS), o índice de eficiência proteica (PER), o escore químico (CS), o valor biológico (BV) e a utilização líquida de proteínas (NPU). Cada método usa seus próprios critérios para avaliar a qualidade da proteína, que é, por fim, dependente da composição de aminoácidos essenciais de um alimento e da digestibilidade e biodisponibilidade de seus aminoácidos.[122] Por exemplo, o método CS analisa o teor de cada aminoácido essencial em um alimento, que é então dividido pelo teor do mesmo aminoácido na proteína do ovo (considerado como CS de 100). De maneira um pouco parecida, o método PDCAAS baseia-se na comparação do teor de AAE de uma proteína de teste com o de um perfil de AAE de referência, mas considerando também, como o nome indica, os efeitos da digestão. O método PER adota uma abordagem completamente diferente; mede o ganho de peso em ratos jovens que são alimentados com uma proteína de teste em comparação com cada grama de proteína consumida. Alternativamente, os métodos BV e NPU são baseados no balanço de nitrogênio: o BV mede o nitrogênio retido no corpo e o divide pela quantidade total de nitrogênio absorvido das proteínas da dieta, enquanto o NPU simplesmente compara a quantidade de proteína consumida com a quantidade armazenada.

Dadas as diferenças inerentes na qualidade da proteína medida, os métodos podem resultar em grandes discrepâncias em como é classificada a qualidade dos alimentos que contêm proteínas. É difícil determinar o melhor método, mas pode-se argumentar que os métodos PDCAAS e BV são os mais relevantes para o crescimento humano porque levam em consideração a digestibilidade das proteínas. Dito isso, como cada método tem suas desvantagens, a melhor abordagem para avaliar a qualidade da proteína é levar em consideração várias medidas – particularmente o PDCAAS e o BV.

Recentemente, um novo sistema de pontuação de proteínas – o escore de aminoácidos indispensáveis digeríveis (DIAAS) – foi defendido como uma abordagem superior para a avaliação da qualidade da proteína. O DIAAS se fundamenta na digestibilidade da proteína no íleo, que, conforme se acredita, oferece maior precisão do que as medidas atualmente utilizadas.[108] Embora o DIAAS se mostre promissor como substituto para PDCAAS e BV, são muitas as fontes de proteína que ainda devem ser examinadas com a aplicação desse método,[108] o que compromete sua praticidade.

TABELA 9.3 Recomendações de macronutrientes para maximizar a hipertrofia muscular

Macronutriente	Ingestão recomendada
Proteína	1,6 a 2,2 g/kg/dia
Carboidrato	≥ 3 g/kg/dia
Gordura dietética	≥ 1 g/kg/dia ≥ 1,6 e 1,1 g/dia* de ácidos graxos ômega-3 para homens e mulheres, respectivamente

* Uma quantidade absoluta, não considerando o peso corporal.

4 kcal/g de energia. Em termos gerais, os carboidratos podem ser classificados como *simples* (monossacarídeos e dissacarídeos compostos por uma ou duas moléculas de açúcar, respectivamente) ou *polissacarídeos* (contendo muitas moléculas de açúcar). Para serem usados pelo organismo, os carboidratos, em geral, precisam ser quebrados em monossacarídeos, dos quais existem três tipos: glicose, frutose e galactose. Esses monossacarídeos são então usados como fontes imediatas de energia ou armazenados para uso futuro.

O carboidrato não é essencial na dieta, porque o corpo pode fabricar a glicose necessária aos tecidos por meio da gliconeogênese. Os aminoácidos e a porção glicerol dos triglicerídeos servem como substrato para a produção de glicose, particularmente na ausência de carboidratos na dieta. No entanto, existe uma base lógica sólida para incluir alimentos ricos em carboidratos na dieta quando o objetivo é a hipertrofia máxima.

Em primeiro lugar, até 80% da produção de ATP durante o treinamento de resistência de repetição moderada é derivada da glicólise.[72] Portanto, reduções substanciais no glicogênio muscular limitam a regeneração de ATP durante o exercício resistido, levando a uma incapacidade de sustentar a contratilidade muscular em altos níveis de produção de força. Além disso, uma singular reserva de glicogênio está localizada em contato próximo com as principais proteínas envolvidas na liberação de cálcio do retículo sarcoplasmático; acredita-se que uma diminuição nessas reservas acelere o aparecimento da fadiga muscular por meio de uma inibição da liberação de cálcio.[100] Em razão da importância do glicogênio como substrato e mediador do cálcio intracelular, vários estudos mostraram decréscimos no desempenho em estados de baixo glicogênio. Leveritt e Abernethy[78] descobriram que a depleção de glicogênio muscular diminuiu significativamente a quantidade de repetições realizadas em 3 séries de agachamentos a 80% de 1 RM. Observaram-se comprometimentos semelhantes no desempenho anaeróbico como resultado de seguir uma dieta pobre em carboidratos.[74] Relatou-se ainda que níveis reduzidos de glicogênio diminuem o desempenho da força isométrica[55] e aumentam a fraqueza muscular induzida pelo exercício.[156] Níveis baixos de glicogênio podem ser particularmente problemáticos durante rotinas de maior volume, porque a fadiga resultante está associada a menor produção de energia a partir da glicogenólise.[128,147]

Efeitos sobre o desempenho

Embora se demonstre que os carboidratos da dieta melhoram o desempenho no exercício, apenas quantidades moderadas parecem ser necessárias para a obtenção de efeitos benéficos. Mitchell et al.[90] descobriram que uma dieta composta por 65% de carboidratos não teve maior efeito sobre a quantidade de trabalho realizado durante 15 séries de 15 RM de exercícios para a parte inferior do corpo em comparação com uma dieta de 40% de carboidratos. Da mesma maneira, uma dieta pobre em carboidratos (25% do total de calorias) mostrou reduzir significativamente o tempo até a exaustão durante o exercício supramáximo, mas uma dieta rica em carboidratos (70% do total de calorias) não melhorou o desempenho em comparação com uma dieta controle composta por 50% de carboidratos.[79] Por outro lado, Paoli et al.[101] relataram que seguir uma *dieta cetogênica* (uma dieta contendo menos de 50 g de carboidratos por dia) por 30 dias não afetou negativamente o desempenho anaeróbico em um grupo de ginastas de elite. É possível que esses indivíduos tenham se adaptado às cetonas e, portanto, tenham melhor capacidade de sustentar a função muscular durante exercícios intensos. Um fator de confusão é que os indivíduos do grupo cetona consumiram quantidades substancialmente mais altas de proteína na dieta do que os indivíduos do grupo controle (201 *versus* 84 g, respectivamente). Consequentemente, os integrantes do grupo cetona perderam mais gordura corporal e retiveram mais massa magra, o que pode ter ajudado a anular qualquer diminuição no desempenho ao longo do tempo.

Não está tão claro como as reduções nos carboidratos em longo prazo afetam os marcadores de desempenho. Meirelles e Gomes[89] demonstraram uma melhora mais acentuada na força corporal total (ou seja, uma combinação de teste de exercícios de 8 a 10 RM no *leg press*, tríceps na polia e bíceps *pulldown*) com o consumo de uma dieta moderadamente rica em carboidratos, em comparação com uma dieta cetogênica (aumento de 19 *versus* 14%, respectivamente); no entanto, os dois grupos estavam em uma situação de déficit de energia ao longo do estudo, o que limitou a generalização para dietas de desenvolvimento muscular. Achados parecidos foram relatados em uma coorte de praticantes de *CrossFit*; os participantes que persistiram em seus hábitos alimentares habituais alcançaram um aumento de aproximadamente 5 kg na força de agachamento em 1 RM, enquanto aqueles que seguiram uma dieta cetogênica não aumentaram a força após 12 semanas de treinamento.[64] Devemos ressalvar que o grupo cetogênico estava em déficit energético, enquanto o grupo controle parecia estar em manutenção calórica. Por outro lado, Greene et al.[47] descobriram que uma dieta cetogênica com duração de 3 meses não prejudicou o desempenho relacionado à força em levantadores de potência e halterofilistas profissionais em comparação com uma dieta rica em carboidratos, apesar de ter ocorrido redução associada na massa magra com a diminuição da ingestão de carboidratos.

O glicogênio também pode ter uma influência direta sobre a hipertrofia muscular, por promover a mediação da sinalização intracelular. Presumivelmente, essas ações são realizadas por meio de efeitos regulatórios na AMPK. Conforme discutido no Capítulo 2, a AMPK atua como um sensor de energia celular que facilita a disponibilidade de energia. Isso é conseguido inibindo processos que consomem energia, incluindo a fosforilação do mTORC1, bem como amplificando processos catabólicos, como a glicólise, a beta-oxidação e a degradação de proteínas.[46] Demonstrou-se que o glicogênio suprime a AMPK purificada em ensaios sem células;[87] além disso, a depleção de glicogênio se correlaciona com a atividade aumentada da AMPK *in vivo* em humanos.[151] Além disso, as dietas cetogênicas prejudicam a sinalização de mTOR em ratos, o que se teoriza que explique suas ações antiepilépticas.[154]

> **PONTO-CHAVE**
>
> É necessária uma quantidade moderada de carboidratos na dieta para melhorar o desempenho no exercício. Não está claro quanto se deve ingerir de carboidratos para maximizar a hipertrofia muscular induzida pelo exercício, mas 3 g/kg/dia é um ponto de partida razoável.

As evidências sugerem que baixos níveis de glicogênio alteram a sinalização intracelular induzida pelo exercício. Creer et al.[29] randomizaram atletas treinados em resistência aeróbica para realizar 3 séries de 10 repetições de extensões de joelho com uma carga equivalente a 70% de 1 RM após seguir uma dieta pobre em carboidratos (2%

do total de calorias) ou uma dieta rica em carboidratos (77% do total de calorias). O teor de glicogênio muscular foi acentuadamente mais baixo na condição de baixo *versus* alto teor de carboidratos (~174 *versus* ~591 mmol/kg de peso seco). A fosforilação de Akt na fase inicial foi significativamente elevada apenas na presença de altos estoques de glicogênio; a fosforilação do mTOR mimetizou a resposta de Akt, embora a via ERK1/2 não tenha sido afetada relativamente pelo *status* do teor de glicogênio muscular. Demonstrou-se ainda que a inibição do glicogênio impede a ativação da p70^{S6K}, inibe a translação e diminui a quantidade de RNAm dos genes responsáveis pela regulação do crescimento muscular.[26,31] Por outro lado, Camera et al.[21] relataram que os níveis de glicogênio não tiveram efeito sobre a sinalização anabólica ou as respostas de síntese de proteína muscular durante o período de recuperação logo após o treino, subsequente à realização de um protocolo de treinamento de resistência de múltiplas series para a parte inferior do corpo. Ainda não há explicação plausível para as contradições entre os estudos.

As pesquisas também mostram que a ingestão de carboidratos influencia a produção de hormônios. As concentrações de testosterona foram consistentemente mais altas em homens saudáveis após 10 dias de consumo elevado *versus* baixo de carboidratos (468 *versus* 371 ng/dL, respectivamente), apesar do fato de as dietas serem iguais em calorias e gorduras totais.[4] Essas mudanças foram acompanhadas pelas concentrações mais baixas de cortisol na ingestão alta *versus* baixa de carboidratos. Achados semelhantes são vistos quando a restrição de carboidratos é combinada com exercícios vigorosos. Lane et al.[73] relataram reduções significativas de mais de 40% na proporção entre a testosterona livre e o cortisol em um grupo de atletas que consumiam 30% de calorias provenientes de carboidratos após 3 dias consecutivos de treinamento intenso; não foram observadas alterações em um grupo comparativo de atletas que consumiram 60% do total de calorias na forma de carboidratos. Não se sabe se tais alterações na produção hormonal afetam negativamente as adaptações musculares.

Embora a maioria dos estudos sobre a dieta cetogênica tenha sido realizada em indivíduos sedentários, dados recentemente publicados estão começando a esclarecer os efeitos longitudinais de dietas com baixo teor *versus* alto teor de carboidratos nas adaptações hipertróficas induzidas pelo treinamento de resistência. Pesquisas iniciais em mulheres destreinadas com sobrepeso demonstraram que a adoção de uma dieta cetogênica em combinação com exercícios de resistência não aumentou a massa magra depois de transcorridas 10 semanas, enquanto um grupo controle que persistiu em sua dieta normal e costumeira obteve um aumento de 1,6 kg de massa magra.[60] Vargas et al.[144] distribuíram aleatoriamente homens treinados em resistência para realizar um programa de treinamento de resistência com duração de 8 semanas enquanto consumiam uma dieta cetogênica (~42 g de carboidratos/dia) ou uma dieta não cetogênica (~55% do total de calorias na forma de carboidratos); a ingestão proteica foi equivalente entre as condições estudadas (2 g/kg/dia), e os dois grupos foram acompanhados individualmente por um nutricionista. Os resultados demonstraram que o grupo não cetogênico adquiriu 1,3 kg de massa magra, enquanto o grupo cetogênico mostrou ligeira diminuição. Esses achados são consistentes com os de Kephart et al.[64] Esses pesquisadores concluíram que os praticantes de *CrossFit* que consumiram dietas normais e costumeiras aumentaram modestamente a espessura do vasto lateral e a massa magra das pernas, enquanto os participantes que seguiram uma dieta cetogênica sofreram reduções em ambas as medidas. Meirelles e Gomes[89] também observaram melhoras hipertróficas mais favoráveis no quadríceps quando os participantes do estudo consumiram uma dieta moderadamente alta em carboidratos *versus* uma dieta cetogênica (4,0 *versus* −2,1%, respectivamente); mas as mudanças na massa do braço foram bastante semelhantes entre as condições estudadas. No que foi, talvez, o estudo mais relevante com participantes bem treinados, halterofilistas e levantadores de potência (*powerlifters*) profissionais perderam 2,3 kg de massa magra ao seguir uma dieta cetogênica *versus* uma dieta-padrão de carboidratos realizada em um modelo cruzado.[47] Coletivamente, os achados na literatura contemporânea sugerem que dietas com teor de carboidratos muito baixo ficam abaixo do ideal em termos da maximização do crescimento muscular. No entanto, é importante ter em mente que os grupos que fazem dieta cetogênica nesses estudos estavam provavelmente em déficit calórico, o que, por si só, prejudica as respostas anabólicas ao treinamento de resistência. Portanto, fica difícil determinar se os efeitos prejudiciais são causados por uma redução severa nos carboidratos ou por uma baixa ingestão calórica, ou uma combinação desses dois fatores.

Exigências

Com base nas evidências atuais, não há conclusões definitivas sobre a ingestão ideal de carboidratos a fim de maximizar os ganhos hipertróficos. Slater e Phillips[128] propuseram uma ingestão de 4 a 7 g/kg/dia para atletas que realizavam treinamento do tipo força, incluindo fisiculturistas. Embora essa recomendação seja razoável, sua base é um tanto arbitrária e não leva em consideração grandes variações interindividuais em relação à resposta alimentar. O uso de carboidratos como fonte de combustível, tanto em repouso quanto durante o exercício de intensidades diversas, varia em até quatro vezes entre os atletas; é influenciado por um diversificado conjunto de fatores, incluindo a composição das fibras musculares, a dieta, a idade, o treinamento, os níveis de glicogênio e a genética.[53] No mínimo, pareceria prudente consumir uma quantidade de carboidratos suficiente para manter as reservas máximas de glicogênio. A quantidade necessária para cumprir essa exigência varia de acordo com diversos fatores (p. ex., tamanho corporal, fonte de carboidratos, volume de exercício), mas uma ingestão mínima de aproximadamente 3 g/kg/dia parece ser suficiente. Deve-se considerar a ingestão adicional de carboidratos levando em consideração as preferências individuais e a resposta ao treinamento.

A Tabela 9.3 fornece um resumo das recomendações para a ingestão de carboidratos a fim de maximizar a hipertrofia muscular.

Gordura dietética

A gordura, também conhecida como *lipídio*, é um nutriente essencial que desempenha um papel vital em muitas funções corporais. Essas funções incluem amortecer os órgãos internos, protegendo-os contra impacto; auxiliar na absorção de vitaminas; e facilitar a produção de membranas celulares, hormônios e prostaglandinas. A gordura, na proporção de 9 kcal/g, fornece mais que o dobro de energia por unidade de proteína ou de carboidrato.

A gordura da dieta é classificada em duas categorias básicas: ácidos graxos saturados (AGS), que contêm um átomo de hidrogênio em ambos os lados de cada átomo de carbono (ou seja, os carbonos estão saturados com hidrogênios), e ácidos graxos insaturados, que contêm uma ou mais ligações duplas em sua cadeia de carbono (ou seja, falta um átomo de hidrogênio ao longo da cadeia de carbono). As gorduras com uma ligação dupla são chamadas de ácidos graxos monoinsaturados (AGMI), dos quais o oleato é o mais comum. Gorduras com duas ou mais ligações duplas são chamadas de ácidos graxos poli-insaturados (AGPI). Existem duas classes principais de AGPI: linoleato de ômega-6 (também chamado de ácidos graxos ômega-6 ou n-6) e alfa-linolenato de ômega-3 (também chamado de ácidos graxos ômega-3 ou *n-3*). Em razão da ausência de certas enzimas, essas gorduras não podem ser fabricadas pelo corpo humano e, portanto, são um componente essencial na alimentação.

Pode-se fazer uma subclassificação adicional das gorduras com base no comprimento de suas cadeias de carbono. As cadeias variam entre 4 e 24 átomos de carbono, e átomos de hidrogênio cercam os átomos de carbono. Ácidos graxos com cadeias de 4 a 6 carbonos são chamados ácidos graxos de cadeia curta; aqueles com cadeias de 8 a 12 carbonos são chamados de ácidos graxos de cadeia média, e aqueles com mais de 12 carbonos são chamados de ácidos graxos de cadeia longa.

Efeitos sobre o desempenho

O consumo de gordura na dieta tem pouco ou nenhum efeito sobre o desempenho de resistência. Como observado anteriormente, o treinamento de resistência obtém energia principalmente de processos anaeróbicos. A glicólise, particularmente a glicólise rápida, é o sistema primário de energia que alimenta protocolos de múltiplas séries e repetição moderada.[72] Embora o triglicerídeo intramuscular forneça uma fonte adicional de combustível durante o treinamento de resistência pesado,[38] a contribuição da gordura não é um fator limitante na capacidade anaeróbica do exercício.

O consumo de gordura demonstrou ter impacto sobre as concentrações de testosterona. A testosterona é derivada do colesterol, um lipídio. Consequentemente, as dietas com pouca gordura estão associadas a uma modesta redução na produção de testosterona.[35,50] Contudo, a relação entre a gordura da dieta e a produção de hormônios é complexa; está relacionada com a ingestão energética, com a proporção de macronutrientes e, talvez, até com os tipos de gorduras alimentares consumidas.[145] Além disso, demonstrou-se que refeições com muita gordura suprimem as concentrações de testosterona.[146] Parece haver um limiar superior e inferior para a ingestão de gordura na dieta a fim de otimizar a produção de testosterona, acima ou abaixo do qual a produção hormonal pode ser prejudicada.[121] O efeito, se houver algum, que essas modestas alterações nos níveis de testosterona dentro de um intervalo fisiológico normal exercem sobre a hipertrofia muscular permanece incerto neste momento.

As evidências mostram que o tipo de gordura consumida influencia diretamente a composição corporal. Rosqvist et al.[117] demonstraram que a superalimentação de jovens de ambos os sexos com peso normal com alimentos ricos em ácidos graxos n-6 causou um aumento na massa magra corporal aproximadamente três vezes maior em comparação com a superalimentação comparável com gorduras saturadas. É concebível que os resultados tenham sido relacionados com efeitos diferenciais na fluidez da membrana celular entre os tipos de gorduras consumidas. Especificamente, mostrou-se que os AGPI aumentam a fluidez da membrana, enquanto os AGS têm o efeito oposto.[96] As membranas celulares desempenham um papel essencial na regulação da passagem de nutrientes, hormônios e sinais químicos para dentro e para fora das células. Quando as membranas endurecem, elas são dessensibilizadas a estímulos externos, inibindo processos celulares, incluindo a síntese de proteínas. Alternativamente, as membranas celulares mais fluidas têm a permeabilidade aumentada, possibilitando que substâncias e moléculas mensageiras secundárias associadas à síntese de proteínas penetrem rapidamente no citoplasma.[131] Isso fornece uma base fisiológica para um impacto benéfico dos AGPI na síntese de proteínas musculares, em comparação com os efeitos negativos do excesso de AGS, que reduzem a fluidez da membrana celular.[18]

Acredita-se que os ácidos graxos n-3 desempenhem um papel particularmente importante no metabolismo das proteínas. Vários estudos mostram que a suplementação com ácidos graxos n-3 resulta em maior acreção de proteínas musculares em comparação com outros tipos de gorduras, tanto em animais[15,44] como em humanos.[97,120,129] Esses efeitos podem ser em parte regulados pelo aumento mediado pelos ácidos graxos n-3 na fluidez da membrana celular,[3] o que facilita uma melhora na resposta de sinalização de mTOR/p70^{S6K}.[129] Benefícios adicionais podem ser atribuídos a uma redução na quebra de proteínas associada à inibição da via ubiquitina-proteassoma,[148] o que teoricamente leva a uma maior acreção de proteínas musculares. Embora esses achados sejam intrigantes, os estudos mencionados não foram realizados em conjunto com um protocolo estruturado de treinamento de resistência; as limitadas pesquisas sobre a combinação de suplementação de n-3 com exercícios regulares chegaram a resultados conflitantes.[118] Portanto, permanece especulativo sobre quais são os efeitos, se houver algum, dos ácidos graxos n-3 para quem procura maximizar as adaptações hipertróficas.

Exigências

De maneira semelhante à ingestão de carboidratos, não há orientação concreta que possa ser dada quanto à quantidade de gordura necessária para maximizar o crescimento muscular. Como regra geral, a ingestão de gordura deve abranger o balanço de calorias após contabilizar o consumo de proteínas e carboidratos. Se houver um determinado excedente calórico, não há problema em atender às necessidades básicas para lipídios da dieta. Com base em dados limitados, um mínimo de 1 g/kg/dia parece suficiente para evitar alterações hormonais. Parece prudente priorizar a obtenção da maior parte das calorias da gordura de fontes não saturadas. Os AGPI, em particular, são essenciais não apenas para a função biológica adequada, mas também, aparentemente, para maximizar a acreção de proteínas musculares.

As recomendações para a ingestão de gordura na dieta a fim de maximizar a hipertrofia muscular são mostradas na Tabela 9.3.

> **PONTO-CHAVE**
>
> Os ácidos graxos poli-insaturados (AGPI) são possivelmente importantes para melhorar a síntese de proteínas musculares e devem ser priorizados em relação aos ácidos graxos saturados (AGS). Um mínimo de 1 g/kg/dia de gordura na dieta parece ser suficiente para evitar alterações hormonais.

Frequência da alimentação

A frequência do consumo de nutrientes pode influenciar a acreção de proteína muscular. Diante da evidência de um limiar de leucina, pode-se recomendar a ingestão de várias refeições ricas em proteínas ao longo do dia. Estudos mostram efeitos dependentes da dose e saturáveis a 10 g de AAE, o que equivale a aproximadamente 20 g de uma fonte de proteína de alta qualidade.[12] Isso é consistente com o conceito de "músculo pleno", que propõe que a síntese de proteínas musculares não responde a qualquer aumento adicional na ingestão quando o nível saturável é alcançado.[11] Os aminoácidos em circulação são então desviados para alimentar outros processos que requerem proteínas, para suprimir a proteólise ou para a oxidação.[33] Com o *status* "músculo pleno", a síntese de proteínas musculares miofibrilares é estimulada em 1 hora, mas a estimulação retorna aos valores de base em 3 horas, apesar das elevações sustentadas na disponibilidade de aminoácidos.[34] Portanto, levantou-se a hipótese de que o consumo de proteínas a intervalos de poucas horas ao longo do dia otimiza a acreção de proteínas musculares, elevando continuamente os níveis de síntese de proteínas musculares e atenuando a quebra de proteínas musculares.[13,128]

PONTO-CHAVE

Levantou-se a hipótese de que o consumo de proteínas a intervalos de poucas horas ao longo do dia otimiza a acreção de proteínas musculares, elevando continuamente os níveis de síntese de proteínas musculares e atenuando a quebra de proteínas musculares.

Os achados do estudo de Areta et al.[7] apoiam a alimentação frequente. O trabalho investigou os efeitos de diferentes distribuições de ingestão de proteínas sobre as respostas anabólicas. Vinte e quatro homens treinados em resistência foram randomizados para consumir 80 g de proteína de soro de leite como alimentação impulsiva (8 × 10 g a cada 1,5 hora), alimentação intermediária (4 × 20 g a cada 3 horas) ou alimentação em bólus (2 × 40 g a cada 6 horas) durante 12 horas de recuperação após um treino de resistência. Os resultados mostraram que a condição de alimentação intermediária foi superior à condição de alimentação impulsiva ou em bólus para estimular a síntese de proteínas musculares durante o período de recuperação. Os resultados são consistentes com o conceito de limiar de leucina. Os 20 g de soro de leite fornecidos na condição de alimentação intermitente foram suficientes para alcançar o limiar, e as refeições mais frequentes nessa quantidade saturável aparentemente mantiveram a síntese de proteínas musculares elevada ao longo do dia. Alternativamente, a alimentação impulsiva de 10 g foi insuficiente para desencadear os efeitos máximos da leucina, enquanto a alimentação em bólus não foi fornecida com frequência suficiente para sustentar as elevações da síntese de proteínas musculares. Vários problemas desse estudo dificultam a capacidade de extrapolar os achados à prática. Embora o fornecimento de apenas uma proteína de ação rápida (soro de leite) forneça o controle necessário para deter efeitos de confusão de outros nutrientes, ele tem pouca relevância para os padrões alimentares da vida real. O consumo de uma refeição mista aumenta o tempo de trânsito pelo intestino, o que necessariamente exigiria maior ingestão de proteínas para fornecer um gatilho de leucina e, em seguida, liberar os aminoácidos restantes de forma lenta durante as 5 horas seguintes. Além disso, a dose de 80 g de proteína diária total fornecida aos homens jovens treinados em resistência está muito abaixo da necessária para manter um balanço proteico não negativo.

Um estudo recente de Mamerow et al.[85] fornece informações adicionais sobre o assunto. Em um delineamento de formato cruzado randomizado, oito indivíduos saudáveis seguiram dietas isoenergéticas e isonitrógenas no café da manhã, almoço e jantar por dois períodos separados de 7 dias. Durante uma condição, a proteína foi distribuída de maneira aproximadamente uniforme ao longo de cada refeição; na outra, era desigual, de modo que quase 2/3 da dose diária de proteína eram consumidos no jantar. A ingestão de proteínas foi suficiente para o anabolismo máximo, totalizando 1,6 g/kg/dia. Todas as refeições foram preparadas individualmente pela equipe de pesquisa. Consistente com os achados de Areta et al., os resultados mostraram que a síntese de proteínas musculares era aproximadamente 25% maior quando a ingestão de proteínas era distribuída de modo uniforme em comparação com uma distribuição desigual.

Vários estudos longitudinais investigaram os efeitos da frequência de ingestão de proteínas sobre a composição corporal em conjunto com refeições mistas. Em uma intervenção de duas semanas em mulheres idosas, Arnal et al.[9] demonstraram que a ingestão impulsiva de proteína (as mulheres consumiram 79% da proteína diária total em uma única alimentação de ~52 g) resultou em maior retenção de massa livre de gordura em comparação com uma condição na qual a ingestão de proteínas foi igualmente distribuída ao longo de quatro refeições diárias. Alternativamente, um estudo de seguimento realizado pelos mesmos pesquisadores usando um protocolo nutricional quase idêntico não encontrou diferença entre as frequências de ingestão impulsiva *versus* disseminada em um grupo de mulheres jovens.[10] Esses achados são consistentes com os de Adechian et al.,[2] que não relataram diferenças na composição corporal entre a ingestão impulsiva de proteínas (80% das proteínas em uma refeição) e a ingestão disseminada (quatro porções igualmente espaçadas de proteína) em um grupo de mulheres jovens obesas. As discrepâncias nos estudos podem, aparentemente, ser atribuídas às diferenças relacionadas com a idade nos indivíduos. Como mencionado anteriormente, o processo de envelhecimento dessensibiliza o músculo à ingestão proteica, resultando em maior exigência por refeição para alcançar o limiar de leucina. Estima-se que os idosos requeiram proteína de alta qualidade em uma dose de aproximadamente 40 g para uma resposta anabólica máxima; os indivíduos mais jovens requerem cerca de metade desse valor.[150,155] O grupo de ingestão disseminada no estudo com idosos consumiu aproximadamente 26 g de proteína por refeição,[9] o que os colocaria muito abaixo do limiar de leucina durante cada alimentação. O grupo de ingestão impulsiva, por outro lado, teria alcançado o limiar de leucina na refeição de 80% de proteína, o que pode ter sido suficiente para promover um efeito anabólico superior. Nos estudos com indivíduos jovens,[2,10] o grupo de ingestão disseminada consumiu > 20 g por porção, excedendo assim o limiar teórico de leucina. Uma limitação desses estudos é que os indivíduos não realizaram exercícios resistidos, impedindo assim a generalização para aqueles que procuram maximizar a hipertrofia muscular.

Uma pesquisa do laboratório de Grant Tinsley sobre protocolos de jejum intermitente proporciona mais informações sobre o assunto. No primeiro de seus estudos,[137] homens com atividade recreativa e não treinados foram distribuídos aleatoriamente para um grupo controle que consumiu sua dieta normal ou para um grupo experimental que consumiu todas as calorias diárias em um período de 4 horas em dias sem treino (4 dias por semana) sem qualquer restrição nos dias de treinamento. Os dois grupos executaram um programa de treinamento de resistência regular ao estilo de musculação 3 dias por semana. Na conclusão do período de estudo, que se prolongou por 8 semanas, foram observados ganhos na massa magra dos tecidos moles no grupo que consumiu a dieta controle, sugerindo que a restrição da alimentação a um período de 4 horas prejudicou o anabolismo. No entanto, estudos de acompanhamento em homens[93] e mulheres[138] treinados em resistência chegaram a aumentos semelhantes na massa magra e em outras medidas de hipertrofia, quando os grupos que se alimentaram com restrição de tempo consumiram todos os alimentos diários em uma janela de 8 horas, em vez de distribuir as porções consumidas ao longo do dia e da noite. Esses achados sugerem que o corpo se torna mais eficiente com o uso de bólus maiores de proteína com a finalidade de desenvolvimento de tecidos quando o consumo de nutrientes fica limitado a curtos períodos diários, pelo menos em uma janela de alimentação de 8 horas. Dito isso, os achados são preliminares e devem ser considerados no contexto do autorrelato nutricional, que historicamente é impreciso.[123] Tendo em vista que o efeito anabólico de uma refeição rica em proteínas se prolonga por 5 a 6 horas,[75] parece prudente que as pessoas, ao buscarem maximizar a hipertrofia, devam fazer uma ingestão de proteínas de 0,4 a 0,55 g/kg/refeição, distribuída em pelo menos quatro refeições para o consumo total de 1,6 a 2,2 g/kg/dia.[126] O aumento da distribuição da proteína em mais de quatro refeições diárias é uma opção para aqueles que preferem refeições mais frequentes; contudo, nenhum benefício extra parece ser obtido com essa abordagem.[83]

Alguns pesquisadores propuseram o consumo de proteína imediatamente antes de dormir como estratégia para aumentar o anabolismo.[130] Em geral, as recomendações aconselham o uso de caseína como fonte de proteína, por ser substância de ação lenta e, portanto, liberada durante o sono. Embora estudos tenham mostrado melhoras no anabolismo com a suplementação antes de dormir, os ganhos parecem ser decorrentes do atendimento das necessidades diárias totais de proteína, e não do momento do seu consumo.[61] Assim, essa estratégia pode ser empregada como meio de assegurar que as metas diárias de consumo de proteína sejam alcançadas, mas os resultados não dependem da ingestão antes de dormir.

APLICAÇÕES PRÁTICAS

Quanta proteína o corpo pode utilizar para o desenvolvimento muscular em apenas uma refeição?

Uma afirmação comum ouvida nos círculos de *fitness* é que o corpo pode absorver apenas 20 a 30 g de proteína em uma única refeição. Essa crença é frequentemente usada em favor da ingestão de refeições ricas em proteínas a cada poucas horas ao longo do dia. Mas a veracidade de tais alegações é duvidosa.

Em primeiro lugar, é importante diferenciar o termo *absorção* de *utilização*. Do ponto de vista da nutrição, absorção refere-se à passagem de nutrientes do intestino para a circulação. Dessa forma, praticamente não há limite para a quantidade de proteína que uma pessoa pode absorver de

(continua)

(continuação)

determinada refeição. Em seguida à digestão, os aminoácidos constituintes da proteína atravessam a parede intestinal e vão para a circulação, onde praticamente todos ficam disponíveis para uso no nível dos tecidos. Mas um possível problema é quando a pessoa ingere aminoácidos individuais de forma livre, o que pode causar competição pelo transporte através dos enterócitos. Nesse caso, os aminoácidos presentes em maiores concentrações são preferencialmente absorvidos, em detrimento daqueles em menores concentrações.[49]

Com essa informação em mente, a questão mais pertinente é quanta proteína o corpo pode usar de uma única refeição na construção de tecido muscular. Essa questão tem implicações importantes para a otimização do desenvolvimento muscular, porque os aminoácidos não utilizados são oxidados para obtenção de energia ou transaminados para a formação de outros compostos para o corpo.[94]

O estudo de Areta et al.[7] sugere que apenas uma quantidade limitada de proteína pode ser usada no nível tecidual. Esse estudo distribuiu aleatoriamente os participantes de modo a realizar 4 séries de exercícios de extensão de perna e, em seguida à prática, consumir proteína em repouso sob as seguintes condições: 8 porções de 10 g a cada 1,5 hora, 4 porções de 20 g a cada 3 horas ou 2 porções de 40 g a cada 6 horas. Os resultados demonstraram que a dose de 20 g teve o maior efeito na síntese de proteína muscular em um período de recuperação de 12 horas. Esse achado sugere que o limite superior de uso é inferior a 40 g. Embora à primeira vista esses resultados possam parecer convincentes, devemos levar em consideração diversas variáveis complicadoras ao fazer inferências práticas desses dados. Por um lado, os pesquisadores usaram soro de leite como fonte de proteína. Trata-se de uma proteína de ação rápida. Sua taxa de absorção é estimada em aproximadamente 10 g por hora.[16] Isso sugere que a dose de 40 g teria sido completamente absorvida em 4 horas, muito antes de os indivíduos desse grupo terem consumido sua dose subsequente na marca de 6 horas. Por outro lado, a taxa de absorção da proteína do ovo cozido é de aproximadamente 3 g por hora,[16] resultando em um efeito anabólico muito mais prolongado. Além disso, geralmente as pessoas consomem proteínas no contexto de alimentos integrais que também contêm combinações de carboidratos e gorduras; a inclusão desses nutrientes extras retarda ainda mais a absorção, provocando maior demora do ingresso dos aminoácidos na circulação. Finalmente, os participantes eram homens jovens com um peso corporal médio de aproximadamente 82 kg; portanto, a ingestão total de proteína (80 g) estava muito abaixo de suas necessidades diárias para a maximização do anabolismo (cerca de 130 a 180 g). Em resumo, cada um desses fatores, isoladamente ou em combinação, pode ter influenciado de forma indevida os resultados. Diante disso, fica limitada a extrapolação dos achados para cenários do mundo real.[126]

Um estudo subsequente de Macnaughton et al.[84] indica que o tipo de programa de exercício também pode ter sido uma variável complicadora. Nesse estudo, os participantes se envolveram em um programa de treinamento de resistência para o corpo inteiro, ao contrário do estudo de Areta et al.,[7] que incluiu apenas exercícios de extensão de perna. Imediatamente após o exercício, os participantes receberam uma dose de 20 ou 40 g de proteína de soro de leite. Ao contrário dos achados de Areta et al.,[7] a taxa de síntese da fração miofibrilar foi aproximadamente 20% maior para o consumo da dose de proteína de 40 *versus* 20 g. Esse achado sugere que a ativação de uma quantidade maior de massa muscular aumenta a capacidade do corpo de usar maiores quantidades de proteína para a construção de tecidos.

Mais recentemente, uma pesquisa em idosos demonstrou com clareza a existência de uma relação de dose-resposta entre a quantidade de proteína consumida em um único bólus e as medidas para a síntese de proteína muscular depois de um exercício de resistência para o corpo inteiro.[57] As taxas de síntese de proteína aumentaram progressivamente com o consumo de 0, 15, 30 e 45 g; as doses mais altas revelaram efeitos estatisticamente maiores em comparação com as doses mais baixas. Assim, os indivíduos idosos talvez necessitem de doses ainda maiores de proteína após o treinamento para que consigam atingir um nível de anabolismo comparável ao dos indivíduos mais jovens.

(continua)

(continuação)

> Os dados de estudos sobre jejum intermitente fornecem evidências longitudinais de que a utilização por dose pode ser ainda maior do que se pensava anteriormente. Tinsley et al.[138] observaram um aumento semelhante de massa livre de gordura e de hipertrofia da musculatura esquelética em mulheres treinadas ao longo de um programa supervisionado de 8 semanas de exercícios de resistência para todo o corpo, independentemente de as participantes terem consumido o alimento ao longo do dia ou se ficaram restritas a uma janela de 8 horas. Embora não tenha sido ainda determinada uma lógica mecanicista para tais resultados, podemos especular que talvez o corpo se torne mais eficiente com relação ao uso de proteínas, para as finalidades de construção de tecidos, quando a alimentação fica restrita por uma limitação do tempo de consumo, preservando os aminoácidos da oxidação.
>
> Em resumo, há pouca dúvida de que existe um limite para a quantidade de proteína que um indivíduo pode utilizar em uma determinada refeição; além de uma certa dose, os aminoácidos serão oxidados para energia em vez de usados para o desenvolvimento muscular. No entanto, as evidências indicam que o limite parece ser maior do que a alegação comum de 20 a 30 g de uma só vez. É importante notar que vários fatores externos influenciam o limiar, incluindo a fonte de proteína, o consumo concomitante de outros nutrientes e a quantidade de músculo envolvida no exercício. Fatores individuais como idade, *status* de treinamento e quantidade de massa corporal magra também devem ser considerados.

Momento de ingestão dos nutrientes

O momento em que os nutrientes são ingeridos faz parte da estratégia para otimizar a resposta adaptativa ao exercício. O período pós-exercício é frequentemente considerado a parte mais crítica para a ingestão de nutrientes do ponto de vista do desenvolvimento muscular. Isso se baseia na premissa da existência de uma *janela de oportunidade anabólica*, que diz que o fornecimento de nutrientes dentro de aproximadamente 1 hora após a conclusão do exercício melhora a resposta hipertrófica ao treino.[65] De acordo com a teoria do momento de ingestão dos nutrientes, adiar o consumo para além dessa janela limitada tem repercussões negativas sobre o crescimento muscular. Alguns pesquisadores até postularam que o momento de ingestão dos nutrientes é de maior importância para a composição corporal do que o consumo diário absoluto de nutrientes.[24]

A proteína é claramente o nutriente essencial para otimizar a resposta hipertrófica. Como observado anteriormente, o anabolismo é mediado, sobretudo, pelos AAE, com contribuição mínima dos aminoácidos não essenciais.[19,140] Foi proposto que o consumo de carboidratos potencializa os efeitos anabólicos da ingestão de proteínas pós-exercício, aumentando, assim, a acreção de proteínas musculares.[58]

A base para o momento de ingestão dos nutrientes é bem fundamentada. O exercício intenso causa a depleção de uma proporção substancial de combustíveis armazenados (incluindo glicogênio e aminoácidos) e provoca *perturbações estruturais* (interrupção ou dano) nas fibras musculares. Hipoteticamente, fornecer nutrientes ao corpo depois desse exercício não apenas facilita a repleção de reservas de energia e a remodelação do tecido danificado como também o faria de uma maneira supercompensada que, por fim, aumentaria o desenvolvimento muscular. Aliás, diversos estudos apoiam a eficácia do momento de ingestão dos nutrientes em produzir um aumento acentuado na síntese de proteínas musculares após um

> **APLICAÇÕES PRÁTICAS**
>
> **Frequência da alimentação para a hipertrofia muscular**
>
> Dado que o efeito anabólico de uma refeição rica em proteínas dura aproximadamente 5 a 6 horas,[75] seria prudente que as pessoas buscassem maximizar a hipertrofia com a distribuição da ingestão de proteínas de 0,4 a 0,55 g/kg/refeição ao longo de pelo menos quatro refeições para chegar a um *mínimo* de 1,6 a 2,2 g/kg/dia.[126] Esse padrão de frequência assegura que o corpo permanecerá em anabolismo ao longo do dia e que tirará completa vantagem do efeito sensibilizante superior a 24 horas do treinamento de resistência sobre o músculo esquelético.[12]

treinamento de resistência em relação a um placebo.[111,139,141,142] Esses achados fornecem evidências convincentes de que o exercício sensibiliza os músculos para a administração de nutrientes.

Janela de oportunidade anabólica

O conceito de uma janela de oportunidade anabólica foi inicialmente formulado a partir de dados da síntese de proteína muscular aguda. Em um dos primeiros estudos sobre o tema, Okamura et al.[99] encontraram uma resposta de síntese proteica significativamente maior quando cães foram infundidos com aminoácidos logo após 150 minutos de exercício em esteira, em comparação com o retardo da administração para depois de 2 horas. Posteriormente, um ensaio clínico em humanos realizado por Levenhagen et al.[77] mostrou que a síntese proteica das pernas (e do corpo todo) aumentou de forma mais significativa quando a proteína foi ingerida de imediato após 60 minutos de bicicleta ergométrica a 60% do $\dot{V}O_{2max}$, em comparação com a ingestão depois de 3 horas. Uma questão confusa com esses estudos é que ambos envolviam exercícios aeróbicos de intensidade moderada e longa duração. Isso levanta a possibilidade de que os resultados tenham sido atribuídos a maiores frações mitocondriais e, talvez, a frações de outras proteínas sarcoplasmáticas, em oposição à síntese de elementos contráteis. Por outro lado, Rasmussen et al.[111] investigaram o impacto agudo do momento de ingestão de proteína após o treinamento de resistência e não encontraram diferenças significativas na resposta de síntese proteica entre consumir os nutrientes 1 hora ou 3 horas depois do exercício.

Embora ofereçam uma visão mecanicista interessante das respostas nutricionais pós-exercício, os estudos recém-mencionados limitam-se a levantar hipóteses sobre as adaptações hipertróficas, em vez de tirar conclusões práticas sobre a eficácia do momento de ingestão dos nutrientes para a construção muscular. As mensurações agudas da síntese de proteínas musculares realizadas no período pós-treino são frequentemente dissociadas da regulação positiva crônica dos sinais miogênicos causais[28] e não necessariamente predizem adaptações hipertróficas em longo prazo do treinamento de resistência programado.[136] Além disso, elevações pós-treino na síntese de proteínas musculares em indivíduos não treinados não são replicadas naqueles que são treinados em resistência.[1] A única maneira de determinar se o momento de ingestão de um nutriente produz um verdadeiro efeito hipertrófico é por meio da realização de estudos de treinamento que meçam alterações no tamanho do músculo ao longo do tempo.

Efeitos da ingestão de proteínas pós-exercício sobre a hipertrofia muscular

Vários estudos longitudinais investigaram diretamente os efeitos da ingestão de proteínas pós-exercício sobre o crescimento muscular. Os resultados desses estudos são contraditórios, aparentemente em razão das disparidades na concepção e na metodologia dos estudos. Na tentativa de obter clareza sobre o assunto, o laboratório do autor deste livro realizou uma metanálise da literatura relacionada com o momento de ingestão das proteínas.[124] Os critérios de inclusão estabeleciam que os estudos fossem ensaios clínicos controlados randomizados nos quais um grupo recebia proteína dentro de 1 hora pré ou pós-treino e o outro não antes de pelo menos 2 horas depois da sessão de exercícios. Além disso, os estudos tinham que durar pelo menos 6 semanas e fornecer uma dose mínima de 6 g de AAE, uma quantidade que demonstrou produzir um aumento robusto na síntese de proteínas musculares após o treinamento de resistência.[19,65] Analisou-se um total de 23 estudos que incluíram 525 indivíduos. A análise simples dos dados agrupados mostrou um efeito pequeno, mas estatisticamente significativo (0,20), na hipertrofia muscular, favorecendo o consumo imediato de proteína. No entanto, a análise de regressão constatou que praticamente todo o efeito foi explicado pelo maior consumo de proteína no grupo imediato *versus* não imediato (~1,7 *versus* 1,3 g/kg, respectivamente). Em outras palavras, o consumo médio de proteínas nos grupos não imediatos ficou bem abaixo do que é considerado necessário para maximizar a síntese de proteínas associada com o treinamento de resistência. Apenas alguns estudos efetivamente tentaram combinar a ingestão de proteínas entre as condições.

Uma subanálise desses estudos revelou que não houve efeitos estatisticamente significativos associados ao momento de ingestão das proteínas. Os resultados fornecem fortes evidências de que qualquer efeito do momento de ingestão de proteínas sobre a hipertrofia muscular é relativamente pequeno, se é que existe algum. Dito isso, os estudos não observaram prejuízos perceptíveis no consumo de proteína logo em seguida ao término de uma sessão de treinamento; e, tendo em vista que mesmo efeitos relativamente modestos podem ter significado prático, essa estratégia oferece uma relação de custo-benefício favorável para as pessoas que pretendem maximizar as adaptações musculares pós-exercício.

> **PONTO-CHAVE**
>
> Diversos estudos apoiam a eficácia do momento de ingestão dos nutrientes para o maior aumento agudo na síntese de proteínas musculares após uma sessão de treinamento de resistência, mas as pesquisas não conseguiram demonstrar que o momento de ingestão de proteínas tem um efeito de longo prazo sobre a hipertrofia muscular. Contudo, tendo em vista que não foram observados prejuízos discerníveis com essa prática e também considerando que ela pode resultar em ganhos, as pessoas que pretendem maximizar a hipertrofia devem consumir proteína logo em seguida ao término de uma sessão de treinamento de resistência.

Efeitos da ingestão de carboidratos pós-exercício sobre a hipertrofia muscular

A inclusão de carboidratos na ingestão nutricional pós-treino é frequentemente reivindicada como sinérgica ao consumo de proteínas com relação à promoção de uma resposta hipertrófica.[58] Essa afirmação é baseada principalmente em ações anabólicas teóricas da liberação de insulina mediada por carboidratos. No entanto, embora a insulina sabidamente tenha propriedades anabólicas,[17,40] pesquisas emergentes mostram que esse hormônio tem um papel permissivo, não estimulador, sobre a regulação da síntese de proteínas.[106] Sua secreção tem pouco impacto sobre o anabolismo pós-exercício em níveis fisiológicos,[48] embora as evidências sugiram que há um limiar abaixo do qual os níveis plasmáticos de insulina causam uma resposta refratária da síntese proteica muscular ao efeito estimulador do treinamento resistido.[68] É importante ressaltar que os estudos falharam em mostrar quaisquer efeitos aditivos dos carboidratos em promover um balanço proteico muscular favorável pós-exercício quando combinados com o fornecimento de aminoácidos.[45,70,132]

Os principais efeitos da insulina sobre a massa corporal magra estão relacionados com o seu papel na redução do catabolismo muscular.[30,43,56,56] Embora os mecanismos precisos não estejam bem definidos no momento, acredita-se que os efeitos anticatabólicos envolvam a fosforilação da PI3K/Akt mediada pela insulina, que por sua vez diminui a ativação da família de fatores de transcrição Forkhead.[67] Teoriza-se também que uma inibição de outros componentes da via da ubiquitina-proteassoma influencie o processo.[48]

Para tirar proveito dessas propriedades anticatabólicas, o momento de ingestão dos nutrientes tradicionalmente usado propõe que é benéfico elevar os níveis de insulina a um pico o mais rápido e alto possível após uma sessão de exercícios. A quebra das proteínas musculares está apenas levemente elevada logo após o exercício e aumenta com rapidez a partir de então.[71] Quando em jejum, a proteólise aumenta de forma acentuada aos 195 minutos após o exercício, e o balanço proteico permanece negativo.[109] A extensão da quebra de proteínas aumenta em até 50% na marca de 3 horas, e a proteólise aumentada pode persistir por até 24 horas após um treinamento de resistência intenso.[71] Dado que a hipertrofia muscular representa a diferença entre a síntese proteica miofibrilar e a proteólise, uma diminuição na quebra de proteínas poderia aumentar o acréscimo de proteínas contráteis e, assim, facilitar a hipertrofia muscular.

Embora o conceito de pico de insulina seja lógico em teoria, a necessidade de fazê-lo após o exercício depende, por fim, de quando os alimentos foram consumidos antes do exercício. O impacto da insulina sobre o equilíbrio líquido de proteínas musculares alcança um platô em 3 a 4 vezes os níveis de jejum (um intervalo de aproximadamente 15 a 30 mU/L).[48,113] As refeições mistas típicas alcançam esse efeito 1 a 2 horas após o consumo, e os níveis permanecem elevados por 3 a 6 horas (ou mais), dependendo do tamanho da refeição. Por exemplo, uma refeição sólida de 75 g de carboidratos, 37 g de proteína e 17 g de gordura aumenta as concentrações de insulina em três vezes nas condições de jejum dentro de meia hora após o consumo e aumenta para cinco vezes depois de 1 hora; na marca de 5 horas, os níveis permanecem o dobro dos vistos durante o jejum.[25] Portanto, a necessidade de reverter rapidamente os processos catabólicos é relevante apenas na ausência de fornecimento de nutrientes pré-treino.

Deve-se observar ainda que os aminoácidos são altamente insulinêmicos. Uma dose de 45 g de proteína de soro de leite isolada produz níveis de insulina suficientes para maximizar o equilíbrio líquido de proteínas musculares (15 a 30 mU/L).[110] Uma vez alcançado esse limiar fisiológico por meio do consumo de aminoácidos, adicionar carboidratos à mistura para estimular ainda mais a elevação da insulina é irrelevante, com relação às adaptações hipertróficas.[48,51,132]

> **PONTO-CHAVE**
>
> Não há necessidade de aumentar a insulina após o exercício via consumo de carboidratos com o objetivo de obter hipertrofia muscular se o exercício não for realizado em jejum. A necessidade de reabastecer rapidamente o glicogênio é relevante apenas para aqueles que realizam sessões de treinamento de resistência divididas em dois treinos por dia (manhã e noite), nos quais os mesmos músculos são trabalhados durante as respectivas sessões.

Há evidências de que o consumo de carboidratos imediatamente após o exercício aumenta de forma significativa a taxa de repleção de glicogênio muscular; atrasar a ingestão em apenas 2 horas diminui a taxa de ressíntese em até 50%.[59] Isso se deve ao efeito potencializador do exercício sobre a captação de glicose estimulada pela insulina, que mostra uma forte correlação positiva com a magnitude do uso de glicogênio durante o treino.[116] Os mecanismos responsáveis por esse fenômeno incluem a translocação aumentada da proteína transportadora de glicose tipo 4 (GLUT4), responsável por facilitar a entrada de glicose no músculo[32,63] e pelo aumento na atividade da glicogênio sintase – a principal enzima envolvida na promoção do armazenamento de glicogênio.[98] Em conjunto, esses fatores agilizam a captação de glicose após o exercício, acelerando a taxa de reposição de glicogênio.

O glicogênio é considerado essencial para a realização de protocolos do tipo hipertrofia.[72] MacDougall et al.[82] descobriram que 3 séries de exercícios de flexão do cotovelo a 80% de 1 RM realizados até a falha muscular diminuíram a concentração de glicogênio muscular em 24%. Achados semelhantes foram relatados para o vasto lateral: 3 séries de 12 RM depletaram as reservas de glicogênio em 26%, e 6 séries levaram a uma redução aproximada de 38%. A extrapolação desses resultados a um treino típico de musculação de alto volume envolvendo vários exercícios e séries para o mesmo grupo muscular indica que a maior parte dos estoques locais de glicogênio é depletada durante esse treinamento. Embora ocorra uma redução substancial do glicogênio em todos os tipos de fibras durante o exercício de resistência, sua depleção fica particularmente evidente nas fibras do Tipo II,[69] que têm a maior capacidade de produção de força e de potencial hipertrófico. É concebível que as diminuições no desempenho em razão da depleção de glicogênio prejudicariam a capacidade de maximizar a resposta hipertrófica ao exercício.

Apesar da dependência da glicólise durante o treinamento de resistência, a importância prática da reposição rápida de glicogênio é questionável para a maior parte dos praticantes de halterofilismo. Mesmo se o glicogênio for completamente depletado durante o exercício, o reabastecimento completo dessas reservas é realizado em 24 horas, independentemente de a ingestão de carboidratos demorar para ser feita depois do treino.[41,102] Assim, a necessidade de reabastecer rapidamente o glicogênio é relevante apenas para aqueles que realizam duas sessões de treinamento de resistência divididas no mesmo dia (ou seja, manhã e noite), nas quais os mesmos músculos são trabalhados durante as respectivas sessões.[6] A taxa de repleção de glicogênio não é um fator limitante para quem consome carboidratos suficientes ao longo do dia. Do ponto de vista do desenvolvimento muscular, o foco deve ser direcionado às necessidades diárias de carboidratos, em vez de se preocupar com questões relacionadas com o momento de ingestão.

Em termos de momento de ingestão dos nutrientes, há evidências convincentes de que o corpo está preparado para o anabolismo que se segue à prática de exercícios intensos. Os músculos tornam-se sensibilizados à ingestão de nutrientes, de modo que a síntese proteica muscular é diminuída até que os aminoácidos sejam consumidos. No entanto, o corpo de pesquisa sugere que a janela de oportunidade anabólica é consideravelmente maior do que o período de 1 hora pós-treino citado com frequência na literatura. Além disso, há evidências de que a relevância da janela de oportunidade pós-treino depende do momento em que ocorreu a refeição antes do treino. Em um estudo de prova de conceito, o laboratório do autor deste livro distribuiu aleatoriamente homens treinados em resistência para o consumo de um suplemento contendo 25 g de proteína logo antes do exercício de resistência para todo o corpo ou imediatamente após o treino.[125] Transcorridas 10 semanas, os dois grupos vivenciaram mudanças semelhantes nas medidas de massa livre de gordura e na espessura muscular, independentemente do momento do consumo da proteína. Os achados indicam que o consumo de uma refeição rica em proteínas antes do exercício aumenta a duração da janela anabólica pós-exercício; alternativamente, para quem treina em jejum, o consumo de proteínas logo após o treino se torna cada vez mais importante para promover o anabolismo.

Assim, devemos considerar a aplicação prática do momento do fornecimento de nutrientes durante todo o período em torno do treinamento (antes, durante e após o treino). Embora os resultados das pesquisas sejam um tanto ambíguos, parece prudente consumir proteína de alta qualidade (em uma dose de aproximadamente 0,4 a 0,5 g/kg de massa corporal magra), tanto antes quanto depois do exercício, dentro de um intervalo de cerca de 4 a 6 horas antes e depois da prática, dependendo do tamanho da refeição. Por outro lado, para aquelas pessoas que treinam em estado de jejum parcial ou total, passa a ser da maior importância a necessidade de ingerir proteína imediatamente após o treino.

APLICAÇÕES PRÁTICAS

Diretrizes em relação ao momento de ingestão dos nutrientes

É importante consumir proteínas de alta qualidade (na dose de aproximadamente 0,4 a 0,5 g/kg de massa corporal magra), antes e após o exercício, dentro de um intervalo de 4 a 6 horas entre as ingestões, dependendo do tamanho da refeição. Aqueles que treinam resistência em jejum parcial ou total devem consumir proteínas (na dose de aproximadamente 0,4 a 0,5 g/kg de massa corporal magra) o mais rápido possível após o treino, de preferência dentro de 45 minutos. Aqueles que realizam dois treinos por dia (exercícios matinais e noturnos no mesmo dia) devem consumir carboidratos (na dose de aproximadamente 1 a 1,5 g/kg de massa magra) dentro de 1 hora após o treino.

Pontos a lembrar

- É necessário um balanço energético positivo para maximizar a resposta hipertrófica ao treinamento de resistência. As pessoas com experiência limitada em treinamento de resistência podem ser beneficiadas com maior excedente de energia sem as consequências de um aumento significativo do tecido adiposo. Por outro lado, indivíduos bem treinados dependem de menor excedente ($\leq$ 500 kcal/dia) para que não ocorra a indesejada deposição de gordura corporal.
- Aqueles que procuram maximizar a hipertrofia muscular devem consumir pelo menos 1,6 g/kg/dia de proteína – e talvez até 2,2 g/kg/dia. Fatores qualitativos não são um problema para quem ingere uma dieta à base de carne. Os veganos devem atentar para o consumo de fontes variadas de proteínas a fim de obter quantidades suficientes do complemento total dos AAE.
- A ingestão de carboidratos deve ser de pelo menos 3 g/kg/dia para garantir que as reservas de glicogênio sejam totalmente repostas. Uma ingestão mais alta de carboidratos pode melhorar o desempenho e o anabolismo, mas isso pode ser específico para o indivíduo.
- A gordura da dieta deve incluir o equilíbrio da ingestão de nutrientes após o ajuste das quantidades de proteínas e carboidratos. Os indivíduos devem se concentrar em obter a maior parte da gordura de fontes não saturadas.
- Para que o anabolismo seja maximizado, a ingestão de proteínas na ordem de 0,4 a 0,55 g/kg/refeição deve ser distribuída por pelo menos quatro refeições, de modo a alcançar um total de 1,6 a 2,2 g/kg/dia.
- Deve-se considerar o momento de ingestão dos nutrientes em torno da sessão de exercícios no contexto do período ao redor do treinamento. Parece prudente consumir proteínas de alta qualidade (na dose de aproximadamente 0,4 a 0,5 g/kg de massa corporal magra) tanto antes como depois do exercício, dentro de cerca de 4 a 6 horas entre as ingestões, dependendo do tamanho da refeição. Quem treina em jejum parcial ou total deve consumir proteínas o mais rápido possível depois do treino.

Referências bibliográficas

Capítulo 1

1. Aagaard, P, Andersen, JL, Dyhre-Poulsen, P, Leffers, AM, Wagner, A, Magnusson, SP, Halkjaer-Kristensen, J, and Simonsen, EB. A mechanism for increased contractile strength of human pennate muscle in response to strength training: changes in muscle architecture. J. Physiol. 534: 613-623, 2001.
2. Aagaard, P, Simonsen, EB, Andersen, JL, Magnusson, P, and Dyhre-Poulsen, P. Neural adaptation to resistance training: changes in evoked V-wave and H-reflex responses. J. Appl. Physiol. (1985) 92: 2309-2318, 2002.
3. Aagaard, P, Simonsen, EB, Andersen, JL, Magnusson, P, and Dyhre-Poulsen, P. Increased rate of force development and neural drive of human skeletal muscle following resistance training. J. Appl. Physiol. (1985) 93: 1318-1326, 2002.
4. Abernethy, PJ, Jurimae, J, Logan, PA, Taylor, AW, and Thayer, RE. Acute and chronic response of skeletal muscle to resistance exercise. Sports Med. 17: 22-38, 1994.
5. Adams, G. The Molecular Response of Skeletal Muscle to Resistance Training. Deutsche Zeitschrift für Sportmedizin 61: 61-67, 2010.
6. Adams, G, and Bamman, MM. Characterization and regulation of mechanical loading-induced compensatory muscle hypertrophy. Comprehensive Physiology 2829, 2012.
7. Adams, GR, and McCue, SA. Localized infusion of IGF-I results in skeletal muscle hypertrophy in rats. J. Appl. Physiol. 84: 1716-1722, 1998.
8. Adams, GR. Invited Review: Autocrine/paracrine IGF-I and skeletal muscle adaptation. J. Appl. Physiol. 93: 1159-1167, 2002.
9. Ahtiainen, JP, Pakarinen, A, Alen, M, Kraemer, WJ, and Häkkinen, K. Muscle hypertrophy, hormonal adaptations and strength development during strength training in strengthtrained and untrained men. Eur. J. Appl. Physiol. 89: 555-563, 2003.
10. Ahtiainen, JP, Hulmi, JJ, Kraemer, WJ, Lehti, M, Nyman, K, Selanne, H, Alen, M, Pakarinen, A, Komulainen, J, Kovanen, V, Mero, AA, and Häkkinen, K. Heavy resistance exercise training and skeletal muscle androgen receptor expression in younger and older men. Steroids 76: 183-192, 2011.
11. Alegre, LM, Jimenez, F, Gonzalo-Orden, JM, Martin-Acero, R, and Aguado, X. Effects of dynamic resistance training on fascicle length and isometric strength. J. Sports Sci. 24: 501-508, 2006.
12. Alway, SE, Gonyea, WJ, and Davis, ME. Muscle fiber formation and fiber hypertrophy during the onset of stretch-overload. Am. J. Physiol. 259: C92-102, 1990.
13. Amiridis, IG, Martin, A, Morlon, B, Martin, L, Cometti, G, Pousson, M, and van Hoecke, J. Co-activation and tension-regulating phenomena during isokinetic knee extension in sedentary and highly skilled humans. Eur. J. Appl. Physiol. Occup. Physiol. 73: 149-156, 1996.
14. Andersen, JL, Klitgaard, H, and Saltin, B. Myosin heavy chain isoforms in single fibres from m. vastus lateralis of sprinters: influence of training. Acta Physiol. Scand. 151: 135-142, 1994.
15. Andersen, MB, Pingel, J, Kjaer, M, and Langberg, H. Interleukin-6: a growth factor stimulating collagen synthesis in human tendon. J. Appl. Physiol. (1985) 110: 1549-1554, 2011.
16. Antonio, J, and Gonyea, WJ. Role of muscle fiber hypertrophy and hyperplasia in intermittently stretched avian muscle. J. Appl. Physiol. 74: 1893-1898, 1993.
17. Antonio, J, and Gonyea, WJ. Progressive stretch overload of skeletal muscle results in hypertrophy before hyperplasia. J. Appl. Physiol. (1985) 75: 1263-1271, 1993.
18. Aperghis, M, Velloso, CP, Hameed, M, Brothwood, T, Bradley, L, Bouloux, PM, Harridge, SD, and Goldspink, G. Serum IGF-I levels and IGF-I gene splicing in muscle of healthy young males receiving rhGH. Growth Horm. IGF Res. 19: 61-67, 2009.
19. Atherton, PJ, and Smith, K. Muscle protein synthesis in response to nutrition and exercise. J. Physiol. 590: 1049-1057, 2012.
20. Bamman, MM, Petrella, JK, Kim, JS, Mayhew, DL, and Cross, JM. Cluster analysis tests the importance of myogenic gene expression during myofiber hypertrophy in humans. J. Appl. Physiol. 102: 2232-2239, 2007.
21. Barton, ER. Viral expression of insulin-like growth factor-I isoforms promotes different responses in skeletal muscle. J. Appl. Physiol. 100: 1778-1784, 2006.
22. Barton-Davis, ER, Shoturma, DI, and Sweeney, HL. Contribution of satellite cells to IGF-I induced hypertrophy of skeletal muscle. Acta Physiol. Scand. 167: 301-305, 1999.
23. Bazgir, B, Fathi, R, Rezazadeh Valojerdi, M, Mozdziak, P, and Asgari, A. Satellite Cells Contribution to Exercise Mediated Muscle Hypertrophy and Repair. Cell. J. 18: 473-484, 2017.
24. Bellamy, LM, Joanisse, S, Grubb, A, Mitchell, CJ, McKay, BR, Phillips, SM, Baker, S, and Parise, G. The Acute Satellite Cell Response and Skeletal Muscle Hypertrophy following Resistance Training. PLoS One 9: e109739, 2014.
25. Bhasin, S, Storer, TW, Berman, N, Callegari, C, Clevenger, B, Phillips, J, Bunnell, TJ, Tricker, R, Shirazi, A, and Casaburi, R. The effects of supraphysiologic doses of testosterone on muscle size and strength in normal men. N. Engl. J. Med. 335: 1-7, 1996.
26. Bhasin, S, Woodhouse, L, and Storer, TW. Proof of the effect of testosterone on skeletal muscle. J. Endocrinol. 170: 27-38, 2001.
27. Bhasin, S, Woodhouse, L, Casaburi, R, Singh, AB, Mac, RP, Lee, M, Yarasheski, KE, Sinha-Hikim, I, Dzekov, C, Dzekov, J, Magliano, L, and Storer, TW. Older men are as responsive as young men to the anabolic effects of graded doses of testosterone on the skeletal muscle. J. Clin. Endocrinol. Metab. 90: 678-688, 2005.
28. Biolo, G, Williams, BD, Fleming, RY, and Wolfe, RR. Insulin action on muscle protein kinetics and amino acid

transport during recovery after resistance exercise. Diabetes 48: 949-957, 1999.
29. Blazevich, AJ, Gill, ND, Bronks, R, and Newton, RU. Training-specific muscle architecture adaptation after 5-wk training in athletes. Med. Sci. Sports Exerc. 35: 2013-2022, 2003.
30. Blazevich, AJ, Cannavan, D, Coleman, DR, and Horne, S. Influence of concentric and eccentric resistance training on architectural adaptation in human quadriceps muscles. J. Appl. Physiol. 103: 1565-1575, 2007.
31. Bodnar, D, Geyer, N, Ruzsnavszky, O, Olah, T, Hegyi, B, Sztretye, M, Fodor, J, Dienes, B, Balogh, A, Papp, Z, Szabo, L, Muller, G, Csernoch, L, and Szentesi, P. Hypermuscular mice with mutation in the myostatin gene display altered calcium signalling. J. Physiol. 592: 1353-1365, 2014.
32. Borst, SE. Interventions for sarcopenia and muscle weakness in older people. Age Ageing 33: 548-555, 2004.
33. Brahm, H, Piehl-Aulin, K, Saltin, B, and Ljunghall, S. Net fluxes over working thigh of hormones, growth factors and biomarkers of bone metabolism during short lasting dynamic exercise. Calcif. Tissue Int. 60: 175-180, 1997.
34. Broholm, C, and Pedersen, BK. Leukaemia inhibitory factor – an exercise-induced myokine. Exerc. Immunol. Rev. 16: 77-85, 2010.
35. Brook, MS, Wilkinson, DJ, Smith, K, and Atherton, PJ. It's not just about protein turnover: the role of ribosomal biogenesis and satellite cells in the regulation of skeletal muscle hypertrophy. Eur. J. Sport. Sci. 19: 952-963, 2019.
36. Bruusgaard, JC, Johansen, IB, Egner, IM, Rana, ZA, and Gundersen, K. Myonuclei acquired by overload exercise precede hypertrophy and are not lost on detraining. Proc. Natl. Acad. Sci. U. S. A. 107: 15111-15116, 2010.
37. Burd, NA, West, DW, Staples, AW, Atherton, PJ, Baker, JM, Moore, DR, Holwerda, AM, Parise, G, Rennie, MJ, Baker, SK, and Phillips, SM. Low-load high volume resistance exercise stimulates muscle protein synthesis more than high-load low volume resistance exercise in young men. PLoS One 5: e12033, 2010.
38. Burd, NA, Mitchell, CJ, Churchward-Venne, TA, and Phillips, SM. Bigger weights may not beget bigger muscles: evidence from acute muscle protein synthetic responses after resistance exercise. Appl. Physiol. Nutr. Metab. 37: 551-554, 2012.
39. Buresh, R, Berg, K, and French, J. The effect of resistive exercise rest interval on hormonal response, strength, and hypertrophy with training. J Strength Cond Res 23: 62-71, 2009.
40. Campos, GER, Luecke, TJ, Wendeln, HK, Toma, K, Hagerman, FC, Murray, TF, Ragg, KE, Ratamess, NA, Kraemer, WJ, and Staron, RS. Muscular adaptations in response to three different resistance-training regimens: specificity of repetition maximum training zones. Eur. J. Appl. Physiol. 88: 50-60, 2002.
41. Carolan, B, and Cafarelli, E. Adaptations in coactivation after isometric resistance training. J. Appl. Physiol. (1985) 73: 911-917, 1992.
42. Chan, ST, Johnson, AW, Moore, MH, Kapadia, CR, and Dudley, HA. Early weight gain and glycogen-obligated water during nutritional rehabilitation. Hum. Nutr. Clin. Nutr. 36: 223-232, 1982.
43. Charette, SL, McEvoy, L, Pyka, G, Snow-Harter, C, Guido, D, Wiswell, RA, and Marcus, R. Muscle hypertrophy response to resistance training in older women. J. Appl. Physiol. (1985) 70: 1912-1916, 1991.

44. Christian, JF, and Lawrence, JC. Control of protein synthesis by insulin. Eurekah Bioscience 1: 711-721, 2005.
45. Coffey, VG, Shield, A, Canny, BJ, Carey, KA, Cameron-Smith, D, and Hawley, JA. Interaction of contractile activity and training history on mRNA abundance in skeletal muscle from trained athletes. Am. J. Physiol. Endocrinol. Metab. 290: E849-55, 2006.
46. Conboy, IM, Conboy, MJ, Wagers, AJ, Girma, ER, Weissman, IL, and Rando, TA. Rejuvenation of aged progenitor cells by exposure to a young systemic environment. Nature 433: 760-764, 2005.
47. Cornelison, DD, and Wold, BJ. Single-cell analysis of regulatory gene expression in quiescent and activated mouse skeletal muscle satellite cells. Dev. Biol. 191: 270-283, 1997.
48. Crewther, B, Keogh, J, Cronin, J, and Cook, C. Possible stimuli for strength and power adaptation: acute hormonal responses. Sports Med. 36: 215-238, 2006.
49. Crewther, BT, Cook, C, Cardinale, M, Weatherby, RP, and Lowe, T. Two emerging concepts for elite athletes: the shortterm effects of testosterone and cortisol on the neuromuscular system and the dose-response training role of these endogenous hormones. Sports Med. 41: 103-123, 2011.
50. Dahmane, R, Djordjevic, S, Simunic, B, and Valencic, V. Spatial fiber type distribution in normal human muscle Histochemical and tensiomyographical evaluation. J. Biomech. 38: 2451-2459, 2005.
51. Del Vecchio, A, Casolo, A, Negro, F, Scorcelletti, M, Bazzucchi, I, Enoka, R, Felici, F, and Farina, D. The increase in muscle force after 4 weeks of strength training is mediated by adaptations in motor unit recruitment and rate coding. J. Physiol. 597: 1873-1887, 2019.
52. Denne, SC, Liechty, EA, Liu, YM, Brechtel, G, and Baron, AD. Proteolysis in skeletal muscle and whole body in response to euglycemic hyperinsulinemia in normal adults. Am. J. Physiol. 261: E809-14, 1991.
53. Deshmukh, AS, Murgia, M, Nagaraj, N, Treebak, JT, Cox, J, and Mann, M. Deep proteomics of mouse skeletal muscle enables quantitation of protein isoforms, metabolic pathways, and transcription factors. Mol. Cell. Proteomics 14: 841-853, 2015.
54. Doessing, S, Heinemeier, KM, Holm, L, Mackey, AL, Schjerling, P, Rennie, M, Smith, K, Reitelseder, S, Kappelgaard, AM, Rasmussen, MH, Flyvbjerg, A, and Kjaer, M. Growth hormone stimulates the collagen synthesis in human tendon and skeletal muscle without affecting myofibrillar protein synthesis. J. Physiol. 588: 341-351, 2010.
55. Dowling, JJ, Konert, E, Ljucovic, P, and Andrews, DM. Are humans able to voluntarily elicit maximum muscle force? Neurosci. Lett. 179: 25-28, 1994.
56. Duchateau, J, Semmler, JG, and Enoka, RM. Training adaptations in the behavior of human motor units. J. Appl. Physiol. 101: 1766-1775, 2006.
57. Dumont, NA, Wang, YX, and Rudnicki, MA. Intrinsic and extrinsic mechanisms regulating satellite cell function. Development 142: 1572-1581, 2015.
58. Dungan, CM, Murach, KA, Frick, KK, Jones, SR, Crow, SE, Englund, DA, Vechetti, IJ,Jr, Figueiredo, VC, Levitan, BM, Satin, J, McCarthy, JJ, and Peterson, CA. Elevated myonuclear density during skeletal muscle hypertrophy in response to training is reversed during detraining. Am. J. Physiol. Cell. Physiol. 316: C649-C654, 2019.
59. Egner, IM, Bruusgaard, JC, Eftestol, E, and Gundersen, K. A cellular memory mechanism aids overload hyper-

trophy in muscle long after an episodic exposure to anabolic steroids. J. Physiol. 591: 6221-6230, 2013.
60. Egner, IM, Bruusgaard, JC, and Gundersen, K. Satellite cell depletion prevents fiber hypertrophy in skeletal muscle. Development 143: 2898-2906, 2016.
61. Ehrnborg, C, and Rosen, T. Physiological and pharmacological basis for the ergogenic effects of growth hormone in elite sports. Asian J. Androl. 10: 373-383, 2008.
62. Febbraio, MA, and Pedersen, BK. Contraction-induced myokine production and release: is skeletal muscle an endocrine organ? Exerc. Sport Sci. Rev. 33: 114-119, 2005.
63. Fernandez-Gonzalo, R, Lundberg, TR, and Tesch, PA. Acute molecular responses in untrained and trained muscle subjected to aerobic and resistance exercise training versus resistance training alone. Acta Physiol. (Oxf) 209: 283-294, 2013.
64. Figueiredo, VC, and McCarthy, JJ. Regulation of Ribosome Biogenesis in Skeletal Muscle Hypertrophy. Physiology (Bethesda) 34: 30-42, 2019.
65. Fluckey, JD, Vary, TC, Jefferson, LS, and Farrell, PA. Augmented insulin action on rates of protein synthesis after resistance exercise in rats. Am. J. Physiol. 270: E313-9, 1996.
66. Fornaro, M, Hinken, AC, Needle, S, Hu, E, Trendelenburg, AU, Mayer, A, Rosenstiel, A, Chang, C, Meier, V, Billin, AN, Becherer, JD, Brace, AD, Evans, WJ, Glass, DJ, and Russell, AJ. Mechano-growth factor peptide, the COOH terminus of unprocessed insulin-like growth factor 1, has no apparent effect on myoblasts or primary muscle stem cells. Am. J. Physiol. Endocrinol. Metab. 306: E150-6, 2014.
67. Fry, CS, Kirby, TJ, Kosmac, K, McCarthy, JJ, and Peterson, CA. Myogenic Progenitor Cells Control Extracellular Matrix Production by Fibroblasts during Skeletal Muscle Hypertrophy. Cell. Stem Cell. 20: 56-69, 2017.
68. Fujita, S, Abe, T, Drummond, MJ, Cadenas, JG, Dreyer, HC, Sato, Y, Volpi, E, and Rasmussen, BB. Blood flow restriction during low-intensity resistance exercise increases S6K1 phosphorylation and muscle protein synthesis. J. Appl. Physiol. 103: 903-910, 2007.
69. Gelfand, RA, and Barrett, EJ. Effect of physiologic hyperinsulinemia on skeletal muscle protein synthesis and breakdown in man. J. Clin. Invest. 80: 1-6, 1987.
70. Glass, DJ. PI3 kinase regulation of skeletal muscle hypertrophy and atrophy. Curr. Top. Microbiol. Immunol. 346: 267-278, 2010.
71. Goldspink, G. Mechanical signals, IGF-I gene splicing, and muscle adaptation. Physiology (Bethesda) 20: 232-238, 2005.
72. Goldspink, G. Impairment of IGF-I gene splicing and MGF expression associated with muscle wasting. Int. J. Biochem. Cell Biol. 38: 481-489, 2006.
73. Goodman, CA, Mayhew, DL, and Hornberger, TA. Recent progress toward understanding the molecular mechanisms that regulate skeletal muscle mass. Cell. Signal. 23: 1896-1906, 2011.
74. Gordon, SE, Kraemer, WJ, Vos, NH, Lynch, JM, and Knuttgen, HG. Effect of acid-base balance on the growth hormone response to acute high-intensity cycle exercise. J. Appl. Physiol. 76: 821-829, 1994.
75. Goto, K, Ishii, N, Kizuka, T, and Takamatsu, K. The impact of metabolic stress on hormonal responses and muscular adaptations. Med. Sci. Sports Exerc. 37: 955-963, 2005.
76. Gotshalk, LA, Loebel, CC, Nindl, BC, Putukian, M, Sebastianelli, WJ, Newton, RU, Häkkinen, K, and Kraemer, WJ. Hormonal responses of multiset versus single-set heavy-resistance exercise protocols. Can. J. Appl. Physiol. 22: 244-255, 1997.
77. Gundersen, K. Excitation-transcription coupling in skeletal muscle: the molecular pathways of exercise. Biol. Rev. Camb. Philos. Soc. 86: 564-600, 2011.
78. Haddad, F, and Adams, GR. Inhibition of MAP/ERK kinase prevents IGF-I-induced hypertrophy in rat muscles. J. Appl. Physiol. 96: 203-210, 2004.
79. Häkkinen, K, and Pakarinen, A. Acute hormonal responses to two different fatiguing heavy-resistance protocols in male athletes. J. Appl. Physiol. 74: 882-887, 1993.
80. Häkkinen, K, Alen, M, Kallinen, M, Newton, RU, and Kraemer, WJ. Neuromuscular adaptation during prolonged strength training, detraining and re-strength-training in middle-aged and elderly people. Eur. J. Appl. Physiol. 83: 51-62, 2000.
81. Häkkinen, K, Pakarinen, A, Kraemer, WJ, Newton, RU, and Alen, M. Basal concentrations and acute responses of serum hormones and strength development during heavy resistance training in middle-aged and elderly men and women. J. Gerontol. A Biol. Sci. Med. Sci. 55: B95-105, 2000.
82. Häkkinen, K, Pakarinen, A, Kraemer, WJ, Häkkinen, A, Valkeinen, H, and Alen, M. Selective muscle hypertrophy, changes in EMG and force, and serum hormones during strength training in older women. J. Appl. Physiol. 91: 569-580, 2001.
83. Hameed, M, Lange, KH, Andersen, JL, Schjerling, P, Kjaer, M, Harridge, SD, and Goldspink, G. The effect of recombinant human growth hormone and resistance training on IGF-I mRNA expression in the muscles of elderly men. J. Physiol. 555: 231-240, 2004.
84. Hand, BD, Kostek, MC, Ferrell, RE, Delmonico, MJ, Douglass, LW, Roth, SM, Hagberg, JM, and Hurley, BF. Influence of promoter region variants of insulin-like growth factor pathway genes on the strength-training response of muscle phenotypes in older adults. J. Appl. Physiol. 103: 1678-1687, 2007.
85. Hansen, S, Kvorning, T, Kjaer, M, and Sjogaard, G. The effect of short-term strength training on human skeletal muscle: the importance of physiologically elevated hormone levels. Scand. J. Med. Sci. Sports 11: 347-354, 2001.
86. Hanssen, KE, Kvamme, NH, Nilsen, TS, Ronnestad, B, Ambjornsen, IK, Norheim, F, Kadi, F, Hallen, J, Drevon, CA, and Raastad, T. The effect of strength training volume on satellite cells, myogenic regulatory factors, and growth factors. Scand. J. Med. Sci. Sports 23: 728-739, 2013.
87. Harber, MP, Konopka, AR, Douglass, MD, Minchev, K, Kaminsky, LA, Trappe, TA, and Trappe, S. Aerobic exercise training improves whole muscle and single myofiber size and function in older women. Am. J. Physiol. Regul. Integr. Comp. Physiol. 297: R1452-9, 2009.
88. Harridge, SD. Plasticity of human skeletal muscle: gene expression to in vivo function. Exp. Physiol. 92: 783-797, 2007.
89. Haun, CT, Vann, CG, Osburn, SC, Mumford, PW, Roberson, PA, Romero, MA, Fox, CD, Johnson, CA, Parry, HA, Kavazis, AN, Moon, JR, Badisa, VLD, Mwashote, BM, Ibeanusi, V, Young, KC, and Roberts, MD. Muscle fiber hypertrophy in response to 6 weeks of high-volume resistance training in trained young men is largely

attributed to sarcoplasmic hypertrophy. PLoS One 14: e0215267, 2019.
90. Henneman, E, Somjen, G, and Carpenter, DO. Functional Significance of Cell Size in Spinal Motoneurons. J. Neurophysiol. 28: 560-580, 1965.
91. Heslin, MJ, Newman, E, Wolf, RF, Pisters, PW, and Brennan, MF. Effect of hyperinsulinemia on whole body and skeletal muscle leucine carbon kinetics in humans. Am. J. Physiol. 262: E911-8, 1992.
92. Hill, M, Wernig, A, and Goldspink, G. Muscle satellite (stem) cell activation during local tissue injury and repair. J. Anat. 203: 89-99, 2003.
93. Hooper, DR, Kraemer, WJ, Focht, BC, Volek, JS, DuPont, WH, Caldwell, LK, and Maresh, CM. Endocrinological Roles for Testosterone in Resistance Exercise Responses and Adaptations. Sports Med. 47: 1709-1720, 2017.
94. Hornberger, TA, and Esser, KA. Mechanotransduction and the regulation of protein synthesis in skeletal muscle. Proc. Nutr. Soc. 63: 331-335, 2004.
95. Houtman, CJ, Stegeman, DF, Van Dijk, JP, and Zwarts, MJ. Changes in muscle fiber conduction velocity indicate recruitment of distinct motor unit populations. J. Appl. Physiol. 95: 1045-1054, 2003.
96. Huey, KA. Potential Roles of Vascular Endothelial Growth Factor During Skeletal Muscle Hypertrophy. Exerc. Sport Sci. Rev. 46: 195-202, 2018.
97. Huxley, AF. The origin of force in skeletal muscle. Ciba Found. Symp. (31): 271-290, 1975.
98. Iida, K, Itoh, E, Kim, DS, del Rincon, JP, Coschigano, KT, Kopchick, JJ, and Thorner, MO. Muscle mechano growth factor is preferentially induced by growth hormone in growth hormone-deficient lit/lit mice. J. Physiol. 560: 341-349, 2004.
99. Imanaka, M, Iida, K, Murawaki, A, Nishizawa, H, Fukuoka, H, Takeno, R, Takahashi, Y, Okimura, Y, Kaji, H, and Chihara, K. Growth hormone stimulates mechano growth factor expression and activates myoblast transformation in C2C12 cells. Kobe J. Med. Sci. 54: E46-54, 2008.
100. Kadi, F, Schjerling, P, Andersen, LL, Charifi, N, Madsen, JL, Christensen, LR, and Andersen, JL. The effects of heavy resistance training and detraining on satellite cells in human skeletal muscles. J. Physiol. 558: 1005-1012, 2004.
101. Kamen, G, and Knight, CA. Training-related adaptations in motor unit discharge rate in young and older adults. J. Gerontol. A Biol. Sci. Med. Sci. 59: 1334-1338, 2004.
102. Kami, K, and Senba, E. Localization of leukemia inhibitory factor and interleukin-6 messenger ribonucleic acids in regenerating rat skeletal muscle. Muscle Nerve 21: 819-822, 1998.
103. Kelley, G. Mechanical overload and skeletal muscle fiber hyperplasia: a meta-analysis. J. Appl. Physiol. 81: 1584-1588, 1996.
104. Kettelhut, IC, Wing, SS, and Goldberg, AL. Endocrine regulation of protein breakdown in skeletal muscle. Diabetes Metab. Rev. 4: 751-772, 1988.
105. Kidgell, DJ, Sale, MV, and Semmler, JG. Motor unit synchronization measured by cross-correlation is not influenced by short-term strength training of a hand muscle. Exp. Brain Res. 175: 745-753, 2006.
106. Kim, H, Barton, E, Muja, N, Yakar, S, Pennisi, P, and Leroith, D. Intact insulin and insulin-like growth factor-I receptor signaling is required for growth hormone effects on skeletal muscle growth and function in vivo. Endocrinology 146: 1772-1779, 2005.
107. Kim, JS, Cross, JM, and Bamman, MM. Impact of resistance loading on myostatin expression and cell cycle regulation in young and older men and women. Am. J. Physiol. Endocrinol. Metab. 288: E1110-9, 2005.
108. Kim, JS, Petrella, JK, Cross, JM, and Bamman, MM. Load-mediated downregulation of myostatin mRNA is not sufficient to promote myofiber hypertrophy in humans: a cluster analysis. J. Appl. Physiol. (1985) 103: 1488-1495, 2007.
109. Klover, P, and Hennighausen, L. Postnatal body growth is dependent on the transcription factors signal transducers and activators of transcription 5a/b in muscle: a role for autocrine/paracrine insulin-like growth factor I. Endocrinology 148: 1489-1497, 2007.
110. Knight, CA, and Kamen, G. Adaptations in muscular activation of the knee extensor muscles with strength training in young and older adults. J. Electromyogr. Kinesiol. 11: 405-412, 2001.
111. Kosek, DJ, Kim, JS, Petrella, JK, Cross, JM, and Bamman, MM. Efficacy of 3 days/wk resistance training on myofiber hypertrophy and myogenic mechanisms in young vs. older adults. J. Appl. Physiol. 101: 531-544, 2006.
112. Kraemer, WJ, Marchitelli, L, Gordon, SE, Harman, E, Dziados, JE, Mello, R, Frykman, P, McCurry, D, and Fleck, SJ. Hormonal and growth factor responses to heavy resistance exercise protocols. J. Appl. Physiol. 69: 1442-1450, 1990.
113. Kraemer, WJ, Gordon, SE, Fleck, SJ, Marchitelli, LJ, Mello, R, Dziados, JE, Friedl, K, Harman, E, Maresh, C, and Fry, AC. Endogenous anabolic hormonal and growth factor responses to heavy resistance exercise in males and females. Int. J. Sports Med. 12: 228-235, 1991.
114. Kraemer, WJ, Aguilera, BA, Terada, M, Newton, RU, Lynch, JM, Rosendaal, G, McBride, JM, Gordon, SE, and Häkkinen, K. Responses of IGF-I to endogenous increases in growth hormone after heavy-resistance exercise. J. Appl. Physiol. 79: 1310-1315, 1995.
115. Kraemer, WJ, and Ratamess, NA. Hormonal responses and adaptations to resistance exercise and training. Sports Med. 35: 339-361, 2005.
116. Kvorning, T, Andersen, M, Brixen, K, and Madsen, K. Suppression of endogenous testosterone production attenuates the response to strength training: a randomized, placebo-controlled, and blinded intervention study. Am. J. Physiol. Endocrinol. Metab. 291: E1325-32, 2006.
117. Kvorning, T, Andersen, M, Brixen, K, Schjerling, P, Suetta, C, and Madsen, K. Suppression of testosterone does not blunt mRNA expression of myoD, myogenin, IGF, myostatin or androgen receptor post strength training in humans. J. Physiol. 578: 579-593, 2007.
118. Lange, KH, Andersen, JL, Beyer, N, Isaksson, F, Larsson, B, Rasmussen, MH, Juul, A, Bulow, J, and Kjaer, M. GH administration changes myosin heavy chain isoforms in skeletal muscle but does not augment muscle strength or hypertrophy, either alone or combined with resistance exercise training in healthy elderly men. J. Clin. Endocrinol. Metab. 87: 513-523, 2002.
119. Loebel, C, and Kraemer, W. A brief review: Testosterone and resistance exercise in men. J. Strength and Conditioning Research 12: 57-63, 1998.
120. Loenneke, JP, Wilson, GJ, and Wilson, JM. A mechanistic approach to blood flow occlusion. Int. J. Sports Med. 31: 1-4, 2010.
121. Loenneke, JP, Fahs, CA, Wilson, JM, and Bemben, MG. Blood flow restriction: the metabolite/volume threshold theory. Med. Hypotheses 77: 748-752, 2011.

122. Lupu, F, Terwilliger, JD, Lee, K, Segre, GV, and Efstratiadis, A. Roles of growth hormone and insulin-like growth factor 1 in mouse postnatal growth. Dev. Biol. 229: 141-162, 2001.
123. Lynn, R, and Morgan, DL. Decline running produces more sarcomeres in rat vastus intermedius muscle fibers than does incline running. J. Appl. Physiol. 77: 1439-1444, 1994.
124. MacDougall, JD, Ward, GR, Sale, DG, and Sutton, JR. Biochemical adaptation of human skeletal muscle to heavy resistance training and immobilization. J. Appl. Physiol. 43: 700-703, 1977.
125. MacDougall, JD, Sale, DG, Elder, GC, and Sutton, JR. Muscle ultrastructural characteristics of elite powerlifters and bodybuilders. Eur. J. Appl. Physiol. Occup. Physiol. 48: 117-126, 1982.
126. MacDougall, JD, Sale, DG, Alway, SE, and Sutton, JR. Muscle fiber number in biceps brachii in bodybuilders and control subjects. J. Appl. Physiol. 57: 1399-1403, 1984.
127. Madarame, H, Neya, M, Ochi, E, Nakazato, K, Sato, Y, and Ishii, N. Cross-transfer effects of resistance training with blood flow restriction. Med. Sci. Sports Exerc. 40: 258-263, 2008.
128. Matheny, RW, Merritt, E, Zannikos, SV, Farrar, RP, and Adamo, ML. Serum IGF-I-deficiency does not prevent compensatory skeletal muscle hypertrophy in resistance exercise. Exp. Biol. Med. (Maywood) 234: 164-170, 2009.
129. Matsakas, A, Foster, K, Otto, A, Macharia, R, Elashry, MI, Feist, S, Graham, I, Foster, H, Yaworsky, P, Walsh, F, Dickson, G, and Patel, K. Molecular, cellular and physiological investigation of myostatin propeptide-mediated muscle growth in adult mice. Neuromuscul. Disord. 19: 489-499, 2009.
130. Mayhew, DL, Hornberger, TA, Lincoln, HC, and Bamman, MM. Eukaryotic initiation factor 2B epsilon induces cap-dependent translation and skeletal muscle hypertrophy. J. Physiol. 589: 3023-3037, 2011.
131. McCall, GE, Byrnes, WC, Fleck, SJ, Dickinson, A, and Kraemer, WJ. Acute and chronic hormonal responses to resistance training designed to promote muscle hypertrophy. Can. J. Appl. Physiol. 24: 96-107, 1999.
132. McCarthy, JJ, and Esser, KA. Counterpoint: Satellite cell addition is not obligatory for skeletal muscle hypertrophy. J Appl Physiol 103: 1100-1102, 2007.
133. McCarthy, JJ, Murach, KA. Anabolic and catabolic signaling pathways that regulate skeletal muscle mass. In: Nutrition and Enhanced Sports Performance. Anonymous Cambridge, MA: Academic Press, 2019. pp. 275-290.
134. McCaulley, GO, McBride, JM, Cormie, P, Hudson, MB, Nuzzo, JL, Quindry, JC, and Travis Triplett, N. Acute hormonal and neuromuscular responses to hypertrophy, strength and power type resistance exercise. Eur. J. Appl. Physiol. 105: 695-704, 2009.
135. McCroskery, S, Thomas, M, Maxwell, L, Sharma, M, and Kambadur, R. Myostatin negatively regulates satellite cell activation and self-renewal. J. Cell Biol. 162: 1135-1147, 2003.
136. McPherron, AC, Lawler, AM, and Lee, SJ. Regulation of skeletal muscle mass in mice by a new TGF-beta superfamily member. Nature 387: 83-90, 1997.
137. Michaud, M, Balardy, L, Moulis, G, Gaudin, C, Peyrot, C, Vellas, B, Cesari, M, and Nourhashemi, F. Proinflammatory cytokines, aging, and age-related diseases. J. Am. Med. Dir. Assoc. 14: 877-882, 2013.
138. Milewska, M, Domoradzki, T, Majewska, A, Blaszczyk, M, Gajewska, M, Hulanicka, M, Ciecierska, A, and Grzelkowska-Kowalczyk, K. Interleukin-8 enhances myocilin expression, Akt-FoxO3 signaling and myogenic differentiation in rat skeletal muscle cells. J. Cell. Physiol. 234: 19675-19690, 2019.
139. Minderis, P, Kilikevicius, A, Baltusnikas, J, Alhindi, Y, Venckunas, T, Bunger, L, Lionikas, A, and Ratkevicius, A. Myostatin dysfunction is associated with reduction in overload induced hypertrophy of soleus muscle in mice. Scand. J. Med. Sci. Sports 26: 894-901, 2016.
140. Mitchell, CJ, Churchward-Venne, TA, Bellamy, L, Parise, G, Baker, SK, and Phillips, SM. Muscular and systemic correlates of resistance training-induced muscle hypertrophy. PLoS One 8: e78636, 2013.
141. Moritani, T, and deVries, HA. Neural factors versus hypertrophy in the time course of muscle strength gain. Am. J. Phys. Med. 58: 115-130, 1979.
142. Morton, RW, Sato, K, Gallaugher, MPB, Oikawa, SY, McNicholas, PD, Fujita, S, and Phillips, SM. Muscle Androgen Receptor Content but Not Systemic Hormones Is Associated With Resistance Training-Induced Skeletal Muscle Hypertrophy in Healthy, Young Men. Front. Physiol. 9: 1373, 2018.
143. Mosher, DS, Quignon, P, Bustamante, CD, Sutter, NB, Mellersh, CS, Parker, HG, and Ostrander, EA. A mutation in the myostatin gene increases muscle mass and enhances racing performance in heterozygote dogs. PLoS Genet. 3: e79, 2007.
144. Moss, FP, and Leblond, CP. Satellite cells as the source of nuclei in muscles of growing rats. Anat. Rec. 170: 421-435, 1971.
145. Mouser, JG, Loprinzi, PD, and Loenneke, JP. The association between physiologic testosterone levels, lean mass, and fat mass in a nationally representative sample of men in the United States. Steroids 115: 62-66, 2016.
146. Murach, KA, Fry, CS, Kirby, TJ, Jackson, JR, Lee, JD, White, SH, Dupont-Versteegden, EE, McCarthy, JJ, and Peterson, CA. Starring or Supporting Role? Satellite Cells and Skeletal Muscle Fiber Size Regulation. Physiology (Bethesda) 33: 26-38, 2018.
147. Murach, KA, Dungan, CM, Peterson, CA, and McCarthy, JJ. Muscle Fiber Splitting Is a Physiological Response to Extreme Loading in Animals. Exerc. Sport Sci. Rev. 47: 108-115, 2019.
148. Nader, GA, von Walden, F, Liu, C, Lindvall, J, Gutmann, L, Pistilli, EE, and Gordon, PM. Resistance exercise training modulates acute gene expression during human skeletal muscle hypertrophy. J. Appl. Physiol. (1985) 116: 693-702, 2014.
149. Nakada, S, Ogasawara, R, Kawada, S, Maekawa, T, and Ishii, N. Correlation between Ribosome Biogenesis and the Magnitude of Hypertrophy in Overloaded Skeletal Muscle. PLoS One 11: e0147284, 2016.
150. Narici, MV, Roi, GS, Landoni, L, Minetti, AE, and Cerretelli, P. Changes in force, cross-sectional area and neural activation during strength training and detraining of the human quadriceps. Eur. J. Appl. Physiol. Occup. Physiol. 59: 310-319, 1989.
151. Nederveen, JP, Joanisse, S, Snijders, T, and Parise, G. The influence and delivery of cytokines and their mediating effect on muscle satellite cells. Current Stem Cell Reports 3: 192-201, 2017.
152. Nielsen, AR, Mounier, R, Plomgaard, P, Mortensen, OH, Penkowa, M, Speerschneider, T, Pilegaard, H, and Pedersen, BK. Expression of interleukin-15 in human skeletal muscle effect of exercise and muscle fibre type composition. J. Physiol. 584: 305-312, 2007.

153. Nielsen, AR, and Pedersen, BK. The biological roles of exercise-induced cytokines: IL-6, IL-8, and IL-15. Appl. Physiol. Nutr. Metab. 32: 833-839, 2007.
154. Nindl, BC, Hymer, WC, Deaver, DR, and Kraemer, WJ. Growth hormone pulsatility profile characteristics following acute heavy resistance exercise. J. Appl. Physiol. 91: 163-172, 2001.
155. Norheim, KL, Cullum, CK, Andersen, JL, Kjaer, M, and Karlsen, A. Inflammation Relates to Resistance Training-induced Hypertrophy in Elderly Patients. Med. Sci. Sports Exerc. 49: 1079-1085, 2017.
156. Ochi, E, Ishii, N, and Nakazato, K. Time course change of IGF1/Akt/mTOR/p70s6k pathway activation in rat gastrocnemius muscle during repeated bouts of eccentric exercise. JSSM 9: 170-175, 2010.
157. O'Connor, RS, and Pavlath, GK. Point:Counterpoint: Satellite cell addition is/is not obligatory for skeletal muscle hypertrophy. J. Appl. Physiol. 103: 1099-1100, 2007.
158. Ogborn, D, and Schoenfeld, BJ. The role of fber types in muscle hypertrophy: Implications for loading strategies. Strength Cond J 36: 20-25, 2014.
159. Olsson, KE, and Saltin, B. Variation in total body water with muscle glycogen changes in man. Acta Physiol. Scand. 80: 11-18, 1970.
160. O'Neil, TK, Duffy, LR, Frey, JW, and Hornberger, TA. The role of phosphoinositide 3-kinase and phosphatidic acid in the regulation of mammalian target of rapamycin following eccentric contractions. J. Physiol. 587: 3691-3701, 2009.
161. Paul, AC, and Rosenthal, N. Different modes of hypertrophy in skeletal muscle fibers. J. Cell Biol. 156: 751-760, 2002.
162. Peake, JM, Della Gatta, P, Suzuki, K, and Nieman, DC. Cytokine expression and secretion by skeletal muscle cells: regulatory mechanisms and exercise effects. Exerc. Immunol. Rev. 21: 8-25, 2015.
163. Pedersen, BK. Muscles and their myokines. J. Exp. Biol. 214: 337-346, 2011.
164. Pedersen, BK, and Febbraio, MA. Muscles, exercise and obesity: skeletal muscle as a secretory organ. Nat. Rev. Endocrinol. 8: 457-465, 2012.
165. Perez-Lopez, A, McKendry, J, Martin-Rincon, M, Morales-Alamo, D, Perez-Kohler, B, Valades, D, Bujan, J, Calbet, JAL, and Breen, L. Skeletal muscle IL-15/IL--15Ralpha and myofibrillar protein synthesis after resistance exercise. Scand. J. Med. Sci. Sports 28: 116-125, 2018.
166. Petrella, JK, Kim, JS, Cross, JM, Kosek, DJ, and Bamman, MM. Efficacy of myonuclear addition may explain differential myofiber growth among resistance-trained young and older men and women. Am. J. Physiol. Endocrinol. Metab. 291: E937-46, 2006.
167. Petrella, JK, Kim, J, Mayhew, DL, Cross, JM, and Bamman, MM. Potent myofiber hypertrophy during resistance training in humans is associated with satellite cell-mediated myonuclear addition: a cluster analysis. J. Appl. Physiol. 104: 1736-1742, 2008.
168. Phillips, SM, Tipton, KD, Aarsland, A, Wolf, SE, and Wolfe, RR. Mixed muscle protein synthesis and breakdown after resistance exercise in humans. Am. J. Physiol. 273: E99-107, 1997.
169. Phillips, SM. Physiologic and molecular bases of muscle hypertrophy and atrophy: impact of resistance exercise on human skeletal muscle (protein and exercise dose effects). Appl. Physiol. Nutr. Metab. 34: 403-410, 2009.
170. Pierce, JR, Clark, BC, Ploutz-Snyder, LL, and Kanaley, JA. Growth hormone and muscle function responses to skeletal
171. muscle ischemia. J. Appl. Physiol. 101: 1588-1595, 2006.
171. Pillon, NJ, Bilan, PJ, Fink, LN, and Klip, A. Cross-talk between skeletal muscle and immune cells: muscle-derived mediators and metabolic implications. Am. J. Physiol. Endocrinol. Metab. 304: E453-65, 2013.
172. Pistilli, EE, and Quinn, LS. From anabolic to oxidative: reconsidering the roles of IL-15 and IL-15Ralpha in skeletal muscle. Exerc. Sport Sci. Rev. 41: 100-106, 2013.
173. Ploutz, LL, Tesch, PA, Biro, RL, and Dudley, GA. Effect of resistance training on muscle use during exercise. J. Appl. Physiol. (1985) 76: 1675-1681, 1994.
174. Pucci, AR, Griffin, L, and Cafarelli, E. Maximal motor unit firing rates during isometric resistance training in men. Exp. Physiol. 91: 171-178, 2006.
175. Qiao, C, Li, J, Jiang, J, Zhu, X, Wang, B, Li, J, and Xiao, X. Myostatin propeptide gene delivery by adeno-associated virus serotype 8 vectors enhances muscle growth and ameliorates dystrophic phenotypes in mdx mice. Hum. Gene Ther. 19: 241-254, 2008.
176. Quinn, LS, Anderson, BG, Conner, JD, Pistilli, EE, and Wolden-Hanson, T. Overexpression of interleukin-15 in mice promotes resistance to diet-induced obesity, increased insulin sensitivity, and markers of oxidative skeletal muscle metabolism. Int J Interferon Cytokine Mediator Res 3: 29-42, 2011.
177. Quinn, LS. Interleukin-15: a muscle-derived cytokine regulating fat-to-lean body composition. J. Anim. Sci. 86: E75-83, 2008.
178. Randrianarison-Huetz, V, Papaefthymiou, A, Herledan, G, Noviello, C, Faradova, U, Collard, L, Pincini, A, Schol, E, Decaux, JF, Maire, P, Vassilopoulos, S, and Sotiropoulos, A. Srf controls satellite cell fusion through the maintenance of actin architecture. J. Cell Biol. 217: 685-700, 2018.
179. Raue, U, Trappe, TA, Estrem, ST, Qian, HR, Helvering, LM, Smith, RC, and Trappe, S. Transcriptome signature of resistance exercise adaptations: mixed muscle and fiber type specific profiles in young and old adults. J. Appl. Physiol. (1985) 112: 1625-1636, 2012.
180. Raught, B, and Gingras, AC. eIF4E activity is regulated at multiple levels. Int. J. Biochem. Cell Biol. 31: 43-57, 1999.
181. Rayagiri, SS, Ranaldi, D, Raven, A, Mohamad Azhar, NIF, Lefebvre, O, Zammit, PS, and Borycki, AG. Basal lamina remodeling at the skeletal muscle stem cell niche mediates stem cell self-renewal. Nat. Commun. 9: 1075-018-03425-3, 2018.
182. Reeves, GV, Kraemer, RR, Hollander, DB, Clavier, J, Thomas, C, Francois, M, and Castracane, VD. Comparison of hormone responses following light resistance exercise with partial vascular occlusion and moderately difficult resistance exercise without occlusion. J. Appl. Physiol. 101: 1616-1622, 2006.
183. Reidy, PT, Borack, MS, Markofski, MM, Dickinson, JM, Fry, CS, Deer, RR, Volpi, E, and Rasmussen, BB. Post--absorptive muscle protein turnover affects resistance training hypertrophy. Eur. J. Appl. Physiol. 117: 853-866, 2017.
184. Reihmane, D, and Dela, F. Interleukin-6: possible biological roles during exercise. Eur. J. Sport. Sci. 14: 242-250, 2014.
185. Ribeiro, AS, Avelar, A, Schoenfeld, BJ, Ritti Dias, RM, Altimari, LR, and Cyrino, ES. Resistance training promotes

increase in intracellular hydration in men and women. Eur. J. Sport. Sci. 14: 578-585, 2014.
186. Riechman, SE, Balasekaran, G, Roth, SM, and Ferrell, RE. Association of interleukin-15 protein and interleukin-15 receptor genetic variation with resistance exercise training responses. J. Appl. Physiol. 97: 2214-2219, 2004.
187. Rieu, I, Magne, H, Savary-Auzeloux, I, Averous, J, Bos, C, Peyron, MA, Combaret, L, and Dardevet, D. Reduction of low grade inflammation restores blunting of postprandial muscle anabolism and limits sarcopenia in old rats. J. Physiol. 587: 5483-5492, 2009.
188. Rigamonti, AE, Locatelli, L, Cella, SG, Bonomo, SM, Giunta, M, Molinari, F, Sartorio, A, and Muller, EE. Muscle expressions of MGF, IGF-IEa, and myostatin in intact and hypophysectomized rats: effects of rhGH and testosterone alone or combined. Horm. Metab. Res. 41: 23-29, 2009.
189. Rommel, C, Bodine, SC, Clarke, BA, Rossman, R, Nunez, L, Stitt, TN, Yancopoulos, GD, and Glass, DJ. Mediation of IGF-1-induced skeletal myotube hypertrophy by PI(3)K/Akt/mTOR and PI(3)K/Akt/GSK3 pathways. Nat. Cell Biol. 3: 1009-1013, 2001.
190. Ronnestad, BR, Nygaard, H, and Raastad, T. Physiological elevation of endogenous hormones results in superior strength training adaptation. Eur. J. Appl. Physiol. 111: 2249-2259, 2011.
191. Rossetti, ML, Steiner, JL, and Gordon, BS. Androgen-mediated regulation of skeletal muscle protein balance. Mol. Cell. Endocrinol. 447: 35-44, 2017.
192. Rubin, MR, Kraemer, WJ, Maresh, CM, Volek, JS, Ratamess, NA, Vanheest, JL, Silvestre, R, French, DN, Sharman, MJ, Judelson, DA, Gomez, AL, Vescovi, JD, and Hymer, WC. High-affinity growth hormone binding protein and acute heavy resistance exercise. Med. Sci. Sports Exerc. 37: 395-403, 2005.
193. Sabourin, LA, and Rudnicki, MA. The molecular regulation of myogenesis. Clin. Genet. 57: 16-25, 2000.
194. Saclier, M, Yacoub-Youssef, H, Mackey, AL, Arnold, L, Ardjoune, H, Magnan, M, Sailhan, F, Chelly, J, Pavlath, GK, Mounier, R, Kjaer, M, and Chazaud, B. Differentially activated macrophages orchestrate myogenic precursor cell fate during human skeletal muscle regeneration. Stem Cells 31: 384-396, 2013.
195. Sahlin, K, Soderlund, K, Tonkonogi, M, and Hirakoba, K. Phosphocreatine content in single fibers of human muscle after sustained submaximal exercise. Am. J. Physiol. 273: C172-8, 1997.
196. Sale, DG. Neural adaptation to resistance training. Med. Sci. Sports Exerc. 20: S135-45, 1988.
197. Sandri, M. Signaling in muscle atrophy and hypertrophy. Physiology (Bethesda) 23: 160-170, 2008.
198. Schoenfeld, BJ. The mechanisms of muscle hypertrophy and their application to resistance training. J. Strength Cond Res. 24: 2857-2872, 2010.
199. Schoenfeld, BJ. Postexercise hypertrophic adaptations: a reexamination of the hormone hypothesis and its applicability to resistance training program design. J. Strength Cond Res. 27: 1720-1730, 2013.
200. Schuelke, M, Wagner, KR, Stolz, LE, Hubner, C, Riebel, T, Komen, W, Braun, T, Tobin, JF, and Lee, SJ. Myostatin mutation associated with gross muscle hypertrophy in a child. N. Engl. J. Med. 350: 2682-2688, 2004.
201. Schuenke, MD, Herman, JR, Gliders, RM, Hagerman, FC, Hikida, RS, Rana, SR, Ragg, KE, and Staron, RS. Early-phase muscular adaptations in response to slow-speed versus traditional resistance-training regimens. Eur. J. Appl. Physiol. 112: 3585-3595, 2012.
202. Schwartz, LM. Skeletal Muscles Do Not Undergo Apoptosis During Either Atrophy or Programmed Cell Death-Revisiting the Myonuclear Domain Hypothesis. Front. Physiol. 9: 1887, 2019.
203. Sculthorpe, N, Solomon, AM, Sinanan, AC, Bouloux, PM, Grace, F, and Lewis, MP. Androgens Affect Myogenesis In Vitro and Increase Local IGF-1 Expression. Med. Sci. Sports Exerc. 44: 610-615, 2012.
204. Semmler, JG, and Nordstrom, MA. Motor unit discharge and force tremor in skill- and strength-trained individuals. Exp. Brain Res. 119: 27-38, 1998.
205. Semsarian, C, Wu, MJ, Ju, YK, Marciniec, T, Yeoh, T, Allen, DG, Harvey, RP, and Graham, RM. Skeletal muscle hypertrophy is mediated by a Ca2+-dependent calcineurin signalling pathway. Nature 400: 576-581, 1999.
206. Serrano, AL, Baeza-Raja, B, Perdiguero, E, Jardi, M, and Munoz-Canoves, P. Interleukin-6 is an essential regulator of satellite cell-mediated skeletal muscle hypertrophy. Cell. Metab. 7: 33-44, 2008.
207. Seynnes, OR, de Boer, M, and Narici, MV. Early skeletal muscle hypertrophy and architectural changes in response to high-intensity resistance training. J. Appl. Physiol. 102: 368-373, 2007.
208. Shan, T, Xu, Z, Wu, W, Liu, J, and Wang, Y. Roles of Notch1 Signaling in Regulating Satellite Cell Fates Choices and Postnatal Skeletal Myogenesis. J. Cell. Physiol. 232: 2964-2967, 2017.
209. Siff, M. Supertraining. Denver, CO; Supertraining Institute, 2009.
210. Sinha-Hikim, I, Cornford, M, Gaytan, H, Lee, ML, and Bhasin, S. Effects of testosterone supplementation on skeletal muscle fiber hypertrophy and satellite cells in community-dwelling older men. J. Clin. Endocrinol. Metab. 91: 3024-3033, 2006.
211. Smilios, I, Pilianidis, T, Karamouzis, M, and Tokmakidis, SP. Hormonal responses after various resistance exercise protocols. Med. Sci. Sports Exerc. 35: 644-654, 2003.
212. Solomon, AM, and Bouloux, PM. Modifying muscle mass – the endocrine perspective. J. Endocrinol. 191: 349-360, 2006.
213. Sotiropoulos, A, Ohanna, M, Kedzia, C, Menon, RK, Kopchick, JJ, Kelly, PA, and Pende, M. Growth hormone promotes skeletal muscle cell fusion independent of insulin-like growth factor 1 up-regulation. Proc. Natl. Acad. Sci. U. S. A. 103: 7315-7320, 2006.
214. Spangenburg, EE, Le Roith, D, Ward, CW, and Bodine, SC. A functional insulin-like growth factor receptor is not necessary for load-induced skeletal muscle hypertrophy. J. Physiol. 586: 283-291, 2008.
215. Spangenburg, EE. Changes in muscle mass with mechanical load: possible cellular mechanisms. Appl. Physiol. Nutr. Metab. 34: 328-335, 2009.
216. Spiering, BA, Kraemer, WJ, Vingren, JL, Ratamess, NA, Anderson, JM, Armstrong, LE, Nindl, BC, Volek, JS, Häkkinen, K, and Maresh, CM. Elevated endogenous testosterone concentrations potentiate muscle androgen receptor responses to resistance exercise. J. Steroid Biochem. Mol. Biol. 114: 195-199, 2009.
217. Staron, RS, Leonardi, MJ, Karapondo, DL, Malicky, ES, Falkel, JE, Hagerman, FC, and Hikida, RS. Strength and skeletal muscle adaptations in heavy-resistance-trained women after detraining and retraining. J. Appl. Physiol. 70: 631-640, 1991.

218. Suga, T, Okita, K, Morita, N, Yokota, T, Hirabayashi, K, Horiuchi, M, Takada, S, Omokawa, M, Kinugawa, S, and Tsutsui, H. Dose effect on intramuscular metabolic stress during low-intensity resistance exercise with blood flow restriction. J. Appl. Physiol. 108: 1563-1567, 2010.
219. Takano, H, Morita, T, Iida, H, Asada, K, Kato, M, Uno, K, Hirose, K, Matsumoto, A, Takenaka, K, Hirata, Y, Eto, F, Nagai, R, Sato, Y, and Nakajima, T. Hemodynamic and hormonal responses to a short-term low-intensity resistance exercise with the reduction of muscle blood flow. Eur. J. Appl. Physiol. 95: 65-73, 2005.
220. Takarada, Y, Nakamura, Y, Aruga, S, Onda, T, Miyazaki, S, and Ishii, N. Rapid increase in plasma growth hormone after low-intensity resistance exercise with vascular occlusion. J. Appl. Physiol. 88: 61-65, 2000.
221. Tatsumi, R, and Allen, RE. Active hepatocyte growth factor is present in skeletal muscle extracellular matrix. Muscle Nerve 30: 654-658, 2004.
222. Tatsumi, R. Mechano-biology of skeletal muscle hypertrophy and regeneration: possible mechanism of stretch-induced activation of resident myogenic stem cells. Anim. Sci. J. 81: 11-20, 2010.
223. Tatsumi, R, Hattori, A, Ikeuchi, Y, Anderson, JE, and Allen, RE. Release of hepatocyte growth factor from mechanically stretched skeletal muscle satellite cells and role of pH and nitric oxide. Mol. Biol. Cell 13: 2909-2918, 2002.
224. Tesch, PA, and Larsson, L. Muscle hypertrophy in bodybuilders. Eur. J. Appl. Physiol. Occup. Physiol. 49: 301-306, 1982.
225. Tesch, PA. Skeletal muscle adaptations consequent to longterm heavy resistance exercise. Med. Sci. Sports Exerc. 20: S132-4, 1988.
226. Thomson, DM. The Role of AMPK in the Regulation of Skeletal Muscle Size, Hypertrophy, and Regeneration. Int. J. Mol. Sci. 19: 10.3390/ijms19103125, 2018.
227. Timmons, JA. Variability in training-induced skeletal muscle adaptation. J. Appl. Physiol. 110: 846-853, 2011.
228. Toigo, M, and Boutellier, U. New fundamental resistance exercise determinants of molecular and cellular muscle adaptations. Eur. J. Appl. Physiol. 97: 643-663, 2006.
229. Tomiya, A, Aizawa, T, Nagatomi, R, Sensui, H, and Kokubun, S. Myofibers express IL-6 after eccentric exercise. Am. J. Sports Med. 32: 503-508, 2004.
230. Trappe, S, Luden, N, Minchev, K, Raue, U, Jemiolo, B, and Trappe, TA. Skeletal muscle signature of a champion sprint runner. J. Appl. Physiol. (1985) 118: 1460-1466, 2015.
231. Trappe, TA, Raue, U, and Tesch, PA. Human soleus muscle protein synthesis following resistance exercise. Acta Physiol. Scand. 182: 189-196, 2004.
232. Travison, TG, Vesper, HW, Orwoll, E, Wu, F, Kaufman, JM, Wang, Y, Lapauw, B, Fiers, T, Matsumoto, AM, and Bhasin, S. Harmonized Reference Ranges for Circulating Testosterone Levels in Men of Four Cohort Studies in the United States and Europe. J. Clin. Endocrinol. Metab. 102: 1161-1173, 2017.
233. Urban, RJ, Bodenburg, YH, Gilkison, C, Foxworth, J, Coggan, AR, Wolfe, RR, and Ferrando, A. Testosterone administration to elderly men increases skeletal muscle strength and protein synthesis. Am. J. Physiol. 269: E820-6, 1995.
234. Van Cutsem, M, Duchateau, J, and Hainaut, K. Changes in single motor unit behaviour contribute to the increase in contraction speed after dynamic training in humans. J. Physiol. 513 (Pt 1): 295-305, 1998.
235. van der Pijl, R, Strom, J, Conijn, S, Lindqvist, J, Labeit, S, Granzier, H, and Ottenheijm, C. Titin-based mechanosensing modulates muscle hypertrophy. J. Cachexia Sarcopenia Muscle 9: 947-961, 2018.
236. van Wessel, T, de Haan, A, van der Laarse, WJ, and Jaspers, RT. The muscle fiber type-fiber size paradox: hypertrophy or oxidative metabolism? Eur. J. Appl. Physiol. 110: 665-694, 2010.
237. Veldhuis, JD, Keenan, DM, Mielke, K, Miles, JM, and Bowers, CY. Testosterone supplementation in healthy older men drives GH and IGF-I secretion without potentiating peptidyl secretagogue efficacy. Eur. J. Endocrinol. 153: 577-586, 2005.
238. Velloso, CP. Regulation of muscle mass by growth hormone and IGF-I. Br. J. Pharmacol. 154: 557-568, 2008.
239. Vierck, J, O'Reilly, B, Hossner, K, Antonio, J, Byrne, K, Bucci, L, and Dodson, M. Satellite cell regulation following myotrauma caused by resistance exercise. Cell Biol. Int. 24: 263-272, 2000.
240. Vingren, JL, Kraemer, WJ, Ratamess, NA, Anderson, JM, Volek, JS, and Maresh, CM. Testosterone physiology in resistance exercise and training: the up-stream regulatory elements. Sports Med. 40: 1037-1053, 2010.
241. Viru, M, Jansson, E, Viru, A, and Sundberg, CJ. Effect of restricted blood flow on exercise-induced hormone changes in healthy men. Eur. J. Appl. Physiol. Occup. Physiol. 77: 517-522, 1998.
242. Vollestad, NK, Vaage, O, and Hermansen, L. Muscle glycogen depletion patterns in type I and subgroups of type II fibres during prolonged severe exercise in man. Acta Physiol. Scand. 122: 433-441, 1984.
243. Wang, Q, and McPherron, AC. Myostatin inhibition induces muscle fibre hypertrophy prior to satellite cell activation. J. Physiol. 590: 2151-2165, 2012.
244. Wen, Y, Alimov, AP, and McCarthy, JJ. Ribosome Biogenesis is Necessary for Skeletal Muscle Hypertrophy. Exerc. Sport Sci. Rev. 44: 110-115, 2016.
245. West, DW, Kujbida, GW, Moore, DR, Atherton, P, Burd, NA, Padzik, JP, De Lisio, M, Tang, JE, Parise, G, Rennie, MJ, Baker, SK, and Phillips, SM. Resistance exercise-induced increases in putative anabolic hormones do not enhance muscle protein synthesis or intracellular signalling in young men. J. Physiol. 587: 5239-5247, 2009.
246. West, DW, Burd, NA, Tang, JE, Moore, DR, Staples, AW, Holwerda, AM, Baker, SK, and Phillips, SM. Elevations in ostensibly anabolic hormones with resistance exercise enhance neither training-induced muscle hypertrophy nor strength of the elbow flexors. J. Appl. Physiol. 108: 60-67, 2010.
247. West, DW, and Phillips, SM. Anabolic processes in human skeletal muscle: restoring the identities of growth hormone and testosterone. Phys. Sportsmed 38: 97-104, 2010.
248. West, DW, and Phillips, SM. Associations of exercise-induced hormone profiles and gains in strength and hypertrophy in a large cohort after weight training. Eur. J. Appl. Physiol. 112: 2693-2702, 2012.
249. Yamaguchi, A, Fujikawa, T, Shimada, S, Kanbayashi, I, Tateoka, M, Soya, H, Takeda, H, Morita, I, Matsubara, K, and Hirai, T. Muscle IGF-I Ea, MGF, and myostatin mRNA expressions after compensatory overload in hypophysectomized rats. Pflugers Arch. 453: 203-210, 2006.
250. Yang, SY, and Goldspink, G. Different roles of the IGF-I Ec peptide (MGF) and mature IGF-I in myoblast proliferation and differentiation. FEBS Lett. 522: 156-160, 2002.

251. Yao, W, Fuglevand, RJ, and Enoka, RM. Motor-unit synchronization increases EMG amplitude and decreases force steadiness of simulated contractions. J. Neurophysiol. 83: 441-452, 2000.
252. Yarasheski, KE, Campbell, JA, Smith, K, Rennie, MJ, Holloszy, JO, and Bier, DM. Effect of growth hormone and resistance exercise on muscle growth in young men. Am. J. Physiol. 262: E261-7, 1992.
253. Yarasheski, KE, Zachwieja, JJ, Campbell, JA, and Bier, DM. Effect of growth hormone and resistance exercise on muscle growth and strength in older men. Am. J. Physiol. 268: E268-76, 1995.
254. Zammit, PS. All muscle satellite cells are equal, but are some more equal than others? J. Cell. Sci. 121: 2975-2982, 2008.
255. Zanou, N, and Gailly, P. Skeletal muscle hypertrophy and regeneration: interplay between the myogenic regulatory factors (MRFs) and insulin-like growth factors (IGFs) pathways. Cell Mol. Life Sci. 70: 4117-4130, 2013.
256. Zhao, W, Pan, J, Zhao, Z, Wu, Y, Bauman, WA, and Cardozo, CP. Testosterone protects against dexamethasone-induced muscle atrophy, protein degradation and MAFbx upregulation. J. Steroid Biochem. Mol. Biol. 110: 125-129, 2008.
257. Zou, K, Meador, BM, Johnson, B, Huntsman, HD, Mahmassani, Z, Valero, MC, Huey, KA, and Boppart, MD. The alpha(7)beta(1)-integrin increases muscle hypertrophy following multiple bouts of eccentric exercise. J. Appl. Physiol. 111: 1134-1141, 2011.

Capítulo 2

1. Abe, T, Beekley, MD, Hinata, S, Koizumi, K, and Sato, Y. Day-to-day change in muscle strength and MRI-measured skeletal muscle size during 7 days KAATSU resistance training: A case study. 2005;1:71-6. 39. Int J Kaatsu Training Res. 1: 71-76, 2005.
2. Abe, T, Yasuda, T, Midorikawa, T, Sato, Y, Kearns, C, Inoue, K, Koizumi, K, and Ishii, N. Skeletal muscle size and circulating IGF-1 are increased after two weeks of twice daily KAATSU resistance training. Int J Kaatsu Training Res, 1: 6-12, 2005.
3. Abe, T, Kearns, CF, and Sato, Y. Muscle size and strength are increased following walk training with restricted venous blood flow from the leg muscle, Kaatsu-walk training. J. Appl. Physiol. 100: 1460-1466, 2006.
4. Adams, G. The Molecular Response of Skeletal Muscle to Resistance Training. Deutsche Zeitschrift für Sportmedizin 61: 61-67, 2010.
5. Akima, H, and Saito, A. Activation of quadriceps femoris including vastus intermedius during fatiguing dynamic knee extensions. Eur. J. Appl. Physiol. 113: 2829-2840, 2013.
6. Allen, DG, Whitehead, NP, and Yeung, EW. Mechanisms of stretch-induced muscle damage in normal and dystrophic muscle: role of ionic changes. J. Physiol. 567: 723-735, 2005.
7. Aronson, D, Violan, MA, Dufresne, SD, Zangen, D, Fielding, RA, and Goodyear, LJ. Exercise stimulates the mitogen-activated protein kinase pathway in human skeletal muscle. J. Clin. Invest. 99: 1251-1257, 1997.
8. Aronson, D, Wojtaszewski, JF, Thorell, A, Nygren, J, Zangen, D, Richter, EA, Ljungqvist, O, Fielding, RA, and Goodyear, LJ. Extracellular-regulated protein kinase cascades are activated in response to injury in human skeletal muscle. Am. J. Physiol. 275: C555-61, 1998.
9. Atherton, PJ, Phillips, BE, and Wilkinson, DJ. Exercise and regulation of protein metabolism. In: Progress in molecular biology and translational science. Anonymous Cambridge, MA: Academic Press, 2015. pp. 75-98.
10. Bamman, MM, Shipp, JR, Jiang, J, Gower, BA, Hunter, GR, Goodman, A, McLafferty, CL,Jr, and Urban, RJ. Mechanical load increases muscle IGF-I and androgen receptor mRNA concentrations in humans. Am. J. Physiol. Endocrinol. Metab. 280: E383-90, 2001.
11. Bamman, MM. Take two NSAIDs and call on your satellite cells in the morning. J. Appl. Physiol. 103: 415-416, 2007.
12. Barash, IA, Mathew, L, Ryan, AF, Chen, J, and Lieber, RL. Rapid muscle-specific gene expression changes after a single bout of eccentric contractions in the mouse. Am. J. Physiol. Cell. Physiol. 286: C355-64, 2004.
13. Barton, ER, Morris, L, Musaro, A, Rosenthal, N, and Sweeney, HL. Muscle-specific expression of insulin-like growth factor I counters muscle decline in mdx mice. J. Cell Biol. 157: 137-148, 2002.
14. Bassel-Duby, R, and Olson, EN. Signaling pathways in skeletal muscle remodeling. Annu. Rev. Biochem. 75: 19-37, 2006.
15. Baum, C, Kennedy, DL, and Forbes, MB. Utilization of nonsteroidal antiinflammatory drugs. Arthritis Rheum. 28: 686-692, 1985.
16. Behm, DG. Neuromuscular implications and applications of resistance training. J Strength Cond Res 9: 264-274, 1995.
17. Belcastro, AN, Shewchuk, LD, and Raj, DA. Exercise-induced muscle injury: a calpain hypothesis. Mol. Cell. Biochem. 179: 135-145, 1998.
18. Biazon, TMPC, Ugrinowitsch, C, Soligon, SD, Oliveira, RM, Bergamasco, JG, Borghi-Silva, A, and Libardi, CA. The Association Between Muscle Deoxygenation and Muscle Hypertrophy to Blood Flow Restricted Training Performed at High and Low Loads. Front. Physiol. 10: 446, 2019.
19. Blaauw, B, Schiaffino, S, and Reggiani, C. Mechanisms modulating skeletal muscle phenotype. Compr. Physiol. 3: 1645-1687, 2013.
20. Bodine, SC, Stitt, TN, Gonzalez, M, Kline, WO, Stover, GL, Bauerlein, R, Zlotchenko, E, Scrimgeour, A, Lawrence, JC, Glass, DJ, and Yancopoulos, GD. Akt/mTOR pathway is a crucial regulator of skeletal muscle hypertrophy and can prevent muscle atrophy in vivo. Nat. Cell Biol. 3: 1014-1019, 2001.
21. Bondesen, BA, Mills, ST, Kegley, KM, and Pavlath, GK. The COX-2 pathway is essential during early stages of skeletal muscle regeneration. Am. J. Physiol. Cell. Physiol. 287: C475-83, 2004.
22. Bondesen, BA, Mills, ST, Kegley, KM, and Pavlath, GK. The COX-2 pathway is essential during early stages of skeletal muscle regeneration. Am. J. Physiol., Cell Physiol. 287: 475-483, 2004.
23. Bondesen, BA, Mills, ST, and Pavlath, GK. The COX-2 pathway regulates growth of atrophied muscle via multiple mechanisms. Am. J. Physiol., Cell Physiol. 290: 1651-1659, 2006.
24. Brentano, MA, and Martins Kruel, LF. A review on strength exercise-induced muscle damage: applications, adaptation mechanisms and limitations. J. Sports Med. Phys. Fitness 51: 1-10, 2011.
25. Brown, D, Hikim, AP, Kovacheva, EL, and Sinha-Hikim, I. Mouse model of testosterone-induced muscle fiber hypertrophy: involvement of p38 mitogen-activated pro-

26. Bruunsgaard, H, Galbo, H, Halkjaer-Kristensen, J, Johansen, TL, MacLean, DA, and Pedersen, BK. Exercise-induced increase in serum interleukin-6 in humans is related to muscle damage. J. Physiol. 499 (Pt 3): 833-841, 1997.
27. Bruunsgaard, H. Physical activity and modulation of systemic low-level inflammation. J. Leukoc. Biol. 78: 819-835, 2005.
28. Burd, NA, Dickinson, JM, Lemoine, JK, Carroll, CC, Sullivan, BE, Haus, JM, Jemiolo, B, Trappe, SW, Hughes, GM, Sanders, CE,Jr, and Trappe, TA. Effect of a cyclooxygenase-2 inhibitor on postexercise muscle protein synthesis in humans. Am. J. Physiol. Endocrinol. Metab. 298: E354-61, 2010.
29. Buresh, R, Berg, K, and French, J. The effect of resistive exercise rest interval on hormonal response, strength, and hypertrophy with training. J Strength Cond Res 23: 62-71, 2009.
30. Burian, M, and Geisslinger, G. COX-dependent mechanisms involved in the antinociceptive action of NSAIDs at central and peripheral sites. Pharmacol. Ther. 107: 139-154, 2005.
31. Burkholder, TJ. Mechanotransduction in skeletal muscle. Front. Biosci. 12: 174-191, 2007.
32. Campos, GER, Luecke, TJ, Wendeln, HK, Toma, K, Hagerman, FC, Murray, TF, Ragg, KE, Ratamess, NA, Kraemer, WJ, and Staron, RS. Muscular adaptations in response to three different resistance-training regimens: specificity of repetition maximum training zones. Eur. J. Appl. Physiol. 88: 50-60, 2002.
33. Carruthers, NJ, and Stemmer, PM. Methionine oxidation in the calmodulin-binding domain of calcineurin disrupts calmodulin binding and calcineurin activation. Biochemistry (N. Y.) 47: 3085-3095, 2008.
34. Cerda-Kohler, H, Henriquez-Olguin, C, Casas, M, Jensen, TE, Llanos, P, and Jaimovich, E. Lactate administration activates the ERK1/2, mTORC1, and AMPK pathways differentially according to skeletal muscle type in mouse. Physiol. Rep. 6: e13800, 2018.
35. Chan, MHS, Carey, AL, Watt, MJ, and Febbraio, MA. Cytokine gene expression in human skeletal muscle during concentric contraction: evidence that IL-8, like IL-6, is influenced by glycogen availability. Am. J. Physiol. Regul. Integr. Comp. Physiol. 287: 322-327, 2004.
36. Chen, TC, Yang, TJ, Huang, MJ, Wang, HS, Tseng, KW, Chen, HL, and Nosaka, K. Damage and the repeated bout effect of arm, leg, and trunk muscles induced by eccentric resistance exercises. Scand. J. Med. Sci. Sports 29: 725-735, 2019.
37. Chen, TC, Lin, K, Chen, H, Lin, M, and Nosaka, K. Comparison in eccentric exercise-induced muscle damage among four limb muscles. Eur. J. Appl. Physiol. 111: 211-223, 2011.
38. Chin, ER. Role of Ca2+/calmodulin-dependent kinases in skeletal muscle plasticity. J. Appl. Physiol. 99: 414-423, 2005.
39. Choi, J, Takahashi, H, and Itai, Y. The difference between effects of 'power-up type' and 'bulk-up type' strength training exercises: with special reference to muscle cross-sectional area. Jpn J Phys Fitness Sports Med 47: 119-129, 1998.
40. Cirillo, F, Resmini, G, Ghiroldi, A, Piccoli, M, Bergante, S, Tettamanti, G, and Anastasia, L. Activation of the hypoxia-inducible factor 1alpha promotes myogenesis through the noncanonical Wnt pathway, leading to hypertrophic myotubes. FASEB J. 31: 2146-2156, 2017.
41. Clarke, MS, and Feeback, DL. Mechanical load induces sarcoplasmic wounding and FGF release in differentiated human skeletal muscle cultures. FASEB J. 10: 502-509, 1996.
42. Clarke, MS, Bamman, MM, and Feeback, DL. Bed rest decreases mechanically induced myofiber wounding and consequent wound-mediated FGF release. J. Appl. Physiol. 85: 593-600, 1998.
43. Clarkson, PM, Byrnes, WC, McCormick, KM, Turcotte, LP, and White, JS. Muscle soreness and serum creatine kinase activity following isometric, eccentric, and concentric exercise. Int. J. Sports Med. 7: 152-155, 1986.
44. Clarkson, PM, Nosaka, K, and Braun, B. Muscle function after exercise-induced muscle damage and rapid adaptation. Med. Sci. Sports Exerc. 24: 512-520, 1992.
45. Clarkson, PM, and Hubal, MJ. Exercise-induced muscle damage in humans. Am. J. Phys. Med. Rehabil. 81: 52-69, 2002.
46. Cook, SB, Murphy, BG, and Labarbera, KE. Neuromuscular function after a bout of low-load blood flow-restricted exercise. Med. Sci. Sports Exerc. 45: 67-74, 2013.
47. Croisier, JL, Camus, G, Venneman, I, Deby-Dupont, G, Juchmes-Ferir, A, Lamy, M, Crielaard, JM, Deby, C, and Duchateau, J. Effects of training on exercise-induced muscle damage and interleukin 6 production. Muscle Nerve 22: 208-212, 1999.
48. Crossland, H, Kazi, AA, Lang, CH, Timmons, JA, Pierre, P, Wilkinson, DJ, Smith, K, Szewczyk, NJ, and Atherton, PJ. Focal adhesion kinase is required for IGF-I-mediated growth of skeletal muscle cells via a TSC2/mTOR/S6K-1-associated pathway. Am. J. Physiol. Endocrinol. Metab. 305: E183-93, 2013.
49. Damas, F, Phillips, SM, Libardi, CA, Vechin, FC, Lixandrao, ME, Jannig, PR, Costa, LA, Bacurau, AV, Snijders, T, Parise, G, Tricoli, V, Roschel, H, and Ugrinowitsch, C. Resistance training-induced changes in integrated myofibrillar protein synthesis are related to hypertrophy only after attenuation of muscle damage. J. Physiol. 594: 5209-5222, 2016.
50. Dangott, B, Schultz, E, and Mozdziak, PE. Dietary creatine monohydrate supplementation increases satellite cell mitotic activity during compensatory hypertrophy. Int. J. Sports Med. 21: 13-16, 2000.
51. Debold, EP. Recent Insights into the Molecular Basis of Muscular Fatigue. Med. Sci. Sports Exerc., 2012.
52. Dhawan, J, and Rando, TA. Stem cells in postnatal myogenesis: molecular mechanisms of satellite cell quiescence, activation and replenishment. Trends Cell Biol. 15: 666-673, 2005.
53. Dimitrova, NA, and Dimitrov, GV. Interpretation of EMG changes with fatigue: facts, pitfalls, and fallacies. J. Electromyogr. Kinesiol. 13: 13-36, 2003.
54. Dreyer, HC, Fujita, S, Cadenas, JG, Chinkes, DL, Volpi, E, and Rasmussen, BB. Resistance exercise increases AMPK activity and reduces 4E-BP1 phosphorylation and protein synthesis in human skeletal muscle. J. Physiol. 576: 613-624, 2006.
55. Drummond, MJ, Fujita, S, Abe, T, Dreyer, HC, Volpi, E, and Rasmussen, BB. Human muscle gene expression following resistance exercise and blood flow restriction. Med. Sci. Sports Exerc. 40: 691-698, 2008.
56. Dungan, CM. Less is more: the role of mTORC1 activation in the progression of ageing-mediated anabolic resistance. J. Physiol. 595: 2781-2782, 2017.

57. Dunn, SE, Burns, JL, and Michel, RN. Calcineurin is required for skeletal muscle hypertrophy. J. Biol. Chem. 274: 21908-21912, 1999.
58. Dunn, SE, Chin, ER, and Michel, RN. Matching of calcineurin activity to upstream effectors is critical for skeletal muscle fiber growth. J. Cell Biol. 151: 663-672, 2000.
59. Ebbeling, CB, and Clarkson, PM. Exercise-induced muscle damage and adaptation. Sports Med. 7: 207-234, 1989.
60. Eliasson, J, Elfegoun, T, Nilsson, J, Kohnke, R, Ekblom, B, and Blomstrand, E. Maximal lengthening contractions increase p70 S6 kinase phosphorylation in human skeletal muscle in the absence of nutritional supply. Am. J. Physiol. Endocrinol. Metab. 291: 1197-1205, 2006.
61. Elkina, Y, von Haehling, S, Anker, SD, and Springer, J. The role of myostatin in muscle wasting: an overview. J. Cachexia Sarcopenia Muscle 2: 143-151, 2011.
62. Enoka, RM. Eccentric contractions require unique activation strategies by the nervous system. J. Appl. Physiol. 81: 2339-2346, 1996.
63. Evans, WJ, and Cannon, JG. The metabolic effects of exercise-induced muscle damage. Exerc. Sport Sci. Rev. 19: 99-9125, 1991.
64. Farup, J, de Paoli, F, Bjerg, K, Riis, S, Ringgard, S, and Vissing, K. Blood flow restricted and traditional resistance training performed to fatigue produce equal muscle hypertrophy. Scand. J. Med. Sci. Sports 25: 754-763, 2015.
65. Febbraio, MA, and Pedersen, BK. Muscle-derived interleukin-6: mechanisms for activation and possible biological roles. FASEB J. 16: 1335-1347, 2002.
66. Fernandez-Gonzalo, R, Lundberg, TR, and Tesch, PA. Acute molecular responses in untrained and trained muscle subjected to aerobic and resistance exercise training versus resistance training alone. Acta Physiol. (Oxf) 209: 283-294, 2013.
67. Figueiredo, VC, and McCarthy, JJ. Regulation of Ribosome Biogenesis in Skeletal Muscle Hypertrophy. Physiology (Bethesda) 34: 30-42, 2019.
68. Finkenzeller, G, Newsome, W, Lang, F, and Haussinger, D. Increase of c-jun mRNA upon hypo-osmotic cell swelling of rat hepatoma cells. FEBS Lett. 340: 163-166, 1994.
69. Flann, KL, LaStayo, PC, McClain, DA, Hazel, M, and Lindstedt, SL. Muscle damage and muscle remodeling: no pain, no gain? J. Exp. Biol. 214: 674-679, 2011.
70. Foley, JM, Jayaraman, RC, Prior, BM, Pivarnik, JM, and Meyer, RA. MR measurements of muscle damage and adaptation after eccentric exercise. J. Appl. Physiol. 87: 2311-2318, 1999.
71. Folland, JP, Irish, CS, Roberts, JC, Tarr, JE, and Jones, DA. Fatigue is not a necessary stimulus for strength gains during resistance training. Br. J. Sports Med. 36: 370-373, 2002.
72. Formigli, L, Lombardo, LD, Adembri, C, Brunelleschi, S, Ferrari, E, and Novelli, GP. Neutrophils as mediators of human skeletal muscle ischemia-reperfusion syndrome. Hum. Pathol. 23: 627-634, 1992.
73. Foster, WH, Tidball, JG, and Wang, Y. P38gamma Activity is Required for Maintenance of Slow Skeletal Muscle Size. Muscle Nerve 45: 266-273, 2012.
74. Frey, JW, Farley, EE, O'Neil, TK, Burkholder, TJ, and Hornberger, TA. Evidence that mechanosensors with distinct biomechanical properties allow for specificity in mechanotransduction. Biophys. J. 97: 347-356, 2009.
75. Friedmann, B, Kinscherf, R, Borisch, S, Richter, G, Bartsch, P, and Billeter, R. Effects of low-resistance/high-repetition strength training in hypoxia on muscle structure and gene expression. Pflugers Arch. 446: 742-751, 2003.

76. Frigeri, A, Nicchia, GP, Verbavatz, JM, Valenti, G, and Svelto, M. Expression of aquaporin-4 in fast-twitch fibers of mammalian skeletal muscle. J. Clin. Invest. 102: 695-703, 1998.
77. Fry, AC. The role of resistance exercise intensity on muscle fibre adaptations. Sports Med. 34: 663-679, 2004.
78. Fry, CS, Glynn, EL, Drummond, MJ, Timmerman, KL, Fujita, S, Abe, T, Dhanani, S, Volpi, E, and Rasmussen, BB. Blood flow restriction exercise stimulates mTORC1 signaling and muscle protein synthesis in older men. J. Appl. Physiol. 108: 1199-1209, 2010.
79. Fujino, H, Xu, W, and Regan, JW. Prostaglandin E2 induced functional expression of early growth response factor-1 by EP4, but not EP2, prostanoid receptors via the phosphatidylinositol 3-kinase and extracellular signal-regulated kinases. J. Biol. Chem. 278: 12151-12156, 2003.
80. Fujita, T, Brechue, WF, Kurita, K, Sato, Y, and Abe, T. Increased muscle volume and strength following six days of low-intensity resistance training with restricted muscle blood flow. Int J KAATSU Training Res 4: 1-8, 2008.
81. Fujita, S, Abe, T, Drummond, MJ, Cadenas, JG, Dreyer, HC, Sato, Y, Volpi, E, and Rasmussen, BB. Blood flow restriction during low-intensity resistance exercise increases S6K1 phosphorylation and muscle protein synthesis. J. Appl. Physiol. 103: 903-910, 2007.
82. Garma, T, Kobayashi, C, Haddad, F, Adams, GR, Bodell, PW, and Baldwin, KM. Similar acute molecular responses to equivalent volumes of isometric, lengthening, or shortening mode resistance exercise. J. Appl. Physiol. 102: 135-143, 2007.
83. Gibala, MJ, MacDougall, JD, Tarnopolsky, MA, Stauber, WT, and Elorriaga, A. Changes in human skeletal muscle ultrastructure and force production after acute resistance exercise. J. Appl. Physiol. 78: 702-708, 1995.
84. Gibala, MJ, Interisano, SA, Tarnopolsky, MA, Roy, BD, Mac-Donald, JR, Yarasheski, KE, and MacDougall, JD. Myofibrillar disruption following acute concentric and eccentric resistance exercise in strength-trained men. Can. J. Physiol. Pharmacol. 78: 656-661, 2000.
85. Giordani, L, Parisi, A, and Le Grand, F. Satellite cell self-renewal. In: Current topics in developmental biology. Anonymous Cambridge, MA: Academic Press., 2018. pp. 177-203.
86. Glass, DJ. PI3 kinase regulation of skeletal muscle hypertrophy and atrophy. Curr. Top. Microbiol. Immunol. 346: 267-278, 2010.
87. Godfrey, RJ, Whyte, GP, Buckley, J, and Quinlivan, R. The role of lactate in the exercise-induced human growth hormone response: evidence from McArdle disease. Br. J. Sports Med. 43: 521-525, 2009.
88. Goldberg, AL, Etlinger, JD, Goldspink, DF, and Jablecki, C. Mechanism of work-induced hypertrophy of skeletal muscle. Med. Sci. Sports 7: 185-198, 1975.
89. Gomez-Cabrera, MC, Domenech, E, and Vina, J. Moderate exercise is an antioxidant: upregulation of antioxidant genes by training. Free Radic. Biol. Med. 44: 126-131, 2008.
90. Goodman, CA, Mayhew, DL, and Hornberger, TA. Recent progress toward understanding the molecular mechanisms that regulate skeletal muscle mass. Cell. Signal. 23: 1896-1906, 2011.
91. Goodman, CA, and Hornberger, TA. New roles for Smad signaling and phosphatidic acid in the regulation of skeletal muscle mass. F1000Prime Rep. 6: 20-20. eCollection 2014, 2014.

92. Goodman, CA. Role of mTORC1 in mechanically induced increases in translation and skeletal muscle mass. J. Appl. Physiol. (1985) 127: 581-590, 2019.
93. Gordon, SE, Kraemer, WJ, Vos, NH, Lynch, JM, and Knuttgen, HG. Effect of acid-base balance on the growth hormone response to acute high-intensity cycle exercise. J. Appl. Physiol. 76: 821-829, 1994.
94. Goto, K, Ishii, N, Kizuka, T, and Takamatsu, K. The impact of metabolic stress on hormonal responses and muscular adaptations. Med. Sci. Sports Exerc. 37: 955-963, 2005.
95. Gotshalk, LA, Loebel, CC, Nindl, BC, Putukian, M, Sebastianelli, WJ, Newton, RU, Häkkinen, K, and Kraemer, WJ. Hormonal responses of multiset versus single-set heavy-resistance exercise protocols. Can. J. Appl. Physiol. 22: 244-255, 1997.
96. Gumucio, JP, Sugg, KB, and Mendias, CL. TGF-beta superfamily signaling in muscle and tendon adaptation to resistance exercise. Exerc. Sport Sci. Rev. 43: 93-99, 2015.
97. Gundermann, D. Mechanisms of Blood Flow Restriction Exercise in Skeletal Muscle Adaptations, 2016.
98. Gundermann, DM, Fry, CS, Dickinson, JM, Walker, DK, Timmerman, KL, Drummond, MJ, Volpi, E, and Rasmussen, BB. Reactive hyperemia is not responsible for stimulating muscle protein synthesis following blood flow restriction exercise. J. Appl. Physiol., 2012.
99. Gute, DC, Ishida, T, Yarimizu, K, and Korthuis, RJ. Inflammatory responses to ischemia and reperfusion in skeletal muscle. Mol. Cell. Biochem. 179: 169-187, 1998.
100. Guyton, A. Textbook of medical physiology. In: Anonymous Philadelphia, PA: WB Saunders, 1986. pp. 366-368.
101. Haddad, F, and Adams, GR. Inhibition of MAP/ERK kinase prevents IGF-I-induced hypertrophy in rat muscles. J. Appl. Physiol. 96: 203-210, 2004.
102. Häkkinen, K, and Pakarinen, A. Acute hormonal responses to two different fatiguing heavy-resistance protocols in male athletes. J. Appl. Physiol. 74: 882-887, 1993.
103. Hall, JK, Banks, GB, Chamberlain, JS, and Olwin, BB. Prevention of muscle aging by myofiber-associated satellite cell transplantation. Sci. Transl. Med. 2: 57ra83, 2010.
104. Handayaningsih, A, Iguchi, G, Fukuoka, H, Nishizawa, H, Takahashi, M, Yamamoto, M, Herningtyas, E, Okimura, Y, Kaji, H, Chihara, K, Seino, S, and Takahashi, Y. Reactive oxygen species play an essential role in IGF-I signaling and IGF-I-induced myocyte hypertrophy in C2C12 myocytes. Endocrinology 152: 912-921, 2011.
105. Hardy, D, Besnard, A, Latil, M, Jouvion, G, Briand, D, Thepenier, C, Pascal, Q, Guguin, A, Gayraud-Morel, B, Cavaillon, JM, Tajbakhsh, S, Rocheteau, P, and Chretien, F. Comparative Study of Injury Models for Studying Muscle Regeneration in Mice. PLoS One 11: e0147198, 2016.
106. Harridge, SD. Plasticity of human skeletal muscle: gene expression to in vivo function. Exp. Physiol. 92: 783-797, 2007.
107. Haussinger, D, Lang, F, and Gerok, W. Regulation of cell function by the cellular hydration state. Am. J. Physiol. 267: E343-55, 1994.
108. Haussinger, D. The role of cellular hydration in the regulation of cell function. Biochem. J. 313 (Pt 3): 697-710, 1996.
109. Hawley, JA. Molecular responses to strength and endurance training: are they incompatible? Appl Physiol Nutr Metab 34: 355-361, 2009.
110. Henneman, E, Somjen, G, and Carpenter, DO. Functional Significance of Cell Size in Spinal Motoneurons. J. Neurophysiol. 28: 560-580, 1965.
111. Hill, M, and Goldspink, G. Expression and splicing of the insulin-like growth factor gene in rodent muscle is associated with muscle satellite (stem) cell activation following local tissue damage. J. Physiol. (Lond.) 549: 409-418, 2003.
112. Hornberger, TA, McLoughlin, TJ, Leszczynski, JK, Armstrong, DD, Jameson, RR, Bowen, PE, Hwang, ES, Hou, H, Moustafa, ME, Carlson, BA, Hatfield, DL, Diamond, AM, and Esser, KA. Selenoprotein-deficient transgenic mice exhibit enhanced exercise-induced muscle growth. J. Nutr. 133: 3091-3097, 2003.
113. Hornberger, TA, Chu, WK, Mak, YW, Hsiung, JW, Huang, SA, and Chien, S. The role of phospholipase D and phosphatidic acid in the mechanical activation of mTOR signaling in skeletal muscle. Proc. Natl. Acad. Sci. U. S. A. 103: 4741-4746, 2006.
114. Hornberger, TA, Chu, WK, Mak, YW, Hsiung, JW, Huang, SA, and Chien, S. The role of phospholipase D and phosphatidic acid in the mechanical activation of mTOR signaling in skeletal muscle. Proc. Natl. Acad. Sci. U. S. A. 103: 4741-4746, 2006.
115. Horsley, V, and Pavlath, GK. Prostaglandin F2(alpha) stimulates growth of skeletal muscle cells via an NFAT-C2-dependent pathway. J. Cell Biol. 161: 111-118, 2003.
116. Houtman, CJ, Stegeman, DF, Van Dijk, JP, and Zwarts, MJ. Changes in muscle fiber conduction velocity indicate recruitment of distinct motor unit populations. J. Appl. Physiol. 95: 1045-1054, 2003.
117. Howatson, G, and Milak, A. Exercise-induced muscle damage following a bout of sport specific repeated sprints. J Strength Cond Res 23: 2419-2424, 2009.
118. Howell, JN, Chleboun, G, and Conatser, R. Muscle stiffness, strength loss, swelling and soreness following exercise-induced injury in humans. J. Physiol. (Lond.) 464: 183-196, 1993.
119. Hudson, MB, and Price, SR. Calcineurin: a poorly understood regulator of muscle mass. Int. J. Biochem. Cell Biol. 45: 2173-2178, 2013.
120. Huey, KA. Potential Roles of Vascular Endothelial Growth Factor During Skeletal Muscle Hypertrophy. Exerc. Sport Sci. Rev. 46: 195-202, 2018.
121. Hyldahl, RD, and Hubal, MJ. Lengthening our perspective: morphological, cellular, and molecular responses to eccentric exercise. Muscle Nerve 49: 155-170, 2014.
122. Hyldahl, RD, Chen, TC, and Nosaka, K. Mechanisms and Mediators of the Skeletal Muscle Repeated Bout Effect. Exerc. Sport Sci. Rev. 45: 24-33, 2017.
123. Ingemann-Hansen, T, Halkjaer-Kristensen, J, and Halskov, O. Skeletal muscle phosphagen and lactate concentrations in ischaemic dynamic exercise. Eur. J. Appl. Physiol. Occup. Physiol. 46: 261-270, 1981.
124. Ito, N, Ruegg, UT, and Takeda, S. ATP-Induced Increase in Intracellular Calcium Levels and Subsequent Activation of mTOR as Regulators of Skeletal Muscle Hypertrophy. Int. J. Mol. Sci. 19: 10.3390/ijms19092804, 2018.
125. Jacinto, E, and Hall, MN. Tor signalling in bugs, brain and brawn. Nat. Rev. Mol. Cell Biol. 4: 117-126, 2003.
126. Jackson, MJ. Free radicals generated by contracting muscle: by-products of metabolism or key regulators of muscle function? Free Radic. Biol. Med. 44: 132-141, 2008.
127. Ji, LL, Gomez-Cabrera, MC, and Vina, J. Exercise and hormesis: activation of cellular antioxidant signaling pathway. Ann. N. Y. Acad. Sci. 1067: 425-435, 2006.
128. Katch, VL, Katch, FI, Moffatt, R, and Gittleson, M. Muscular development and lean body weight in body buil-

ders and weight lifters. Med. Sci. Sports Exerc. 12: 340-344, 1980.
129. Kawada, S, and Ishii, N. Skeletal muscle hypertrophy after chronic restriction of venous blood flow in rats. Med. Sci. Sports Exerc. 37: 1144-1150, 2005.
130. Kefaloyianni, E, Gaitanaki, C, and Beis, I. ERK1/2 and p38-MAPK signalling pathways, through MSK1, are involved in NF-kappaB transactivation during oxidative stress in skeletal myoblasts. Cell. Signal. 18: 2238-2251, 2006.
131. Koh, TJ, and Pizza, FX. Do inflammatory cells influence skeletal muscle hypertrophy? Front. Biosci. (Elite Ed) 1: 60-71, 2009.
132. Komulainen, J, Kalliokoski, R, Koskinen, SO, Drost, MR, Kuipers, H, and Hesselink, MK. Controlled lengthening or shortening contraction-induced damage is followed by fiber hypertrophy in rat skeletal muscle. Int. J. Sports Med. 21: 107-112, 2000.
133. Kon, M, Ikeda, T, Homma, T, and Suzuki, Y. Effects of low-intensity resistance exercise under acute systemic hypoxia on hormonal responses. J. Strength Cond Res. 26: 611-617, 2012.
134. Kosek, DJ, Kim, JS, Petrella, JK, Cross, JM, and Bamman, MM. Efficacy of 3 days/wk resistance training on myofiber hypertrophy and myogenic mechanisms in young vs. older adults. J. Appl. Physiol. 101: 531-544, 2006.
135. Kraemer, WJ, Marchitelli, L, Gordon, SE, Harman, E, Dziados, JE, Mello, R, Frykman, P, McCurry, D, and Fleck, SJ. Hormonal and growth factor responses to heavy resistance exercise protocols. J. Appl. Physiol. 69: 1442-1450, 1990.
136. Kraemer, WJ, Gordon, SE, Fleck, SJ, Marchitelli, LJ, Mello, R, Dziados, JE, Friedl, K, Harman, E, Maresh, C, and Fry, AC. Endogenous anabolic hormonal and growth factor responses to heavy resistance exercise in males and females. Int. J. Sports Med. 12: 228-235, 1991.
137. Kraemer, WJ, Fleck, SJ, Dziados, JE, Harman, EA, Marchitelli, LJ, Gordon, SE, Mello, R, Frykman, PN, Koziris, LP, and Triplett, NT. Changes in hormonal concentrations after different heavy-resistance exercise protocols in women. J. Appl. Physiol. 75: 594-604, 1993.
138. Kraemer, WJ, Aguilera, BA, Terada, M, Newton, RU, Lynch, JM, Rosendaal, G, McBride, JM, Gordon, SE, and Häkkinen, K. Responses of IGF-I to endogenous increases in growth hormone after heavy-resistance exercise. J. Appl. Physiol. 79: 1310-1315, 1995.
139. Kraemer, WJ, and Ratamess, NA. Hormonal responses and adaptations to resistance exercise and training. Sports Med. 35: 339-361, 2005.
140. Kraemer, WJ, Adams, K, Cafarelli, E, Dudley, GA, Dooly, C, Feigenbaum, MS, Fleck, SJ, Franklin, B, Fry, AC, Hoffman, JR, Newton, RU, Potteiger, J, Stone, MH, Ratamess, NA, and Triplett-McBride, T. American College of Sports Medicine position stand. Progression models in resistance training for healthy adults. Med. Sci. Sports Exerc. 34: 364-380, 2002.
141. Kramer, HF, and Goodyear, LJ. Exercise, MAPK, and NF-kappaB signaling in skeletal muscle. J. Appl. Physiol. (1985) 103: 388-395, 2007.
142. Krentz, JR, Quest, B, Farthing, JP, Quest, DW, and Chilibeck, PD. The effects of ibuprofen on muscle hypertrophy, strength, and soreness during resistance training. Appl. Physiol. Nutr. Metab. 33: 470-475, 2008.
143. Krentz, JR, and Farthing, JP. Neural and morphological changes in response to a 20-day intense eccentric training protocol. Eur. J. Appl. Physiol. 110: 333-340, 2010.
144. Kuipers, H. Exercise-induced muscle damage. Int. J. Sports Med. 15: 132-135, 1994.
145. Lambert, CP, and Flynn, MG. Fatigue during high-intensity intermittent exercise: application to bodybuilding. Sports Med. 32: 511-522, 2002.
146. Lambert, IH, Hoffmann, EK, and Pedersen, SF. Cell volume regulation: physiology and pathophysiology. Acta Physiol. (Oxf) 194: 255-282, 2008.
147. Lang, F, Busch, GL, Ritter, M, Volkl, H, Waldegger, S, Gulbins, E, and Haussinger, D. Functional significance of cell volume regulatory mechanisms. Physiol. Rev. 78: 247-306, 1998.
148. Lang, F. Mechanisms and significance of cell volume regulation. J. Am. Coll. Nutr. 26: 613S-623S, 2007.
149. Latham, T, Mackay, L, Sproul, D, Karim, M, Culley, J, Harrison, DJ, Hayward, L, Langridge-Smith, P, Gilbert, N, and Ramsahoye, BH. Lactate, a product of glycolytic metabolism, inhibits histone deacetylase activity and promotes changes in gene expression. Nucleic Acids Res. 40: 4794-4803, 2012.
150. Laurentino, GC, Ugrinowitsch, C, Roschel, H, Aoki, MS, Soares, AG, Neves, M,Jr, Aihara, AY, Fernandes Ada, R, and Tricoli, V. Strength training with blood flow restriction diminishes myostatin gene expression. Med. Sci. Sports Exerc. 44: 406-412, 2012.
151. Lehman, N, Ledford, B, Di Fulvio, M, Frondorf, K, McPhail, LC, and Gomez-Cambronero, J. Phospholipase D2-derived phosphatidic acid binds to and activates ribosomal p70 S6 kinase independently of mTOR. FASEB J. 21: 1075-1087, 2007.
152. Lessard, SJ, MacDonald, TL, Pathak, P, Han, MS, Coffey, VG, Edge, J, Rivas, DA, Hirshman, MF, Davis, RJ, and Goodyear, LJ. JNK regulates muscle remodeling via myostatin/SMADinhibition. Nat. Commun. 9: 3030-018-05439-3, 2018.
153. Lilja, M, Mandic, M, Apro, W, Melin, M, Olsson, K, Rosenborg, S, Gustafsson, T, and Lundberg, TR. High doses of anti-inflammatory drugs compromise muscle strength and hypertrophic adaptations to resistance training in young adults. Acta Physiol. (Oxf) , 2017.
154. Loenneke, JP, Wilson, GJ, and Wilson, JM. A mechanistic approach to blood flow occlusion. Int. J. Sports Med. 31: 1-4, 2010.
155. Loenneke, JP, Fahs, CA, Wilson, JM, and Bemben, MG. Blood flow restriction: the metabolite/volume threshold theory. Med. Hypotheses 77: 748-752, 2011.
156. Loenneke, JP, Wilson, JM, Marin, PJ, Zourdos, MC, and Bemben, MG. Low intensity blood flow restriction training: a meta-analysis. Eur. J. Appl. Physiol. , 2011.
157. Loenneke, JP, Thiebaud, RS, and Abe, T. Does blood flow restriction result in skeletal muscle damage? A critical review of available evidence. Scand. J. Med. Sci. Sports 24: e415-422, 2014.
158. Low, SY, Rennie, MJ, and Taylor, PM. Signaling elements involved in amino acid transport responses to altered muscle cell volume. FASEB J. 11: 1111-1117, 1997.
159. Lu, SS, Lau, CP, Tung, YF, Huang, SW, Chen, YH, Shih, HC, Tsai, SC, Lu, CC, Wang, SW, Chen, JJ, Chien, EJ, Chien, CH, and Wang, PS. Lactate and the effects of exercise on testosterone secretion: evidence for the involvement of a cAMP-mediated mechanism. Med. Sci. Sports Exerc. 29: 1048-1054, 1997.
160. MacDougall, JD, Ray, S, Sale, DG, McCartney, N, Lee, P, and Garner, S. Muscle substrate utilization and lactate production. Can. J. Appl. Physiol. 24: 209-215, 1999.

161. Mackey, AL, Kjaer, M, Dandanell, S, Mikkelsen, KH, Holm, L, Dossing, S, Kadi, F, Koskinen, SO, Jensen, CH, Schroder, HD, and Langberg, H. The influence of anti-inflammatory medication on exercise-induced myogenic precursor cell responses in humans. J. Appl. Physiol. 103: 425-431, 2007.
162. MacNeil, LG, Melov, S, Hubbard, AE, Baker, SK, and Tarnopolsky, MA. Eccentric exercise activates novel transcriptional regulation of hypertrophic signaling pathways not affected by hormone changes. PLoS One 5: e10695, 2010.
163. Mahmassani, ZS, Son, K, Pincu, Y, Munroe, M, Drnevich, J, Chen, J, and Boppart, MD. alpha7beta1 Integrin regulation of gene transcription in skeletal muscle following an acute bout of eccentric exercise. Am. J. Physiol. Cell. Physiol. 312: C638-C650, 2017.
164. Malm, C. Exercise-induced muscle damage and inflammation: fact or fiction? Acta Physiol. Scand. 171: 233-239, 2001.
165. Manini, TM, and Clark, BC. Blood flow restricted exercise and skeletal muscle health. Exerc. Sport Sci. Rev. 37: 78-85, 2009.
166. Manini, TM, Vincent, KR, Leeuwenburgh, CL, Lees, HA, Kavazis, AN, Borst, SE, and Clark, BC. Myogenic and proteolytic mRNA expression following blood flow restricted exercise. Acta Physiol. (Oxf) 201: 255-263, 2011.
167. Martineau, LC, and Gardiner, PF. Insight into skeletal muscle mechanotransduction: MAPK activation is quantitatively related to tension. J. Appl. Physiol. 91: 693-702, 2001.
168. Martineau, LC, and Gardiner, PF. Skeletal muscle is sensitive to the tension-time integral but not to the rate of change of tension, as assessed by mechanically induced signaling. J. Biomech. 35: 657-663, 2002.
169. Martins, KJ, St-Louis, M, Murdoch, GK, MacLean, IM, McDonald, P, Dixon, WT, Putman, CT, and Michel, RN. Nitric oxide synthase inhibition prevents activity-induced calcineurin-NFATc1 signalling and fast-to-slow skeletal muscle fibre type conversions. J. Physiol. 590: 1427-1442, 2012.
170. Mascher, H, Tannerstedt, J, Brink-Elfegoun, T, Ekblom, B, Gustafsson, T, and Blomstrand, E. Repeated resistance exercise training induces different changes in mRNA expression of MAFbx and MuRF-1 in human skeletal muscle. Am. J. Physiol. Endocrinol. Metab. 294: E43-51, 2008.
171. Masuda, K, Choi, JY, Shimojo, H, and Katsuta, S. Maintenance of myoglobin concentration in human skeletal muscle after heavy resistance training. Eur. J. Appl. Physiol. Occup. Physiol. 79: 347-352, 1999.
172. Mayhew, DL, Hornberger, TA, Lincoln, HC, and Bamman, MM. Eukaryotic initiation factor 2B epsilon induces cap-dependent translation and skeletal muscle hypertrophy. J. Physiol. 589: 3023-3037, 2011.
173. McCarthy, JJ, Murach, KA. Anabolic and catabolic signaling pathways that regulate skeletal muscle mass. In: Nutrition and Enhanced Sports Performance. Anonymous Cambridge, MA: Academic Press, 2019. pp. 275-290.
174. McCaulley, GO, McBride, JM, Cormie, P, Hudson, MB, Nuzzo, JL, Quindry, JC, and Travis Triplett, N. Acute hormonal and neuromuscular responses to hypertrophy, strength and power type resistance exercise. Eur. J. Appl. Physiol. 105: 695-704, 2009.
175. McGee, SL, Mustard, KJ, Hardie, DG, and Baar, K. Normal hypertrophy accompanied by phosphoryation and activation of AMP-activated protein kinase alpha1 following overload in LKB1 knockout mice. J. Physiol. 586: 1731-1741, 2008.
176. McGinley, C, Shafat, A, and Donnelly, AE. Does antioxidant vitamin supplementation protect against muscle damage? Sports Med. 39: 1011-1032, 2009.
177. McHugh, MP. Recent advances in the understanding of the repeated bout effect: the protective effect against muscle damage from a single bout of eccentric exercise. Scand. J. Med. Sci. Sports 13: 88-97, 2003.
178. McKay, BR, O'Reilly, CE, Phillips, SM, Tarnopolsky, MA, and Parise, G. Co-expression of IGF-1 family members with myogenic regulatory factors following acute damaging muscle-lengthening contractions in humans. J. Physiol. 586: 5549-5560, 2008.
179. McKinsey, TA, Zhang, CL, and Olson, EN. Signaling chromatin to make muscle. Curr. Opin. Cell Biol. 14: 763-772, 2002.
180. Mendias, CL, Tatsumi, R, and Allen, RE. Role of cyclooxygenase-1 and -2 in satellite cell proliferation, differentiation, and fusion. Muscle Nerve 30: 497-500, 2004.
181. Merry, TL, and Ristow, M. Do antioxidant supplements interfere with skeletal muscle adaptation to exercise training? J. Physiol. 594: 5135-5147, 2016.
182. Meyer, RA. Does blood flow restriction enhance hypertrophic signaling in skeletal muscle? J. Appl. Physiol. 100: 1443-1444, 2006.
183. Michel, RN, Dunn, SE, and Chin, ER. Calcineurin and skeletal muscle growth. Proc. Nutr. Soc. 63: 341-349, 2004.
184. Mikkelsen, UR, Langberg, H, Helmark, IC, Skovgaard, D, Andersen, LL, Kjaer, M, and Mackey, AL. Local NSAID infusion inhibits satellite cell proliferation in human skeletal muscle after eccentric exercise. J. Appl. Physiol. 107: 1600-1611, 2009.
185. Mikkelsen, UR, Schjerling, P, Helmark, IC, Reitelseder, S, Holm, L, Skovgaard, D, Langberg, H, Kjaer, M, and Heinemeier, KM. Local NSAID infusion does not affect protein synthesis and gene expression in human muscle after eccentric exercise. Scand. J. Med. Sci. Sports 21: 630-644, 2011.
186. Miller, KJ, Garland, SJ, Ivanova, T, and Ohtsuki, T. Motorunit behavior in humans during fatiguing arm movements. J. Neurophysiol. 75: 1629-1636, 1996.
187. Miyazaki, M, and Esser, KA. Cellular mechanisms regulating protein synthesis and skeletal muscle hypertrophy in animals. J. Appl. Physiol. 106: 1367-1373, 2009.
188. Miyazaki, M, McCarthy, JJ, Fedele, MJ, and Esser, KA. Early activation of mTORC1 signalling in response to mechanical overload is independent of phosphoinositide 3-kinase/Akt signalling. J. Physiol. 589: 1831-1846, 2011.
189. Moriya, N, and Miyazaki, M. Akt1 deficiency diminishes skeletal muscle hypertrophy by reducing satellite cell proliferation. Am. J. Physiol. Regul. Integr. Comp. Physiol. 314: R741-R751, 2018.
190. Morton, RW, Sonne, MW, Farias Zuniga, A, Mohammad, IYZ, Jones, A, McGlory, C, Keir, PJ, Potvin, JR, and Phillips, SM. Muscle fibre activation is unaffected by load and repetition duration when resistance exercise is performed to task failure. J. Physiol. 597: 4601-4613, 2019.
191. Muddle, TWD, Colquhoun, RJ, Magrini, MA, Luera, MJ, DeFreitas, JM, and Jenkins, NDM. Effects of fatiguing, submaximal high- versus low-torque isometric exercise on motor unit recruitment and firing behavior. Physiol. Rep. 6: e13675, 2018.
192. Murach, KA, Englund, DA, Dupont-Versteegden, EE, McCarthy, JJ, and Peterson, CA. Myonuclear Domain

Flexibility Challenges Rigid Assumptions on Satellite Cell Contribution to Skeletal Muscle Fiber Hypertrophy. Front. Physiol. 9: 635, 2018.
193. Nader, GA, and Esser, KA. Intracellular signaling specificity in skeletal muscle in response to different modes of exercise. J. Appl. Physiol. (1985) 90: 1936-1942, 2001.
194. Nakashima, K, and Yakabe, Y. AMPK activation stimulates myofibrillar protein degradation and expression of atrophy-related ubiquitin ligases by increasing FOXO transcription factors in C2C12 myotubes. Biosci. Biotechnol. Biochem. 71: 1650-1656, 2007.
195. Naya, FJ, Mercer, B, Shelton, J, Richardson, JA, Williams, RS, and Olson, EN. Stimulation of slow skeletal muscle fiber gene expression by calcineurin in vivo. J. Biol. Chem. 275: 4545-4548, 2000.
196. Nguyen, HX, and Tidball, JG. Null mutation of gp-91phox reduces muscle membrane lysis during muscle inflammation in mice. J. Physiol. (Lond.) 553: 833-841, 2003.
197. Nielsen, AR, and Pedersen, BK. The biological roles of exercise-induced cytokines: IL-6, IL-8, and IL-15. Appl. Physiol. Nutr. Metab. 32: 833-839, 2007.
198. Nishimura, A, Sugita, M, Kato, K, Fukuda, A, Sudo, A, and Uchida, A. Hypoxia increases muscle hypertrophy induced by resistance training. Int. J. Sports Physiol. Perform. 5: 497-508, 2010.
199. Nosaka, K, Lavender, A, Newton, M, and Sacco, P. Muscle damage in resistance training: Is muscle damage necessary for strength gain and muscle hypertrophy? IJSHS 1: 1-8, 2003.
200. Nosaka, K, and Clarkson, PM. Changes in indicators of inflammation after eccentric exercise of the elbow flexors. Med. Sci. Sports Exerc. 28: 953-961, 1996.
201. Novak, ML, Billich, W, Smith, SM, Sukhija, KB, McLoughlin, TJ, Hornberger, TA, and Koh, TJ. COX-2 inhibitor reduces skeletal muscle hypertrophy in mice. Am. J. Physiol. Regul. Integr. Comp. Physiol. 296: R1132-9, 2009.
202. Ogasawara, R, and Suginohara, T. Rapamycin-insensitive mechanistic target of rapamycin regulates basal and resistance exercise-induced muscle protein synthesis. FASEB J.: fj201701422R, 2018.
203. Ogasawara, R, Jensen, TE, Goodman, CA, and Hornberger, TA. Resistance Exercise-Induced Hypertrophy: A Potential Role for Rapamycin-Insensitive mTOR. Exerc. Sport Sci. Rev. 47: 188-194, 2019.
204. Ohno, Y, Ando, K, Ito, T, Suda, Y, Matsui, Y, Oyama, A, Kaneko, H, Yokoyama, S, Egawa, T, and Goto, K. Lactate Stimulates a Potential for Hypertrophy and Regeneration of Mouse Skeletal Muscle. Nutrients 11: 10.3390/nu11040869, 2019.
205. Oishi, Y, Tsukamoto, H, Yokokawa, T, Hirotsu, K, Shimazu, M, Uchida, K, Tomi, H, Higashida, K, Iwanaka, N, and Hashimoto, T. Mixed lactate and caffeine compound increases satellite cell activity and anabolic signals for muscle hypertrophy. J. Appl. Physiol. (1985) 118: 742-749, 2015.
206. O'Neil, TK, Duffy, LR, Frey, JW, and Hornberger, TA. The role of phosphoinositide 3-kinase and phosphatidic acid in the regulation of mammalian target of rapamycin following eccentric contractions. J. Physiol. 587: 3691-3701, 2009.
207. Otis, JS, Burkholder, TJ, and Pavlath, GK. Stretch-induced myoblast proliferation is dependent on the COX2 pathway. Exp. Cell Res. 310: 417-425, 2005.
208. Palmer, RM. Prostaglandins and the control of muscle protein synthesis and degradation. Prostaglandins Leukot. Essent. Fatty Acids 39: 95-104, 1990.
209. Parsons, SA, Millay, DP, Wilkins, BJ, Bueno, OF, Tsika, GL, Neilson, JR, Liberatore, CM, Yutzey, KE, Crabtree, GR, Tsika, RW, and Molkentin, JD. Genetic loss of calcineurin blocks mechanical overload-induced skeletal muscle fiber type switching but not hypertrophy. J. Biol. Chem. 279: 26192-26200, 2004.
210. Pasiakos, SM. Exercise and amino acid anabolic cell signaling and the regulation of skeletal muscle mass. Nutrients 4: 740-758, 2012.
211. Pasiakos, SM, and Carbone, JW. Assessment of skeletal muscle proteolysis and the regulatory response to nutrition and exercise. IUBMB Life 66: 478-484, 2014.
212. Paulsen, G, Egner, IM, Drange, M, Langberg, H, Benestad, HB, Fjeld, JG, Hallen, J, and Raastad, T. A COX-2 inhibitor reduces muscle soreness, but does not influence recovery and adaptation after eccentric exercise. Scand. J. Med. Sci. Sports 20: e195-207, 2010.
213. Pedersen, BK, Ostrowski, K, Rohde, T, and Bruunsgaard, H. The cytokine response to strenuous exercise. Can. J. Physiol. Pharmacol. 76: 505-511, 1998.
214. Petersen, SG, Beyer, N, Hansen, M, Holm, L, Aagaard, P, Mackey, AL, and Kjaer, M. Nonsteroidal anti-inflammatory drug or glucosamine reduced pain and improved muscle strength with resistance training in a randomized controlled trial of knee osteoarthritis patients. Arch. Phys. Med. Rehabil. 92: 1185-1193, 2011.
215. Petersen, SG, Miller, BF, Hansen, M, Kjaer, M, and Holm, L. Exercise and NSAIDs: effect on muscle protein synthesis in patients with knee osteoarthritis. Med. Sci. Sports Exerc. 43: 425-431, 2011.
216. Petrella, JK, Kim, JS, Cross, JM, Kosek, DJ, and Bamman, MM. Efficacy of myonuclear addition may explain differential myofiber growth among resistance-trained young and older men and women. Am. J. Physiol. Endocrinol. Metab. 291: E937-46, 2006.
217. Petrella, JK, Kim, J, Mayhew, DL, Cross, JM, and Bamman, MM. Potent myofiber hypertrophy during resistance training in humans is associated with satellite cell-mediated myonuclear addition: a cluster analysis. J. Appl. Physiol. 104: 1736-1742, 2008.
218. Pierce, JR, Clark, BC, Ploutz-Snyder, LL, and Kanaley, JA. Growth hormone and muscle function responses to skeletal muscle ischemia. J. Appl. Physiol. 101: 1588-1595, 2006.
219. Pistilli, EE, and Quinn, LS. From anabolic to oxidative: reconsidering the roles of IL-15 and IL-15Ralpha in skeletal muscle. Exerc. Sport Sci. Rev. 41: 100-106, 2013.
220. Proske, U, and Morgan, DL. Muscle damage from eccentric exercise: mechanism, mechanical signs, adaptation and clinical applications. J. Physiol. 537: 333-345, 2001.
221. Quinn, LS. Interleukin-15: a muscle-derived cytokine regulating fat-to-lean body composition. J. Anim. Sci. 86: E75-83, 2008.
222. Raue, U, Trappe, TA, Estrem, ST, Qian, HR, Helvering, LM, Smith, RC, and Trappe, S. Transcriptome signature of resistance exercise adaptations: mixed muscle and fiber type specific profiles in young and old adults. J. Appl. Physiol. (1985) 112: 1625-1636, 2012.
223. Reeves, GV, Kraemer, RR, Hollander, DB, Clavier, J, Thomas, C, Francois, M, and Castracane, VD. Comparison of hormone responses following light resistance exercise with partial vascular occlusion and moderately difficult resistance exercise without occlusion. J. Appl. Physiol. 101: 1616-1622, 2006.

224. Riechman, SE, Balasekaran, G, Roth, SM, and Ferrell, RE. Association of interleukin-15 protein and interleukin-15 receptor genetic variation with resistance exercise training responses. J. Appl. Physiol. 97: 2214-2219, 2004.
225. Rieu, I, Magne, H, Savary-Auzeloux, I, Averous, J, Bos, C, Peyron, MA, Combaret, L, and Dardevet, D. Reduction of low grade inflammation restores blunting of postprandial muscle anabolism and limits sarcopenia in old rats. J. Physiol. 587: 5483-5492, 2009.
226. Rindom, E, Kristensen, AM, Overgaard, K, Vissing, K, and de Paoli, FV. Activation of mTORC1 signalling in rat skeletal muscle is independent of the EC-coupling sequence but dependent on tension per se in a dose-response relationship. Acta Physiol. (Oxf) 227: e13336, 2019.
227. Robbins, DW, Goodale, TL, Docherty, D, Behm, DG, and Tran, QT. The effects of load and training pattern on acute neuromuscular responses in the upper body. J. Strength Cond. Res. 24: 2996-3007, 2010.
228. Rodemann, HP, and Goldberg, AL. Arachidonic acid, prostaglandin E2 and F2 alpha influence rates of protein turnover in skeletal and cardiac muscle. J. Biol. Chem. 257: 1632-1638, 1982.
229. Rodriguez, J, Vernus, B, Chelh, I, Cassar-Malek, I, Gabillard, JC, Hadj Sassi, A, Seiliez, I, Picard, B, and Bonnieu, A. Myostatin and the skeletal muscle atrophy and hypertrophy signaling pathways. Cell Mol. Life Sci. 71: 4361-4371, 2014.
230. Rooney, KJ, Herbert, RD, and Balnave, RJ. Fatigue contributes to the strength training stimulus. Med. Sci. Sports Exerc. 26: 1160-1164, 1994.
231. Roux, PP, and Blenis, J. ERK and p38 MAPK-activated protein kinases: a family of protein kinases with diverse biological functions. Microbiol. Mol. Biol. Rev. 68: 320-344, 2004.
232. Rubin, MR, Kraemer, WJ, Maresh, CM, Volek, JS, Ratamess, NA, Vanheest, JL, Silvestre, R, French, DN, Sharman, MJ, Judelson, DA, Gomez, AL, Vescovi, JD, and Hymer, WC. High-affinity growth hormone binding protein and acute heavy resistance exercise. Med. Sci. Sports Exerc. 37: 395-403, 2005.
233. Russell, B, Dix, DJ, Haller, DL, and Jacobs-El, J. Repair of injured skeletal muscle: a molecular approach. Med. Sci. Sports Exerc. 24: 189-196, 1992.
234. Sahlin, K, Soderlund, K, Tonkonogi, M, and Hirakoba, K. Phosphocreatine content in single fibers of human muscle after sustained submaximal exercise. Am. J. Physiol. 273: C172-8, 1997.
235. Saxton, JM, Donnelly, AE, and Roper, HP. Indices of free-radical-mediated damage following maximum voluntary eccentric and concentric muscular work. Eur. J. Appl. Physiol. Occup. Physiol. 68: 189-193, 1994.
236. Schliess, F, Schreiber, R, and Haussinger, D. Activation of extracellular signal-regulated kinases Erk-1 and Erk-2 by cell swelling in H4IIE hepatoma cells. Biochem. J. 309 (Pt 1): 13-17, 1995.
237. Schliess, F, Richter, L, vom Dahl, S, and Haussinger, D. Cell hydration and mTOR-dependent signalling. Acta Physiol. (Oxf) 187: 223-229, 2006.
238. Schmidtbleicher, D, Buehrle, M. Neuronal adaptation and increase of cross-sectional area studying different strength training methods. In: Biomechanics X-B volume 6-B. Champaign (IL): Human Kinetics, 1987: 615-20. Jonsson, GB, ed. Champaign, IL: Human Kinetics, 1987. pp. 615-620.
239. Schoenfeld, BJ. Potential mechanisms for a role of metabolic stress in hypertrophic adaptations to resistance training. Sports Med., In Press.
240. Schoenfeld, BJ. The mechanisms of muscle hypertrophy and their application to resistance training. J. Strength Cond. Res. 24: 2857-2872, 2010.
241. Schoenfeld, BJ. Does exercise-induced muscle damage play a role in skeletal muscle hypertrophy? J. Strength Cond. Res. 26: 1441-1453, 2012.
242. Schoenfeld, BJ, Contreras, B, Willardson, JM, Fontana, F, and Tiryaki-Sonmez, G. Muscle activation during low- versus high-load resistance training in well-trained men. Eur. J. Appl. Physiol. 114: 2491-2497, 2014.
243. Schoenfeld, BJ, Ratamess, NA, Peterson, MD, Contreras, B, Tiryaki-Sonmez, G, and Alvar, BA. Effects of different volume-equated resistance training loading strategies on muscular adaptations in well-trained men. J. Strength Cond. Res. 28: 2909-2918, 2014.
244. Schott, J, McCully, K, and Rutherford, OM. The role of metabolites in strength training. II. Short versus long isometric contractions. Eur. J. Appl. Physiol. Occup. Physiol. 71: 337-341, 1995.
245. Schultz, E, Jaryszak, DL, and Valliere, CR. Response of satellite cells to focal skeletal muscle injury. Muscle Nerve 8: 217-222, 1985.
246. Schwane, JA, Johnson, SR, Vandenakker, CB, and Armstrong, RB. Delayed-onset muscular soreness and plasma CPK and LDH activities after downhill running. Med. Sci. Sports Exerc. 15: 51-56, 1983.
247. Scott, BR, Slattery, KM, and Dascombe, BJ. Intermittent hypoxic resistance training: Is metabolic stress the key moderator? Med. Hypotheses 84: 145-149, 2015.
248. Sengupta, S, Peterson, TR, and Sabatini, DM. Regulation of the mTOR complex 1 pathway by nutrients, growth factors, and stress. Mol. Cell 40: 310-322, 2010.
249. Shill, DD, Polley, KR, Willingham, TB, Call, JA, Murrow, JR, McCully, KK, and Jenkins, NT. Experimental intermittent ischemia augments exercise-induced inflammatory cytokine production. J. Appl. Physiol. (1985) 123: 434-441, 2017.
250. Shinohara, M, Kouzaki, M, Yoshihisa, T, and Fukunaga, T. Efficacy of tourniquet ischemia for strength training with low resistance. Eur. J. Appl. Physiol. Occup. Physiol. 77: 189-191, 1998.
251. Sinha-Hikim, I, Cornford, M, Gaytan, H, Lee, ML, and Bhasin, S. Effects of testosterone supplementation on skeletal muscle fiber hypertrophy and satellite cells in community-dwelling older men. J. Clin. Endocrinol. Metab. 91: 3024-3033, 2006.
252. Sjogaard, G, Adams, RP, and Saltin, B. Water and ion shifts in skeletal muscle of humans with intense dynamic knee extension. Am. J. Physiol. 248: R190-6, 1985.
253. Sjogaard, G. Water and electrolyte fluxes during exercise and their relation to muscle fatigue. Acta Physiol. Scand. Suppl. 556: 129-136, 1986.
254. Smilios, I, Pilianidis, T, Karamouzis, M, and Tokmakidis, SP. Hormonal responses after various resistance exercise protocols. Med. Sci. Sports Exerc. 35: 644-654, 2003.
255. Smith, RC, and Rutherford, OM. The role of metabolites in strength training. I. A comparison of eccentric and concentric contractions. Eur. J. Appl. Physiol. Occup. Physiol. 71: 332-336, 1995.
256. Soltow, QA, Betters, JL, Sellman, JE, Lira, VA, Long, JH, and Criswell, DS. Ibuprofen inhibits skeletal muscle hypertrophy in rats. Med. Sci. Sports Exerc. 38: 840-846, 2006.

257. Soltow, QA, Betters, JL, Sellman, JE, Lira, VA, Long, JHD, and Criswell, DS. Ibuprofen inhibits skeletal muscle hypertrophy in rats. Med. Sci. Sports Exerc. 38: 840-846, 2006.
258. Spangenburg, EE. Changes in muscle mass with mechanical load: possible cellular mechanisms. Appl. Physiol. Nutr. Metab. 34: 328-335, 2009.
259. Street, SF. Lateral transmission of tension in frog myofibers: a myofibrillar network and transverse cytoskeletal connections are possible transmitters. J. Cell. Physiol. 114: 346-364, 1983.
260. Suga, T, Okita, K, Morita, N, Yokota, T, Hirabayashi, K, Horiuchi, M, Takada, S, Omokawa, M, Kinugawa, S, and Tsutsui, H. Dose effect on intramuscular metabolic stress during low-intensity resistance exercise with blood flow restriction. J. Appl. Physiol. 108: 1563-1567, 2010.
261. Suga, T, Okita, K, Morita, N, Yokota, T, Hirabayashi, K, Horiuchi, M, Takada, S, Takahashi, T, Omokawa, M, Kinugawa, S, and Tsutsui, H. Intramuscular metabolism during low-intensity resistance exercise with blood flow restriction. J. Appl. Physiol. 106: 1119-1124, 2009.
262. Suzuki, YJ, and Ford, GD. Redox regulation of signal transduction in cardiac and smooth muscle. J. Mol. Cell. Cardiol. 31: 345-353, 1999.
263. Takada, S, Okita, K, Suga, T, Omokawa, M, Kadoguchi, T, Sato, T, Takahashi, M, Yokota, T, Hirabayashi, K, Morita, N, Horiuchi, M, Kinugawa, S, and Tsutsui, H. Low-intensity exercise can increase muscle mass and strength proportionally to enhanced metabolic stress under ischemic conditions. J. Appl. Physiol. (1985) 113: 199-205, 2012.
264. Takano, H, Morita, T, Iida, H, Asada, K, Kato, M, Uno, K, Hirose, K, Matsumoto, A, Takenaka, K, Hirata, Y, Eto, F, Nagai, R, Sato, Y, and Nakajima, T. Hemodynamic and hormonal responses to a short-term low-intensity resistance exercise with the reduction of muscle blood flow. Eur. J. Appl. Physiol. 95: 65-73, 2005.
265. Takarada, Y, Nakamura, Y, Aruga, S, Onda, T, Miyazaki, S, and Ishii, N. Rapid increase in plasma growth hormone after low-intensity resistance exercise with vascular occlusion. J. Appl. Physiol. 88: 61-65, 2000.
266. Takarada, Y, Takazawa, H, Sato, Y, Takebayashi, S, Tanaka, Y, and Ishii, N. Effects of resistance exercise combined with moderate vascular occlusion on muscular function in humans. J. Appl. Physiol. 88: 2097-2106, 2000.
267. Talmadge, RJ, Otis, JS, Rittler, MR, Garcia, ND, Spencer, SR, Lees, SJ, and Naya, FJ. Calcineurin activation influences muscle phenotype in a muscle-specific fashion. BMC Cell Biol. 5: 28, 2004.
268. Tamaki, T, Uchiyama, S, Tamura, T, and Nakano, S. Changes in muscle oxygenation during weight-lifting exercise. Eur. J. Appl. Physiol. Occup. Physiol. 68: 465-469, 1994.
269. Tatsumi, R, Hattori, A, Ikeuchi, Y, Anderson, JE, and Allen, RE. Release of hepatocyte growth factor from mechanically stretched skeletal muscle satellite cells and role of pH and nitric oxide. Mol. Biol. Cell 13: 2909-2918, 2002.
270. Tee, JC, Bosch, AN, and Lambert, MI. Metabolic consequences of exercise-induced muscle damage. Sports Med. 37: 827-836, 2007.
271. Terzis, G, Georgiadis, G, Stratakos, G, Vogiatzis, I, Kavouras, S, Manta, P, Mascher, H, and Blomstrand, E. Resistance exercise-induced increase in muscle mass correlates with p70S6 kinase phosphorylation in human subjects. Eur. J. Appl. Physiol. 102: 145-152, 2008.
272. Tesch, PA, Colliander, EB, and Kaiser, P. Muscle metabolism during intense, heavy-resistance exercise. Eur. J. Appl. Physiol. Occup. Physiol. 55: 362-366, 1986.
273. Thannickal, VJ, and Fanburg, BL. Reactive oxygen species in cell signaling. Am. J. Physiol. Lung Cell. Mol. Physiol. 279: L1005-28, 2000.
274. Thomas, G, and Hall, MN. TOR signalling and control of cell growth. Curr. Opin. Cell Biol. 9: 782-787, 1997.
275. Thomson, DM, and Gordon, SE. Impaired overload-induced muscle growth is associated with diminished translational signalling in aged rat fast-twitch skeletal muscle. J. Physiol. 574: 291-305, 2006.
276. Tidball, JG. Mechanical signal transduction in skeletal muscle growth and adaptation. J. Appl. Physiol. 98: 1900-1908, 2005.
277. Tidball, JG. Inflammatory processes in muscle injury and repair. Am. J. Physiol. Regul. Integr. Comp. Physiol. 288: 345-353, 2005.
278. Toft, AD, Jensen, LB, Bruunsgaard, H, Ibfelt, T, Halkjaer-Kristensen, J, Febbraio, M, and Pedersen, BK. Cytokine response to eccentric exercise in young and elderly humans. Am. J. Physiol., Cell Physiol. 283: 289-295, 2002.
279. Toigo, M, and Boutellier, U. New fundamental resistance exercise determinants of molecular and cellular muscle adaptations. Eur. J. Appl. Physiol. 97: 643-663, 2006.
280. Trappe, TA, White, F, Lambert, CP, Cesar, D, Hellerstein, M, and Evans, WJ. Effect of ibuprofen and acetaminophen on postexercise muscle protein synthesis. Am. J. Physiol. Endocrinol. Metab. 282: E551-6, 2002.
281. Trappe, TA, Carroll, CC, Dickinson, JM, LeMoine, JK, Haus, JM, Sullivan, BE, Lee, JD, Jemiolo, B, Weinheimer, EM, and Hollon, CJ. Influence of acetaminophen and ibuprofen on skeletal muscle adaptations to resistance exercise in older adults. Am. J. Physiol. Regul. Integr. Comp. Physiol. 300: R655-62, 2011.
282. Tsukamoto, S, Shibasaki, A, Naka, A, Saito, H, and Iida, K. Lactate Promotes Myoblast Differentiation and Myotube Hypertrophy via a Pathway Involving MyoD In Vitro and Enhances Muscle Regeneration In Vivo. Int. J. Mol. Sci. 19:10.3390/ijms19113649, 2018.
283. Uchiyama, S, Tsukamoto, H, Yoshimura, S, and Tamaki, T. Relationship between oxidative stress in muscle tissue and weight-lifting-induced muscle damage. Pflugers Arch. 452: 109-116, 2006.
284. Usher-Smith, JA, Fraser, JA, Bailey, PS, Griffin, JL, and Huang, CL. The influence of intracellular lactate and H+ on cell volume in amphibian skeletal muscle. J. Physiol. 573: 799-818, 2006.
285. van der Pijl, R, Strom, J, Conijn, S, Lindqvist, J, Labeit, S, Granzier, H, and Ottenheijm, C. Titin-based mechanosensing modulates muscle hypertrophy. J. Cachexia Sarcopenia Muscle 9: 947-961, 2018.
286. van Wessel, T, de Haan, A, van der Laarse, WJ, and Jaspers, RT. The muscle fiber type-fiber size paradox: hypertrophy or oxidative metabolism? Eur. J. Appl. Physiol. 110: 665-694, 2010.
287. Vandenburgh, HH, Hatfaludy, S, Sohar, I, and Shansky, J. Stretch-induced prostaglandins and protein turnover in cultured skeletal muscle. Am. J. Physiol. 259: C232-40, 1990.
288. Vane, JR, and Botting, RM. Anti-inflammatory drugs and their mechanism of action. Inflamm. Res. 47 Suppl 2: S78-87, 1998.
289. Vierck, J, O'Reilly, B, Hossner, K, Antonio, J, Byrne, K, Bucci, L, and Dodson, M. Satellite cell regulation follo-

wing myotrauma caused by resistance exercise. Cell Biol. Int. 24: 263-272, 2000.
290. Vijayan, K, Thompson, JL, Norenberg, KM, Fitts, RH, and Riley, DA. Fiber-type susceptibility to eccentric contraction-induced damage of hindlimb-unloaded rat AL muscles. J. Appl. Physiol. 90: 770-776, 2001.
291. Viru, M, Jansson, E, Viru, A, and Sundberg, CJ. Effect of restricted blood flow on exercise-induced hormone changes in healthy men. Eur. J. Appl. Physiol. Occup. Physiol. 77: 517-522, 1998.
292. Vissing, K, McGee, S, Farup, J, Kjolhede, T, Vendelbo, M, and Jessen, N. Differentiated mTOR but not AMPK signaling after strength vs endurance exercise in training-accustomed individuals. Scand. J. Med. Sci. Sports 23: 355-366, 2013.
293. Vollestad, NK, Vaage, O, and Hermansen, L. Muscle glycogen depletion patterns in type I and subgroups of type II fibres during prolonged severe exercise in man. Acta Physiol. Scand. 122: 433-441, 1984.
294. Wackerhage, H, Schoenfeld, BJ, Hamilton, DL, Lehti, M, and Hulmi, JJ. Stimuli and sensors that initiate skeletal muscle hypertrophy following resistance exercise. J. Appl. Physiol. (1985) 126: 30-43, 2019.
295. Walton, RG, Kosmac, K, Mula, J, Fry, CS, Peck, BD, Groshong, JS, Finlin, BS, Zhu, B, Kern, PA, and Peterson, CA. Human skeletal muscle macrophages increase following cycle training and are associated with adaptations that may facilitate growth. Sci. Rep. 9: 969-018-37187-1, 2019.
296. Wang, XD, Kawano, F, Matsuoka, Y, Fukunaga, K, Terada, M, Sudoh, M, Ishihara, A, and Ohira, Y. Mechanical load-dependent regulation of satellite cell and fiber size in rat soleus muscle. Am. J. Physiol., Cell Physiol. 290: 981-989, 2006.
297. Warner, DC, Schnepf, G, Barrett, MS, Dian, D, and Swigonski, NL. Prevalence, attitudes, and behaviors related to the use of nonsteroidal anti-inflammatory drugs (NSAIDs) in student athletes. J. Adolesc. Health 30: 150-153, 2002.
298. Wernbom, M, Jarrebring, R, Andreasson, MA, and Augustsson, J. Acute effects of blood flow restriction on muscle activity and endurance during fatiguing dynamic knee extensions at low load. J. Strength Cond Res. 23: 2389-2395, 2009.
299. Wernbom, M, Paulsen, G, Nilsen, TS, Hisdal, J, and Raastad, T. Contractile function and sarcolemmal permeability after acute low-load resistance exercise with blood flow restriction. Eur. J. Appl. Physiol. 112: 2051-2063, 2012.
300. Wernig, A, Irintchev, A, and Weisshaupt, P. Muscle injury, cross-sectional area and fibre type distribution in mouse soleus after intermittent wheel-running. J. Physiol. 428: 639-652, 1990.
301. White, JP. Control of skeletal muscle cell growth and size through adhesion GPCRs. In: Adhesion G Protein-coupled Receptors. Anonymous New York, NY: Springer, 2016. pp. 299-308.
302. Widegren, U, Ryder, JW, and Zierath, JR. Mitogen-activated protein kinase signal transduction in skeletal muscle: effects of exercise and muscle contraction. Acta Physiol. Scand. 172: 227-238, 2001.
303. Willkomm, L, Schubert, S, Jung, R, Elsen, M, Borde, J, Gehlert, S, Suhr, F, and Bloch, W. Lactate regulates myogenesis in C2C12 myoblasts in vitro. Stem Cell. Res. 12: 742-753, 2014.
304. Wilson, JM, Lowery, RP, Joy, JM, Loenneke, JP, and Naimo, MA. Practical Blood Flow Restriction Training Increases Acute Determinants of Hypertrophy Without Increasing Indices of Muscle Damage. J. Strength Cond Res., 2013.
305. Winter, JN, Jefferson, LS, and Kimball, SR. ERK and Akt signaling pathways function through parallel mechanisms to promote mTORC1 signaling. Am. J. Physiol. Cell. Physiol. 300: C1172-80, 2011.
306. Yasuda, T, Abe, T, Sato, Y, Midorikawa, T, Kearns, CF, Inoue, K, Ryushi, T, and Ishii, N. Muscle fiber cross-sectional area is increased after two weeks of twice daily KAATSU-resistance training. Int J KAATSU Train Res 1: 65-70, 2005.
307. Zanchi, NE, and Lancha, AH,Jr. Mechanical stimuli of skeletal muscle: implications on mTOR/p70s6k and protein synthesis. Eur. J. Appl. Physiol. 102: 253-263, 2008.
308. Zou, K, Meador, BM, Johnson, B, Huntsman, HD, Mahmassani, Z, Valero, MC, Huey, KA, and Boppart, MD. The alpha(7)beta(1)-integrin increases muscle hypertrophy following multiple bouts of eccentric exercise. J. Appl. Physiol. 111: 1134-1141, 2011.

Capítulo 3

1. Aagaard, P, Andersen, JL, Dyhre-Poulsen, P, Leffers, AM, Wagner, A, Magnusson, SP, Halkjaer-Kristensen, J, and Simonsen, EB. A mechanism for increased contractile strength of human pennate muscle in response to strength training: changes in muscle architecture. J. Physiol. 534: 613-623, 2001.
2. Abe, T, Loenneke, JP, and Thiebaud, RS. Morphological and functional relationships with ultrasound measured muscle thickness of the lower extremity: a brief review. Ultrasound 23: 166-173, 2015.
3. Abe, T, Dankel, SJ, and Loenneke, JP. Body Fat Loss Automatically Reduces Lean Mass by Changing the Fat-Free Component of Adipose Tissue. Obesity (Silver Spring) 27: 357-358, 2019.
4. Ahtiainen, JP, Hoffren, M, Hulmi, JJ, Pietikainen, M, Mero, AA, Avela, J, and Häkkinen, K. Panoramic ultrasonography is a valid method to measure changes in skeletal muscle cross-sectional area. Eur. J. Appl. Physiol. 108: 273-279, 2010.
5. Antonio, J, Kenyon, M, Ellerbroek, A, Carson, C, Burgess, V, Tyler-Palmer, D, Mike, J, Roberts, J, Angeli, G, and and Peacock, C. Comparison of Dual-Energy X-Ray Absorptiometry (DXA) versus a Multi-frequency Bioelectrical Impedance (InBody 770) Device for Body Composition Assessment after a 4-Week Hypoenergetic Diet. Journal of Functional Morphology and Kinesiology 4: 23, 2019.
6. Barber, L, Barrett, R, and Lichtwark, G. Validation of a freehand 3D ultrasound system for morphological measures of the medial gastrocnemius muscle. J. Biomech. 42: 1313-1319, 2009.
7. Beneke, R, Neuerburg, J, and Bohndorf, K. Muscle cross-section measurement by magnetic resonance imaging. Eur. J. Appl. Physiol. Occup. Physiol. 63: 424-429, 1991.
8. Blazevich, AJ, Gill, ND, and Zhou, S. Intra- and intermuscular variation in human quadriceps femoris architecture assessed in vivo. J. Anat. 209: 289-310, 2006.
9. Brodie, D, Moscrip, V, and Hutcheon, R. Body composition measurement: a review of hydrodensitometry, anthropometry, and impedance methods. Nutrition 14: 296-310, 1998.
10. Buchholz, AC, Bartok, C, and Schoeller, DA. The validity of bioelectrical impedance models in clinical populations. Nutr. Clin. Pract. 19: 433-446, 2004.

11. Buckinx, F, Landi, F, Cesari, M, Fielding, RA, Visser, M, Engelke, K, Maggi, S, Dennison, E, Al-Daghri, NM, Allepaerts, S, Bauer, J, Bautmans, I, Brandi, ML, Bruyere, O, Cederholm, T, Cerreta, F, Cherubini, A, Cooper, C, Cruz-Jentoft, A, McCloskey, E, Dawson-Hughes, B, Kaufman, JM, Laslop, A, Petermans, J, Reginster, JY, Rizzoli, R, Robinson, S, Rolland, Y, Rueda, R, Vellas, B, and Kanis, JA. Pitfalls in the measurement of muscle mass: a need for a reference standard. J. Cachexia Sarcopenia Muscle 9: 269-278, 2018.
12. Bunt, JC, Lohman, TG, and Boileau, RA. Impact of total body water fluctuations on estimation of body fat from body density. Med. Sci. Sports Exerc. 21: 96-100, 1989.
13. Clark, RV, Walker, AC, O'Connor-Semmes, RL, Leonard, MS, Miller, RR, Stimpson, SA, Turner, SM, Ravussin, E, Cefalu, WT, Hellerstein, MK, and Evans, WJ. Total body skeletal muscle mass: estimation by creatine (methyl-d3) dilution in humans. J. Appl. Physiol. (1985) 116: 1605-1613, 2014.
14. Clark, RV, Walker, AC, Miller, RR, O'Connor-Semmes, RL, Ravussin, E, and Cefalu, WT. Creatine (methyl-d3) dilution in urine for estimation of total body skeletal muscle mass: accuracy and variability vs. MRI and DXA. J. Appl. Physiol. (1985) 124: 1-9, 2018.
15. Cumberledge, EA, Myers, C, Venditti, JJ, Dixon, CB, and Andreacci, JL. The Effect of the Menstrual Cycle on Body Composition Determined by Contact-Electrode Bioelectrical Impedance Analyzers. Int. J. Exerc. Sci. 11: 625-632, 2018.
16. Cyrino, ES, Okano, AH, Glaner, MF, Romanzini, M, Gobbo, LA, Makoski, A, Bruna, N, Melo, JC, and Tassi, GN. Impact of the use of different skinfold calipers for the analysis of the body composition. Revista Brasileira de Medicina do Esporte 9: 150-153, 2003.
17. Dahmane, R, Djordjevic, S, Simunic, B, and Valencic, V. Spatial fiber type distribution in normal human muscle Histochemical and tensiomyographical evaluation. J. Biomech. 38: 2451-2459, 2005.
18. DeFreitas, JM, Beck, TW, Stock, MS, Dillon, MA, Sherk, VD, Stout, JR, and Cramer, JT. A comparison of techniques for estimating training-induced changes in muscle cross-sectional area. J. Strength Cond Res. 24: 2383-2389, 2010.
19. Delisle-Houde, P, Reid, RER, Insogna, JA, Prokop, NW, Buchan, TA, Fontaine, SL, and Andersen, RE. Comparing DXA and Air Displacement Plethysmography to Assess Body Composition of Male Collegiate Hockey Players. J. Strength Cond Res. 33: 474-478, 2019.
20. Delmonico, MJ, Kostek, MC, Johns, J, Hurley, BF, and Conway, JM. Can dual energy X-ray absorptiometry provide a valid assessment of changes in thigh muscle mass with strength training in older adults? Eur. J. Clin. Nutr. 62: 1372-1378, 2008.
21. Eng, CM, Abrams, GD, Smallwood, LR, Lieber, RL, and Ward, SR. Muscle geometry affects accuracy of forearm volume determination by magnetic resonance imaging (MRI). J. Biomech. 40: 3261-3266, 2007.
22. Engstrom, CM, Loeb, GE, Reid, JG, Forrest, WJ, and Avruch, L. Morphometry of the human thigh muscles. A comparison between anatomical sections and computer tomographic and magnetic resonance images. J. Anat. 176: 139-156, 1991.
23. Esco, MR, Snarr, RL, Leatherwood, MD, Chamberlain, NA, Redding, ML, Flatt, AA, Moon, JR, and Williford, HN. Comparison of total and segmental body composition using DXA and multifrequency bioimpedance in collegiate female athletes. J. Strength Cond Res. 29: 918-925, 2015.
24. Esmarck, B, Andersen, JL, Olsen, S, Richter, EA, Mizuno, M, and Kjaer, M. Timing of postexercise protein intake is important for muscle hypertrophy with resistance training in elderly humans. J. Physiol. 535: 301-311, 2001.
25. Evans, EM, Saunders, MJ, Spano, MA, Arngrimsson, SA, Lewis, RD, and Cureton, KJ. Body-composition changes with diet and exercise in obese women: a comparison of estimates from clinical methods and a 4-component model. Am. J. Clin. Nutr. 70: 5-12, 1999.
26. Faria, SL, Faria, OP, Cardeal, MD, and Ito, MK. Validation study of multi-frequency bioelectrical impedance with dual-energy X-ray absorptiometry among obese patients. Obes. Surg. 24: 1476-1480, 2014.
27. Farup, J, Kjolhede, T, Sorensen, H, Dalgas, U, Moller, AB, Vestergaard, PF, Ringgaard, S, Bojsen-Moller, J, and Vissing, K. Muscle morphological and strength adaptations to endurance vs. resistance training. J. Strength Cond Res. 26: 398-407, 2012.
28. Fields, DA, Higgins, PB, and Hunter, GR. Assessment of body composition by air-displacement plethysmography: influence of body temperature and moisture. Dyn. Med. 3: 3-5918-3-3, 2004.
29. Fields, DA, Higgins, PB, and Radley, D. Air-displacement plethysmography: here to stay. Curr. Opin. Clin. Nutr. Metab. Care 8: 624-629, 2005.
30. Fosbol, MO, and Zerahn, B. Contemporary methods of body composition measurement. Clin. Physiol. Funct. Imaging 35: 81-97, 2015.
31. Franchi, MV, Atherton, PJ, Reeves, ND, Fluck, M, Williams, J, Mitchell, WK, Selby, A, Beltran Valls, RM, and Narici, MV. Architectural, functional and molecular responses to concentric and eccentric loading in human skeletal muscle. Acta Physiol. (Oxf) 210: 642-654, 2014.
32. Franchi, MV, Longo, S, Mallinson, J, Quinlan, JI, Taylor, T, Greenhaff, PL, and Narici, MV. Muscle thickness correlates to muscle cross-sectional area in the assessment of strength training-induced hypertrophy. Scand. J. Med. Sci. Sports 28: 846-853, 2018.
33. Franchi, MV, Raiteri, BJ, Longo, S, Sinha, S, Narici, MV, and Csapo, R. Muscle Architecture Assessment: Strengths, Shortcomings and New Frontiers of in Vivo Imaging Techniques. Ultrasound Med. Biol. 44: 2492-2504, 2018.
34. Frisard, MI, Greenway, FL, and Delany, JP. Comparison of methods to assess body composition changes during a period of weight loss. Obes. Res. 13: 845-854, 2005.
35. Frontera, WR, Meredith, CN, O'Reilly, KP, Knuttgen, HG, and Evans, WJ. Strength conditioning in older men: skeletal muscle hypertrophy and improved function. J. Appl. Physiol. (1985) 64: 1038-1044, 1988.
36. Frontera, WR, Meredith, CN, O'Reilly, KP, Knuttgen, HG, and Evans, WJ. Strength conditioning in older men: skeletal muscle hypertrophy and improved function. J. Appl. Physiol. (1985) 64: 1038-1044, 1988.
37. Gaba, A, Kapus, O, Cuberek, R, and Botek, M. Comparison of multi- and single-frequency bioelectrical impedance analysis with dual-energy X-ray absorptiometry for assessment of body composition in post-menopausal women: effects of body mass index and accelerometer-determined physical activity. J. Hum. Nutr. Diet. 28: 390-400, 2015.
38. Geisler, C, Pourhassan, M, Braun, W, Schweitzer, L, and Muller, MJ. The prediction of total skeletal muscle mass in a Caucasian population – comparison of Magnetic resonance imaging (MRI) and Dual-energy X-ray ab-

sorptiometry (DXA). Clin. Physiol. Funct. Imaging 37: 168-172, 2017.
39. Gleichauf, CN, and Roe, DA. The menstrual cycle's effect on the reliability of bioimpedance measurements for assessing body composition. Am. J. Clin. Nutr. 50: 903-907, 1989.
40. Grgic, J, and Schoenfeld, BJ. Are the Hypertrophic Adaptations to High and Low-Load Resistance Training Muscle Fiber Type Specific? Front. Physiol. 9: 402, 2018.
41. Haun, CT, Vann, CG, Osburn, SC, Mumford, PW, Roberson, PA, Romero, MA, Fox, CD, Johnson, CA, Parry, HA, Kavazis, AN, Moon, JR, Badisa, VLD, Mwashote, BM, Ibeanusi, V, Young, KC, and Roberts, MD. Muscle fiber hypertrophy in response to 6 weeks of high-volume resistance training in trained young men is largely attributed to sarcoplasmic hypertrophy. PLoS One 14: e0215267, 2019.
42. Haun, CT, Vann, CG, Roberts, BM, Vigotsky, AD, Schoenfeld, BJ, and Roberts, MD. A Critical Evaluation of the Biological Construct Skeletal Muscle Hypertrophy: Size Matters but So Does the Measurement. Front. Physiol. 10: 247, 2019.
43. Henriksson-Larsén, K. Distribution, total number and size of different types of fibres in male and female skeletal muscles: an enzyme histochemical study of whole muscle cross-sections. Umeå universitet, 1984.
44. Heymsfield, SB, Arteaga, C, McManus, C, Smith, J, and Moffitt, S. Measurement of muscle mass in humans: validity of the 24-hour urinary creatinine method. Am. J. Clin. Nutr. 37: 478-494, 1983.
45. Heyward, VH. Evaluation of body composition. Current issues. Sports Med. 22: 146-156, 1996.
46. Jensen, B, Moritoyo, T, Kaufer-Horwitz, M, Peine, S, Norman, K, Maisch, MJ, Matsumoto, A, Masui, Y, Velazquez-Gonzalez, A, Dominguez-Garcia, J, Fonz-Enriquez, E, Salgado-Moctezuma, SG, and Bosy-Westphal, A. Ethnic differences in fat and muscle mass and their implication for interpretation of bioelectrical impedance vector analysis. Appl. Physiol. Nutr. Metab. 44: 619-626, 2019.
47. Kendall, KL, Fukuda, DH, Hyde, PN, Smith-Ryan, AE, Moon, JR, and Stout, JR. Estimating fat-free mass in elite-level male rowers: a four-compartment model validation of laboratory and field methods. J. Sports Sci. 35: 624-633, 2017.
48. Kilduff, LP, Lewis, S, Kingsley, MI, Owen, NJ, and Dietzig, RE. Reliability and detecting change following short-term creatine supplementation: comparison of two-component body composition methods. J. Strength Cond Res. 21: 378-384, 2007.
49. Kim, J, Heshka, S, Gallagher, D, Kotler, DP, Mayer, L, Albu, J, Shen, W, Freda, PU, and Heymsfield, SB. Intermuscular adipose tissue-free skeletal muscle mass: estimation by dual-energy X-ray absorptiometry in adults. J. Appl. Physiol. (1985) 97: 655-660, 2004.
50. Kyle, UG, Bosaeus, I, De Lorenzo, AD, Deurenberg, P, Elia, M, Gomez, JM, Heitmann, BL, Kent-Smith, L, Melchior, JC, Pirlich, M, Scharfetter, H, Schols, AM, Pichard, C, and Composition of the ESPEN Working Group. Bioelectrical impedance analysis--part I: review of principles and methods. Clin. Nutr. 23: 1226-1243, 2004.
51. Levine, JA, Abboud, L, Barry, M, Reed, JE, Sheedy, PF, and Jensen, MD. Measuring leg muscle and fat mass in humans: comparison of CT and dual-energy X-ray absorptiometry. J. Appl. Physiol. 88: 452-456, 2000.
52. Loenneke, JP, Dankel, SJ, Bell, ZW, Spitz, RW, Abe, T, and Yasuda, T. Ultrasound and MRI measured changes in muscle mass gives different estimates but similar conclusions: a Bayesian approach. Eur. J. Clin. Nutr. 73: 1203-1205, 2019.
53. Lohman, T, Wang, Z, and Going, SB. Human Body Composition. Champaign, IL; Human Kinetics, 2005.
54. Lukaski, HC. Methods for the assessment of human body composition: traditional and new. Am. J. Clin. Nutr. 46: 537-556, 1987.
55. Mahon, AK, Flynn, MG, Iglay, HB, Stewart, LK, Johnson, CA, McFarlin, BK, and Campbell, WW. Measurement of body composition changes with weight loss in postmenopausal women: comparison of methods. J. Nutr. Health Aging 11: 203-213, 2007.
56. Matta, T, Simao, R, de Salles, BF, Spineti, J, and Oliveira, LF. Strength training's chronic effects on muscle architecture parameters of different arm sites. J. Strength Cond Res. 25: 1711-1717, 2011.
57. Matthie, JR. Bioimpedance measurements of human body composition: critical analysis and outlook. Expert Rev. Med. Devices 5: 239-261, 2008.
58. Mazonakis, M, and Damilakis, J. Computed tomography: What and how does it measure? Eur. J. Radiol. 85: 1499-1504, 2016.
59. McCall, GE, Byrnes, WC, Dickinson, A, Pattany, PM, and Fleck, SJ. Muscle fiber hypertrophy, hyperplasia, and capillary density in college men after resistance training. J. Appl. Physiol. (1985) 81: 2004-2012, 1996.
60. McKee, JE, and Cameron, N. Bioelectrical impedance changes during the menstrual cycle. Am. J. Hum. Biol. 9: 155-161, 1997.
61. McLester, CN, Nickerson, BS, Kliszczewicz, BM, and McLester, JR. Reliability and Agreement of Various In-Body Body Composition Analyzers as Compared to Dual-Energy X-Ray Absorptiometry in Healthy Men and Women. J. Clin. Densitom. 2018.
62. Mitsiopoulos, N, Baumgartner, RN, Heymsfield, SB, Lyons, W, Gallagher, D, and Ross, R. Cadaver validation of skeletal muscle measurement by magnetic resonance imaging and computerized tomography. J. Appl. Physiol. (1985) 85: 115-122, 1998.
63. Miyatani, M, Kanehisa, H, Ito, M, Kawakami, Y, and Fukunaga, T. The accuracy of volume estimates using ultrasound muscle thickness measurements in different muscle groups. Eur. J. Appl. Physiol. 91: 264-272, 2004.
64. Moon, JR. Body composition in athletes and sports nutrition: an examination of the bioimpedance analysis technique. Eur. J. Clin. Nutr. 67 Suppl 1: S54-9, 2013.
65. Nakajima, T, Koide, S, Yasuda, T, Hasegawa, T, Yamasoba, T, Obi, S, Toyoda, S, Nakamura, F, Inoue, T, Poole, DC, and Kano, Y. Muscle hypertrophy following blood flow-restricted, low-force isometric electrical stimulation in rat tibialis anterior: role for muscle hypoxia. J. Appl. Physiol. (1985) 125: 134-145, 2018.
66. Narici, MV, Roi, GS, Landoni, L, Minetti, AE, and Cerretelli, P. Changes in force, cross-sectional area and neural activation during strength training and detraining of the human quadriceps. Eur. J. Appl. Physiol. Occup. Physiol. 59: 310-319, 1989.
67. Narici, MV, Hoppeler, H, Kayser, B, Landoni, L, Claassen, H, Gavardi, C, Conti, M, and Cerretelli, P. Human quadriceps cross-sectional area, torque and neural activation during 6 months strength training. Acta Physiol. Scand. 157: 175-186, 1996.
68. Nilwik, R, Snijders, T, Leenders, M, Groen, BB, van Kranenburg, J, Verdijk, LB, and van Loon, LJ. The decline in skeletal muscle mass with aging is mainly attributed to a

reduction in type II muscle fiber size. Exp. Gerontol. 48: 492-498, 2013.
69. Noorkoiv, M, Nosaka, K, and Blazevich, AJ. Assessment of quadriceps muscle cross-sectional area by ultrasound extended-field-of-view imaging. Eur. J. Appl. Physiol. 109: 631-639, 2010.
70. Oppliger, RA, Nielsen, DH, Shetler, AC, Crowley, ET, and Albright, JP. Body composition of collegiate football players: bioelectrical impedance and skinfolds compared to hydrostatic weighing. J. Orthop. Sports Phys. Ther. 15: 187-192, 1992.
71. Peeters, MW, and Claessens, AL. Effect of deviating clothing schemes on the accuracy of body composition measurements by air-displacement plethysmography. International Journal of Body Composition Research 7, 2009.
72. Peeters, MW. Subject positioning in the BOD POD(R) only marginally affects measurement of body volume and estimation of percent body fat in young adult men. PLoS One 7: e32722, 2012.
73. Prado, CM, and Heymsfield, SB. Lean tissue imaging: a new era for nutritional assessment and intervention. JPEN J. Parenter. Enteral Nutr. 38: 940-953, 2014.
74. Ritz, P, Salle, A, Audran, M, and Rohmer, V. Comparison of different methods to assess body composition of weight loss in obese and diabetic patients. Diabetes Res. Clin. Pract. 77: 405-411, 2007.
75. Roman, WJ, Fleckenstein, J, Stray-Gundersen, J, Alway, SE, Peshock, R, and Gonyea, WJ. Adaptations in the elbow flexors of elderly males after heavy-resistance training. J. Appl. Physiol. (1985) 74: 750-754, 1993.
76. Schmidt, PK, and Carter, JE. Static and dynamic differences among five types of skinfold calipers. Hum. Biol. 62: 369-388, 1990.
77. Schoenfeld, BJ, Nickerson, BS, Wilborn, CD, Urbina, SL, Hayward, SB, Krieger, J, Aragon, AA, and Tinsley, GM. Comparison of Multifrequency Bioelectrical Impedance vs. Dual-Energy X-ray Absorptiometry for Assessing Body Composition Changes After Participation in a 10-Week Resistance Training Program. J. Strength Cond Res, 2018.
78. Scott, JM, Martin, DS, Ploutz-Snyder, R, Matz, T, Caine, T, Downs, M, Hackney, K, Buxton, R, Ryder, JW, and Ploutz-Snyder, L. Panoramic ultrasound: a novel and valid tool for monitoring change in muscle mass. J. Cachexia Sarcopenia Muscle 8: 475-481, 2017.
79. Scott, SH, Engstrom, CM, and Loeb, GE. Morphometry of human thigh muscles. Determination of fascicle architecture by magnetic resonance imaging. J. Anat. 182 (Pt 2): 249-257, 1993.
80. Shaw, G, Kerr, A. Non-imaging method: Air displacement plethysmography (bod pod). (pp. 87-99). In: Best Practice Protocols for Physique Assessment in Sport. Anonymous Singapore: Springer, 2018. pp. 87-99.
81. Sillanpaa, E, Häkkinen, A and Häkkinen, K. Body composition changes by DXA, BIA and skinfolds during exercise training in women. Eur. J. Appl. Physiol. 113: 2331-2341, 2013.
82. Silva, AM, Fields, DA, Quiterio, AL, and Sardinha, LB. Are skinfold-based models accurate and suitable for assessing changes in body composition in highly trained athletes? J. Strength Cond Res. 23: 1688-1696, 2009.
83. Stimpson, SA, Turner, SM, Clifton, LG, Poole, JC, Mohammed, HA, Shearer, TW, Waitt, GM, Hagerty, LL, Remlinger, KS, Hellerstein, MK, and Evans, WJ. Total-body creatine pool size and skeletal muscle mass determination by creatine-(methyl-D3) dilution in rats. J. Appl. Physiol. (1985) 112: 1940-1948, 2012.
84. Stimpson, SA, Leonard, MS, Clifton, LG, Poole, JC, Turner, SM, Shearer, TW, Remlinger, KS, Clark, RV, Hellerstein, MK, and Evans, WJ. Longitudinal changes in total body creatine pool size and skeletal muscle mass using the D3-creatine dilution method. J. Cachexia Sarcopenia Muscle, 2013.
85. Tavoian, D, Ampomah, K, Amano, S, Law, TD, and Clark, BC. Changes in DXA-derived lean mass and MRI-derived cross-sectional area of the thigh are modestly associated. Sci. Rep. 9: 10028-019-46428-w, 2019.
86. Thomson, R, Brinkworth, GD, Buckley, JD, Noakes, M, and Clifton, PM. Good agreement between bioelectrical impedance and dual-energy X-ray absorptiometry for estimating changes in body composition during weight loss in overweight young women. Clin. Nutr. 26: 771-777, 2007.
87. Tingart, MJ, Apreleva, M, Lehtinen, JT, Capell, B, Palmer, WE, and Warner, JJ. Magnetic resonance imaging in quantitative analysis of rotator cuff muscle volume. Clin. Orthop. Relat. Res. (415):104-10. doi: 104-110, 2003.
88. Tinsley, GM, Morales, E, Forsse, JS, and Grandjean, PW. Impact of Acute Dietary Manipulations on DXA and BIA Body Composition Estimates. Med. Sci. Sports Exerc. 49: 823-832, 2017.
89. van Marken Lichtenbelt, WD, Hartgens, F, Vollaard, NB, Ebbing, S, and Kuipers, H. Body composition changes in bodybuilders: a method comparison. Med. Sci. Sports Exerc. 36: 490-497, 2004.
90. Verdijk, LB, Gleeson, BG, Jonkers, RA, Meijer, K, Savelberg, HH, Dendale, P, and van Loon, LJ. Skeletal muscle hypertrophy following resistance training is accompanied by a fiber type-specific increase in satellite cell content in elderly men. J. Gerontol. A Biol. Sci. Med. Sci. 64: 332-339, 2009.
91. Vissing, K, Brink, M, Lonbro, S, Sorensen, H, Overgaard, K, Danborg, K, Mortensen, J, Elstrom, O, Rosenhoj, N, Ringgaard, S, Andersen, JL, and Aagaard, P. Muscle adaptations to plyometric vs. resistance training in untrained young men. J Strength Cond Res 22: 1799-1810, 2008.
92. Volgyi, E, Tylavsky, FA, Lyytikainen, A, Suominen, H, Alen, M, and Cheng, S. Assessing body composition with DXA and bioimpedance: effects of obesity, physical activity, and age. Obesity (Silver Spring) 16: 700-705, 2008.
93. Wang, Z, Pi-Sunyer, FX, Kotler, DP, Wielopolski, L, Withers, RT, Pierson, RN,Jr, and Heymsfield, SB. Multicomponent methods: evaluation of new and traditional soft tissue mineral models by in vivo neutron activation analysis. Am. J. Clin. Nutr. 76: 968-974, 2002.
94. Ward, LC. Segmental bioelectrical impedance analysis: an update. Curr. Opin. Clin. Nutr. Metab. Care 15: 424-429, 2012.
95. Wells, JC, and Fewtrell, MS. Measuring body composition. Arch. Dis. Child. 91: 612-617, 2006.
96. Weyers, AM, Mazzetti, SA, Love, DM, Gomez, AL, Kraemer, WJ, and Volek, JS. Comparison of methods for assessing body composition changes during weight loss. Med. Sci. Sports Exerc. 34: 497-502, 2002.
97. Williams, JE, Wells, JC, Wilson, CM, Haroun, D, Lucas, A, and Fewtrell, MS. Evaluation of Lunar Prodigy dual-energy X-ray absorptiometry for assessing body composition in healthy persons and patients by comparison with the criterion 4-component model. Am. J. Clin. Nutr. 83: 1047-1054, 2006.

98. Yasuda, T, Abe, T, Sato, Y, Midorikawa, T, Kearns, CF, Inoue, K, Ryushi, T, and Ishii, N. Muscle fiber cross-sectional area is increased after two weeks of twice daily KAATSU-resistance training. Int J KAATSU Train Res 1: 65-70, 2005.

Capítulo 4

1. Abdessemed, D, Duche, P, Hautier, C, Poumarat, G, and Bedu, M. Effect of recovery duration on muscular power and blood lactate during the bench press exercise. Int. J. Sports Med. 20: 368-373, 1999.
2. Ahtiainen, JP, Walker, S, Silvennoinen, M, Kyrolainen, H, Nindl, BC, Häkkinen, K, Nyman, K, Selanne, H, and Hulmi, JJ. Exercise type and volume alter signaling pathways regulating skeletal muscle glucose uptake and protein synthesis. Eur. J. Appl. Physiol. 115: 1835-1845, 2015.
3. Ahtiainen, JP, Pakarinen, A, Alen, M, Kraemer, WJ, and Häkkinen, K. Short vs. long rest period between the sets in hypertrophic resistance training: influence on muscle strength, size, and hormonal adaptations in trained men. J Strength Cond Res 19: 572-582, 2005.
4. Allen, DG, Whitehead, NP, and Yeung, EW. Mechanisms of stretch-induced muscle damage in normal and dystrophic muscle: role of ionic changes. J. Physiol. 567: 723-735, 2005.
5. American College of Sports Medicine. American College of Sports Medicine position stand. Progression models in resistance training for healthy adults. Med. Sci. Sports Exerc. 41: 687-708, 2009.
6. Amirthalingam, T, Mavros, Y, Wilson, GC, Clarke, JL, Mitchell, L, and Hackett, DA. Effects of a Modified German Volume Training Program on Muscular Hypertrophy and Strength. J. Strength Cond Res., 2016.
7. Ampomah, K, Amano, S, Wages, NP, Volz, L, Clift, R, Ludin, AFM, Nakazawa, M, Law, TD, Manini, TM, Thomas, JS, Russ, DW, and Clark, BC. Blood Flow-restricted Exercise Does Not Induce a Cross-Transfer of Effect: A Randomized Controlled Trial. Med. Sci. Sports Exerc. 51: 1817-1827, 2019.
8. Arazi, H, and Asadi, A. Effects of 8 Weeks Equal-Volume Resistance Training with Different Workout Frequency on Maximal Strength, Endurance and Body Composition. International Journal of Sports Science and Engineering 5: 112-118, 2011.
9. Assis-Pereira, PE, Motoyama, YL, Esteves, GJ, Quinelato, WC, Botter, L, Tanaka, KH, and Azevedo, P. Resistance training with slow speed of movement is better for hypertrophy and muscle strength gains than fast speed of movement. Int J Appl Exerc Physiol 5: 37-43, 2016.
10. Avelar, A, Ribeiro, AS, Nunes, JP, Schoenfeld, BJ, Papst, RR, Trindade, MCC, Bottaro, M, and Cyrino, ES. Effects of order of resistance training exercises on muscle hypertrophy in young adult men. Appl. Physiol. Nutr. Metab. 44: 420-424, 2019.
11. Balsalobre, C, Santos-Concejero, J, Baz, E, and Schoenfeld, BJ. The effects of exercise variation in muscle thickness, maximal strength and motivation in resistance trained men. Plos One, 2019.
12. Bamman, MM, Shipp, JR, Jiang, J, Gower, BA, Hunter, GR, Goodman, A, McLafferty, CL,Jr, and Urban, RJ. Mechanical load increases muscle IGF-I and androgen receptor mRNA concentrations in humans. Am. J. Physiol. Endocrinol. Metab. 280: E383-90, 2001.
13. Barbalho, M, Coswig, VS, Steele, J, Fisher, JP, Giessing, J, and Gentil, P. Evidence of a Ceiling Effect for Training Volume in Muscle Hypertrophy and Strength in Trained Men – Less is More? Int. J. Sports Physiol. Perform: 1-23, 2019.
14. Barbalho, M, Coswig, VS, Steele, J, Fisher, JP, Paoli, A, and Gentil, P. Evidence for an Upper Threshold for Resistance Training Volume in Trained Women. Med. Sci. Sports Exerc. 51: 515-522, 2019.
15. Barcelos, C, Damas, F, Nobrega, SR, Ugrinowitsch, C, Lixandrao, ME, Marcelino Eder Dos Santos, L, and Libardi, CA. High-frequency resistance training does not promote greater muscular adaptations compared to low frequencies in young untrained men. Eur. J. Sport. Sci.: 1-6, 2018.
16. Baz-Valle, E, Fontes-Villalba, M, and Santos-Concejero, J. Total Number of Sets as a Training Volume Quantification Method for Muscle Hypertrophy: A Systematic Review. J. Strength Cond Res., 2018.
17. Behm, DG. Neuromuscular implications and applications of resistance training. J Strength Cond Res 9: 264-274, 1995.
18. Belcastro, AN, Shewchuk, LD, and Raj, DA. Exercise-induced muscle injury: a calpain hypothesis. Mol. Cell. Biochem. 179: 135-145, 1998.
19. Ben-Sira, D, Ayalon, A, and Tavi, M. The effect of different types of strength training on concentric strength in women. J Strength Cond Res. 9: 143-148, 1995.
20. Benton, MJ, Kasper, MJ, Raab, SA, Waggener, GT, and Swan, PD. Short-term effects of resistance training frequency on body composition and strength in middle-aged women. J. Strength Cond Res. 25: 3142-3149, 2011.
21. Bickel, CS, Slade, J, Mahoney, E, Haddad, F, Dudley, GA, and Adams, GR. Time course of molecular responses of human skeletal muscle to acute bouts of resistance exercise. J. Appl. Physiol. 98: 482-488, 2005.
22. Bjornsen, T, Wernbom, M, Kirketeig, A, Paulsen, G, Samnoy, L, Baekken, L, Cameron-Smith, D, Berntsen, S, and Raastad, T. Type 1 Muscle Fiber Hypertrophy after Blood Flow-restricted Training in Powerlifters. Med. Sci. Sports Exerc. 51: 288-298, 2019.
23. Bjornsen, T, Wernbom, M, Lovstad, A, Paulsen, G, D'Souza, RF, Cameron-Smith, D, Flesche, A, Hisdal, J, Berntsen, S, and Raastad, T. Delayed myonuclear addition, myofiber hypertrophy, and increases in strength with high-frequency low-load blood flow restricted training to volitional failure. J. Appl. Physiol. (1985) 126: 578-592, 2019.
24. Blazevich, AJ, Cannavan, D, Coleman, DR, and Horne, S. Influence of concentric and eccentric resistance training on architectural adaptation in human quadriceps muscles. J. Appl. Physiol. 103: 1565-1575, 2007.
25. Bloomquist, K, Langberg, H, Karlsen, S, Madsgaard, S, Boesen, M, and Raastad, T. Effect of range of motion in heavy load squatting on muscle and tendon adaptations. Eur. J. Appl. Physiol. 113: 2133-2142, 2013.
26. Bottaro, M, Veloso, J, Wagner, D, and Gentil, P. Resistance training for strength and muscle thickness: Effect of number of sets and muscle group trained. Sci Sports 26: 259-264, 2011.
27. Brigatto, FA, Braz, TV, Zanini, TCDC, Germano, MD, Aoki, MS, Schoenfeld, BJ, Marchetti, PH, and Lopes, CR. Effect of Resistance Training Frequency on Neuromuscular Performance and Muscle Morphology after Eight Weeks in Trained Men. J. Strength Cond Res., 2018.
28. Brown, JM, Solomon, C, and Paton, M. Further evidence of functional differentiation within biceps brachii. Electromyogr. Clin. Neurophysiol. 33: 301-309, 1993.

29. Burd, NA, Holwerda, AM, Selby, KC, West, DW, Staples, AW, Cain, NE, Cashaback, JG, Potvin, JR, Baker, SK, and Phillips, SM. Resistance exercise volume affects myofibrillar protein synthesis and anabolic signalling molecule phosphorylation in young men. J. Physiol. 588: 3119-3130, 2010.

30. Burd, NA, West, DW, Staples, AW, Atherton, PJ, Baker, JM, Moore, DR, Holwerda, AM, Parise, G, Rennie, MJ, Baker, SK, and Phillips, SM. Low-load high volume resistance exercise stimulates muscle protein synthesis more than high-load low volume resistance exercise in young men. PLoS One 5: e12033, 2010.

31. Burd, NA, West, DW, Moore, DR, Atherton, PJ, Staples, AW, Prior, T, Tang, JE, Rennie, MJ, Baker, SK, and Phillips, SM. Enhanced amino acid sensitivity of myofibrillar protein synthesis persists for up to 24 h after resistance exercise in young men. J. Nutr. 141: 568-573, 2011.

32. Burd, NA, Andrews, RJ, West, DW, Little, JP, Cochran, AJ, Hector, AJ, Cashaback, JG, Gibala, MJ, Potvin, JR, Baker, SK, and Phillips, SM. Muscle time under tension during resistance exercise stimulates differential muscle protein sub-fractional synthetic responses in men. J. Physiol. 590: 351-362, 2012.

33. Burd, NA, Mitchell, CJ, Churchward-Venne, TA, and Phillips, SM. Bigger weights may not beget bigger muscles: evidence from acute muscle protein synthetic responses after resistance exercise. Appl. Physiol. Nutr. Metab. 37: 551-554, 2012.

34. Buresh, R, Berg, K, and French, J. The effect of resistive exercise rest interval on hormonal response, strength, and hypertrophy with training. J Strength Cond Res 23: 62-71, 2009.

35. Cadore, EL, Izquierdo, M, Pinto, SS, Alberton, CL, Pinto, RS, Baroni, BM, Vaz, MA, Lanferdini, FJ, Radaelli, R, Gonzalez-Izal, M, Bottaro, M, and Kruel, LF. Neuromuscular adaptations to concurrent training in the elderly: effects of intrasession exercise sequence. Age (Dordr) 35: 891-903, 2013.

36. Calatayud, J, Vinstrup, J, Jakobsen, MD, Sundstrup, E, Brandt, M, Jay, K, Colado, JC, and Andersen, LL. Importance of mind-muscle connection during progressive resistance training. Eur. J. Appl. Physiol. 116: 527-533, 2016.

37. Calatayud, J, Vinstrup, J, Jakobsen, MD, Sundstrup, E, Colado, JC, and Andersen, LL. Influence of different attentional focus on EMG amplitude and contraction duration during the bench press at different speeds. J. Sports Sci. 36: 1162-1166, 2018.

38. Calder, AW, Chilibeck, PD, Webber, CE, and Sale, DG. Comparison of whole and split weight training routines in young women. Can. J. Appl. Physiol. 19: 185-199, 1994.

39. Campos, GER, Luecke, TJ, Wendeln, HK, Toma, K, Hagerman, FC, Murray, TF, Ragg, KE, Ratamess, NA, Kraemer, WJ, and Staron, RS. Muscular adaptations in response to three different resistance-training regimens: specificity of repetition maximum training zones. Eur. J. Appl. Physiol. 88: 50-60, 2002.

40. Candow, DG, and Burke, DG. Effect of short-term equal--volume resistance training with different workout frequency on muscle mass and strength in untrained men and women. J. Strength Cond Res. 21: 204-207, 2007.

41. Cannon, J, and Marino, FE. Early-phase neuromuscular adaptations to high- and low-volume resistance training in untrained young and older women. J. Sports Sci. 28: 1505-1514, 2010.

42. Cardozo, DC, DE Salles, BF, Mannarino, P, Vasconcelos, APS, Miranda, H, Willardson, JM, and Simao, R. The Effect of Exercise Order in Circuit Training on Muscular Strength and Functional Fitness in Older Women. Int. J. Exerc. Sci. 12: 657-665, 2019.

43. Carlson, L, Jonker, B, Westcott, WL, Steele, J, and Fisher, JP. Neither repetition duration nor number of muscle actions affect strength increases, body composition, muscle size, or fasted blood glucose in trained males and females. Appl. Physiol. Nutr. Metab. 44: 200-207, 2019.

44. Carneiro, NH, Ribeiro, AS, Nascimento, MA, Gobbo, LA, Schoenfeld, BJ, Achour Junior, A, Gobbi, S, Oliveira, AR, and Cyrino, ES. Effects of different resistance training frequencies on flexibility in older women. Clin. Interv. Aging 10: 531-538, 2015.

45. Carpinelli, RN. The size principle and a critical analysis of the unsubstantiated heavier-is-better recommendation for resistance training. J Exerc Sci Fit 6: 67-86, 2008.

46. Carroll, KM, Bazyler, CD, Bernards, JR, Taber, CB, Stuart, CA, DeWeese, BH, Sato, K, and Stone, MH. Skeletal Muscle Fiber Adaptations Following Resistance Training Using Repetition Maximums or Relative Intensity. Sports (Basel) 7: 10.3390/sports7070169, 2019.

47. Chestnut, J, and Docherty, D. The effects of 4 and 10 repetition maximum weight-training protocols on neuromuscular adaptations in untrained men. J Strength Cond Res 13: 353-359, 1999.

48. Choi, J, Takahashi, H, and Itai, Y. The difference between effects of 'power-up type' and 'bulk-up type' strength training exercises: with special reference to muscle cross-s-sectional area. Jpn J Phys Fitness Sports Med 47: 119-129, 1998.

49. Claflin, DR, Larkin, LM, Cederna, PS, Horowitz, JF, Alexander, NB, Cole, NM, Galecki, AT, Chen, S, Nyquist, LV, Carlson, BM, Faulkner, JA, and Ashton-Miller, JA. Effects of high- and low-velocity resistance training on the contractile properties of skeletal muscle fibers from young and older humans. J. Appl. Physiol. (1985) 111: 1021-1030, 2011.

50. Colquhoun, RJ, Gai, CM, Aguilar, D, Bove, D, Dolan, J, Vargas, A, Couvillion, K, Jenkins, NDM, and Campbell, BI. Training Volume, Not Frequency, Indicative of Maximal Strength Adaptations to Resistance Training. J. Strength Cond. Res. 32: 1207-1213, 2018.

51. Correa, CS, Teixeira, BC, Bittencourt, A, Lemos, L, Marques, NR, Radaelli, R, Kruger, RL, Reischak-Oliveira, A, and Pinto, RS. Effects of high and low volume of strength training on muscle strength, muscle volume and lipid profile in postmenopausal women. Journal of Exercise Science and Fitness 12: 62-67, 2014.

52. Cuthbertson, DJ, Babraj, J, Smith, K, Wilkes, E, Fedele, MJ, Esser, K, and Rennie, M. Anabolic signaling and protein synthesis in human skeletal muscle after dynamic shortening or lengthening exercise. Am. J. Physiol. Endocrinol. Metab. 290: E731-8, 2006.

53. da Silva, LXN, Teodoro, JL, Menger, E, Lopez, P, Grazioli, R, Farinha, J, Moraes, K, Bottaro, M, Pinto, RS, Izquierdo, M, and Cadore, EL. Repetitions to failure versus not to failure during concurrent training in healthy elderly men: A randomized clinical trial. Exp. Gerontol. 108: 18-27, 2018.

54. Damas, F, Phillips, SM, Libardi, CA, Vechin, FC, Lixandrao, ME, Jannig, PR, Costa, LA, Bacurau, AV, Snijders, T, Parise, G, Tricoli, V, Roschel, H, and Ugrinowitsch, C. Resistance training-induced changes in integrated myofibrillar protein synthesis are related to hypertrophy only

after attenuation of muscle damage. J. Physiol. 594: 5209-5222, 2016.
55. Dankel, SJ, Mattocks, KT, Jessee, MB, Buckner, SL, Mouser, JG, Counts, BR, Laurentino, GC, and Loenneke, JP. Frequency: The Overlooked Resistance Training Variable for Inducing Muscle Hypertrophy? Sports Med. 47: 799-805, 2017.
56. de Souza, TP,Jr, Fleck, SJ, Simao, R, Dubas, JP, Pereira, B, de Brito Pacheco, EM, da Silva, AC, and de Oliveira, PR. Comparison between constant and decreasing rest intervals: influence on maximal strength and hypertrophy. J. Strength Cond Res. 24: 1843-1850, 2010.
57. Dimitrova, NA, and Dimitrov, GV. Interpretation of EMG changes with fatigue: facts, pitfalls, and fallacies. J. Electromyogr. Kinesiol. 13: 13-36, 2003.
58. Durand, RJ, Castracane, VD, Hollander, DB, Tryniecki, JL, Bamman, MM, O'Neal, S, Hebert, EP, and Kraemer, RR. Hormonal responses from concentric and eccentric muscle contractions. Med. Sci. Sports Exerc. 35: 937-943, 2003.
59. Ebben, WP, Feldmann, CR, Dayne, A, Mitsche, D, Alexander, P, and Knetzger, KJ. Muscle activation during lower body resistance training. Int. J. Sports Med. 30: 1-8, 2009.
60. Eliasson, J, Elfegoun, T, Nilsson, J, Kohnke, R, Ekblom, B, and Blomstrand, E. Maximal lengthening contractions increase p70 S6 kinase phosphorylation in human skeletal muscle in the absence of nutritional supply. Am. J. Physiol. Endocrinol. Metab. 291: 1197-1205, 2006.
61. English, AW, Wolf, SL, and Segal, RL. Compartmentalization of muscles and their motor nuclei: the partitioning hypothesis. Phys. Ther. 73: 857-867, 1993.
62. Enoka, RM. Physiological validation of the decomposition of surface EMG signals. J. Electromyogr. Kinesiol. 46: 70-83, 2019.
63. Escamilla, RF, Fleisig, GS, Zheng, N, Barrentine, SW, Wilk, KE, and Andrews, JR. Biomechanics of the knee during closed kinetic chain and open kinetic chain exercises. Med. Sci. Sports Exerc. 30: 556-569, 1998.
64. Farthing, JP, and Chilibeck, PD. The effects of eccentric and concentric training at different velocities on muscle hypertrophy. Eur. J. Appl. Physiol. 89: 578-586, 2003.
65. Farup, J, Rahbek, SK, Riis, S, Vendelbo, MH, Paoli, F, and Vissing, K. Influence of exercise contraction mode and protein supplementation on human skeletal muscle satellite cell content and muscle fiber growth. J. Appl. Physiol. (1985) 117: 898-909, 2014.
66. Farup, J, Rahbek, SK, Vendelbo, MH, Matzon, A, Hindhede, J, Bejder, A, Ringgard, S, and Vissing, K. Whey protein hydrolysate augments tendon and muscle hypertrophy independent of resistance exercise contraction mode. Scand. J. Med. Sci. Sports 24: 788-798, 2014.
67. Farup, J, de Paoli, F, Bjerg, K, Riis, S, Ringgard, S, and Vissing, K. Blood flow restricted and traditional resistance training performed to fatigue produce equal muscle hypertrophy. Scand. J. Med. Sci. Sports 25: 754-763, 2015.
68. Fernandez-Lezaun, E, Schumann, M, Makinen, T, Kyrolainen, H, and Walker, S. Effects of resistance training frequency on cardiorespiratory fitness in older men and women during intervention and follow-up. Exp. Gerontol. 95: 44-53, 2017.
69. Fink, JE, Schoenfeld, BJ, Kikuchi, N, and Nakazato, K. Acute and Long-term Responses to Different Rest Intervals in Lowload Resistance Training. Int. J. Sports Med. 38: 118-124, 2017.
70. Fisher, JP, Carlson, L, Steele, J, and Smith, D. The effects of pre-exhaustion, exercise order, and rest intervals in a full-body resistance training intervention. Appl. Physiol. Nutr. Metab. 39: 1265-1270, 2014.
71. Fonseca, RM, Roschel, H, Tricoli, V, de Souza, EO, Wilson, JM, Laurentino, GC, Aihara, AY, de Souza Leao, AR, and Ugrinowitsch, C. Changes in exercises are more effective than in loading schemes to improve muscle strength. J. Strength Cond Res., 2014.
72. Franchi, MV, Atherton, PJ, Reeves, ND, Fluck, M, Williams, J, Mitchell, WK, Selby, A, Beltran Valls, RM, and Narici, MV. Architectural, functional and molecular responses to concentric and eccentric loading in human skeletal muscle. Acta Physiol. (Oxf) 210: 642-654, 2014.
73. Franco, CMC, Carneiro, MADS, Alves, LTH, Junior, GNO, de Sousa, JFR, and Orsatti, FL. Lower-Load is More Effective Than Higher-Load Resistance Training in Increasing Muscle Mass in Young Women. J. Strength Cond Res. 33 Suppl 1: S152-S158, 2019.
74. Fry, AC, and Kraemer, WJ. Resistance exercise overtraining and overreaching. Neuroendocrine responses. Sports Med. 23: 106-129, 1997.
75. Galvao, DA, and Taaffe, DR. Resistance exercise dosage in older adults: single- versus multiset effects on physical performance and body composition. J. Am. Geriatr. Soc. 53: 2090-2097, 2005.
76. Gentil, P, Fischer, B, Martorelli, AS, Lima, RM, and Bottaro, M. Effects of equal-volume resistance training performed one or two times a week in upper body muscle size and strength of untrained young men. J. Sports Med. Phys. Fitness 55: 144-149, 2015.
77. Gentil, P, Fisher, J, Steele, J, Campos, MH, Silva, MH, Paoli, A, Giessing, J, and Bottaro, M. Effects of equal-volume resistance training with different training frequencies in muscle size and strength in trained men. PeerJ 6: e5020, 2018.
78. Gibala, MJ, Interisano, SA, Tarnopolsky, MA, Roy, BD, Mac-Donald, JR, Yarasheski, KE, and MacDougall, JD. Myofibrillar disruption following acute concentric and eccentric resistance exercise in strength-trained men. Can. J. Physiol. Pharmacol. 78: 656-661, 2000.
79. Giessing, J, Fisher, J, Steele, J, Rothe, F, Raubold, K, and Eichmann, B. The effects of low volume resistance training with and without advanced techniques in trained participants. J. Sports Med. Phys. Fitness, 2016.
80. Gollnick, PD, Karlsson, J, Piehl, K, and Saltin, B. Selective glycogen depletion in skeletal muscle fibres of man following sustained contractions. J. Physiol. 241: 59-67, 1974.
81. Gomes, GK, Franco, CM, Nunes, PRP, and Orsatti, FL. High-frequency resistance training is not more effective than low-frequency resistance training in increasing muscle mass and strength in well-trained men. J. Strength Cond Res., 2018.
82. Gonzalez, AM, Ghigiarelli, JJ, Sell, KM, Shone, EW, Kelly, CF, and Mangine, GT. Muscle activation during resistance exercise at 70% and 90% 1-repetition maximum in resistance-trained men. Muscle Nerve, 2016.
83. Goto, K, Ishii, N, Kizuka, T, and Takamatsu, K. The impact of metabolic stress on hormonal responses and muscular adaptations. Med. Sci. Sports Exerc. 37: 955-963, 2005.
84. Goto, M, Maeda, C, Hirayama, T, Terada, S, Nirengi, S, Kurosawa, Y, Nagano, A, and Hamaoka, T. Partial Range of Motion Exercise Is Effective for Facilitating Muscle Hypertrophy and Function Through Sustained Intramuscular Hypoxia in Young Trained Men. J. Strength Cond Res. 33: 1286-1294, 2019.

85. Grgic, J, and Schoenfeld, BJ. Are the Hypertrophic Adaptations to High and Low-Load Resistance Training Muscle Fiber Type Specific? Front. Physiol. 9: 402, 2018.
86. Gundermann, D. Mechanisms of Blood Flow Restriction Exercise in Skeletal Muscle Adaptations, 2016.
87. Hackett, DA, Johnson, NA, and Chow, CM. Training practices and ergogenic aids used by male bodybuilders. J. Strength Cond Res. 27: 1609-1617, 2013.
88. Hackett, DA, Amirthalingam, T, Mitchell, L, Mavros, Y, Wilson, GC, and Halaki, M. Effects of a 12-Week Modified German Volume Training Program on Muscle Strength and Hypertrophy-A Pilot Study. Sports (Basel) 6: 10.3390/sports6010007, 2018.
89. Haddad, F, and Adams, GR. Selected contribution: acute cellular and molecular responses to resistance exercise. J. Appl. Physiol. (1985) 93: 394-403, 2002.
90. Häkkinen, K, and Kallinen, M. Distribution of strength training volume into one or two daily sessions and neuromuscular adaptations in female athletes. Electromyogr. Clin. Neurophysiol. 34: 117-124, 1994.
91. Häkkinen, K, Pakarinen, A, Kraemer, WJ, Häkkinen, A, Valkeinen, H, and Alen, M. Selective muscle hypertrophy, changes in EMG and force, and serum hormones during strength training in older women. J. Appl. Physiol. 91: 569-580, 2001.
92. Hammarstrom, D, Ofsteng, S, Koll, L, Hanestadhaugen, M, Hollan, I, Apro, W, Whist, JE, Blomstrand, E, Ronnestad, BR, and Ellefsen, S. Benefits of higher resistance-training volume are related to ribosome biogenesis. J. Physiol., 2019.
93. Hanssen, KE, Kvamme, NH, Nilsen, TS, Ronnestad, B, Ambjornsen, IK, Norheim, F, Kadi, F, Hallen, J, Drevon, CA, and Raastad, T. The effect of strength training volume on satellite cells, myogenic regulatory factors, and growth factors. Scand. J. Med. Sci. Sports 23: 728-739, 2013.
94. Hartman, MJ, Clark, B, Bembens, DA, Kilgore, JL, and Bemben, MG. Comparisons between twice-daily and oncedaily training sessions in male weight lifters. Int. J. Sports Physiol. Perform. 2: 159-169, 2007.
95. Haun, CT, Vann, CG, Mobley, CB, Roberson, PA, Osburn, SC, Holmes, HM, Mumford, PM, Romero, MA, Young, KC, Moon, JR, Gladden, LB, Arnold, RD, Israetel, MA, Kirby, AN, and Roberts, MD. Effects of Graded Whey Supplementation During Extreme-Volume Resistance Training. Front. Nutr. 5: 84, 2018.
96. Hawkins, SA, Schroeder, ET, Wiswell, RA, Jaque, SV, Marcell, TJ, and Costa, K. Eccentric muscle action increases site-specific osteogenic response. Med. Sci. Sports Exerc. 31: 1287-1292, 1999.
97. Heaselgrave, SR, Blacker, J, Smeuninx, B, McKendry, J, and Breen, L. Dose-Response Relationship of Weekly Resistance-Training Volume and Frequency on Muscular Adaptations in Trained Men. Int. J. Sports Physiol. Perform. 14: 360-368, 2019.
98. Hedayatpour, N, and Falla, D. Non-uniform muscle adaptations to eccentric exercise and the implications for training and sport. J. Electromyogr. Kinesiol. 22: 329-333, 2012.
99. Helms, E, Fitschen, PJ, Aragon, A, Cronin, J, and Schoenfeld, BJ. Recommendations for natural bodybuilding contest preparation: resistance and cardiovascular training. J. Sports Med. Phys. Fitness, 2014.
100. Herman-Montemayor, JR, Hikida, RS, and Staron, RS. Early-phase satellite cell and myonuclear domain adaptations to slow-speed versus traditional resistance training programs. J. Strength Cond Res., 2015.
101. Heron, MI, and Richmond, FJ. In-series fiber architecture in long human muscles. J. Morphol. 216: 35-45, 1993.
102. Higbie, EJ, Cureton, KJ, Warren, GL,3rd, and Prior, BM. Effects of concentric and eccentric training on muscle strength, cross-sectional area, and neural activation. J. Appl. Physiol. (1985) 81: 2173-2181, 1996.
103. Hill-Haas, S, Bishop, D, Dawson, B, Goodman, C, and Edge, J. Effects of rest interval during high-repetition resistance training on strength, aerobic fitness, and repeated-sprint ability. J. Sports Sci. 25: 619-628, 2007.
104. Hoeger, WW, Barette, SL, Hale, DF, and Hopkins, DR. Relationship between repetitions and selected percentages of one repetition maximum. J. Appl. Sport Sci. Res. 1: 11-13, 1987.
105. Holm, L, Reitelseder, S, Pedersen, TG, Doessing, S, Petersen, SG, Flyvbjerg, A, Andersen, JL, Aagaard, P, and Kjaer, M. Changes in muscle size and MHC composition in response to resistance exercise with heavy and light loading intensity. J. Appl. Physiol. 105: 1454-1461, 2008.
106. Hortobagyi, T, Hill, JP, Houmard, JA, Fraser, DD, Lambert, NJ, and Israel, RG. Adaptive responses to muscle lengthening and shortening in humans. J. Appl. Physiol. (1985) 80: 765-772, 1996.
107. Hortobagyi, T, Dempsey, L, Fraser, D, Zheng, D, Hamilton, G, Lambert, J, and Dohm, L. Changes in muscle strength, muscle fibre size and myofibrillar gene expression after immobilization and retraining in humans. J. Physiol. 524 Pt 1: 293-304, 2000.
108. Housh, DJ, Housh, TJ, Johnson, GO, and Chu, WK. Hypertrophic response to unilateral concentric isokinetic resistance training. J. Appl. Physiol. (1985) 73: 65-70, 1992.
109. Hulmi, JJ, Walker, S, Ahtiainen, JP, Nyman, K, Kraemer, WJ, and Häkkinen, K. Molecular signaling in muscle is affected by the specificity of resistance exercise protocol. Scand. J. Med. Sci. Sports 22: 240-248, 2012.
110. Izquierdo, M, Ibanez, J, Gonzalez-Badillo, JJ, Häkkinen, K, Ratamess, NA, Kraemer, WJ, French, DN, Eslava, J, Altadill, A, Asiain, X, and Gorostiaga, EM. Differential effects of strength training leading to failure versus not to failure on hormonal responses, strength, and muscle power gains. J. Appl. Physiol. 100: 1647-1656, 2006.
111. Jakobsgaard, JE, Christiansen, M, Sieljacks, P, Wang, J, Groennebaek, T, de Paoli, F, and Vissing, K. Impact of blood flow-restricted bodyweight exercise on skeletal muscle adaptations. Clin. Physiol. Funct. Imaging, 2018.
112. Jenkins, ND, Housh, TJ, Bergstrom, HC, Cochrane, KC, Hill, EC, Smith, CM, Johnson, GO, Schmidt, RJ, and Cramer, JT. Muscle activation during three sets to failure at 80 vs. 30% 1RM resistance exercise. Eur. J. Appl. Physiol. 115: 2335-2347, 2015.
113. Jessee, MB, Buckner, SL, Mouser, JG, Mattocks, KT, Dankel, SJ, Abe, T, Bell, ZW, Bentley, JP, and Loenneke, JP. Muscle Adaptations to High-Load Training and Very Low-Load Training With and Without Blood Flow Restriction. Front. Physiol. 9: 1448, 2018.
114. Johnston, BD. Moving Too Rapidly in Strength Training Will Unload Muscles and Limit Full Range Strength Development Adaptation. Journal of Exercise Physiology Online 8: 36-45, 2005.
115. Jones, DA, and Rutherford, OM. Human muscle strength training: the effects of three different regimens and the nature of the resultant changes. J. Physiol. (Lond.) 391: 1-11, 1987.
116. Karsten, B, Fu, YL, Larumbe-Zabala, E, Seijo, M, and Naclerio, F. Impact of Two High-Volume Set Configuration

117. Keeler, LK, Finkelstein, LH, Miller, W, and Fernhall, B. Early-phase adaptations of traditional-speed vs. superslow resistance training on strength and aerobic capacity in sedentary individuals. J. Strength Cond Res. 15: 309-314, 2001.
118. Keogh, JWL, Wilson, GJ, and Weatherby, RP. A Cross-Sectional Comparison of Different Resistance Training Techniques in the Bench Press. Journal of Strength and Conditioning Research 13: 247-258, 1999.
119. Kerksick, CM, Wilborn, CD, Campbell, BI, Roberts, MD, Rasmussen, CJ, Greenwood, M, and Kreider, RB. Early-phase adaptations to a split-body, linear periodization resistance training program in college-aged and middle-aged men. J Strength Cond Res 23: 962-971, 2009.
120. Kim, PL, Staron, RS, and Phillips, SM. Fasted-state skeletal muscle protein synthesis after resistance exercise is altered with training. J. Physiol. 568: 283-290, 2005.
121. Kim, SY, Ko, JB, Farthing, JP, and Butcher, SJ. Investigation of supraspinatus muscle architecture following concentric and eccentric training. J. Sci. Med. Sport, 2014.
122. Komi, PV, and Buskirk, ER. Effect of eccentric and concentric muscle conditioning on tension and electrical activity of human muscle. Ergonomics 15: 417-434, 1972.
123. Kraemer, WJ. A series of studies: the physiological basis for strength training in American football: fact over philosophy. J Strength Cond Res 11: 131-134, 1997.
124. Kraemer, WJ, Noble, BJ, Clark, MJ, and Culver, BW. Physiologic responses to heavy-resistance exercise with very short rest periods. Int. J. Sports Med. 8: 247-252, 1987.
125. Kraemer, WJ, and Ratamess, NA. Fundamentals of resistance training: progression and exercise prescription. Med. Sci. Sports Exerc. 36: 674-688, 2004.
126. Krentz, JR, and Farthing, JP. Neural and morphological changes in response to a 20-day intense eccentric training protocol. Eur. J. Appl. Physiol. 110: 333-340, 2010.
127. Kubo, K, Ikebukuro, T, and Yata, H. Effects of squat training with different depths on lower limb muscle volumes. Eur. J. Appl. Physiol., 2019.
128. Kumar, V, Selby, A, Rankin, D, Patel, R, Atherton, P, Hildebrandt, W, Williams, J, Smith, K, Seynnes, O, Hiscock, N, and Rennie, MJ. Age-related differences in the dose-response relationship of muscle protein synthesis to resistance exercise in young and old men. J. Physiol. 587: 211-217, 2009.
129. Lasevicius, T, Ugrinowitsch, C, Schoenfeld, BJ, Roschel, H, Tavares, LD, De Souza, EO, Laurentino, G, and Tricoli, V. Effects of different intensities of resistance training with equated volume load on muscle strength and hypertrophy. Eur. J. Sport. Sci. 18: 772-780, 2018.
130. Lasevicius, T, Schoenfeld, BJ, Grgic, J, Laurentino, G, Tavares, LD, and Tricoli, V. Similar Muscular Adaptations in Resistance Training Performed Two Versus Three Days Per Week. J. Hum. Kinet 68: 135-143, 2019.
131. Leger, B, Cartoni, R, Praz, M, Lamon, S, Deriaz, O, Crettenand, A, Gobelet, C, Rohmer, P, Konzelmann, M, Luthi, F, and Russell, AP. Akt signalling through GSK-3beta, mTOR and Foxo1 is involved in human skeletal muscle hypertrophy and atrophy. J. Physiol. 576: 923-933, 2006.
132. Lim, C, Kim, HJ, Morton, RW, Harris, R, Phillips, SM, Jeong, TS, and Kim, CK. Resistance Exercise-induced Changes in Muscle Phenotype Are Load Dependent. Med. Sci. Sports Exerc. 51: 2578-2585, 2019.
133. Lindman, R, Eriksson, A, and Thornell, LE. Fiber type composition of the human female trapezius muscle: enzyme-histochemical characteristics. Am. J. Anat. 190: 385-392, 1991.
134. Lysenko, EA, Popov, DV, Vepkhvadze, TF, Sharova, AP, and Vinogradova, OL. Signaling responses to high and moderate load strength exercise in trained muscle. Physiol. Rep. 7: e14100, 2019.
135. MacDougall, JD, Gibala, MJ, Tarnopolsky, MA, MacDonald, JR, Interisano, SA, and Yarasheski, KE. The time course for elevated muscle protein synthesis following heavy resistance exercise. Can. J. Appl. Physiol. 20: 480-486, 1995.
136. Machado, M, Koch, AJ, Willardson, JM, Pereira, LS, Cardoso, MI, Motta, MK, Pereira, R, and Monteiro, AN. Effect of varying rest intervals between sets of assistance exercises on creatine kinase and lactate dehydrogenase responses. J. Strength Cond Res. 25: 1339-1345, 2011.
137. Maeo, S, Shan, X, Otsuka, S, Kanehisa, H, and Kawakami, Y. Neuromuscular Adaptations to Work-matched Maximal Eccentric versus Concentric Training. Med. Sci. Sports Exerc. 50: 1629-1640, 2018.
138. Martineau, LC, and Gardiner, PF. Insight into skeletal muscle mechanotransduction: MAPK activation is quantitatively related to tension. J. Appl. Physiol. 91: 693-702, 2001.
139. Martineau, LC, and Gardiner, PF. Skeletal muscle is sensitive to the tension-time integral but not to the rate of change of tension, as assessed by mechanically induced signaling. J. Biomech. 35: 657-663, 2002.
140. Martorelli, S, Cadore, EL, Izquierdo, M, Celes, R, Martorelli, A, Cleto, VA, Alvarenga, JG, and Bottaro, M. Strength Training with Repetitions to Failure does not Provide Additional Strength and Muscle Hypertrophy Gains in Young Women. Eur. J. Transl. Myol 27: 6339, 2017.
141. Marzolini, S, Oh, PI, Thomas, SG, and Goodman, JM. Aerobic and resistance training in coronary disease: single versus multiple sets. Med. Sci. Sports Exerc. 40: 1557-1564, 2008.
142. Massey, CD, Vincent, J, Maneval, M, and Johnson, JT. Influence of range of motion in resistance training in women: early phase adaptations. J. Strength Cond Res. 19: 409-411, 2005.
143. Masuda, K, Choi, JY, Shimojo, H, and Katsuta, S. Maintenance of myoglobin concentration in human skeletal muscle after heavy resistance training. Eur. J. Appl. Physiol. Occup. Physiol. 79: 347-352, 1999.
144. Mayhew, TP, Rothstein, JM, Finucane, SD, and Lamb, RL. Muscular adaptation to concentric and eccentric exercise at equal power levels. Med. Sci. Sports Exerc. 27: 868-873, 1995.
145. Mazzetti, S, Douglass, M, Yocum, A, and Harber, M. Effect of explosive versus slow contractions and exercise intensity on energy expenditure. Med. Sci. Sports Exerc. 39: 1291-1301, 2007.
146. McBride, JM, Blaak, JB, and Triplett-McBride, T. Effect of resistance exercise volume and complexity on EMG, strength, and regional body composition. Eur. J. Appl. Physiol. 90: 626-632, 2003.
147. McHugh, MP, Connolly, DA, Eston, RG, and Gleim, GW. Electromyographic analysis of exercise resulting in symptoms of muscle damage. J. Sports Sci. 18: 163-172, 2000.
148. McHugh, MP. Recent advances in the understanding of the repeated bout effect: the protective effect against muscle damage from a single bout of eccentric exercise. Scand. J. Med. Sci. Sports 13: 88-97, 2003.

149. McLester, JR, Bishop, P, and Guilliams, ME. Comparison of 1 day and 3 days per week of equal-volume resistance training in experienced subjects. J Strength Cond Res 14: 273-281, 2000.
150. McMahon, G, Morse, CI, Burden, A, Winwood, K, and Onambele, GL. Muscular adaptations and insulin-like growth factor-I (IGF-I) responses to resistance training are stretch-mediated. Muscle Nerve, 2013.
151. McMahon, GE, Morse, CI, Burden, A, Winwood, K, and Onambele, GL. Impact of range of motion during ecologically valid resistance training protocols on muscle size, subcutaneous fat, and strength. J. Strength Cond Res. 28: 245-255, 2014.
152. Medeiros, HS,Jr, Mello, RS, Amorim, MZ, Koch, AJ, and Machado, M. Planned intensity reduction to maintain repetitions within recommended hypertrophy range. Int. J. Sports Physiol. Perform. 8: 384-390, 2013.
153. Mitchell, CJ, Churchward-Venne, TA, West, DD, Burd, NA, Breen, L, Baker, SK, and Phillips, SM. Resistance exercise load does not determine training-mediated hypertrophic gains in young men. J. Appl. Physiol., 2012.
154. Miyamoto, N, Wakahara, T, Ema, R, and Kawakami, Y. Non-uniform muscle oxygenation despite uniform neuromuscular activity within the vastus lateralis during fatiguing heavy resistance exercise. Clin. Physiol. Funct. Imaging, 2013.
155. Mookerjee, S, and Ratamess, N. Comparison of strength differences and joint action durations between full and partial range-of-motion bench press exercise. J Strength Cond Res 13: 76-81, 1999.
156. Moore, DR, Young, M, and Phillips, SM. Similar increases in muscle size and strength in young men after training with maximal shortening or lengthening contractions when matched for total work. Eur. J. Appl. Physiol. 112: 1587-1592, 2012.
157. Moore, DR, Phillips, SM, Babraj, JA, Smith, K, and Rennie, MJ. Myofibrillar and collagen protein synthesis in human skeletal muscle in young men after maximal shortening and lengthening contractions. Am. J. Physiol. Endocrinol. Metab. 288: 1153-1159, 2005.
158. Morton, RW, Sonne, MW, Farias Zuniga, A, Mohammad, IYZ, Jones, A, McGlory, C, Keir, PJ, Potvin, JR, and Phillips, SM. Muscle fibre activation is unaffected by load and repetition duration when resistance exercise is performed to task failure. J. Physiol. 597: 4601-4613, 2019.
159. Muddle, TWD, Colquhoun, RJ, Magrini, MA, Luera, MJ, DeFreitas, JM, and Jenkins, NDM. Effects of fatiguing, submaximal high- versus low-torque isometric exercise on motor unit recruitment and firing behavior. Physiol. Rep. 6: e13675, 2018.
160. Munn, J, Herbert, RD, Hancock, MJ, and Gandevia, SC. Resistance training for strength: effect of number of sets and contraction speed. Med. Sci. Sports Exerc. 37: 1622-1626, 2005.
161. Murlasits, Z, Reed, J, and Wells, K. Effect of resistance training frequency on physiological adaptations in older adults. Journal of Exercise Science & Fitness 10: 28-32, 2012.
162. Nardone, A, and Schieppati, M. Shift of activity from slow to fast muscle during voluntary lengthening contractions of the triceps surae muscles in humans. J. Physiol. (Lond.) 395: 363-381, 1988.
163. Narici, MV, Hoppeler, H, Kayser, B, Landoni, L, Claassen, H, Gavardi, C, Conti, M, and Cerretelli, P. Human quadriceps cross-sectional area, torque and neural activation during 6 months strength training. Acta Physiol. Scand. 157: 175-186, 1996.
164. Nascimento, MAD, Gerage, AM, Silva, DRPD, Ribeiro, AS, Machado, DGDS, Pina, FLC, Tomeleri, CM, Venturini, D, Barbosa, DS, Mayhew, JL, and Cyrino, ES. Effect of resistance training with different frequencies and subsequent detraining on muscle mass and appendicular lean soft tissue, IGF-1, and testosterone in older women. Eur. J. Sport. Sci.: 1-9, 2018.
165. Neils, CM, Udermann, BE, Brice, GA, Winchester, JB, and McGuigan, MR. Influence of contraction velocity in untrained individuals over the initial early phase of resistance training. J. Strength Cond Res. 19: 883-887, 2005.
166. Nicholson, G, Mcloughlin, G, Bissas, A, and Ispoglou, T. Do the acute biochemical and neuromuscular responses justify the classification of strength and hypertrophy-type resistance exercise? J. Strength Cond Res., 2014.
167. Nickols-Richardson, SM, Miller, LE, Wootten, DF, Ramp, WK, and Herbert, WG. Concentric and eccentric isokinetic resistance training similarly increases muscular strength, fat-free soft tissue mass, and specific bone mineral measurements in young women. Osteoporos. Int. 18: 789-796, 2007.
168. Nobrega, SR, Ugrinowitsch, C, Pintanel, L, Barcelos, C, and Libardi, CA. Effect of Resistance Training to Muscle Failure vs. Volitional Interruption at High- and Low-Intensities on Muscle Mass and Strength. J. Strength Cond Res. 32: 162-169, 2018.
169. Nogueira, W, Gentil, P, Mello, SN, Oliveira, RJ, Bezerra, AJ, and Bottaro, M. Effects of power training on muscle thickness of older men. Int. J. Sports Med. 30: 200-204, 2009.
170. Noorkoiv, M, Nosaka, K, and Blazevich, AJ. Neuromuscular adaptations associated with knee joint angle-specific force change. Med. Sci. Sports Exerc. 46: 1525-1537, 2014.
171. Ochi, E, Maruo, M, Tsuchiya, Y, Ishii, N, Miura, K, and Sasaki, K. Higher Training Frequency Is Important for Gaining Muscular Strength Under Volume-Matched Training. Front. Physiol. 9: 744, 2018.
172. Ogasawara, R, Loenneke, JP, Thiebaud, RS, and Abe, T. Low-Load Bench Press Training to Fatigue Results in Muscle Hypertrophy Similar to High-Load Bench Press Training. Int J Clin Med. 4: 114-121, 2013.
173. Ogborn, D, and Schoenfeld, BJ. The role of fber types in muscle hypertrophy: Implications for loading strategies. Strength Cond J 36: 20-25, 2014.
174. Ostrowski, K, Wilson, GJ, Weatherby, R, Murphy, PW, and Little, AD. The effect of weight training volume on hormonal output and muscular size and function. J Strength Cond Res 11: 149-154, 1997.
175. Pareja-Blanco, F, Rodriguez-Rosell, D, Sanchez-Medina, L, Sanchis-Moysi, J, Dorado, C, Mora-Custodio, R, Yanez-Garcia, JM, Morales-Alamo, D, Perez-Suarez, I, Calbet, JAL, and Gonzalez-Badillo, JJ. Effects of velocity loss during resistance training on athletic performance, strength gains and muscle adaptations. Scand. J. Med. Sci. Sports 27: 724-735, 2017.
176. Peterson, MD, Rhea, MR, and Alvar, BA. Applications of the dose-response for muscular strength development: a review of meta-analytic efficacy and reliability for designing training prescription. J. Strength Cond Res. 19: 950-958, 2005.
177. Phillips, SM, Tipton, KD, Aarsland, A, Wolf, SE, and Wolfe, RR. Mixed muscle protein synthesis and break-

down after resistance exercise in humans. Am. J. Physiol. 273: E99-107, 1997.
178. Piirainen, JM, Tanskanen, M, Nissila, J, Kaarela, J, Vaarala, A, Sippola, N, and Linnamo, V. Effects of a heart rate-based recovery period on hormonal, neuromuscular, and aerobic performance responses during 7 weeks of strength training in men. J. Strength Cond Res. 25: 2265-2273, 2011.
179. Pina, FLC, Nunes, JP, Nascimento, MA, Ribeiro, AS, Mayhew, JL, and Cyrino, ES. Similar Effects of 24 Weeks of Resistance Training Performed with Different Frequencies on Muscle Strength, Muscle Mass, and Muscle Quality in Older Women. Int. J. Exerc. Sci. 12: 623-635, 2019.
180. Pinto, RS, Gomes, N, Radaelli, R, Botton, CE, Brown, LE, and Bottaro, M. Effect of range of motion on muscle strength and thickness. J. Strength Cond Res. 26: 2140-2145, 2012.
181. Popov, DV, Tsvirkun, DV, Netreba, AI, Tarasova, OS, Prostova, AB, Larina, IM, Borovik, AS, and Vinogradova, OL. Hormonal adaptation determines the increase in muscle mass and strength during low-intensity strength training without relaxation. Fiziol. Cheloveka 32: 121-127, 2006.
182. Popov, DV, Lysenko, EA, Bachinin, AV, Miller, TF, Kurochkina, NS, Kravchenko, IV, Furalyov, VA, and Vinogradova, OL. Influence of resistance exercise intensity and metabolic stress on anabolic signaling and expression of myogenic genes in skeletal muscle. Muscle Nerve 51: 434-442, 2015.
183. Raastad, T, Kirketeig, A, Wolf, D, and Paulsen, G. Powerlifters improved strength and muscular adaptations to a greater extent when equal total training volume was divided into 6 compared to 3 training sessions per week. 17th annual conference of the ECSS, 2012.
184. Radaelli, R, Botton, CE, Wilhelm, EN, Bottaro, M, Lacerda, F, Gaya, A, Moraes, K, Peruzzolo, A, Brown, LE, and Pinto, RS. Low- and high-volume strength training induces similar neuromuscular improvements in muscle quality in elderly women. Exp. Gerontol. 48: 710-716, 2013.
185. Radaelli, R, Botton, CE, Wilhelm, EN, Bottaro, M, Brown, LE, Lacerda, F, Gaya, A, Moraes, K, Peruzzolo, A, and Pinto, RS. Time course of low- and high-volume strength training on neuromuscular adaptations and muscle quality in older women. Age (Dordr) 36: 881-892, 2014.
186. Radaelli, R, Fleck, SJ, Leite, T, Leite, RD, Pinto, RS, Fernandes, L, and Simao, R. Dose Response of 1, 3 and 5 Sets of Resistance Exercise on Strength, Local Muscular Endurance and Hypertrophy. J. Strength Cond Res. 29: 1349-1358, 2014.
187. Radaelli, R, Wilhelm, EN, Botton, CE, Rech, A, Bottaro, M, Brown, LE, and Pinto, RS. Effects of single vs. multiple-set short-term strength training in elderly women. Age (Dordr) 36: 9720-014-9720-6. Epub 2014 Oct 31, 2014.
188. Rana, SR, Chleboun, GS, Gilders, RM, Hagerman, FC, Herman, JR, Hikida, RS, Kushnick, MR, Staron, RS, and Toma, K. Comparison of early phase adaptations for traditional strength and endurance, and low velocity resistance training programs in college-aged women. J. Strength Cond Res. 22: 119-127, 2008.
189. Ratamess, NA, Falvo, MJ, Mangine, GT, Hoffman, JR, Faigenbaum, AD, and Kang, J. The effect of rest interval length on metabolic responses to the bench press exercise. Eur. J. Appl. Physiol. 100: 1-17, 2007.

190. Reeves, ND, Maganaris, CN, Longo, S, and Narici, MV. Differential adaptations to eccentric versus conventional resistance training in older humans. Exp. Physiol. 94: 825-833, 2009.
191. Rhea, MR, Alvar, BA, Ball, SD, and Burkett, LN. Three sets of weight training superior to 1 set with equal intensity for eliciting strength. J. Strength Cond Res. 16: 525-529, 2002.
192. Ribeiro, AS, Souza, MF, Pina, FLC, Nascimento, MA, dos Santos, L, Antunes, M, Schoenfeld, BJ, and Cyrino, ES. Resistance training in older women: comparison of single vs. multiple sets on muscle strength and body composition. Isokinetics and Exercise Science 23: 53-60, 2015.
193. Ribeiro, AS, Schoenfeld, BJ, Silva, DR, Pina, FL, Guariglia, DA, Porto, M, Maesta, N, Burini, RC, and Cyrino, ES. Effect of Two- Versus Three-Way Split Resistance Training Routines on Body Composition and Muscular Strength in Bodybuilders: A Pilot Study. Int. J. Sport Nutr. Exerc. Metab., 2015.
194. Richardson, DL, Duncan, MJ, Jimenez, A, Juris, PM, and Clarke, ND. Effects of movement velocity and training frequency of resistance exercise on functional performance in older adults: a randomised controlled trial. Eur. J. Sport. Sci.: 1-13, 2018.
195. Robbins, DW, Goodale, TL, Docherty, D, Behm, DG, and Tran, QT. The effects of load and training pattern on acute neuromuscular responses in the upper body. J. Strength Cond Res. 24: 2996-3007, 2010.
196. Ronnestad, BR, Egeland, W, Kvamme, NH, Refsnes, PE, Kadi, F, and Raastad, T. Dissimilar effects of one- and three-set strength training on strength and muscle mass gains in upper and lower body in untrained subjects. J. Strength Cond Res. 21: 157-163, 2007.
197. Ronnestad, BR, Nygaard, H, and Raastad, T. Physiological elevation of endogenous hormones results in superior strength training adaptation. Eur. J. Appl. Physiol. 111: 2249-2259, 2011.
198. Roschel, H, Ugrinowistch, C, Barroso, R, Batista, MA, Souza, EO, Aoki, MS, Siqueira-Filho, MA, Zanuto, R, Carvalho, CR, Neves, M, Mello, MT, and Tricoli, V. Effect of eccentric exercise velocity on akt/mtor/p70(s6k) signaling in human skeletal muscle. Appl. Physiol. Nutr. Metab. 36: 283-290, 2011.
199. Ruas, CV, Brown, LE, Lima, CD, Gregory Haff, G, and Pinto, RS. Different Muscle Action Training Protocols on Quadriceps-Hamstrings Neuromuscular Adaptations. Int. J. Sports Med. 39: 355-365, 2018.
200. Sampson, JA, and Groeller, H. Is repetition failure critical for the development of muscle hypertrophy and strength? Scand. J. Med. Sci. Sports, 2015.
201. Saric, J, Lisica, D, Orlic, I, Grgic, J, Krieger, JW, Vuk, S, and Schoenfeld, BJ. Resistance training frequencies of 3 and 6 times per week produce similar muscular adaptations in resistance-trained men. Journal of Strength and Conditioning Research doi: 10.1519/JSC.0000000000002909. [Epub ahead of print], 2018.
202. Schoenfeld, B. The use of specialized training techniques to maximize muscle hypertrophy. Strength Cond J 33: 60-65, 2011.
203. Schoenfeld, BJ, Contreras, B, Vigotsky, A, Sonmez, GT, and Fontana, F. Upper body muscle activation during low- versus high-load resistance exercise in the bench press. Isokinetics and Exercise Science 24: 217-224, 2016.
204. Schoenfeld, BJ, Pope, ZK, Benik, FM, Hester, GM, Sellers, J, Nooner, JL, Schnaiter, JA, Bond-Williams, KE, Carter, AS, Ross, CL, Just, BL, Henselmanns, M, and Krieger, JW.

Longer interest rest periods enhance muscle strength and hypertrophy in resistance-trained men. Journal of Strength and Conditioning Research 30: 1805-1812, 2016.
205. Schoenfeld, BJ. The mechanisms of muscle hypertrophy and their application to resistance training. J. Strength Cond Res. 24: 2857-2872, 2010.
206. Schoenfeld, BJ. Does exercise-induced muscle damage play a role in skeletal muscle hypertrophy? J. Strength Cond Res. 26: 1441-1453, 2012.
207. Schoenfeld, BJ, Contreras, B, Willardson, JM, Fontana, F, and Tiryaki-Sonmez, G. Muscle activation during low- versus high-load resistance training in well-trained men. Eur. J. Appl. Physiol. 114: 2491-2497, 2014.
208. Schoenfeld, BJ, Ratamess, NA, Peterson, MD, Contreras, B, Tiryaki-Sonmez, G, and Alvar, BA. Effects of different volume-equated resistance training loading strategies on muscular adaptations in well-trained men. J. Strength Cond Res. 28: 2909-2918, 2014.
209. Schoenfeld, BJ, Ogborn, DI, and Krieger, JW. Effect of Repetition Duration During Resistance Training on Muscle Hypertrophy: A Systematic Review and Meta-Analysis. Sports Med., 2015.
210. Schoenfeld, BJ, Peterson, MD, Ogborn, D, Contreras, B, and Sonmez, GT. Effects of Low- Versus High-Load Resistance Training on Muscle Strength and Hypertrophy in Well-Trained Men. J. Strength Cond Res. 29: 2954-2963, 2015.
211. Schoenfeld, BJ, Pope, ZK, Benik, FM, Hester, GM, Sellers, J, Nooner, JL, Schnaiter, JA, Bond-Williams, KE, Carter, AS, Ross, CL, Just, BL, Henselmans, M, and Krieger, JW. Longer interest rest periods enhance muscle strength and hypertrophy in resistance-trained men. J. Strength Cond Res., 2015.
212. Schoenfeld, BJ, Ratamess, NA, Peterson, MD, Contreras, B, and Tiryaki-Sonmez, G. Influence of Resistance Training Frequency on Muscular Adaptations in Well-Trained Men. J. Strength Cond Res. 29: 1821-1829, 2015.
213. Schoenfeld, BJ, Contreras, B, Vigotsky, AD, and Peterson, M. Differential Effects of Heavy Versus Moderate Loads on Measures of Strength and Hypertrophy in Resistance-Trained Men. J. Sports Sci. Med. 15: 715-722, 2016.
214. Schoenfeld, BJ, Grgic, J, Ogborn, D, and Krieger, JW. Strength and Hypertrophy Adaptations Between Low- vs. High-Load Resistance Training: A Systematic Review and Meta-analysis. J. Strength Cond Res. 31: 3508-3523, 2017.
215. Schoenfeld, BJ, Ogborn, D, and Krieger, JW. Dose-response relationship between weekly resistance training volume and increases in muscle mass: A systematic review and meta-analysis. J. Sports Sci. 35: 1073-1082, 2017.
216. Schoenfeld, BJ, Ogborn, DI, Vigotsky, AD, Franchi, MV, and Krieger, JW. Hypertrophic Effects of Concentric vs. Eccentric Muscle Actions: A Systematic Review and Meta-analysis. J. Strength Cond Res. 31: 2599-2608, 2017.
217. Schoenfeld, BJ, Vigotsky, A, Contreras, B, Golden, S, Alto, A, Larson, R, Winkelman, N, and Paoli, A. Differential effects of attentional focus strategies during long-term resistance training. Eur. J. Sport. Sci. 18: 705-712, 2018.
218. Schoenfeld, BJ, Contreras, B, Krieger, J, Grgic, J, Delcastillo, K, Belliard, R, and Alto, A. Resistance Training Volume Enhances Muscle Hypertrophy but Not Strength in Trained Men. Med. Sci. Sports Exerc. 51: 94-103, 2019.
219. Schoenfeld, BJ, Grgic, J, and Krieger, J. How many times per week should a muscle be trained to maximize muscle hypertrophy? A systematic review and meta-analysis of studies examining the effects of resistance training frequency. J. Sports Sci. 37: 1286-1295, 2019.
220. Schott, J, McCully, K, and Rutherford, OM. The role of metabolites in strength training. II. Short versus long isometric contractions. Eur. J. Appl. Physiol. Occup. Physiol. 71: 337-341, 1995.
221. Schuenke, MD, Herman, JR, Gliders, RM, Hagerman, FC, Hikida, RS, Rana, SR, Ragg, KE, and Staron, RS. Early-phase muscular adaptations in response to slow-speed versus traditional resistance-training regimens. Eur. J. Appl. Physiol. 112: 3585-3595, 2012.
222. Scott, BR, Slattery, KM, and Dascombe, BJ. Intermittent hypoxic resistance training: Is metabolic stress the key moderator? Med. Hypotheses 84: 145-149, 2015.
223. Segal, RL. Neuromuscular compartments in the human biceps brachii muscle. Neurosci. Lett. 140: 98-102, 1992.
224. Seger, JY, Arvidsson, B, and Thorstensson, A. Specific effects of eccentric and concentric training on muscle strength and morphology in humans. Eur. J. Appl. Physiol. Occup. Physiol. 79: 49-57, 1998.
225. Senna, GW, Figueiredo, T, Scudese, E, Baffi, M, Carneiro, F, Moraes, E, Miranda, H, and Simão, R. Influence of different rest interval lengths in multi-joint and single-joint exercises on repetition performance, perceived exertion, and blood lactate. Journal of Exercise Physiology 15: 96-106, 2012.
226. Serra, R, Saavedra, F, Jotta, B, Novaes, J, Cardozo, D, Alves, H, Dias, M, and Simao, R. The Influence Weekly Resistance Training Frequency on Strength and Body Composition. International Journal of Sports Science 8: 19-24, 2018.
227. Seynnes, OR, de Boer, M, and Narici, MV. Early skeletal muscle hypertrophy and architectural changes in response to high-intensity resistance training. J. Appl. Physiol. 102: 368-373, 2007.
228. Shepstone, TN, Tang, JE, Dallaire, S, Schuenke, MD, Staron, RS, and Phillips, SM. Short-term high- vs. low-velocity isokinetic lengthening training results in greater hypertrophy of the elbow flexors in young men. J. Appl. Physiol. (1985) 98: 1768-1776, 2005.
229. Shibata, K, Takizawa, K, Nosaka, K, and Mizuno, M. Effects of Prolonging Eccentric Phase Duration in Parallel Back-Squat Training to Momentary Failure on Muscle Cross-Sectional Area, Squat One Repetition Maximum, and Performance Tests in University Soccer Players. J. Strength Cond Res., 2018.
230. Signorile, JF, Lew, KM, Stoutenberg, M, Pluchino, A, Lewis, JE, and Gao, J. Range of motion and leg rotation affect electromyography activation levels of the superficial quadriceps muscles during leg extension. J. Strength Cond Res. 28: 2536-2545, 2014.
231. Simao, R, Spineti, J, de Salles, BF, Oliveira, LF, Matta, T, Miranda, F, Miranda, H, and Costa, PB. Influence of exercise order on maximum strength and muscle thickness in untrained men. J. Sports Sci. Med. 9: 1-7, 2010.
232. Simao, R, de Salles, BF, Figueiredo, T, Dias, I, and Willardson, JM. Exercise order in resistance training. Sports Med. 42: 251-265, 2012.
233. Smith, RC, and Rutherford, OM. The role of metabolites in strength training. I. A comparison of eccentric and concentric contractions. Eur. J. Appl. Physiol. Occup. Physiol. 71:332-336, 1995.
234. Snyder, BJ, and Fry, WR. Effect of verbal instruction on muscle activity during the bench press exercise. J. Strength Cond Res. 26: 2394-2400, 2012.

235. Sooneste, H, Tanimoto, M, Kakigi, R, Saga, N, and Katamoto, S. Effects of training volume on strength and hypertrophy in young men. J. Strength Cond Res. 27: 8-13, 2013.
236. Souza-Junior, TP, Willardson, JM, Bloomer, R, Leite, RD, Fleck, SJ, Oliveira, PR, and Simao, R. Strength and hypertrophy responses to constant and decreasing rest intervals in trained men using creatine supplementation. J. Int. Soc. Sports Nutr. 8: 17-2783-8-17, 2011.
237. Spiering, BA, Kraemer, WJ, Anderson, JM, Armstrong, LE, Nindl, BC, Volek, JS, and Maresh, CM. Resistance exercise biology: manipulation of resistance exercise programme variables determines the responses of cellular and molecular signalling pathways. Sports Med. 38: 527-540, 2008.
238. Spineti, J, de Salles, BF, Rhea, MR, Lavigne, D, Matta, T, Miranda, F, Fernandes, L, and Simao, R. Influence of exercise order on maximum strength and muscle volume in nonlinear periodized resistance training. J. Strength Cond Res. 24: 2962-2969, 2010.
239. Starkey, DB, Pollock, ML, Ishida, Y, Welsch, MA, Brechue, WF, Graves, JE, and Feigenbaum, MS. Effect of resistance training volume on strength and muscle thickness. Med. Sci. Sports Exerc. 28: 1311-1320, 1996.
240. Stefanaki, DGA, Dzulkarnain, A, and Gray, SR. Comparing the effects of low and high load resistance exercise to failure on adaptive responses to resistance exercise in young women. J. Sports Sci. 37: 1375-1380, 2019.
241. Taaffe, DR, Duret, C, Wheeler, S, and Marcus, R. Once-weekly resistance exercise improves muscle strength and neuromuscular performance in older adults. J. Am. Geriatr. Soc. 47: 1208-1214, 1999.
242. Takarada, Y, Takazawa, H, Sato, Y, Takebayashi, S, Tanaka, Y, and Ishii, N. Effects of resistance exercise combined with moderate vascular occlusion on muscular function in humans. J. Appl. Physiol. 88: 2097-2106, 2000.
243. Tang, JE, Perco, JG, Moore, DR, Wilkinson, SB, and Phillips, SM. Resistance training alters the response of fed state mixed muscle protein synthesis in young men. Am. J. Physiol. Regul. Integr. Comp. Physiol. 294: R172-8, 2008.
244. Tanimoto, M, and Ishii, N. Effects of low-intensity resistance exercise with slow movement and tonic force generation on muscular function in young men. J. Appl. Physiol. 100: 1150-1157, 2006.
245. Tanimoto, M, Sanada, K, Yamamoto, K, Kawano, H, Gando, Y, Tabata, I, Ishii, N, and Miyachi, M. Effects of whole-body low-intensity resistance training with slow movement and tonic force generation on muscular size and strength in young men. J. Strength Cond Res. 22: 1926-1938, 2008.
246. Tavares, LD, de Souza, EO, Ugrinowitsch, C, Laurentino, GC, Roschel, H, Aihara, AY, Cardoso, FN, and Tricoli, V. Effects of different strength training frequencies during reduced training period on strength and muscle cross-sectional area. Eur. J. Sport. Sci. 17: 665-672, 2017.
247. Taylor, LW, Wilborn, CD, Kreider, RB, and Willoughby, DS. Effects of resistance exercise intensity on extracellular signal-regulated kinase 1/2 mitogen-activated protein kinase activation in men. J. Strength Cond Res. 26: 599-607, 2012.
248. Tee, JC, Bosch, AN, and Lambert, MI. Metabolic consequences of exercise-induced muscle damage. Sports Med. 37: 827-836, 2007.
249. Teodoro, JL, da Silva, LXN, Fritsch, CG, Baroni, BM, Grazioli, R, Boeno, FP, Lopez, P, Gentil, P, Bottaro, M, Pinto, RS, Izquierdo, M, and Cadore, EL. Concurrent training performed with and without repetitions to failure in older men: A randomized clinical trial. Scand. J. Med. Sci. Sports 29: 1141-1152, 2019.
250. ter Haar Romeny, BM, Denier van der Gon, JJ, and Gielen, CC. Changes in recruitment order of motor units in the human biceps muscle. Exp. Neurol. 78: 360-368, 1982.
251. ter Haar Romeny, BM, van der Gon, JJ, and Gielen, CC. Relation between location of a motor unit in the human biceps brachii and its critical firing levels for different tasks. Exp. Neurol. 85: 631-650, 1984.
252. Terzis, G, Spengos, K, Mascher, H, Georgiadis, G, Manta, P, and Blomstrand, E. The degree of p70 S6k and S6 phosphorylation in human skeletal muscle in response to resistance exercise depends on the training volume. Eur. J. Appl. Physiol. 110: 835-843, 2010.
253. Tesch, PA, Ploutz-Snyder, LL, Ystrom, L, Castro, MJ, and Dudley, GA. Skeletal muscle glycogen loss evoked by resistance exercise. Journal of Strength and Conditioning Research: 67-73, 1998.
254. Thomas, MH, and Burns, SP. Increasing Lean Mass and Strength: A Comparison of High Frequency Strength Training to Lower Frequency Strength Training. Int. J. Exerc. Sci. 9: 159-167, 2016.
255. Tomeleri, CM, Ribeiro, AS, Nunes, JP, Schoenfeld, BJ, Souza, MF, Schiavoni, D, Junior, PS, Cavaglieri, CR, Cunha, PM, Venturini, D, and Barbosa, DS. Influence of Resistance Training Exercise Order on Muscle Strength, Hypertrophy, and Anabolic Hormones in Older Women: A Randomized Controlled Trial. Journal of Strength and Conditioning Research doi: 10.1519/JSC.0000000000003147, 2019.
256. Turpela, M, Häkkinen, K, Haff, GG, and Walker, S. Effects of different strength training frequencies on maximum strength, body composition and functional capacity in healthy older individuals. Exp. Gerontol. 98: 13-21, 2017.
257. Valamatos, MJ, Tavares, F, Santos, RM, Veloso, AP, and Mil-Homens, P. Influence of full range of motion vs. equalized partial range of motion training on muscle architecture and mechanical properties. Eur. J. Appl. Physiol. 118: 1969-1983, 2018.
258. Van Roie, E, Delecluse, C, Coudyzer, W, Boonen, S, and Bautmans, I. Strength training at high versus low external resistance in older adults: effects on muscle volume, muscle strength, and force-velocity characteristics. Exp. Gerontol. 48: 1351-1361, 2013.
259. Vikne, H, Refsnes, PE, Ekmark, M, Medbo, JI, Gundersen, V, and Gundersen, K. Muscular performance after concentric and eccentric exercise in trained men. Med. Sci. Sports Exerc. 38: 1770-1781, 2006.
260. Villanueva, MG, Lane, CJ, and Schroeder, ET. Short rest interval lengths between sets optimally enhance body composition and performance with 8 weeks of strength resistance training in older men. Eur. J. Appl. Physiol. 115: 295-308, 2015.
261. Vissing, K, Rahbek, SK, Lamon, S, Farup, J, Stefanetti, RJ, Wallace, MA, Vendelbo, MH, and Russell, A. Effect of resistance exercise contraction mode and protein supplementation on members of the STARS signalling pathway. J. Physiol. 591: 3749-3763, 2013.
262. Wakahara, T, Miyamoto, N, Sugisaki, N, Murata, K, Kanehisa, H, Kawakami, Y, Fukunaga, T, and Yanai, T. Association between regional differences in muscle activation in one session of resistance exercise and in muscle hyper-

263. Wakahara, T, Fukutani, A, Kawakami, Y, and Yanai, T. Nonuniform muscle hypertrophy: its relation to muscle activation in training session. Med. Sci. Sports Exerc. 45: 2158-2165, 2013.
264. Watanabe, Y, Tanimoto, M, Ohgane, A, Sanada, K, Miyachi, M, and Ishii, N. Increased muscle size and strength from slow-movement, low-intensity resistance exercise and tonic force generation. J. Aging Phys. Act. 21: 71-84, 2013.
265. Watanabe, Y, Madarame, H, Ogasawara, R, Nakazato, K, and Ishii, N. Effect of very low-intensity resistance training with slow movement on muscle size and strength in healthy older adults. Clin. Physiol. Funct. Imaging 34: 463-470, 2014.
266. Weiss, LW, Coney, HD, and Clark, FC. Gross measures of exercise-induced muscular hypertrophy. J. Orthop. Sports Phys. Ther. 30: 143-148, 2000.
267. Wernbom, M, Augustsson, J, and Thomee, R. The influence of frequency, intensity, volume and mode of strength training on whole muscle cross-sectional area in humans. Sports Med. 37: 225-264, 2007.
268. West, DW, Burd, NA, Tang, JE, Moore, DR, Staples, AW, Holwerda, AM, Baker, SK, and Phillips, SM. Elevations in ostensibly anabolic hormones with resistance exercise enhance neither training-induced muscle hypertrophy nor strength of the elbow flexors. J. Appl. Physiol. 108: 60-67, 2010.
269. West, DW, Cotie, LM, Mitchell, CJ, Churchward-Venne, TA, MacDonald, MJ, and Phillips, SM. Resistance exercise order does not determine postexercise delivery of testosterone, growth hormone, and IGF-1 to skeletal muscle. Appl. Physiol. Nutr. Metab. 38: 220-226, 2013.
270. Westcott, WL, Winett, RA, Anderson, ES, Wojcik, JR, Loud, RL, Cleggett, E, and Glover, S. Effects of regular and slow speed resistance training on muscle strength. J. Sports Med. Phys. Fitness 41: 154-158, 2001.
271. Wickiewicz, TL, Roy, RR, Powell, PL, and Edgerton, VR. Muscle architecture of the human lower limb. Clin. Orthop. Relat. Res. (179): 275-283, 1983.
272. Willardson, JM, Norton, L, and Wilson, G. Training to failure and beyond in mainstream resistance exercise programs. Strength Cond J 32: 21-29, 2010.
273. Woodley, SJ, and Mercer, SR. Hamstring muscles: architecture and innervation. Cells Tissues Organs 179: 125-141, 2005.
274. Young, WB, and Bilby, GE. The effect of voluntary effort to influence speed of contraction on strength, muscular power, and hypertrophy development. Journal of Strength and Conditioning Research 7: 172-178, 1993.
275. Yue, FL, Karsten, B, Larumbe-Zabala, E, Seijo, M, and Naclerio, F. Comparison of 2 weekly-equalized volume resistance-training routines using different frequencies on body composition and performance in trained males. Appl. Physiol. Nutr. Metab. 43: 475-481, 2018.
276. Zaroni, RS, Brigatto, FA, Schoenfeld, BJ, Braz, TV, Benvenutti, JC, Germano, MD, Marchetti, PH, Aoki, MS, and Lopes, CR. High Resistance-Training Frequency Enhances Muscle Thickness in Resistance-Trained Men. Journal of Strength and Conditioning Research Published Ahead-of-Print, 2018.
277. Zourdos, MC, Klemp, A, Dolan, C, Quiles, JM, Schau, KA, Jo, E, Helms, E, Esgro, B, Duncan, S, Garcia Merino, S, and Blanco, R. Novel Resistance Training-Specific Rating of Perceived Exertion Scale Measuring Repetitions in Reserve. J. Strength Cond Res. 30: 267-275, 2016.

Capítulo 5

1. Akagi, R, and Takahashi, H. Effect of a 5-week static stretching program on hardness of the gastrocnemius muscle. Scand. J. Med. Sci. Sports 24: 950-957, 2014.
2. Alway, SE, Winchester, PK, Davis, ME, and Gonyea, WJ. Regionalized adaptations and muscle fiber proliferation in stretch-induced enlargement. J. Appl. Physiol. (1985) 66: 771-781, 1989.
3. Andersen, LL, Magnusson, SP, Nielsen, M, Haleem, J, Poulsen, K, and Aagaard, P. Neuromuscular activation in conventional therapeutic exercises and heavy resistance exercises: implications for rehabilitation. Phys. Ther. 86: 683-697, 2006.
4. Angleri, V, Ugrinowitsch, C, and Libardi, CA. Crescent pyramid and drop-set systems do not promote greater strength gains, muscle hypertrophy, and changes on muscle architecture compared with traditional resistance training in well-trained men. Eur. J. Appl. Physiol. 117: 359-369, 2017.
5. Antonio, J, and Gonyea, WJ. Progressive stretch overload of skeletal muscle results in hypertrophy before hyperplasia. J. Appl. Physiol. (1985) 75: 1263-1271, 1993.
6. Assis-Pereira, PE, Motoyama, YL, Esteves, GJ, Quinelato, WC, Botter, L, Tanaka, KH, and Azevedo, P. Resistance training with slow speed of movement is better for hypertrophy and muscle strength gains than fast speed of movement. Int J Appl Exerc Physiol 5: 37-43, 2016.
7. Augustsson, J, Thomee, R, Hornstedt, P, Lindblom, J, Karlsson, J, and Grimby, G. Effect of pre-exhaustion exercise on lower-extremity muscle activation during a leg press exercise. J. Strength Cond Res. 17: 411-416, 2003.
8. Bleakley, C, McDonough, S, Gardner, E, Baxter, GD, Hopkins, JT, and Davison, GW. Cold-water immersion (cryotherapy) for preventing and treating muscle soreness after exercise. Cochrane Database Syst. Rev. (2):CD008262. doi: CD008262, 2012.
9. Bleakley, CM, and Davison, GW. What is the biochemical and physiological rationale for using cold-water immersion in sports recovery? A systematic review. Br. J. Sports Med. 44: 179-187, 2010.
10. Brennecke, A, Guimaraes, TM, Leone, R, Cadarci, M, Mochizuki, L, Simao, R, Amadio, AC, and Serrao, JC. Neuromuscular activity during bench press exercise performed with and without the preexhaustion method. J. Strength Cond Res. 23: 1933-1940, 2009.
11. Brentano, MA, Umpierre, D, Santos, LP, Lopes, AL, Radaelli, R, Pinto, RS, and Kruel, LFM. Muscle Damage and Muscle Activity Induced by Strength Training Super-Sets in Physically Active Men. J. Strength Cond Res. 31: 1847-1858, 2017.
12. Broatch, JR, Petersen, A, and Bishop, DJ. The Influence of Post-Exercise Cold-Water Immersion on Adaptive Responses to Exercise: A Review of the Literature. Sports Med. 48: 1369-1387, 2018.
13. Cheng, AJ. Cooling down the use of cryotherapy for post-exercise skeletal muscle recovery. Temperature (Austin) 5: 103-105, 2018.
14. Drinkwater, EJ, Latella, C, Wilsmore, C, Bird, SP, and Skein, M. Foam Rolling as a Recovery Tool Following Eccentric Exercise: Potential Mechanisms Underpinning Changes in Jump Performance. Front. Physiol. 10: 768, 2019.

15. Dupuy, O, Douzi, W, Theurot, D, Bosquet, L, and Dugue, B. An Evidence-Based Approach for Choosing Post-exercise Recovery Techniques to Reduce Markers of Muscle Damage, Soreness, Fatigue, and Inflammation: A Systematic Review With Meta-Analysis. Front. Physiol. 9: 403, 2018.
16. Lima, KM, Carneiro, SP, de Souza Alves, D, Peixinho, CC, and de Oliveira, LF. Assessment of muscle architecture of the biceps femoris and vastus lateralis by ultrasound after a chronic stretching program. Clin. J. Sport Med. 25: 55-60, 2015.
17. Eliasson, J, Elfegoun, T, Nilsson, J, Kohnke, R, Ekblom, B, and Blomstrand, E. Maximal lengthening contractions increase p70 S6 kinase phosphorylation in human skeletal muscle in the absence of nutritional supply. Am. J. Physiol. Endocrinol. Metab. 291: 1197-1205, 2006.
18. Ema, R, Wakahara, T, Miyamoto, N, Kanehisa, H, and Kawakami, Y. Inhomogeneous architectural changes of the quadriceps femoris induced by resistance training. Eur. J. Appl. Physiol. 113: 2691-2703, 2013.
19. Ema, R, Sakaguchi, M, Akagi, R, and Kawakami, Y. Unique activation of the quadriceps femoris during single- and multi-joint exercises. Eur. J. Appl. Physiol. 116: 1031-1041, 2016.
20. Evangelista, AL, De Souza, EO, Moreira, DCB, Alonso, AC, Teixeira, CVS, Wadhi, T, Rauch, J, Bocalini, DS, Pereira, PEA, and Greve, JMD. Interset Stretching vs. Traditional Strength Training: Effects on Muscle Strength and Size in Untrained Individuals. J. Strength Cond Res., 2019.
21. Figueiredo, VC, Roberts, LA, Markworth, JF, Barnett, MP, Coombes, JS, Raastad, T, Peake, JM, and Cameron-Smith, D. Impact of resistance exercise on ribosome biogenesis is acutely regulated by post-exercise recovery strategies. Physiol. Rep. 4: 10.14814/phy2.12670, 2016.
22. Figueiredo, VC, and McCarthy, JJ. Regulation of Ribosome Biogenesis in Skeletal Muscle Hypertrophy. Physiology (Bethesda) 34: 30-42, 2019.
23. Fink, J, Schoenfeld, BJ, Kikuchi, N, and Nakazato, K. Effects of drop set resistance training on acute stress indicators and long-term muscle hypertrophy and strength. J. Sports Med. Phys. Fitness, 2017.
24. Fisher, JP, Carlson, L, Steele, J, and Smith, D. The effects of pre-exhaustion, exercise order, and rest intervals in a full-body resistance training intervention. Appl. Physiol. Nutr. Metab. 39: 1265-1270, 2014.
25. Fisher, JP, Carlson, L, and Steele, J. The Effects of Breakdown Set Resistance Training on Muscular Performance and Body Composition in Young Men and Women. J. Strength Cond Res. 30: 1425-1432, 2016.
26. Freitas, SR, and Mil-Homens, P. Effect of 8-week high-intensity stretching training on biceps femoris architecture. J. Strength Cond Res. 29: 1737-1740, 2015.
27. Friedmann, B, Kinscherf, R, Vorwald, S, Muller, H, Kucera, K, Borisch, S, Richter, G, Bartsch, P, and Billeter, R. Muscular adaptations to computer-guided strength training with eccentric overload. Acta Physiol. Scand. 182: 77-88, 2004.
28. Friedmann-Bette, B, Bauer, T, Kinscherf, R, Vorwald, S, Klute, K, Bischoff, D, Muller, H, Weber, MA, Metz, J, Kauczor, HU, Bartsch, P, and Billeter, R. Effects of strength training with eccentric overload on muscle adaptation in male athletes. Eur. J. Appl. Physiol. 108: 821-836, 2010.
29. Fujita, S, Rasmussen, BB, Cadenas, JG, Grady, JJ, and Volpi, E. Effect of insulin on human skeletal muscle protein synthesis is modulated by insulin-induced changes in muscle blood flow and amino acid availability. Am. J. Physiol. Endocrinol. Metab. 291: E745-54, 2006.
30. Gentil, P, Oliveira, E, de Araujo Rocha Junior, V, do Carmo, J, and Bottaro, M. Effects of exercise order on upper-body muscle activation and exercise performance. J. Strength Cond Res. 21: 1082-1086, 2007.
31. Golas, A, Maszczyk, A, Pietraszewski, P, Stastny, P, Tufano, JJ, and Zajac, A. Effects of Pre-exhaustion on the Patterns of Muscular Activity in the Flat Bench Press. J. Strength Cond Res. 31: 1919-1924, 2017.
32. Goto, K, Sato, K, and Takamatsu, K. A single set of low intensity resistance exercise immediately following high intensity resistance exercise stimulates growth hormone secretion in men. J. Sports Med. Phys. Fitness 43: 243-249, 2003.
33. Goto, K, Nagasawa, M, Yanagisawa, O, Kizuka, T, Ishii, N, and Takamatsu, K. Muscular adaptations to combinations of high- and low-intensity resistance exercises. J. Strength Cond Res. 18: 730-737, 2004.
34. Goto, K, Oda, H, Kondo, H, Igaki, M, Suzuki, A, Tsuchiya, S, Murase, T, Hase, T, Fujiya, H, Matsumoto, I, Naito, H, Sugiura, T, Ohira, Y, and Yoshioka, T. Responses of muscle mass, strength and gene transcripts to long-term heat stress in healthy human subjects. Eur. J. Appl. Physiol. 111: 17-27, 2011.
35. Goto, M, Nirengi, S, Kurosawa, Y, Nagano, A, and Hamaoka, T. Effects of the Drop-set and Reverse Drop-set Methods on the Muscle Activity and Intramuscular Oxygenation of the Triceps Brachii among Trained and Untrained Individuals. J. Sports Sci. Med. 15: 562-568, 2016.
36. Goto, M, Maeda, C, Hirayama, T, Terada, S, Nirengi, S, Kurosawa, Y, Nagano, A, and Hamaoka, T. Partial Range of Motion Exercise Is Effective for Facilitating Muscle Hypertrophy and Function Through Sustained Intramuscular Hypoxia in Young Trained Men. J. Strength Cond Res. 33: 1286-1294, 2019.
37. Guarascio, M, Penn, C, and Sparks, C. The Effects of Pre-exhaustion of a Secondary Synergist On a Primary Mover pf a Compound Exercise. Journal of Orthopaedic & Sports Physical 46: A178, 2016.
38. Hafen, PS, Abbott, K, Bowden, J, Lopiano, R, Hancock, CR, and Hyldahl, RD. Daily heat treatment maintains mitochondrial function and attenuates atrophy in human skeletal muscle subjected to immobilization. J. Appl. Physiol. (1985) 127: 47-57, 2019.
39. Haff, GG, Hobbs, RT, Haff, EE, Sands, WA, Pierce, KC, and Stone, MH. Cluster training: A novel method for introducing training program variation. Strength Cond J 1: 67-76, 2008.
40. Horwath, O, Paulsen, G, Esping, T, Seynnes, O, and Olsson, MC. Isokinetic resistance training combined with eccentric overload improves athletic performance and induces muscle hypertrophy in young ice hockey players. J. Sci. Med. Sport, 2019.
41. Iglesias-Soler, E, Carballeira, E, Sanchez-Otero, T, Mayo, X, and Fernandez-del-Olmo, M. Performance of maximum number of repetitions with cluster-set configuration. Int. J. Sports Physiol. Perform. 9: 637-642, 2014.
42. Jakobi, JM, Simpson, CL, Smart, RR, and O'Connor, B. Response to Nunes and colleagues letter: The data do not seem to support the effect of stretch training in increasing MT. Scand. J. Med. Sci. Sports 28: 2769-2771, 2018.
43. Junior, VA, Bottaro, M, Pereira, MC, Andrade, MM, P Junior, PR, and Carmo, JC. Electromyographic analyses

of muscle pre-activation induced by single joint exercise. Rev. Bras. Fisioter 14: 158-165, 2010.
44. Korak, JA, Paquette, MR, Fuller, DK, Caputo, JL, and Coons, JM. Effect of a rest-pause vs. traditional squat on electromyography and lifting volume in trained women. Eur. J. Appl. Physiol. 118: 1309-1314, 2018.
45. Kubo, K, Ikebukuro, T, and Yata, H. Effects of squat training with different depths on lower limb muscle volumes. Eur. J. Appl. Physiol., 2019.
46. Leeder, J, Gissane, C, van Someren, K, Gregson, W, and Howatson, G. Cold water immersion and recovery from strenuous exercise: a meta-analysis. Br. J. Sports Med. 46: 233-240, 2012.
47. Lundberg, TR, Garcia-Gutierrez, MT, Mandic, M, Lilja, M, and Fernandez-Gonzalo, R. Regional and muscle-specific adaptations in knee extensor hypertrophy using flywheel versus conventional weight-stack resistance exercise. Appl. Physiol. Nutr. Metab. 44: 827-833, 2019.
48. Maia, MF, Willardson, JM, Paz, GA, and Miranda, H. Effects of different rest intervals between antagonist paired sets on repetition performance and muscle activation. J. Strength Cond Res. 28: 2529-2535, 2014.
49. Maroto-Izquierdo, S, Garcia-Lopez, D, and de Paz, JA. Functional and Muscle-Size Effects of Flywheel Resistance Training with Eccentric-Overload in Professional Handball Players. J. Hum. Kinet 60: 133-143, 2017.
50. Mawhinney, C, Jones, H, Low, DA, Green, DJ, Howatson, G, and Gregson, W. Influence of cold-water immersion on limb blood flow after resistance exercise. Eur. J. Sport. Sci. 17: 519-529, 2017.
51. McHugh, MP. Recent advances in the understanding of the repeated bout effect: the protective effect against muscle damage from a single bout of eccentric exercise. Scand. J. Med. Sci. Sports 13: 88-97, 2003.
52. McMahon, G, Morse, CI, Burden, A, Winwood, K, and Onambele, GL. Muscular adaptations and insulin-like growth factor-I (IGF-I) responses to resistance training are stretch-mediated. Muscle Nerve, 2013.
53. McMahon, GE, Morse, CI, Burden, A, Winwood, K, and Onambele, GL. Impact of range of motion during ecologically valid resistance training protocols on muscle size, subcutaneous fat, and strength. J. Strength Cond Res. 28: 245-255, 2014.
54. Menetrier, A, Beliard, S, Ravier, G, Mourot, L, Bouhaddi, M, Regnard, J, and Tordi, N. Changes in femoral artery blood flow during thermoneutral, cold, and contrast-water therapy. J. Sports Med. Phys. Fitness 55: 768-775, 2015.
55. Merrigan, JJ, Jones, MT, and White, JB. A Comparison of Compound Set and Traditional Set Resistance Training in Women: Changes in Muscle Strength, Endurance, Quantity, and Architecture. Journal of Science in Sport and Exercise: 1-9, 2019.
56. Miyazaki, M, and Esser, KA. Cellular mechanisms regulating protein synthesis and skeletal muscle hypertrophy in animals. J. Appl. Physiol. 106: 1367-1373, 2009.
57. Moore, DR, Phillips, SM, Babraj, JA, Smith, K, and Rennie, MJ. Myofibrillar and collagen protein synthesis in human skeletal muscle in young men after maximal shortening and lengthening contractions. Am. J. Physiol. Endocrinol. Metab. 288: 1153-1159, 2005.
58. Nardone, A, Romano, C, and Schieppati, M. Selective recruitment of high-threshold human motor units during voluntary isotonic lengthening of active muscles. J. Physiol. (Lond.) 409: 451-471, 1989.
59. Nielsen, AR, and Pedersen, BK. The biological roles of exercise-induced cytokines: IL-6, IL-8, and IL-15. Appl. Physiol. Nutr. Metab. 32: 833-839, 2007.
60. Norrbrand, L, Fluckey, JD, Pozzo, M, and Tesch, PA. Resistance training using eccentric overload induces early adaptations in skeletal muscle size. Eur. J. Appl. Physiol. 102: 271-281, 2008.
61. Oliver, JM, Jagim, AR, Sanchez, AC, Mardock, MA, Kelly, KA, Meredith, HJ, Smith, GL, Greenwood, M, Parker, JL, Riechman, SE, Fluckey, JD, Crouse, SF, and Kreider, RB. Greater gains in strength and power with intraset rest intervals in hypertrophic training. J. Strength Cond Res. 27: 3116-3131, 2013.
62. Oliver, JM, Kreutzer, A, Jenke, S, Phillips, MD, Mitchell, JB, and Jones, MT. Acute response to cluster sets in trained and untrained men. Eur. J. Appl. Physiol. 115: 2383-2393, 2015.
63. Oliver, JM, Jenke, SC, Mata, JD, Kreutzer, A, and Jones, MT. Acute Effect of Cluster and Traditional Set Configurations on Myokines Associated with Hypertrophy. Int. J. Sports Med. 37: 1019-1024, 2016.
64. Ozaki, H, Kubota, A, Natsume, T, Loenneke, JP, Abe, T, Machida, S, and Naito, H. Effects of drop sets with resistance training on increases in muscle CSA, strength, and endurance: a pilot study. J. Sports Sci: 1-6, 2017.
65. Paz, GA, Robbins, DW, de Oliveira, CG, Bottaro, M, and Miranda, H. Volume Load and Neuromuscular Fatigue During an Acute Bout of Agonist-Antagonist Paired-Set vs. Traditional-Set Training. J. Strength Cond Res. 31: 2777-2784, 2017.
66. Paz, GA, Maia, MF, Salerno, VP, Coburn, J, Willardson, JM, and Miranda, H. Neuromuscular responses for resistance training sessions adopting traditional, superset, paired set and circuit methods. J. Sports Med. Phys. Fitness, 2019.
67. Peake, JM, Roberts, LA, Figueiredo, VC, Egner, I, Krog, S, Aas, SN, Suzuki, K, Markworth, JF, Coombes, JS, Cameron-Smith, D, and Raastad, T. The effects of cold water immersion and active recovery on inflammation and cell stress responses in human skeletal muscle after resistance exercise. J. Physiol. 595: 695-711, 2017.
68. Pournot, H, Bieuzen, F, Louis, J, Mounier, R, Fillard, JR, Barbiche, E, and Hausswirth, C. Time-course of changes in inflammatory response after whole-body cryotherapy multi exposures following severe exercise. PLoS One 6: e22748, 2011.
69. Prestes, J, Tibana, RA, de Araujo Sousa, E, da Cunha Nascimento, D, de Oliveira Rocha, P, Camarco, NF, Frade de Sousa, NM, and Willardson, JM. Strength And Muscular Adaptations Following 6 Weeks Of Rest-Pause Versus Traditional Multiple-Sets Resistance Training In Trained Subjects. J. Strength Cond Res, 2017.
70. Robbins, DW, Young, WB, and Behm, DG. The effect of an upper-body agonist-antagonist resistance training protocol on volume load and efficiency. J. Strength Cond Res. 24: 2632-2640, 2010.
71. Robbins, DW, Young, WB, Behm, DG, Payne, WR, and Klimstra, MD. Physical performance and electromyographic responses to an acute bout of paired set strength training versus traditional strength training. J. Strength Cond Res. 24: 1237-1245, 2010.
72. Roberts, LA, Raastad, T, Markworth, JF, Figueiredo, VC, Egner, IM, Shield, A, Cameron-Smith, D, Coombes, JS, and Peake, JM. Post-exercise cold water immersion attenuates acute anabolic signalling and long-term adap-

tations in muscle to strength training. J. Physiol. 593: 4285-4301, 2015.
73. Schoenfeld, B. The use of specialized training techniques to maximize muscle hypertrophy. Strength Cond J 33: 60-65, 2011.
74. Schoenfeld, BJ, Grgic, J, Contreras, B, Delcastillo, K, Alto, A, Haun, CT, De Souza, EO, and Vigotsky, AD. To flex or rest: Does adding no-load isometric actions to the inter-set rest period in resistance training enhance muscular adaptations? Frontiers in Physiology doi: 10.3389/fphys.2019.01571, 2019.
75. Schoenfeld, BJ. Does exercise-induced muscle damage play a role in skeletal muscle hypertrophy? J. Strength Cond Res. 26: 1441-1453, 2012.
76. Schoenfeld, BJ, Ogborn, D, and Krieger, JW. Dose-response relationship between weekly resistance training volume and increases in muscle mass: A systematic review and meta-analysis. J. Sports Sci: 1-10, 2016.
77. Schoenfeld, BJ, Ogborn, DI, Vigotsky, AD, Franchi, MV, and Krieger, JW. Hypertrophic Effects of Concentric vs. Eccentric Muscle Actions: A Systematic Review and Meta-analysis. J. Strength Cond Res. 31: 2599-2608, 2017.
78. Shepstone, TN, Tang, JE, Dallaire, S, Schuenke, MD, Staron, RS, and Phillips, SM. Short-term high- vs. low-velocity isokinetic lengthening training results in greater hypertrophy of the elbow flexors in young men. J. Appl. Physiol. (1985) 98: 1768-1776, 2005.
79. Shibata, K, Takizawa, K, Nosaka, K, and Mizuno, M. Effects of Prolonging Eccentric Phase Duration in Parallel Back-Squat Training to Momentary Failure on Muscle Cross-Sectional Area, Squat One Repetition Maximum, and Performance Tests in University Soccer Players. J. Strength Cond Res, 2018.
80. Silva, JE, Lowery, RP, Antonio, J, McClearly, S, Rauch, J, Ormes, J, Shields, K, Sharp, M, Georges, J, Weiner, S, Joy, J, and Wilson, JM. Weighted post-set stretching increases skeletal muscle hypertrophy (NSCA 2014 annual meeting. J Strength Cond Res 28: 65, 2014.
81. Simpson, CL, Kim, BDH, Bourcet, MR, Jones, GR, and Jakobi, JM. Stretch training induces unequal adaptation in muscle fascicles and thickness in medial and lateral gastrocnemii. Scand. J. Med. Sci. Sports 27: 1597-1604, 2017.
82. Soares, EG, Brown, LE, Gomes, WA, Correa, DA, Serpa, EP, da Silva, JJ, Junior Gde, B, Fioravanti, GZ, Aoki, MS, Lopes, CR, and Marchetti, PH. Comparison Between Pre-Exhaustion and Traditional Exercise Order on Muscle Activation and Performance in Trained Men. J. Sports Sci. Med. 15: 111-117, 2016.
83. Torres Pirauá, AL, Barros Beltrão, N, Ximenes Santos, C, Pitangui, R, Carolina, A, and Cappato de Araújo, R. Analysis of muscle activity during the bench press exercise performed with the pre-activation method on stable and unstable surfaces. Kinesiology: International journal of fundamental and applied kinesiology. Kinesiology 49: 161-168, 2017.
84. Tufano, JJ, Brown, LE, and Haff, GG. Theoretical and Practical Aspects of Different Cluster Set Structures: A Systematic Review. J. Strength Cond Res. 31: 848-867, 2017.
85. Vicens-Bordas, J, Esteve, E, Fort-Vanmeerhaeghe, A, Bandholm, T, and Thorborg, K. Is inertial flywheel resistance training superior to gravity-dependent resistance training in improving muscle strength? A systematic review with meta-analyses. J. Sci. Med. Sport 21: 75-83, 2018.
86. Wackerhage, H, Schoenfeld, BJ, Hamilton, DL, Lehti, M, and Hulmi, JJ. Stimuli and sensors that initiate skeletal muscle hypertrophy following resistance exercise. J. Appl. Physiol. (1985) 126: 30-43, 2019.
87. Walker, S, Blazevich, AJ, Haff, GG, Tufano, JJ, Newton, RU, and Häkkinen, K. Greater Strength Gains after Training with Accentuated Eccentric than Traditional Isoinertial Loads in Already Strength-Trained Men. Front. Physiol. 7: 149, 2016.
88. Wallace, W, Ugrinowitsch, C, Stefan, M, Rauch, J, Barakat, C, Shields, K, Barninger, A, Barroso, R, and De Souza, EO. Repeated Bouts of Advanced Strength Training Techniques: Effects on Volume Load, Metabolic Responses, and Muscle Activation in Trained Individuals. Sports (Basel) 7: 10.3390/sports7010014, 2019.
89. Weakley, JJS, Till, K, Read, DB, Roe, GAB, Darrall-Jones, J, Phibbs, PJ, and Jones, B. The effects of traditional, superset, and tri-set resistance training structures on perceived intensity and physiological responses. Eur. J. Appl. Physiol. 117: 1877-1889, 2017.
90. Yamane, M, Ohnishi, N, and Matsumoto, T. Does Regular Post-exercise Cold Application Attenuate Trained Muscle Adaptation? Int. J. Sports Med. 36: 647-653, 2015.

Capítulo 6

1. Ackel-D'Elia, C, Carnier, J, Bueno, CR,Jr, Campos, RM, Sanches, PL, Clemente, AP, Tufik, S, de Mello, MT, and Damaso, AR. Effects of different physical exercises on leptin concentration in obese adolescents. Int. J. Sports Med. 35: 164-171, 2014.
2. Adams, G, and Bamman, MM. Characterization and regulation of mechanical loading-induced compensatory muscle hypertrophy. Comprehensive Physiology 2829, 2012.
3. Ahtiainen, JP, Hulmi, JJ, Kraemer, WJ, Lehti, M, Pakarinen, A, Mero, AA, Karavirta, L, Sillanpaa, E, Selanne, H, Alen, M, Komulainen, J, Kovanen, V, Nyman, K, and Häkkinen, K. Strength, [corrected] endurance or combined training elicit diverse skeletal muscle myosin heavy chain isoform proportion but unaltered androgen receptor concentration in older men. Int. J. Sports Med. 30: 879-887, 2009.
4. Andersen, P, and Henriksson, J. Capillary supply of the quadriceps femoris muscle of man: adaptive response to exercise. J. Physiol. 270: 677-690, 1977.
5. Apro, W, Wang, L, Ponten, M, Blomstrand, E, and Sahlin, K. Resistance exercise induced mTORC1 signaling is not impaired by subsequent endurance exercise in human skeletal muscle. Am. J. Physiol. Endocrinol. Metab. 305: E22-32, 2013.
6. Atherton, PJ, Babraj, J, Smith, K, Singh, J, Rennie, MJ, and Wackerhage, H. Selective activation of AMPK-PGC-1alpha or PKB-TSC2-mTOR signaling can explain specific adaptive responses to endurance or resistance training-like electrical muscle stimulation. FASEB J. 19: 786-788, 2005.
7. Babcock, L, Escano, M, D'Lugos, A, Todd, K, Murach, K, and Luden, N. Concurrent aerobic exercise interferes with the satellite cell response to acute resistance exercise. Am. J. Physiol. Regul. Integr. Comp. Physiol. 302: R1458-65, 2012.
8. Bell, GJ, Syrotuik, D, Martin, TP, Burnham, R, and Quinney, HA. Effect of concurrent strength and endurance training on skeletal muscle properties and hormone concentrations in humans. Eur. J. Appl. Physiol. 81: 418-427, 2000.

9. Benziane, B, Burton, TJ, Scanlan, B, Galuska, D, Canny, BJ, Chibalin, AV, Zierath, JR, and Stepto, NK. Divergent cell signaling after short-term intensified endurance training in human skeletal muscle. Am. J. Physiol. Endocrinol. Metab. 295: E1427-38, 2008.
10. Bloor, CM. Angiogenesis during exercise and training. Angiogenesis 8: 263-271, 2005.
11. Cadore, EL, Izquierdo, M, Pinto, SS, Alberton, CL, Pinto, RS, Baroni, BM, Vaz, MA, Lanferdini, FJ, Radaelli, R, Gonzalez-Izal, M, Bottaro, M, and Kruel, LF. Neuromuscular adaptations to concurrent training in the elderly: effects of intrasession exercise sequence. Age (Dordr) 35: 891-903, 2013.
12. Carrithers, JA, Carroll, CC, Coker, RH, Sullivan, DH, and Trappe, TA. Concurrent exercise and muscle protein synthesis: implications for exercise countermeasures in space. Aviat. Space Environ. Med. 78: 457-462, 2007.
13. Charifi, N, Kadi, F, Feasson, L, and Denis, C. Effects of endurance training on satellite cell frequency in skeletal muscle of old men. Muscle Nerve 28: 87-92, 2003.
14. Chtara, M, Chaouachi, A, Levin, GT, Chaouachi, M, Chamari, K, Amri, M, and Laursen, PB. Effect of concurrent endurance and circuit resistance training sequence on muscular strength and power development. J. Strength Cond Res. 22: 1037-1045, 2008.
15. Cobley, JN, Bartlett, JD, Kayani, A, Murray, SW, Louhelainen, J, Donovan, T, Waldron, S, Gregson, W, Burniston, JG, Morton, JP, and Close, GL. PGC-1alpha transcriptional response and mitochondrial adaptation to acute exercise is maintained in skeletal muscle of sedentary elderly males. Biogerontology 13: 621-631, 2012.
16. Coffey, VG, Zhong, Z, Shield, A, Canny, BJ, Chibalin, AV, Zierath, JR, and Hawley, JA. Early signaling responses to divergent exercise stimuli in skeletal muscle from well-trained humans. FASEB J. 20: 190-192, 2006.
17. Coffey, VG, Jemiolo, B, Edge, J, Garnham, AP, Trappe, SW, and Hawley, JA. Effect of consecutive repeated sprint and resistance exercise bouts on acute adaptive responses in human skeletal muscle. Am. J. Physiol. Regul. Integr. Comp. Physiol. 297: R1441-51, 2009.
18. Coffey, VG, Pilegaard, H, Garnham, AP, O'Brien, BJ, and Hawley, JA. Consecutive bouts of diverse contractile activity alter acute responses in human skeletal muscle. J. Appl. Physiol. (1985) 106: 1187-1197, 2009.
19. Coggan, AR, Spina, RJ, King, DS, Rogers, MA, Brown, M, Nemeth, PM, and Holloszy, JO. Skeletal muscle adaptations to endurance training in 60- to 70-yr-old men and women. J. Appl. Physiol. (1985) 72: 1780-1786, 1992.
20. Collins, MA, and Snow, TK. Are adaptations to combined endurance and strength training affected by the sequence of training? J. Sports Sci. 11: 485-491, 1993.
21. Creer, A, Gallagher, P, Slivka, D, Jemiolo, B, Fink, W, and Trappe, S. Influence of muscle glycogen availability on ERK1/2 and Akt signaling after resistance exercise in human skeletal muscle. J. Appl. Physiol. 99: 950-956, 2005.
22. Davitt, PM, Pellegrino, JK, Schanzer, JR, Tjionas, H, and Arent, SM. The effects of a combined resistance training and endurance exercise program in inactive college female subjects: does order matter? J. Strength Cond Res. 28: 1937-1945, 2014.
23. de Souza, EO, Tricoli, V, Roschel, H, Brum, PC, Bacurau, AV, Ferreira, JC, Aoki, MS, Neves, M,Jr, Aihara, AY, da Rocha Correa Fernandes, A, and Ugrinowitsch, C. Molecular adaptations to concurrent training. Int. J. Sports Med. 34: 207-213, 2013.
24. de Souza, EO, Tricoli, V, Aoki, MS, Roschel, H, Brum, PC, Bacurau, AV, Silva-Batista, C, Wilson, JM, Neves, M,Jr, Soares, AG, and Ugrinowitsch, C. Effects of concurrent strength and endurance training on genes related to myostatin signaling pathway and muscle fiber responses. J. Strength Cond Res. 28: 3215-3223, 2014.
25. Di Donato, DM, West, DW, Churchward-Venne, TA, Breen, L, Baker, SK, and Phillips, SM. Influence of aerobic exercise intensity on myofibrillar and mitochondrial protein synthesis in young men during early and late postexercise recovery. Am. J. Physiol. Endocrinol. Metab. 306: E1025-32, 2014.
26. Donges, CE, Burd, NA, Duffield, R, Smith, GC, West, DW, Short, MJ, Mackenzie, R, Plank, LD, Shepherd, PR, Phillips, SM, and Edge, JA. Concurrent resistance and aerobic exercise stimulates both myofibrillar and mitochondrial protein synthesis in sedentary middle-aged men. J. Appl. Physiol. (1985) 112: 1992-2001, 2012.
27. Dreyer, HC, Fujita, S, Cadenas, JG, Chinkes, DL, Volpi, E, and Rasmussen, BB. Resistance exercise increases AMPK activity and reduces 4E-BP1 phosphorylation and protein synthesis in human skeletal muscle. J. Physiol. 576: 613-624, 2006.
28. Edstrom, L, and Ekblom, B. Differences in sizes of red and white muscle fibres in vastus lateralis of musculus quadriceps femoris of normal individuals and athletes. Relation to physical performance. Scand. J. Clin. Lab. Invest. 30: 175-181, 1972.
29. Farup, J, Kjolhede, T, Sorensen, H, Dalgas, U, Moller, AB, Vestergaard, PF, Ringgaard, S, Bojsen-Moller, J, and Vissing, K. Muscle morphological and strength adaptations to endurance vs. resistance training. J. Strength Cond Res. 26: 398-407, 2012.
30. Ferrara, CM, Goldberg, AP, Ortmeyer, HK, and Ryan, AS. Effects of aerobic and resistive exercise training on glucose disposal and skeletal muscle metabolism in older men. J. Gerontol. A Biol. Sci. Med. Sci. 61: 480-487, 2006.
31. Fyfe, JJ, Bishop, DJ, and Stepto, NK. Interference between concurrent resistance and endurance exercise: molecular bases and the role of individual training variables. Sports Med. 44: 743-762, 2014.
32. Fyfe, JJ, Bishop, DJ, Bartlett, JD, Hanson, ED, Anderson, MJ, Garnham, AP, and Stepto, NK. Enhanced skeletal muscle ribosome biogenesis, yet attenuated mTORC1 and ribosome biogenesis-related signalling, following short-term concurrent versus single-mode resistance training. Sci. Rep. 8: 560-017-18887-6, 2018.
33. Gollnick, PD, and Saltin, B. Significance of skeletal muscle oxidative enzyme enhancement with endurance training. Clin. Physiol. 2: 1-12, 1982.
34. Goodman, CA, Mayhew, DL, and Hornberger, TA. Recent progress toward understanding the molecular mechanisms that regulate skeletal muscle mass. Cell. Signal. 23: 1896-1906, 2011.
35. Gravelle, BL, and Blessing, DL. Physiological adaptation in women concurrently training for strength and endurance. J Strength Cond Res 14: 5-13, 2000.
36. Grgic, J, McIlvenna, LC, Fyfe, JJ, Sabol, F, Bishop, DJ, Schoenfeld, BJ, and Pedisic, Z. Does Aerobic Training Promote the Same Skeletal Muscle Hypertrophy as Resistance Training? A Systematic Review and Meta-Analysis. Sports Med. 49: 233-254, 2019.
37. Harber, MP, Konopka, AR, Douglass, MD, Minchev, K, Kaminsky, LA, Trappe, TA, and Trappe, S. Aerobic exercise training improves whole muscle and single myofiber

size and function in older women. Am. J. Physiol. Regul. Integr. Comp. Physiol. 297: R1452-9, 2009.
38. Harber, MP, Konopka, AR, Undem, MK, Hinkley, JM, Minchev, K, Kaminsky, LA, Trappe, TA, and Trappe, S. Aerobic exercise training induces skeletal muscle hypertrophy and age-dependent adaptations in myofiber function in young and older men. J. Appl. Physiol. (1985) 113: 1495-1504, 2012.
39. Hepple, RT, Mackinnon, SL, Goodman, JM, Thomas, SG, and Plyley, MJ. Resistance and aerobic training in older men: effects on VO2peak and the capillary supply to skeletal muscle. J. Appl. Physiol. (1985) 82: 1305-1310, 1997.
40. Hickson, RC. Interference of strength development by simultaneously training for strength and endurance. Eur. J. Appl. Physiol. Occup. Physiol. 45: 255-263, 1980.
41. Hoppeler, H. Exercise-induced ultrastructural changes in skeletal muscle. Int. J. Sports Med. 7: 187-204, 1986.
42. Hudelmaier, M, Wirth, W, Himmer, M, Ring-Dimitriou, S, Sanger, A, and Eckstein, F. Effect of exercise intervention on thigh muscle volume and anatomical cross-sectional areas-quantitative assessment using MRI. Magn. Reson. Med. 64: 1713-1720, 2010.
43. Izquierdo, M, Ibanez, J, Häkkinen, K, Kraemer, WJ, Larrion, JL, and Gorostiaga, EM. Once weekly combined resistance and cardiovascular training in healthy older men. Med. Sci. Sports Exerc. 36: 435-443, 2004.
44. Izquierdo, M, Häkkinen, K, Ibanez, J, Kraemer, WJ, and Gorostiaga, EM. Effects of combined resistance and cardiovascular training on strength, power, muscle cross-sectional area, and endurance markers in middle-aged men. Eur. J. Appl. Physiol. 94: 70-75, 2005.
45. Jagatheesan, A. Acute Effect of Continuous and Intermittent Cycling on Maximum Strength in Non-Athlete Females. JPBMS 8: 1-5, 2011.
46. Jones, TW, Howatson, G, Russell, M, and French, DN. Performance and neuromuscular adaptations following differing ratios of concurrent strength and endurance training. J. Strength Cond Res. 27: 3342-3351, 2013.
47. Jubrias, SA, Esselman, PC, Price, LB, Cress, ME, and Conley, KE. Large energetic adaptations of elderly muscle to resistance and endurance training. J. Appl. Physiol. (1985) 90: 1663-1670, 2001.
48. Karavirta, L, Häkkinen, A, Sillanpaa, E, Garcia-Lopez, D, Kauhanen, A, Haapasaari, A, Alen, M, Pakarinen, A, Kraemer, WJ, Izquierdo, M, Gorostiaga, E, and Häkkinen, K. Effects of combined endurance and strength training on muscle strength, power and hypertrophy in 40-67-year-old men. Scand. J. Med. Sci. Sports 21: 402-411, 2011.
49. Kohn, TA, Essen-Gustavsson, B, and Myburgh, KH. Specific muscle adaptations in type II fibers after high-intensity interval training of well-trained runners. Scand. J. Med. Sci. Sports 21: 765-772, 2011.
50. Konopka, AR, and Harber, MP. Skeletal Muscle Hypertrophy after Aerobic Exercise Training. Exerc. Sport Sci. Rev., 2014.
51. Koopman, R, Zorenc, AH, Gransier, RJ, Cameron-Smith, D, and van Loon, LJ. Increase in S6K1 phosphorylation in human skeletal muscle following resistance exercise occurs mainly in type II muscle fibers. Am. J. Physiol. Endocrinol. Metab. 290: E1245-52, 2006.
52. Kraemer, WJ, Patton, JF, Gordon, SE, Harman, EA, Deschenes, MR, Reynolds, K, Newton, RU, Triplett, NT, and Dziados, JE. Compatibility of high-intensity strength and endurance training on hormonal and skeletal muscle adaptations. J. Appl. Physiol. (1985) 78: 976-989, 1995.
53. Lundberg, TR, Fernandez-Gonzalo, R, Gustafsson, T, and Tesch, PA. Aerobic exercise alters skeletal muscle molecular responses to resistance exercise. Med. Sci. Sports Exerc. 44: 1680-1688, 2012.
54. Lundberg, TR, Fernandez-Gonzalo, R, and Tesch, PA. Exercise-induced AMPK activation does not interfere with muscle hypertrophy in response to resistance training in men. J. Appl. Physiol. (1985) 116: 611-620, 2014.
55. Mascher, H, Andersson, H, Nilsson, PA, Ekblom, B, and Blomstrand, E. Changes in signalling pathways regulating protein synthesis in human muscle in the recovery period after endurance exercise. Acta Physiol. (Oxf) 191: 67-75, 2007.
56. Mascher, H, Ekblom, B, Rooyackers, O, and Blomstrand, E. Enhanced rates of muscle protein synthesis and elevated mTOR signalling following endurance exercise in human subjects. Acta Physiol. (Oxf) 202: 175-184, 2011.
57. McCarthy, JP, Pozniak, MA, and Agre, JC. Neuromuscular adaptations to concurrent strength and endurance training. Med. Sci. Sports Exerc. 34: 511-519, 2002.
58. Mikkola, J, Rusko, H, Izquierdo, M, Gorostiaga, EM, and Häkkinen, K. Neuromuscular and cardiovascular adaptations during concurrent strength and endurance training in untrained men. Int. J. Sports Med. 33: 702-710, 2012.
59. Mora-Rodriguez, R, Sanchez-Roncero, A, Fernandez-Elias, VE, Guadalupe-Grau, A, Ortega, JF, Dela, F, and Helge, JW. Aerobic Exercise Training Increases Muscle Water Content in Obese Middle-Age Men. Med. Sci. Sports Exerc. 48: 822-828, 2016.
60. Nelson, AG, Arnall, DA, Loy, SF, Silvester, LJ, and Conlee, RK. Consequences of combining strength and endurance training regimens. Phys. Ther. 70: 287-294, 1990.
61. Panissa, VL, Tricoli, VA, Julio, UF, Da Silva, NR, Neto, RM, Carmo, EC, and Franchini, E. Acute effect of high-intensity aerobic exercise performed on treadmill and cycle ergometer on strength performance. J. Strength Cond Res., 2014.
62. Poehlman, ET, Dvorak, RV, DeNino, WF, Brochu, M, and Ades, PA. Effects of resistance training and endurance training on insulin sensitivity in nonobese, young women: a controlled randomized trial. J. Clin. Endocrinol. Metab. 85: 2463-2468, 2000.
63. Schwartz, RS, Shuman, WP, Larson, V, Cain, KC, Fellingham, GW, Beard, JC, Kahn, SE, Stratton, JR, Cerqueira, MD, and Abrass, IB. The effect of intensive endurance exercise training on body fat distribution in young and older men. Metabolism 40: 545-551, 1991.
64. Sillanpaa, E, Häkkinen, A, Nyman, K, Mattila, M, Cheng, S, Karavirta, L, Laaksonen, DE, Huuhka, N, Kraemer, WJ, and Häkkinen, K. Body composition and fitness during strength and/or endurance training in older men. Med. Sci. Sports Exerc. 40: 950-958, 2008.
65. Silva, RF, Cadore, EL, Kothe, G, Guedes, M, Alberton, CL, Pinto, SS, Pinto, RS, Trindade, G, and Kruel, LF. Concurrent training with different aerobic exercises. Int. J. Sports Med. 33: 627-634, 2012.
66. Sipila, S, and Suominen, H. Effects of strength and endurance training on thigh and leg muscle mass and composition in elderly women. J. Appl. Physiol. (1985) 78: 334-340, 1995.
67. Sipila, S, and Suominen, H. Effects of strength and endurance training on thigh and leg muscle mass and composition in elderly women. J. Appl. Physiol. (1985) 78: 334-340, 1995.
68. Sipila, S, Elorinne, M, Alen, M, Suominen, H, and Kovanen, V. Effects of strength and endurance training on

muscle fibre characteristics in elderly women. Clin. Physiol. 17: 459-474, 1997.
69. Stepto, NK, Coffey, VG, Carey, AL, Ponnampalam, AP, Canny, BJ, Powell, D, and Hawley, JA. Global gene expression in skeletal muscle from well-trained strength and endurance athletes. Med. Sci. Sports Exerc. 41: 546-565, 2009.
70. Timmons, JA. Variability in training-induced skeletal muscle adaptation. J. Appl. Physiol. 110: 846-853, 2011.
71. Tomiya, S, Kikuchi, N, and Nakazato, K. Moderate Intensity Cycling Exercise after Upper Extremity Resistance Training Interferes Response to Muscle Hypertrophy but Not Strength Gains. J. Sports Sci. Med. 16: 391-395, 2017.
72. Trappe, S, Harber, M, Creer, A, Gallagher, P, Slivka, D, Minchev, K, and Whitsett, D. Single muscle fiber adaptations with marathon training. J. Appl. Physiol. (1985) 101: 721-727, 2006.
73. Tsitkanou, S, Spengos, K, Stasinaki, AN, Zaras, N, Bogdanis, G, Papadimas, G, and Terzis, G. Effects of high-intensity interval cycling performed after resistance training on muscle strength and hypertrophy. Scand. J. Med. Sci. Sports 27: 1317-1327, 2017.
74. Turner, DL, Hoppeler, H, Claassen, H, Vock, P, Kayser, B, Schena, F, and Ferretti, G. Effects of endurance training on oxidative capacity and structural composition of human arm and leg muscles. Acta Physiol. Scand. 161: 459-464, 1997.
75. van Wessel, T, de Haan, A, van der Laarse, WJ, and Jaspers, RT. The muscle fiber type-fiber size paradox: hypertrophy or oxidative metabolism? Eur. J. Appl. Physiol. 110: 665-694, 2010.
76. Vissing, K, McGee, S, Farup, J, Kjolhede, T, Vendelbo, M, and Jessen, N. Differentiated mTOR but not AMPK signaling after strength vs endurance exercise in training-accustomed individuals. Scand. J. Med. Sci. Sports 23: 355-366, 2013.
77. Wilkinson, SB, Phillips, SM, Atherton, PJ, Patel, R, Yarasheski, KE, Tarnopolsky, MA, and Rennie, MJ. Differential effects of resistance and endurance exercise in the fed state on signalling molecule phosphorylation and protein synthesis in human muscle. J. Physiol. 586: 3701-3717, 2008.
78. Willis, LH, Slentz, CA, Bateman, LA, Shields, AT, Piner, LW, Bales, CW, Houmard, JA, and Kraus, WE. Effects of aerobic and/or resistance training on body mass and fat mass in overweight or obese adults. J. Appl. Physiol. (1985) 113:1831-1837, 2012.
79. Wilson, JM, Marin, PJ, Rhea, MR, Wilson, SM, Loenneke, JP, and Anderson, JC. Concurrent training: a meta-analysis examining interference of aerobic and resistance exercises. J. Strength Cond Res. 26: 2293-2307, 2012.

Capítulo 7

1. Abe, T, DeHoyos, DV, Pollock, ML, and Garzarella, L. Time course for strength and muscle thickness changes following upper and lower body resistance training in men and women. Eur. J. Appl. Physiol. 81: 174-180, 2000.
2. Abernethy, PJ, Jurimae, J, Logan, PA, Taylor, AW, and Thayer, RE. Acute and chronic response of skeletal muscle to resistance exercise. Sports Med. 17: 22-38, 1994.
3. Ahtiainen, JP, Pakarinen, A, Alen, M, Kraemer, WJ, and Häkkinen, K. Short vs. long rest period between the sets in hypertrophic resistance training: influence on muscle strength, size, and hormonal adaptations in trained men. J Strength Cond Res 19: 572-582, 2005.
4. Alway, SE, Grumbt, WH, Gonyea, WJ, and Stray-Gundersen, J. Contrasts in muscle and myofibers of elite male and female bodybuilders. J. Appl. Physiol. (1985) 67: 24-31, 1989.
5. Alway, SE, Grumbt, WH, Stray-Gundersen, J, and Gonyea, WJ. Effects of resistance training on elbow flexors of highly competitive bodybuilders. J. Appl. Physiol. (1985) 72: 1512-1521, 1992.
6. Bamman, MM, Hill, VJ, Adams, GR, Haddad, F, Wetzstein, CJ, Gower, BA, Ahmed, A, and Hunter, GR. Gender differences in resistance-training-induced myofiber hypertrophy among older adults. J. Gerontol. A Biol. Sci. Med. Sci. 58: 108-116, 2003.
7. Bamman, MM, Petrella, JK, Kim, JS, Mayhew, DL, and Cross, JM. Cluster analysis tests the importance of myogenic gene expression during myofiber hypertrophy in humans. J. Appl. Physiol. 102: 2232-2239, 2007.
8. Bellamy, LM, Joanisse, S, Grubb, A, Mitchell, CJ, McKay, BR, Phillips, SM, Baker, S, and Parise, G. The Acute Satellite Cell Response and Skeletal Muscle Hypertrophy following Resistance Training. PLoS One 9: e109739, 2014.
9. Bentwich, I, Avniel, A, Karov, Y, Aharonov, R, Gilad, S, Barad, O, Barzilai, A, Einat, P, Einav, U, Meiri, E, Sharon, E, Spector, Y, and Bentwich, Z. Identification of hundreds of conserved and nonconserved human microRNAs. Nat. Genet. 37: 766- 770, 2005.
10. Bickel, CS, Cross, JM, and Bamman, MM. Exercise dosing to retain resistance training adaptations in young and older adults. Med. Sci. Sports Exerc. 43: 1177-1187, 2011.
11. Breen, L, and Phillips, SM. Skeletal muscle protein metabolism in the elderly: Interventions to counteract the 'anabolic resistance' of ageing. Nutr. Metab. (Lond) 8: 68-7075-8-68, 2011.
12. Buford, TW, Anton, SD, Judge, AR, Marzetti, E, Wohlgemuth, SE, Carter, CS, Leeuwenburgh, C, Pahor, M, and Manini, TM. Models of accelerated sarcopenia: critical pieces for solving the puzzle of age-related muscle atrophy. Ageing Res. Rev. 9: 369-383, 2010.
13. Burton, LA, and Sumukadas, D. Optimal management of sarcopenia. Clin. Interv. Aging 5: 217-228, 2010.
14. Burton, LC, Shapiro, S, and German, PS. Determinants of physical activity initiation and maintenance among community-dwelling older persons. Prev. Med. 29: 422-430, 1999.
15. Charette, SL, McEvoy, L, Pyka, G, Snow-Harter, C, Guido, D, Wiswell, RA, and Marcus, R. Muscle hypertrophy response to resistance training in older women. J. Appl. Physiol. (1985) 70: 1912-1916, 1991.
16. Churchward-Venne, TA, Tieland, M, Verdijk, LB, Leenders, M, Dirks, ML, de Groot, LC, and van Loon, LJ. There Are No Nonresponders to Resistance-Type Exercise Training in Older Men and Women. J. Am. Med. Dir. Assoc. 16: 400-411, 2015.
17. Coffey, VG, Zhong, Z, Shield, A, Canny, BJ, Chibalin, AV, Zierath, JR, and Hawley, JA. Early signaling responses to divergent exercise stimuli in skeletal muscle from well-trained humans. FASEB J. 20: 190-192, 2006.
18. Damas, F, Phillips, SM, Libardi, CA, Vechin, FC, Lixandrao, ME, Jannig, PR, Costa, LA, Bacurau, AV, Snijders, T, Parise, G, Tricoli, V, Roschel, H, and Ugrinowitsch, C. Resistance training-induced changes in integrated myofibrillar protein synthesis are related to hypertrophy only after attenuation of muscle damage. J. Physiol. 594: 5209-5222, 2016.
19. Davidsen, PK, Gallagher, IJ, Hartman, JW, Tarnopolsky, MA, Dela, F, Helge, JW, Timmons, JA, and Phillips, SM.

High responders to resistance exercise training demonstrate differential regulation of skeletal muscle microRNA expression. J. Appl. Physiol. 110: 309-317, 2011.
20. Devaney, JM, Tosi, LL, Fritz, DT, Gordish-Dressman, HA, Jiang, S, Orkunoglu-Suer, FE, Gordon, AH, Harmon, BT, Thompson, PD, Clarkson, PM, Angelopoulos, TJ, Gordon, PM, Moyna, NM, Pescatello, LS, Visich, PS, Zoeller, RF, Brandoli, C, Hoffman, EP, and Rogers, MB. Differences in fat and muscle mass associated with a functional human polymorphism in a post-transcriptional BMP2 gene regulatory element. J. Cell. Biochem. 107: 1073-1082, 2009.
21. Dieli-Conwright, CM, Spektor, TM, Rice, JC, Sattler, FR, and Schroeder, ET. Influence of hormone replacement therapy on eccentric exercise induced myogenic gene expression in postmenopausal women. J. Appl. Physiol. (1985) 107: 1381-1388, 2009.
22. Dumont, NA, Wang, YX, and Rudnicki, MA. Intrinsic and extrinsic mechanisms regulating satellite cell function. Development 142: 1572-1581, 2015.
23. Erskine, RM, Williams, AG, Jones, DA, Stewart, CE, and Degens, H. The individual and combined influence of ACE and ACTN3 genotypes on muscle phenotypes before and after strength training. Scand. J. Med. Sci. Sports 24: 642-648, 2014.
24. Evans, W. Functional and metabolic consequences of sarcopenia. J. Nutr. 127: 998S-1003S, 1997.
25. Fell, J, and Williams, D. The effect of aging on skeletal-muscle recovery from exercise: possible implications for aging athletes. J. Aging Phys. Act. 16: 97-115, 2008.
26. Fisher, J, Steele, J, Bruce-Low, S, and Smith, D. Evidence-based resistance training recommendations. Med Sportiva 15: 147-162, 2011.
27. Fry, CS, Drummond, MJ, Glynn, EL, Dickinson, JM, Gundermann, DM, Timmerman, KL, Walker, DK, Dhanani, S, Volpi, E, and Rasmussen, BB. Aging impairs contraction-induced human skeletal muscle mTORC1 signaling and protein synthesis. Skelet Muscle 1: 11-5040-1-11, 2011.
28. Galpin, AJ, Fry, AC, Nicoll, JX, Moore, CA, Schilling, BK, and Thomason, DB. Resting extracellular signal-regulated protein kinase 1/2 expression following a continuum of chronic resistance exercise training paradigms. Res. Sports Med. 24: 298-303, 2016.
29. Garg, K, and Boppart, MD. Influence of exercise and aging on extracellular matrix composition in the skeletal muscle stem cell niche. J. Appl. Physiol. (1985) 121: 1053-1058, 2016.
30. Gordon, EH, Peel, NM, Samanta, M, Theou, O, Howlett, SE, and Hubbard, RE. Sex differences in frailty: A systematic review and meta-analysis. Exp. Gerontol. 89: 30-40, 2017.
31. Grgic, J, and Schoenfeld, BJ. A case for considering age and sex when prescribing rest intervals in resistance training. Kinesiology 51: 78-82, 2019.
32. Häkkinen, K, Newton, RU, Gordon, SE, McCormick, M, Volek, JS, Nindl, BC, Gotshalk, LA, Campbell, WW, Evans, WJ, Häkkinen, A, Humphries, BJ, and Kraemer, WJ. Changes in muscle morphology, electromyographic activity, and force production characteristics during progressive strength training in young and older men. J. Gerontol. A Biol. Sci. Med. Sci. 53: B415-23, 1998.
33. Hand, BD, Kostek, MC, Ferrell, RE, Delmonico, MJ, Douglass, LW, Roth, SM, Hagberg, JM, and Hurley, BF. Influence of promoter region variants of insulin-like growth factor pathway genes on the strength-training response of muscle phenotypes in older adults. J. Appl. Physiol. 103: 1678-1687, 2007.
34. Hansen, M, and Kjaer, M. Influence of sex and estrogen on musculotendinous protein turnover at rest and after exercise. Exerc. Sport Sci. Rev. 42: 183-192, 2014.
35. Haun, CT, Vann, CG, Mobley, CB, Osburn, SC, Mumford, PW, Roberson, PA, Romero, MA, Fox, CD, Parry, HA, Kavazis, AN, Moon, JR, Young, KC, and Roberts, MD. Pre-training Skeletal Muscle Fiber Size and Predominant Fiber Type Best Predict Hypertrophic Responses to 6 Weeks of Resistance Training in Previously Trained Young Men. Front. Physiol. 10: 297, 2019.
36. Hubal, MJ, Gordish-Dressman, H, Thompson, PD, Price, TB, Hoffman, EP, Angelopoulos, TJ, Gordon, PM, Moyna, NM, Pescatello, LS, Visich, PS, Zoeller, RF, Seip, RL, and Clarkson, PM. Variability in muscle size and strength gain after unilateral resistance training. Med. Sci. Sports Exerc. 37:964-972, 2005.
37. Ivey, FM, Roth, SM, Ferrell, RE, Tracy, BL, Lemmer, JT, Hurlbut, DE, Martel, GF, Siegel, EL, Fozard, JL, Jeffrey Metter, E, Fleg, JL, and Hurley, BF. Effects of age, gender, and myostatin genotype on the hypertrophic response to heavy resistance strength training. J. Gerontol. A Biol. Sci. Med. Sci. 55: M641-8, 2000.
38. Kadi, F, Charifi, N, Denis, C, and Lexell, J. Satellite cells and myonuclei in young and elderly women and men. Muscle Nerve 29: 120-127, 2004.
39. Karlsen, A, Bechshoft, RL, Malmgaard-Clausen, NM, Andersen, JL, Schjerling, P, Kjaer, M, and Mackey, AL. Lack of muscle fibre hypertrophy, myonuclear addition, and satellite cell pool expansion with resistance training in 83-94-year-old men and women. Acta Physiol. (Oxf) 227: e13271, 2019.
40. Kilikevicius, A, Bunger, L, and Lionikas, A. Baseline Muscle Mass Is a Poor Predictor of Functional Overload-Induced Gain in the Mouse Model. Front. Physiol. 7: 534, 2016.
41. Konopka, AR, and Harber, MP. Skeletal Muscle Hypertrophy after Aerobic Exercise Training. Exerc. Sport Sci. Rev. 2014.
42. Kosek, DJ, Kim, JS, Petrella, JK, Cross, JM, and Bamman, MM. Efficacy of 3 days/wk resistance training on myofiber hypertrophy and myogenic mechanisms in young vs. older adults. J. Appl. Physiol. 101: 531-544, 2006.
43. Kumar, V, Selby, A, Rankin, D, Patel, R, Atherton, P, Hildebrandt, W, Williams, J, Smith, K, Seynnes, O, Hiscock, N, and Rennie, MJ. Age-related differences in the dose-response relationship of muscle protein synthesis to resistance exercise in young and old men. J. Physiol. 587: 211-217, 2009.
44. Lexell, J, Henriksson-Larsen, K, Winblad, B, and Sjostrom, M. Distribution of different fiber types in human skeletal muscles: effects of aging studied in whole muscle cross sections. Muscle Nerve 6: 588-595, 1983.
45. Lexell, J, Downham, D, and Sjostrom, M. Distribution of different fibre types in human skeletal muscles. Fibre type arrangement in m. vastus lateralis from three groups of healthy men between 15 and 83 years. J. Neurol. Sci. 72: 211-222, 1986.
46. Lixandrao, ME, Damas, F, Chacon-Mikahil, MP, Cavaglieri, CR, Ugrinowitsch, C, Bottaro, M, Vechin, FC, Conceicao, MS, Berton, R, and Libardi, CA. Time Course of Resistance Training-Induced Muscle Hypertrophy in the Elderly. J. Strength Cond Res. 30: 159-163, 2016.
47. Lysenko, EA, Popov, DV, Vepkhvadze, TF, Sharova, AP, and Vinogradova, OL. Moderate-Intensity Strength

Exercise to Exhaustion Results in More Pronounced Signaling Changes in Skeletal Muscles of Strength-Trained Compared With Untrained Individuals. J. Strength Cond Res., 2018.
48. MacDougall, JD, Sale, DG, Alway, SE, and Sutton, JR. Muscle fiber number in biceps brachii in bodybuilders and control subjects. J. Appl. Physiol. 57: 1399-1403, 1984.
49. MacDougall, JD, Gibala, MJ, Tarnopolsky, MA, MacDonald, JR, Interisano, SA, and Yarasheski, KE. The time course for elevated muscle protein synthesis following heavy resistance exercise. Can. J. Appl. Physiol. 20: 480-486, 1995.
50. Mero, AA, Hulmi, JJ, Salmijarvi, H, Katajavuori, M, Haverinen, M, Holviala, J, Ridanpaa, T, Häkkinen, K, Kovanen, V, Ahtiainen, JP, and Selanne, H. Resistance training induced increase in muscle fiber size in young and older men. Eur. J. Appl. Physiol. 113: 641-650, 2013.
51. Miller, BF, Olesen, JL, Hansen, M, Dossing, S, Crameri, RM, Welling, RJ, Langberg, H, Flyvbjerg, A, Kjaer, M, Babraj, JA, Smith, K, and Rennie, MJ. Coordinated collagen and muscle protein synthesis in human patella tendon and quadriceps muscle after exercise. J. Physiol. 567: 1021-1033, 2005.
52. Moritani, T, and deVries, HA. Potential for gross muscle hypertrophy in older men. J. Gerontol. 35: 672-682, 1980.
53. Nader, GA, von Walden, F, Liu, C, Lindvall, J, Gutmann, L, Pistilli, EE, and Gordon, PM. Resistance exercise training modulates acute gene expression during human skeletal muscle hypertrophy. J. Appl. Physiol. (1985) 116: 693-702, 2014.
54. Negaresh, R, Ranjbar, R, Baker, JS, Habibi, A, Mokhtarzade, M, Gharibvand, MM, and Fokin, A. Skeletal Muscle Hypertrophy, Insulin-like Growth Factor 1, Myostatin and Follistatin in Healthy and Sarcopenic Elderly Men: The Effect of Wholebody Resistance Training. Int. J. Prev. Med. 10: 29, 2019.
55. Ntanasis-Stathopoulos, J, Tzanninis, JG, Philippou, A, and Koutsilieris, M. Epigenetic regulation on gene expression induced by physical exercise. J Musculoskelet Neuronal Interact. 1: 133-146, 2013.
56. Ogasawara, R, Kobayashi, K, Tsutaki, A, Lee, K, Abe, T, Fujita, S, Nakazato, K, and Ishii, N. mTOR signaling response to resistance exercise is altered by chronic resistance training and detraining in skeletal muscle. J. Appl. Physiol., 2013.
57. Ogawa, K, Sanada, K, Machida, S, Okutsu, M, and Suzuki, K. Resistance exercise training-induced muscle hypertrophy was associated with reduction of inflammatory markers in elderly women. Mediators Inflamm. 2010: 171023, 2010.
58. Perez-Lopez, A, McKendry, J, Martin-Rincon, M, Morales-Alamo, D, Perez-Kohler, B, Valades, D, Bujan, J, Calbet, JAL, and Breen, L. Skeletal muscle IL-15/IL-15Ralpha and myofibrillar protein synthesis after resistance exercise. Scand. J. Med. Sci. Sports 28: 116-125, 2018.
59. Pescatello, LS, Devaney, JM, Hubal, MJ, Thompson, PD, and Hoffman, EP. Highlights from the functional single nucleotide polymorphisms associated with human muscle size and strength or FAMuSS study. Biomed. Res. Int. 2013: 643575, 2013.
60. Peterson, MD, Rhea, MR, and Alvar, BA. Applications of the dose-response for muscular strength development: a review of meta-analytic efficacy and reliability for designing training prescription. J. Strength Cond Res. 19: 950-958, 2005.
61. Peterson, MD, Sen, A, and Gordon, PM. Influence of resistance exercise on lean body mass in aging adults: a meta-analysis. Med. Sci. Sports Exerc. 43: 249-258, 2011.
62. Petrella, JK, Kim, J, Mayhew, DL, Cross, JM, and Bamman, MM. Potent myofiber hypertrophy during resistance training in humans is associated with satellite cell-mediated myonuclear addition: a cluster analysis. J. Appl. Physiol. 104: 1736-1742, 2008.
63. Phillips, SM, Tipton, KD, Aarsland, A, Wolf, SE, and Wolfe, RR. Mixed muscle protein synthesis and breakdown after resistance exercise in humans. Am. J. Physiol. 273: E99-107, 1997.
64. Pistilli, EE, Devaney, JM, Gordish-Dressman, H, Bradbury, MK, Seip, RL, Thompson, PD, Angelopoulos, TJ, Clarkson, PM, Moyna, NM, Pescatello, LS, Visich, PS, Zoeller, RF, Gordon, PM, and Hoffman, EP. Interleukin-15 and interleukin-15R alpha SNPs and associations with muscle, bone, and predictors of the metabolic syndrome. Cytokine 43: 45-53, 2008.
65. Pistilli, EE, and Quinn, LS. From anabolic to oxidative: reconsidering the roles of IL-15 and IL-15Ralpha in skeletal muscle. Exerc. Sport Sci. Rev. 41: 100-106, 2013.
66. Pollanen, E, Ronkainen, PH, Suominen, H, Takala, T, Koskinen, S, Puolakka, J, Sipila, S, and Kovanen, V. Muscular transcriptome in postmenopausal women with or without hormone replacement. Rejuvenation Res. 10: 485-500, 2007.
67. Renault, V, Thornell, LE, Eriksson, PO, Butler-Browne, G, and Mouly, V. Regenerative potential of human skeletal muscle during aging. Aging Cell. 1: 132-139, 2002.
68. Riechman, SE, Balasekaran, G, Roth, SM, and Ferrell, RE. Association of interleukin-15 protein and interleukin-15 receptor genetic variation with resistance exercise training responses. J. Appl. Physiol. 97: 2214-2219, 2004.
69. Rossetti, ML, Steiner, JL, and Gordon, BS. Androgen-mediated regulation of skeletal muscle protein balance. Mol. Cell. Endocrinol. 447: 35-44, 2017.
70. Roth, SM, Martel, GF, Ivey, FM, Lemmer, JT, Metter, EJ, Hurley, BF, and Rogers, MA. Skeletal muscle satellite cell populations in healthy young and older men and women. Anat. Rec. 260: 351-358, 2000.
71. Roth, SM, Ivey, FM, Martel, GF, Lemmer, JT, Hurlbut, DE, Siegel, EL, Metter, EJ, Fleg, JL, Fozard, JL, Kostek, MC, Wernick, DM, and Hurley, BF. Muscle size responses to strength training in young and older men and women. J. Am. Geriatr. Soc. 49: 1428-1433, 2001.
72. Sale, DG, MacDougall, JD, Alway, SE, and Sutton, JR. Voluntary strength and muscle characteristics in untrained men and women and male bodybuilders. J. Appl. Physiol. (1985) 62: 1786-1793, 1987.
73. Schoenfeld, BJ, Ratamess, NA, Peterson, MD, Contreras, B, Tiryaki-Sonmez, G, and Alvar, BA. Effects of different volume-equated resistance training loading strategies on muscular adaptations in well-trained men. J. Strength Cond Res. 28: 2909-2918, 2014.
74. Schoenfeld, BJ, Peterson, MD, Ogborn, D, Contreras, B, and Sonmez, GT. Effects of Low- Versus High-Load Resistance Training on Muscle Strength and Hypertrophy in Well-Trained Men. J. Strength Cond Res. 29: 2954-2963, 2015.
75. Seaborne, RA, Strauss, J, Cocks, M, Shepherd, S, O'Brien, TD, van Someren, KA, Bell, PG, Murgatroyd, C, Morton, JP, Stewart, CE, and Sharples, AP. Human skeletal muscle

possesses an epigenetic memory of hypertrophy. Scientific Reports 8: 1898, 2018.
76. Seaborne, RA, Hughes, DC, Turner, DC, Owens, DJ, Baehr, LM, Gorski, P, Semenova, EA, Borisov, OV, Larin, AK, Popov, DV, Generozov, EV, Sutherland, H, Ahmetov, II, Jarvis, JC, Bodine, SC, and Sharples, AP. UBR5 is a novel E3 ubiquitin ligase involved in skeletal muscle hypertrophy and recovery from atrophy. J. Physiol. 597: 3727-3749, 2019.
77. Sharples, AP, Stewart, CE, and Seaborne, RA. Does skeletal muscle have an 'epi'-memory? The role of epigenetics in nutritional programming, metabolic disease, aging and exercise. Aging Cell. 15: 603-616, 2016.
78. Simoneau, JA, and Bouchard, C. Genetic determinism of fiber type proportion in human skeletal muscle. FASEB J. 9: 1091-1095, 1995.
79. Singh, MA, Ding, W, Manfredi, TJ, Solares, GS, O'Neill, EF, Clements, KM, Ryan, ND, Kehayias, JJ, Fielding, RA, and Evans, WJ. Insulin-like growth factor I in skeletal muscle after weight-lifting exercise in frail elders. Am. J. Physiol. 277: E135-43, 1999.
80. Smith, GI, Atherton, P, Villareal, DT, Frimel, TN, Rankin, D, Rennie, MJ, and Mittendorfer, B. Differences in muscle protein synthesis and anabolic signaling in the postabsorptive state and in response to food in 65-80 year old men and women. PLoS One 3: e1875, 2008.
81. Smith, GI, Villareal, DT, Sinacore, DR, Shah, K, and Mittendorfer, B. Muscle protein synthesis response to exercise training in obese, older men and women. Med. Sci. Sports Exerc. 44: 1259-1266, 2012.
82. Smith, GI, and Mittendorfer, B. Sexual dimorphism in skeletal muscle protein turnover. J. Appl. Physiol. (1985) 120: 674-682, 2016.
83. Stewart, CE, and Rittweger, J. Adaptive processes in skeletal muscle: molecular regulators and genetic influences. J. Musculoskelet. Neuronal Interact. 6: 73-86, 2006.
84. Stewart, VH, Saunders, DH, and Greig, CA. Responsiveness of muscle size and strength to physical training in very elderly people: a systematic review. Scand. J. Med. Sci. Sports 24: e1-10, 2014.
85. Stragier, S, Baudry, S, Poortmans, J, Duchateau, J, and Carpentier, A. Leucine-enriched protein supplementation does not influence neuromuscular adaptations in response to a 6-month strength training programme in older adults. Exp. Gerontol. 82: 58-66, 2016.
86. Tang, JE, Perco, JG, Moore, DR, Wilkinson, SB, and Phillips, SM. Resistance training alters the response of fed state mixed muscle protein synthesis in young men. Am. J. Physiol. Regul. Integr. Comp. Physiol. 294: R172-8, 2008.
87. Urban, RJ, Bodenburg, YH, Gilkison, C, Foxworth, J, Coggan, AR, Wolfe, RR, and Ferrando, A. Testosterone administration to elderly men increases skeletal muscle strength and protein synthesis. Am. J. Physiol. 269: E820-6, 1995.
88. Van Etten, LM, Verstappen, FT, and Westerterp, KR. Effect of body build on weight-training-induced adaptations in body composition and muscular strength. Med. Sci. Sports Exerc. 26: 515-521, 1994.
89. Verdijk, LB, Koopman, R, Schaart, G, Meijer, K, Savelberg, HH, and van Loon, LJ. Satellite cell content is specifically reduced in type II skeletal muscle fibers in the elderly. Am. J. Physiol. Endocrinol. Metab. 292: E151-7, 2007.
90. Watanabe, Y, Tanimoto, M, Ohgane, A, Sanada, K, Miyachi, M, and Ishii, N. Increased muscle size and strength from slow-movement, low-intensity resistance exercise and tonic force generation. J. Aging Phys. Act. 21: 71-84, 2013.
91. Waters, DL, Baumgartner, RN, Garry, PJ, and Vellas, B. Advantages of dietary, exercise-related, and therapeutic interventions to prevent and treat sarcopenia in adult patients: an update. Clin. Interv. Aging 5: 259-270, 2010.
92. Welle, S, Thornton, C, and Statt, M. Myofibrillar protein synthesis in young and old human subjects after three months of resistance training. Am. J. Physiol. 268: E422-7, 1995.
93. Welle, S, Totterman, S, and Thornton, C. Effect of age on muscle hypertrophy induced by resistance training. J. Gerontol. A Biol. Sci. Med. Sci. 51: M270-5, 1996.
94. Wilkinson, SB, Phillips, SM, Atherton, PJ, Patel, R, Yarasheski, KE, Tarnopolsky, MA, and Rennie, MJ. Differential effects of resistance and endurance exercise in the fed state on signalling molecule phosphorylation and protein synthesis in human muscle. J. Physiol. 586: 3701-3717, 2008.
95. Xu, M, Chen, X, Chen, D, Yu, B, Li, M, He, J, and Huang, Z. Regulation of skeletal myogenesis by microRNAs. J. Cell. Physiol., 2019.
96. Yarasheski, KE. Managing sarcopenia with progressive resistance exercise training. J. Nutr. Health Aging 6: 349-356, 2002.
97. Zacker, RJ. Health-related implications and management of sarcopenia. JAAPA 19: 24-29, 2006.
98. Zhao, W, Pan, J, Zhao, Z, Wu, Y, Bauman, WA, and Cardozo, CP. Testosterone protects against dexamethasone-induced muscle atrophy, protein degradation and MAFbx upregulation. J. Steroid Biochem. Mol. Biol. 110: 125-129, 2008.

Capítulo 8

1. Ahmadizad, S, Ghorbani, S, Ghasemikaram, M, and Bahmanzadeh, M. Effects of short-term nonperiodized, linear periodized and daily undulating periodized resistance training on plasma adiponectin, leptin and insulin resistance. Clin. Biochem. 47: 417-422, 2014.
2. Aisbett, B, Condo, D, Zacharewicz, E, and Lamon, S. The Impact of Shiftwork on Skeletal Muscle Health. Nutrients 9: 10.3390/nu9030248, 2017.
3. Alves Souza, RW, Aguiar, AF, Vechetti-Junior, IJ, Piedade, WP, Rocha Campos, GE, and Dal-Pai-Silva, M. Resistance training with excessive training load and insufficient recovery alters skeletal muscle mass-related protein expression. J. Strength Cond Res. 28: 2338-2345, 2014.
4. Amstrup, AK, Sikjaer, T, Pedersen, SB, Heickendorff, L, Mosekilde, L, and Rejnmark, L. Reduced fat mass and increased lean mass in response to 1 year of melatonin treatment in postmenopausal women: A randomized placebo-controlled trial. Clin. Endocrinol. (Oxf) 84: 342-347, 2016.
5. Andersen, LL, Magnusson, SP, Nielsen, M, Haleem, J, Poulsen, K, and Aagaard, P. Neuromuscular activation in conventional therapeutic exercises and heavy resistance exercises: implications for rehabilitation. Phys. Ther. 86: 683-697, 2006.
6. Andersen, V, Fimland, MS, Wiik, E, Skoglund, A, and Saeterbakken, AH. Effects of grip width on muscle strength and activation in the lat pull-down. J. Strength Cond Res. 28: 1135-1142, 2014.
7. Antonio, J. Nonuniform response of skeletal muscle to heavy resistance training: can bodybuilders induce re-

gional muscle hypertrophy. Journal of Strength and Conditioning Research 14: 102-113, 2000.
8. Baechle, TR, Earle, RW. Essentials of strength training and conditioning. In: Anonymous Champaign, IL: Human Kinetics, 2008.
9. Baker, D, Wilson, G, and Carolyn, R. Periodization: the effect on strength of manipulating volume and intensity. J Strength Cond Res 8: 235-242, 1994.
10. Balsalobre, C, Santos-Concejero, J, Baz, E, and Schoenfeld, BJ. The effects of exercise variation in muscle thickness, maximal strength and motivation in resistance trained men. Plos One, 2019.
11. Barbalho, M, Coswig, VS, Raiol, R, Steele, J, Fisher, J, Paoli, A, and Gentil, P. Effects of Adding Single Joint Exercises to a Resistance Training Programme in Trained Women. Sports (Basel) 6: 10.3390/sports6040160, 2018.
12. Barbalho, M, Coswig, VS, Raiol, R, Steele, J, Fisher, JP, Paoli, A, Bianco, A, and Gentil, P. Does the addition of single joint exercises to a resistance training program improve changes in performance and anthropometric measures in untrained men? Eur. J. Transl. Myol 28: 7827, 2018.
13. Barbalho, M, Gentil, P, Raiol, R, Fisher, J, Steele, J, and Coswig, V. Influence of Adding Single-Joint Exercise to a Multijoint Resistance Training Program in Untrained Young Women. J. Strength Cond Res., 2018.
14. Barbalho, M, Coswig, V, Raiol, R, Fisher, J, Steele, J, Bianco, A, and Gentil, P. Single joint exercises do not provide benefits in performance and anthropometric changes in recreational bodybuilders. Eur. J. Sport. Sci.: 1-8, 2019.
15. Barnett, C, Kippers, V, and Turner, P. Effects of variations of the bench press exercise on the EMG activity of five shoulder muscles. J Strength Cond Res 9: 222-227, 1995.
16. Bjornsen, T, Wernbom, M, Lovstad, A, Paulsen, G, D'Souza, RF, Cameron-Smith, D, Flesche, A, Hisdal, J, Berntsen, S, and Raastad, T. Delayed myonuclear addition, myofiber hypertrophy, and increases in strength with high-frequency low-load blood flow restricted training to volitional failure. J. Appl. Physiol. (1985) 126: 578-592, 2019.
17. Bloomquist, K, Langberg, H, Karlsen, S, Madsgaard, S, Boesen, M, and Raastad, T. Effect of range of motion in heavy load squatting on muscle and tendon adaptations. Eur. J. Appl. Physiol. 113: 2133-2142, 2013.
18. Bompa, T, and Haff, GG. Theoryand Methodology of Training. Champaign, IL; Human Kinetics, 2009.
19. Botton, CE, Wilhelm, EN, Ughini, CC, Pinto, RS, and Lima, CS. Electromyographical analysis of the deltoid between different strength training exercises. Medicina Sportiva 17: 67-71, 2013.
20. Bressel, E, Willardson, JM, Thompson, B, and Fontana, FE. Effect of instruction, surface stability, and load intensity on trunk muscle activity. J. Electromyogr. Kinesiol. 19: e500-4, 2009.
21. Buchmann, N, Spira, D, Norman, K, Demuth, I, Eckardt, R, and Steinhagen-Thiessen, E. Sleep, Muscle Mass and Muscle Function in Older People. Dtsch. Arztebl Int. 113: 253-260, 2016.
22. Buford, TW, Rossi, SJ, Smith, DB, and Warren, AJ. A comparison of periodization models during nine weeks with equated volume and intensity for strength. J. Strength Cond Res. 21: 1245-1250, 2007.
23. Burley, SD, Whittingham-Dowd, J, Allen, J, Grosset, JF, and Onambele-Pearson, GL. The Differential Hormonal Milieu of Morning versus Evening May Have an Impact on Muscle Hypertrophic Potential. PLoS One 11: e0161500, 2016.
24. Burnham, TR, Ruud, JD, and McGowan, R. Bench press training program with attached chains for female volleyball and basketball athletes. Percept. Mot. Skills 110: 61-68, 2010.
25. Cadegiani, FA, and Kater, CE. Body composition, metabolism, sleep, psychological and eating patterns of overtraining syndrome: Results of the EROS study (EROS-PROFILE). J. Sports Sci. 36: 1902-1910, 2018.
26. Cambridge, ED, Sidorkewicz, N, Ikeda, DM, and McGill, SM. Progressive hip rehabilitation: the effects of resistance band placement on gluteal activation during two common exercises. Clin. Biomech. (Bristol, Avon) 27: 719-724, 2012.
27. Campos, YD, and Silva, SF. Comparison of electromyographic activity during the bench press and barbell pullover exercises. Motriz: Revista de Educação Física 20: 200-205, 2014.
28. Cibulka, M, Wenthe, A, Boyle, Z, Callier, D, Schwerdt, A, Jarman, D, and Strube, MJ. Variation in Medial and Lateral Gastrocnemius Muscle Activity with Foot Position. Int. J. Sports Phys. Ther. 12: 233-241, 2017.
29. Clark, C. Assessment of 4 weeks of P90x (r) training on muscular strength and endurance, anaerobic power, and body composition. Middle Tennessee State University, JEWL Scholar@MTSU Repository, 2014.
30. Clark, KM, Holt, LE, and Sinyard, J. Electromyographic comparison of the upper and lower rectus abdominis during abdominal exercises. J. Strength Cond Res. 17: 475-483, 2003.
31. Conlon, JA, Newton, RU, Tufano, JJ, Banyard, HG, Hopper, AJ, Ridge, AJ, and Haff, GG. Periodization Strategies in Older Adults: Impact on Physical Function and Health. Med. Sci. Sports Exerc. 48: 2426-2436, 2016.
32. Contreras, B, and Schoenfeld, B. To crunch or not to crunch: An evidence-based examination of spinal flexion exercises, their potential risks, and their applicability to program design. Strength & Conditioning Journal 33: 8-18, 2011.
33. Contreras, B, Cronin, J, Schoenfeld, BJ, Nates, R, and Sonmez, GT. Are all hip extension exercises created equal? Strength Cond J 35: 17-22, 2013.
34. Contreras, B, Vigotsky, AD, Schoenfeld, BJ, Beardsley, C, and Cronin, J. A Comparison of Gluteus Maximus, Biceps Femoris, and Vastus Lateralis EMG Activity in the Back Squat and Barbell Hip Thrust Exercises. J. Appl. Biomech., 2015.
35. Critchley, D. Instructing pelvic floor contraction facilitates transversus abdominis thickness increase during low-abdominal hollowing. Physiother. Res. Int. 7: 65-75, 2002.
36. Cunanan, AJ, DeWeese, BH, Wagle, JP, Carroll, KM, Sausaman, R, Hornsby, WG,3rd, Haff, GG, Triplett, NT, Pierce, KC, and Stone, MH. The General Adaptation Syndrome: A Foundation for the Concept of Periodization. Sports Med. 48: 787-797, 2018.
37. de Franca, HS, Branco, PA, Guedes Junior, DP, Gentil, P, Steele, J, and Teixeira, CV. The effects of adding single-joint exercises to a multi-joint exercise resistance training program on upper body muscle strength and size in trained men. Appl. Physiol. Nutr. Metab. 40: 822-826, 2015.
38. de Lima, C, Boullosa, DA, Frollini, AB, Donatto, FF, Leite, RD, Gonelli, PR, Montebello, MI, Prestes, J, and Cesar, MC. Linear and daily undulating resistance training periodizations have differential beneficial effects in young sedentary women. Int. J. Sports Med. 33: 723-727, 2012.

39. De Souza, EO, Tricoli, V, Rauch, J, Alvarez, MR, Laurentino, G, Aihara, AY, Cardoso, FN, Roschel, H, and Ugrinowitsch, C. Different Patterns in Muscular Strength and Hypertrophy Adaptations in Untrained Individuals Undergoing Nonperiodized and Periodized Strength Regimens. J. Strength Cond Res. 32: 1238-1244, 2018.
40. Dos Santos, L, Ribeiro, AS, Cavalcante, EF, Nabuco, HC, Antunes, M, Schoenfeld, BJ, and Cyrino, ES. Effects of Modified Pyramid System on Muscular Strength and Hypertrophy in Older Women. Int. J. Sports Med. 39: 613-618, 2018.
41. Duncan, M. Muscle activity of the upper and lower rectus abdominis during exercises performed on and off a Swiss ball. J. Bodyw Mov. Ther. 13: 364-367, 2009.
42. Ebben, WP, Feldmann, CR, Dayne, A, Mitsche, D, Alexander, P, and Knetzger, KJ. Muscle activation during lower body resistance training. Int. J. Sports Med. 30: 1-8, 2009.
43. Ema, R, Wakahara, T, Miyamoto, N, Kanehisa, H, and Kawakami, Y. Inhomogeneous architectural changes of the quadriceps femoris induced by resistance training. Eur. J. Appl. Physiol. 113: 2691-2703, 2013.
44. Ema, R, Sakaguchi, M, Akagi, R, and Kawakami, Y. Unique activation of the quadriceps femoris during single- and multi-joint exercises. Eur. J. Appl. Physiol. 116: 1031-1041, 2016.
45. Escamilla, RF, Fleisig, GS, Zheng, N, Barrentine, SW, Wilk, KE, and Andrews, JR. Biomechanics of the knee during closed kinetic chain and open kinetic chain exercises. Med. Sci. Sports Exerc. 30: 556-569, 1998.
46. Escamilla, RF, Babb, E, DeWitt, R, Jew, P, Kelleher, P, Burnham, T, Busch, J, D'Anna, K, Mowbray, R, and Imamura, RT. Electromyographic analysis of traditional and nontraditional abdominal exercises: implications for rehabilitation and training. Phys. Ther. 86: 656-671, 2006.
47. Fink, J, Kikuchi, N, Yoshida, S, Terada, K, and Nakazato, K. Impact of high versus low fixed loads and non-linear training loads on muscle hypertrophy, strength and force development. Springerplus 5: 698-016-2333-z. eCollection 2016, 2016.
48. Fonseca, RM, Roschel, H, Tricoli, V, de Souza, EO, Wilson, JM, Laurentino, GC, Aihara, AY, de Souza Leao, AR, and Ugrinowitsch, C. Changes in exercises are more effective than in loading schemes to improve muscle strength. J. Strength Cond Res., 2014.
49. Fry, AC, and Kraemer, WJ. Resistance exercise overtraining and overreaching. Neuroendocrine responses. Sports Med. 23: 106-129, 1997.
50. Fullagar, HH, Skorski, S, Duffield, R, Hammes, D, Coutts, AJ, and Meyer, T. Sleep and athletic performance: the effects of sleep loss on exercise performance, and physiological and cognitive responses to exercise. Sports Med. 45: 161-186, 2015.
51. Garcia-Lopez, D, Hernandez-Sanchez, S, Martin, E, Marin, PJ, Zarzosa, F, and Herrero, AJ. Free-weight augmentation with elastic bands improves bench-press kinematics in professional rugby players. J. Strength Cond Res., 2014.
52. Gentil, P, Soares, SR, Pereira, MC, Cunha, RR, Martorelli, SS, Martorelli, AS, and Bottaro, M. Effect of adding single-joint exercises to a multi-joint exercise resistance-training program on strength and hypertrophy in untrained subjects. Appl. Physiol. Nutr. Metab. 38: 341-344, 2013.
53. Gentil, P, Soares, S, and Bottaro, M. Single vs. Multi-Joint Resistance Exercises: Effects on Muscle Strength and Hypertrophy. Asian J. Sports Med. 6: e24057, 2015.
54. Gentil, P, Fisher, J, and Steele, J. A Review of the Acute Effects and Long-Term Adaptations of Single- and Multi-Joint Exercises during Resistance Training. Sports Med. 47: 843-855, 2017.
55. Glass, SC, and Armstrong, T. Electromyographical activity of the pectoralis muscle during incline and decline bench presses. J Strength Cond Res 11: 163-167, 1997.
56. Gray, H. Gray's Anatomy: The Anatomical Basis of Medicine and Surgery. London; Pearson Professional Ltd, 1995.
57. Grgic, J, Mikulic, P, Podnar, H, and Pedisic, Z. Effects of linear and daily undulating periodized resistance training programs on measures of muscle hypertrophy: a systematic review and meta-analysis. PeerJ 5: e3695, 2017.
58. Grgic, J, Lazinica, B, Garofolini, A, Schoenfeld, BJ, Saner, NJ, and Mikulic, P. The effects of time of day-specific resistance training on adaptations in skeletal muscle hypertrophy and muscle strength: A systematic review and meta-analysis. Chronobiol. Int. 36: 449-460, 2019.
59. Habermeyer, P, Kaiser, E, Knappe, M, Kreusser, T, and Wiedemann, E. Functional anatomy and biomechanics of the long biceps tendon. Unfallchirurg 90: 319-329, 1987.
60. Hackett, DA, Amirthalingam, T, Mitchell, L, Mavros, Y, Wilson, GC, and Halaki, M. Effects of a 12-Week Modified German Volume Training Program on Muscle Strength and Hypertrophy-A Pilot Study. Sports (Basel) 6: 10.3390/sports6010007, 2018.
61. Harries, SK, Lubans, DR, and Callister, R. Comparison of resistance training progression models on maximal strength in sub-elite adolescent rugby union players. J. Sci. Med. Sport, 2015.
62. Hebert-Losier, K, Schneiders, AG, Garcia, JA, Sullivan, SJ, and Simoneau, GG. Influence of knee flexion angle and age on triceps surae muscle activity during heel raises. J. Strength Cond Res. 26: 3124-3133, 2012.
63. Helms, E, Fitschen, PJ, Aragon, A, Cronin, J, and Schoenfeld, BJ. Recommendations for natural bodybuilding contest preparation: resistance and cardiovascular training. J. Sports Med. Phys. Fitness, 2014.
64. Hung, YJ, and Gross, MT. Effect of foot position on electromyographic activity of the vastus medialis oblique and vastus lateralis during lower-extremity weight-bearing activities. J. Orthop. Sports Phys. Ther. 29: 93-102; discussion 103-5, 1999.
65. Hunter, GR, Wetzstein, CJ, McLafferty, CL,Jr, Zuckerman, PA, Landers, KA, and Bamman, MM. High-resistance versus variable-resistance training in older adults. Med. Sci. Sports Exerc. 33: 1759-1764, 2001.
66. Israetel, M, and Hoffmann, J. How Much should I Train? An Introduction to Training Volume Landmarks. Philadelphia, PA; Renaissance Periodization., 2017.
67. Junior, V, Gentil, P, Oliveira, E, and Carmo, J. Comparison among the EMG activity of the pectoralis major, anterior deltoidis and triceps brachii during the bench press and peck deck exercises. Rev Bras Med Esporte 13: 43-46, 2007.
68. Karst, GM, and Willett, GM. Effects of specific exercise instructions on abdominal muscle activity during trunk curl exercises. J. Orthop. Sports Phys. Ther. 34: 4-12, 2004.
69. Kiely, J. Periodization Theory: Confronting an Inconvenient Truth. Sports Med. 48: 753-764, 2018.
70. Kim, K, Shin, D, Jung, GU, Lee, D, and Park, SM. Association between sleep duration, fat mass, lean mass

and obesity in Korean adults: the fourth and fifth Korea National Health and Nutrition Examination Surveys. J. Sleep Res. 26: 453-460, 2017.
71. Kim, M, Sasai, H, Kojima, N, and Kim, H. Objectively measured night-to-night sleep variations are associated with body composition in very elderly women. J. Sleep Res. 24: 639-647, 2015.
72. Kok, LY, Hamer, PW, and Bishop, DJ. Enhancing muscular qualities in untrained women: linear versus undulating periodization. Med. Sci. Sports Exerc. 41: 1797-1807, 2009.
73. Kraemer, WJ, Häkkinen, K, Triplett-Mcbride, NT, Fry, AC, Koziris, LP, Ratamess, NA, Bauer, JE, Volek, JS, McConnell, T, Newton, RU, Gordon, SE, Cummings, D, Hauth, J, Pullo, F, Lynch, JM, Fleck, SJ, Mazzetti, SA, and Knuttgen, HG. Physiological changes with periodized resistance training in women tennis players. Med. Sci. Sports Exerc. 35: 157-168, 2003.
74. Kramer, JB, Stone, MH, O'Bryant, HS, Conley, MS, Johnson, RL, Nieman, DC, Honeycutt, DR, and Hoke, TP. Effects of single vs. multiple sets of weight training: impact of volume, intensity, and variation. Journal of strength and Conditioning Research 11: 143-147, 1997.
75. Kubo, K, Ikebukuro, T, and Yata, H. Effects of squat training with different depths on lower limb muscle volumes. Eur. J. Appl. Physiol., 2019.
76. Lauver, JD, Cayot, TE, and Scheuermann, BW. Influence of bench angle on upper extremity muscular activation during bench press exercise. Eur. J. Sport. Sci. 16: 309-316, 2016.
77. Le Bozec, S, Maton, B, and Cnockaert, JC. The synergy of elbow extensor muscles during dynamic work in man. I. Elbow extension. Eur. J. Appl. Physiol. Occup. Physiol. 44: 255-269, 1980.
78. Lehman, GJ, and McGill, SM. Quantification of the differences in electromyographic activity magnitude between the upper and lower portions of the rectus abdominis muscle during selected trunk exercises. Phys. Ther. 81: 1096-1101, 2001.
79. Lehman, GJ, Buchan, DD, Lundy, A, Myers, N, and Nalborczyk, A. Variations in muscle activation levels during traditional latissimus dorsi weight training exercises: An experimental study. Dyn. Med. 3: 4, 2004.
80. Levy, AS, Kelly, BT, Lintner, SA, Osbahr, DC, and Speer, KP. Function of the long head of the biceps at the shoulder: electromyographic analysis. J. Shoulder Elbow Surg. 10: 250-255, 2001.
81. Lewis, CL, and Sahrmann, SA. Muscle activation and movement patterns during prone hip extension exercise in women. J. Athl Train. 44: 238-248, 2009.
82. Lusk, SJ, Hale, BD, and Russell, DM. Grip width and forearm orientation effects on muscle activity during the lat pulldown. J. Strength Cond Res. 24: 1895-1900, 2010.
83. Lynn, SK, and Costigan, PA. Changes in the medial-lateral hamstring activation ratio with foot rotation during lower limb exercise. J. Electromyogr. Kinesiol. 19: e197-205, 2009.
84. MacIntosh, BR. Recent developments in understanding the length dependence of contractile response of skeletal muscle. Eur. J. Appl. Physiol. 117: 1059-1071, 2017.
85. Mannarino, P, Matta, T, Lima, J, Simao, R, and Freitas de Salles, B. Single-Joint Exercise Results in Higher Hypertrophy of Elbow Flexors Than Multijoint Exercise. J. Strength Cond Res., 2019.
86. Marchant, DC, Greig, M, and Scott, C. Attentional focusing instructions influence force production and muscular activity during isokinetic elbow flexions. J. Strength Cond Res. 23: 2358-2366, 2009.
87. Marchetti, PH, and Uchida, MC. Effects of the pullover exercise on the pectoralis major and latissimus dorsi muscles as evaluated by EMG. J. Appl. Biomech. 27: 380-384, 2011.
88. Marcori, AJ, Moura, TBMA, and Okazaki, VHA. Gastrocnemius muscle activation during plantar flexion with different feet positioning in physically active young men. Isokinetics and Exercise Science 25: 121-125, 2017.
89. Marx, JO, Ratamess, NA, Nindl, BC, Gotshalk, LA, Volek, JS, Dohi, K, Bush, JA, Gomez, AL, Mazzetti, SA, Fleck, SJ, Häkkinen, K, Newton, RU, and Kraemer, WJ. Low-volume circuit versus high-volume periodized resistance training in women. Med. Sci. Sports Exerc. 33: 635-643, 2001.
90. McAllister, MJ, Schilling, BK, Hammond, KG, Weiss, LW, and Farney, TM. Effect of grip width on electromyographic activity during the upright row. J. Strength Cond Res. 27: 181-187, 2013.
91. McCaw, ST, and Melrose, DR. Stance width and bar load effects on leg muscle activity during the parallel squat. Med. Sci. Sports Exerc. 31: 428-436, 1999.
92. McGill, S. Core training: Evidence translating to better performance and injury prevention. Strength Cond J 32: 33-46, 2010.
93. Monico-Neto, M, Antunes, HK, Lee, KS, Phillips, SM, Giampa, SQ, de Sá Souza, H, Dattilo, M, Medeiros, A, de Moraes, WM, Tufik, S, and de Mello, MT. Resistance training minimizes catabolic effects induced by sleep deprivation in rats. Appl. Physiol. Nutr. Metab. 40: 1143-1150, 2015.
94. Monteiro, AG, Aoki, MS, Evangelista, AL, Alveno, DA, Monteiro, GA, Picarro Ida, C, and Ugrinowitsch, C. Nonlinear periodization maximizes strength gains in split resistance training routines. J. Strength Cond Res. 23: 1321-1326, 2009.
95. Ninos, JC, Irrgang, JJ, Burdett, R, and Weiss, JR. Electromyographic analysis of the squat performed in self-selected lower extremity neutral rotation and 30 degrees of lower extremity turn-out from the self-selected neutral position. J. Orthop. Sports Phys. Ther. 25: 307-315, 1997.
96. O'Bryant, HS, Byrd, R, and Stone, MH. Cycle ergometer performance and maximum leg and hip strength adaptations to two different methods of weight training. J Appl Sport Sci Res 2: 27-30, 1988.
97. Ogasawara, R, Yasuda, T, Sakamaki, M, Ozaki, H, and Abe, T. Effects of periodic and continued resistance training on muscle CSA and strength in previously untrained men. Clin. Physiol. Funct. Imaging 31: 399-404, 2011.
98. Ogasawara, R, Kobayashi, K, Tsutaki, A, Lee, K, Abe, T, Fujita, S, Nakazato, K, and Ishii, N. mTOR signaling response to resistance exercise is altered by chronic resistance training and detraining in skeletal muscle. J. Appl. Physiol, 2013.
99. Ogasawara, R, Yasuda, T, Ishii, N, and Abe, T. Comparison of muscle hypertrophy following 6-month of continuous and periodic strength training. Eur. J. Appl. Physiol. 113: 975-985, 2013.
100. Paoli, A, Marcolin, G, and Petrone, N. The effect of stance width on the electromyographical activity of eight superficial thigh muscles during back squat with different bar loads. J. Strength Cond Res. 23: 246-250, 2009.
101. Patel, SR. Reduced sleep as an obesity risk factor. Obes. Rev. 10 Suppl 2: 61-68, 2009.

102. Pelzer, T, Ullrich, B, and Pfeiffer, M. Periodization effects during short-term resistance training with equated exercise variables in females. Eur. J. Appl. Physiol. 117: 441-454, 2017.
103. Poliquin, C. Five Steps to Increasing the Effectiveness of Your Strength Training Program. Natl Strength Cond Assoc. J. 10: 34-39, 1988.
104. Prestes, J, De Lima, C, Frollini, AB, Donatto, FF, and Conte, M. Comparison of linear and reverse linear periodization effects on maximal strength and body composition. J. Strength Cond Res. 23: 266-274, 2009.
105. Prestes, J, Frollini, AB, de Lima, C, Donatto, FF, Foschini, D, de Cassia Marqueti, R, Figueira, A,Jr, and Fleck, SJ. Comparison between linear and daily undulating periodized resistance training to increase strength. J. Strength Cond Res. 23: 2437-2442, 2009.
106. Rauch, JT, Ugrinowitsch, C, Barakat, CI, Alvarez, MR, Brummert, DL, Aube, DW, Barsuhn, AS, Hayes, D, Tricoli, V, and De Souza, EO. Auto-regulated exercise selection training regimen produces small increases in lean body mass and maximal strength adaptations in strength-trained individuals. J. Strength Cond Res., 2017.
107. Riemann, BL, Limbaugh, GK, Eitner, JD, and LeFavi, RG. Medial and lateral gastrocnemius activation differences during heel-raise exercise with three different foot positions. J. Strength Cond Res. 25: 634-639, 2011.
108. Rocha Júnior, VA, Gentil, P, Oliveira, E, and do Carmo, J. Comparison among the EMG activity of the pectoralis major, anterior deltoidis and triceps brachii during the bench press and peck deck exercises. Rev Bras Med Esporte 13: 43e-46e, 2007.
109. Samuels, C. Sleep, recovery, and performance: the new frontier in high-performance athletics. Neurol. Clin. 26: 169-80; ix-x, 2008.
110. Sanchis-Moysi, J, Idoate, F, Dorado, C, Alayon, S, and Calbet, JA. Large asymmetric hypertrophy of rectus abdominis muscle in professional tennis players. PLoS One 5: e15858, 2010.
111. Sarti, MA, Monfort, M, Fuster, MA, and Villaplana, LA. Muscle activity in upper and lower rectus abdominus during abdominal exercises. Arch. Phys. Med. Rehabil. 77: 1293-1297, 1996.
112. Schiotz, MK, Potteiger, JA, Huntsinger, PG, and Denmark, LCDC. The short-term effects of periodized and constant-intensity training on body composition, strength, and performance. Journal of Strength & Conditioning Research 12: 173-178, 1998.
113. Schoenfeld, B, Kolber, MJ, and Haimes, JE. The Upright Row: Implications for Preventing Subacromial Impingement. Strength and Conditioning Journal 33: 25-28, 2011.
114. Schoenfeld, BJ, Contreras, B, Ogborn, D, Galpin, A, Krieger, J, and Sonmez, GT. Effects of varied versus constant loading zones on muscular adaptations in well-trained men. Int J Sports Med. DOI: 10.1055/s-0035-1569369, 2016.
115. Schoenfeld, B, Sonmez, RG, Kolber, MJ, Contreras, B, Harris, R, and Ozen, S. Effect of hand position on EMG activity of the posterior shoulder musculature during a horizontal abduction exercise. J. Strength Cond Res. 27: 2644-2649, 2013.
116. Schoenfeld, BJ. The mechanisms of muscle hypertrophy and their application to resistance training. J. Strength Cond Res. 24: 2857-2872, 2010.
117. Schoenfeld, BJ, Contreras, B, Tiryaki-Sonmez, G, Willardson, JM, and Fontana, F. An electromyographic comparison of a modified version of the plank with a long lever and posterior tilt versus the traditional plank exercise. Sports Biomech. 13: 296-306, 2014.
118. Schoenfeld, BJ, Contreras, B, Tiryaki-Sonmez, G, Wilson, JM, Kolber, MJ, and Peterson, MD. Regional differences in muscle activation during hamstrings exercise. J. Strength Cond Res. 29: 159-164, 2015.
119. Schoenfeld, BJ, Ogborn, D, and Krieger, JW. Dose-response relationship between weekly resistance training volume and increases in muscle mass: A systematic review and meta-analysis. J. Sports Sci. 35: 1073-1082, 2017.
120. Schoenfeld, BJ, Vigotsky, A, Contreras, B, Golden, S, Alto, A, Larson, R, Winkelman, N, and Paoli, A. Differential effects of attentional focus strategies during long-term resistance training. Eur. J. Sport. Sci. 18: 705-712, 2018.
121. Schoenfeld, BJ, Grgic, J, Haun, C, Itagaki, T, and Helms, ER. Calculating Set-Volume for the Limb Muscles with the Performance of Multi-Joint Exercises: Implications for Resistance Training Prescription. Sports (Basel) 7: 10.3390/sports7070177, 2019.
122. Sedliak, M, Finni, T, Cheng, S, Kraemer, WJ, and Häkkinen, K. Effect of time-of-day-specific strength training on serum hormone concentrations and isometric strength in men. Chronobiol. Int. 24: 1159-1177, 2007.
123. Selkowitz, DM, Beneck, GJ, and Powers, CM. Comparison of Electromyographic Activity of the Superior and Inferior Portions of the Gluteus Maximus Muscle During Common Therapeutic Exercises. J. Orthop. Sports Phys. Ther. 46: 794- 799, 2016.
124. SELYE, H. Stress and the general adaptation syndrome. Br. Med. J. 1: 1383-1392, 1950.
125. Signorile, JF, Lew, KM, Stoutenberg, M, Pluchino, A, Lewis, JE, and Gao, J. Range of motion and leg rotation affect electromyography activation levels of the superficial quadriceps muscles during leg extension. J. Strength Cond Res. 28: 2536-2545, 2014.
126. Simao, R, Spineti, J, de Salles, BF, Matta, T, Fernandes, L, Fleck, SJ, Rhea, MR, and Strom-Olsen, HE. Comparison between nonlinear and linear periodized resistance training: hypertrophic and strength effects. J. Strength Cond Res. 26: 1389-1395, 2012.
127. Snyder, BJ, and Leech, JR. Voluntary increase in latissimus dorsi muscle activity during the lat pull-down following expert instruction. J. Strength Cond Res. 23: 2204-2209, 2009.
128. Snyder, BJ, and Fry, WR. Effect of verbal instruction on muscle activity during the bench press exercise. J. Strength Cond Res. 26: 2394-2400, 2012.
129. Souza, EO, Ugrinowitsch, C, Tricoli, V, Roschel, H, Lowery, RP, Aihara, AY, Leao, ARS, and Wilson, JM. Early Adaptations to Six Weeks of Non-Periodized and Periodized Strength Training Regimens in Recreational Males. J Sports Sci Med. 13: 604-609, 2014.
130. Stasinaki, AN, Zaras, N, Methenitis, S, Tsitkanou, S, Krase, A, Kavvoura, A, and Terzis, G. Triceps brachii muscle strength and architectural adaptations with resistance training exercises at short or long fascicle length. Journal of Functional Morphology and Kinesiology. 3: 28, 2018.
131. Stone, MH, O'Bryant, HS, Schilling, BK, and R.L. Johnson, RL. Periodization: Effects Of Manipulating Volume And Intensity. Part 1. Strength Cond J 21: 56-62, 1999.
132. Stone, MH, Potteiger, JA, Pierce, KC, Proulx, CM, O´Bryant, HS, Johnson, RL, and Stone, ME. Comparison of the effects of three different weight-training programs

ont he one repetition maximum squat. J Strength Cond Res 14: 332-337, 2000.
133. Stone, MH, O'Bryant, H, and Garhammer, J. A hypothetical model for strength training. J. Sports Med. Phys. Fitness 21: 342-351, 1981.
134. Suhara, H, Ae, K, Nariai, M, Shiraki, H, and Miyakawa, S. A Three-Dimensional Biomechanical Analysis of KOSHIWARI Exercise. Journal of Sports Science 6: 149-158, 2018.
135. Tan, X, Titova, OE, Lindberg, E, Elmstahl, S, Lind, L, Schioth, HB, and Benedict, C. Association Between Self-Reported Sleep Duration and Body Composition in Middle-Aged and Older Adults. J. Clin. Sleep Med. 15: 431-435, 2019.
136. Trebs, AA, Brandenburg, JP, and Pitney, WA. An electromyography analysis of 3 muscles surrounding the shoulder joint during the performance of a chest press exercise at several angles. J. Strength Cond Res. 24: 1925-1930, 2010.
137. Vance, J, Wulf, G, Tollner, T, McNevin, N, and Mercer, J. EMG activity as a function of the performer's focus of attention. J. Mot. Behav. 36: 450-459, 2004.
138. Wakahara, T, Miyamoto, N, Sugisaki, N, Murata, K, Kanehisa, H, Kawakami, Y, Fukunaga, T, and Yanai, T. Association between regional differences in muscle activation in one session of resistance exercise and in muscle hypertrophy after resistance training. Eur. J. Appl. Physiol. 112: 1569-1576, 2012.
139. Wakahara, T, Fukutani, A, Kawakami, Y, and Yanai, T. Nonuniform muscle hypertrophy: its relation to muscle activation in training session. Med. Sci. Sports Exerc. 45: 2158-2165, 2013.
140. Wakahara, T, Ema, R, Miyamoto, N, and Kawakami, Y. Interand intramuscular differences in training-induced hypertrophy of the quadriceps femoris: association with muscle activation during the first training session. Clin. Physiol. Funct. Imaging 37: 405-412, 2017.
141. Watanabe, K, Otsuki, S, Hisa, T, and Nagaoka, M. Functional difference between the proximal and distal compartments of the semitendinosus muscle. J. Phys. Ther. Sci. 28: 1511-1517, 2016.
142. Weiss, LW, Coney, HD, and Clark, FC. Gross measures of exercise-induced muscular hypertrophy. J. Orthop. Sports Phys. Ther. 30: 143-148, 2000.
143. Wickham, JB, and Brown, JM. Muscles within muscles: the neuromotor control of intra-muscular segments. Eur. J. Appl. Physiol. Occup. Physiol. 78: 219-225, 1998.
144. Wickiewicz, TL, Roy, RR, Powell, PL, and Edgerton, VR. Muscle architecture of the human lower limb. Clin. Orthop. Relat. Res. (179): 275-283, 1983.
145. Wilk, KE, Escamilla, RF, Fleisig, GS, Barrentine, SW, Andrews, JR, and Boyd, ML. A comparison of tibiofemoral joint forces and electromyographic activity during open and closed kinetic chain exercises. Am. J. Sports Med. 24: 518-527, 1996.
146. Willett, GM, Hyde, JE, Uhrlaub, MB, Wendel, CL, and Karst, GM. Relative activity of abdominal muscles during commonly prescribed strengthening exercises. J. Strength Cond Res. 15: 480-485, 2001.
147. Willoughby, DS. The effects of mesocycle-length weight training programs involving periodization and partially equated volumes on upper and lower body strength. J Strength Cond Res 7: 2-8, 1993.
148. Woodley, SJ, and Mercer, SR. Hamstring muscles: architecture and innervation. Cells Tissues Organs 179: 125-141, 2005.
149. Worrell, TW, Karst, G, Adamczyk, D, Moore, R, Stanley, C, Steimel, B, and Steimel, S. Influence of joint position on electromyographic and torque generation during maximal voluntary isometric contractions of the hamstrings and gluteus maximus muscles. J. Orthop. Sports Phys. Ther. 31: 730-740, 2001.
150. Wright, GA, Delong, T, and Gehlsen, G. Electromyographic activity of the hamstrings during performance of the leg curl, stiff-leg deadlift and back squat movements. Journal of Strength and Conditioning Research. J Strength Cond Res 13: 168-174, 1999.
151. Wulf, G. Attentional focus and motor learning: a review of 15 years. International Review of Sport and Exercise Psychology 6: 77-104, 2013.
152. Yamashita, N. EMG activities in mono- and bi-articular thigh muscles in combined hip and knee extension. Eur. J. Appl. Physiol. Occup. Physiol. 58: 274-277, 1988.
153. Yavuz, HU, Erdag, D, Amca, AM, and Aritan, S. Kinematic and EMG activities during front and back squat variations in maximum loads. J. Sports Sci. 33: 1058-1066, 2015.
154. Youdas, JW, Amundson, CL, Cicero, KS, Hahn, JJ, Harezlak, DT, and Hollman, JH. Surface electromyographic activation patterns and elbow joint motion during a pull-up, chin-up, or perfect-pullup rotational exercise. J. Strength Cond Res. 24: 3404-3414, 2010.
155. Zatsiorsky, VM, and Kraemer, WJ. Science and Practice of Strength Training. Champaign, IL; Human Kinetics, 2006.
156. Zebis, MK, Skotte, J, Andersen, CH, Mortensen, P, Petersen, HH, Viskaer, TC, Jensen, TL, Bencke, J, and Andersen, LL. Kettlebell swing targets semitendinosus and supine leg curl targets biceps femoris: an EMG study with rehabilitation implications. Br. J. Sports Med. 47: 1192-1198, 2013.

Capítulo 9

1. Adams, G, and Bamman, MM. Characterization and regulation of mechanical loading-induced compensatory muscle hypertrophy. Comprehensive Physiology 2829, 2012.
2. Adechian, S, Balage, M, Remond, D, Migne, C, Quignard-Boulange, A, Marset-Baglieri, A, Rousset, S, Boirie, Y, Gaudichon, C, Dardevet, D, and Mosoni, L. Protein feeding pattern, casein feeding, or milk-soluble protein feeding did not change the evolution of body composition during a short-term weight loss program. Am. J. Physiol. Endocrinol. Metab. 303: E973-82, 2012.
3. Alexander, JW. Immunonutrition: the role of omega-3 fatty acids. Nutrition 14: 627-633, 1998.
4. Anderson, KE, Rosner, W, Khan, MS, New, MI, Pang, SY, Wissel, PS, and Kappas, A. Diet-hormone interactions: protein/carbohydrate ratio alters reciprocally the plasma levels of testosterone and cortisol and their respective binding globulins in man. Life Sci. 40: 1761-1768, 1987.
5. Antonio, J, Ellerbroek, A, Silver, T, Orris, S, Scheiner, M, Gonzalez, A, and Peacock, CA. A high protein diet (3.4 g/kg/d) combined with a heavy resistance training program improves body composition in healthy trained men and women--a follow-up investigation. J. Int. Soc. Sports Nutr. 12: 39-015-0100-0. eCollection 2015, 2015.
6. Aragon, AA, and Schoenfeld, BJ. Nutrient timing revisited: is there a post-exercise anabolic window? J. Int. Soc. Sports Nutr. 10: 5-2783-10-5, 2013.
7. Areta, JL, Burke, LM, Ross, ML, Camera, DM, West, DW, Broad, EM, Jeacocke, NA, Moore, DR, Stellingwerff, T,

Phillips, SM, Hawley, JA, and Coffey, VG. Timing and distribution of protein ingestion during prolonged recovery from resistance exercise alters myofibrillar protein synthesis. J. Physiol. 591: 2319-2331, 2013.

8. Areta, JL, Burke, LM, Camera, DM, West, DW, Crawshay, S, Moore, DR, Stellingwerff, T, Phillips, SM, Hawley, JA, and Coffey, VG. Reduced resting skeletal muscle protein synthesis is rescued by resistance exercise and protein ingestion following short-term energy deficit. Am. J. Physiol. Endocrinol. Metab. 306: E989-97, 2014.

9. Arnal, MA, Mosoni, L, Boirie, Y, Houlier, ML, Morin, L, Verdier, E, Ritz, P, Antoine, JM, Prugnaud, J, Beaufrere, B, and Mirand, PP. Protein pulse feeding improves protein retention in elderly women. Am. J. Clin. Nutr. 69: 1202-1208, 1999.

10. Arnal, MA, Mosoni, L, Boirie, Y, Houlier, ML, Morin, L, Verdier, E, Ritz, P, Antoine, JM, Prugnaud, J, Beaufrere, B, and Mirand, PP. Protein feeding pattern does not affect protein retention in young women. J. Nutr. 130: 1700-1704, 2000.

11. Atherton, PJ, Etheridge, T, Watt, PW, Wilkinson, D, Selby, A, Rankin, D, Smith, K, and Rennie, MJ. Muscle full effect after oral protein: time-dependent concordance and discordance between human muscle protein synthesis and mTORC1 signaling. Am. J. Clin. Nutr. 92: 1080-1088, 2010.

12. Atherton, PJ, and Smith, K. Muscle protein synthesis in response to nutrition and exercise. J. Physiol. 590: 1049-1057, 2012.

13. Atherton, PJ. Is there an optimal time for warfighters to supplement with protein? J. Nutr. 143: 1848S-1851S, 2013.

14. Bandegan, A, Courtney-Martin, G, Rafii, M, Pencharz, PB, and Lemon, PW. Indicator Amino Acid-Derived Estimate of Dietary Protein Requirement for Male Bodybuilders on a Nontraining Day Is Several-Fold Greater than the Current Recommended Dietary Allowance. J. Nutr. 147: 850-857, 2017.

15. Bergeron, K, Julien, P, Davis, TA, Myre, A, and Thivierge, MC. Long-chain n-3 fatty acids enhance neonatal insulin-regulated protein metabolism in piglets by differentially altering muscle lipid composition. J. Lipid Res. 48: 2396-2410, 2007.

16. Bilsborough, S, and Mann, N. A review of issues of dietary protein intake in humans. Int. J. Sport Nutr. Exerc. Metab. 16: 129-152, 2006.

17. Biolo, G, Williams, BD, Fleming, RY, and Wolfe, RR. Insulin action on muscle protein kinetics and amino acid transport during recovery after resistance exercise. Diabetes 48: 949-957, 1999.

18. Borkman, M, Storlien, LH, Pan, DA, Jenkins, AB, Chisholm, DJ, and Campbell, LV. The relation between insulin sensitivity and the fatty-acid composition of skeletal-muscle phospholipids. N. Engl. J. Med. 328: 238-244, 1993.

19. Borsheim, E, Tipton, KD, Wolf, SE, and Wolfe, RR. Essential amino acids and muscle protein recovery from resistance exercise. Am. J. Physiol. Endocrinol. Metab. 283: E648-57, 2002.

20. Breen, L, and Churchward-Venne, TA. Leucine: a nutrient 'trigger' for muscle anabolism, but what more? J. Physiol. 590: 2065-2066, 2012.

21. Camera, DM, West, DW, Burd, NA, Phillips, SM, Garnham, AP, Hawley, JA, and Coffey, VG. Low muscle glycogen concentration does not suppress the anabolic response to resistance exercise. J. Appl. Physiol. 113: 206-214, 2012.

22. Campbell, B, Kreider, RB, Ziegenfuss, T, La Bounty, P, Roberts, M, Burke, D, Landis, J, Lopez, H, and Antonio, J. International Society of Sports Nutrition position stand: protein and exercise. J. Int. Soc. Sports Nutr. 4: 8, 2007.

23. Campbell, BI, Aguilar, D, Conlin, L, Vargas, A, Schoenfeld, BJ, Corson, A, Gai, C, Best, S, Galvan, E, and Couvillion, K. Effects of High Versus Low Protein Intake on Body Composition and Maximal Strength in Aspiring Female Physique Athletes Engaging in an 8-Week Resistance Training Program. Int. J. Sport Nutr. Exerc. Metab. 28: 580-585, 2018.

24. Candow, DG, and Chilibeck, PD. Timing of creatine or protein supplementation and resistance training in the elderly. Appl. Physiol. Nutr. Metab. 33: 184-190, 2008.

25. Capaldo, B, Gastaldelli, A, Antoniello, S, Auletta, M, Pardo, F, Ciociaro, D, Guida, R, Ferrannini, E, and Sacca, L. Splanchnic and leg substrate exchange after ingestion of a natural mixed meal in humans. Diabetes 48: 958-966, 1999.

26. Churchley, EG, Coffey, VG, Pedersen, DJ, Shield, A, Carey, KA, Cameron-Smith, D, and Hawley, JA. Influence of preexercise muscle glycogen content on transcriptional activity of metabolic and myogenic genes in well-trained humans. J. Appl. Physiol. 102: 1604-1611, 2007.

27. Churchward-Venne, TA, Murphy, CH, Longland, TM, and Phillips, SM. Role of protein and amino acids in promoting lean mass accretion with resistance exercise and attenuating lean mass loss during energy deficit in humans. Amino Acids 45: 231-240, 2013.

28. Coffey, VG, Shield, A, Canny, BJ, Carey, KA, Cameron-Smith, D, and Hawley, JA. Interaction of contractile activity and training history on mRNA abundance in skeletal muscle from trained athletes. Am. J. Physiol. Endocrinol. Metab. 290: E849-55, 2006.

29. Creer, A, Gallagher, P, Slivka, D, Jemiolo, B, Fink, W, and Trappe, S. Influence of muscle glycogen availability on ERK1/2 and Akt signaling after resistance exercise in human skeletal muscle. J. Appl. Physiol. 99: 950-956, 2005.

30. Denne, SC, Liechty, EA, Liu, YM, Brechtel, G, and Baron, AD. Proteolysis in skeletal muscle and whole body in response to euglycemic hyperinsulinemia in normal adults. Am. J. Physiol. 261: E809-14, 1991.

31. Dennis, PB, Jaeschke, A, Saitoh, M, Fowler, B, Kozma, SC, and Thomas, G. Mammalian TOR: a homeostatic ATP sensor. Science 294: 1102-1105, 2001.

32. Derave, W, Lund, S, Holman, GD, Wojtaszewski, J, Pedersen, O, and Richter, EA. Contraction-stimulated muscle glucose transport and GLUT-4 surface content are dependent on glycogen content. Am. J. Physiol. 277: E1103-10, 1999.

33. Deutz, NE, and Wolfe, RR. Is there a maximal anabolic response to protein intake with a meal? Clin. Nutr. 32: 309-313, 2013.

34. Dideriksen, K, Reitelseder, S, and Holm, L. Influence of amino acids, dietary protein, and physical activity on muscle mass development in humans. Nutrients 5: 852-876, 2013.

35. Dorgan, JF, Judd, JT, Longcope, C, Brown, C, Schatzkin, A, Clevidence, BA, Campbell, WS, Nair, PP, Franz, C, Kahle, L, and Taylor, PR. Effects of dietary fat and fiber on plasma and urine androgens and estrogens in men: a controlled feeding study. Am. J. Clin. Nutr. 64: 850-855, 1996.

36. Drummond, MJ, Dreyer, HC, Fry, CS, Glynn, EL, and Rasmussen, BB. Nutritional and contractile regulation of human skeletal muscle protein synthesis and mTORC1 signaling. J. Appl. Physiol. (1985) 106: 1374-1384, 2009.
37. Edmonds, MS, and Baker, DH. Amino acid excesses for young pigs: effects of excess methionine, tryptophan, threonine or leucine. J. Anim. Sci. 64: 1664-1671, 1987.
38. Essen-Gustavsson, B, and Tesch, PA. Glycogen and triglyceride utilization in relation to muscle metabolic characteristics in men performing heavy-resistance exercise. Eur. J. Appl. Physiol. Occup. Physiol. 61: 5-10, 1990.
39. Fluck, M. Regulation of protein synthesis in skeletal muscle. Dtsch Z Sportmed 63: 75-80, 2012.
40. Fluckey, JD, Vary, TC, Jefferson, LS, and Farrell, PA. Augmented insulin action on rates of protein synthesis after resistance exercise in rats. Am. J. Physiol. 270: E313-9, 1996.
41. Fox, AK, Kaufman, AE, and Horowitz, JF. Adding fat calories to meals after exercise does not alter glucose tolerance. J. Appl. Physiol. 97: 11-16, 2004.
42. Garthe, I, Raastad, T, Refsnes, PE, and Sundgot-Borgen, J. Effect of nutritional intervention on body composition and performance in elite athletes. Eur. J. Sport. Sci. 13: 295-303, 2013.
43. Gelfand, RA, and Barrett, EJ. Effect of physiologic hyperinsulinemia on skeletal muscle protein synthesis and breakdown in man. J. Clin. Invest. 80: 1-6, 1987.
44. Gingras, AA, White, PJ, Chouinard, PY, Julien, P, Davis, TA, Dombrowski, L, Couture, Y, Dubreuil, P, Myre, A, Bergeron, K, Marette, A, and Thivierge, MC. Long-chain omega-3 fatty acids regulate bovine whole-body protein metabolism by promoting muscle insulin signalling to the Akt-mTOR-S6K1 pathway and insulin sensitivity. J. Physiol. 579: 269-284, 2007.
45. Glynn, EL, Fry, CS, Timmerman, KL, Drummond, MJ, Volpi, E, and Rasmussen, BB. Addition of carbohydrate or alanine to an essential amino Acid mixture does not enhance human skeletal muscle protein anabolism. J. Nutr. 143: 307-314, 2013.
46. Goodman, CA, Mayhew, DL, and Hornberger, TA. Recent progress toward understanding the molecular mechanisms that regulate skeletal muscle mass. Cell. Signal. 23: 1896-1906, 2011.
47. Greene, DA, Varley, BJ, Hartwig, TB, Chapman, P, and Rigney, M. A Low-Carbohydrate Ketogenic Diet Reduces Body Mass Without Compromising Performance in Powerlifting and Olympic Weightlifting Athletes. J. Strength Cond Res. 32: 3373-3382, 2018.
48. Greenhaff, PL, Karagounis, LG, Peirce, N, Simpson, EJ, Hazell, M, Layfield, R, Wackerhage, H, Smith, K, Atherton, P, Selby, A, and Rennie, MJ. Disassociation between the effects of amino acids and insulin on signaling, ubiquitin ligases, and protein turnover in human muscle. Am. J. Physiol. Endocrinol. Metab. 295: E595-604, 2008.
49. Gropper, SS, Smith, JL, and Groff, JL. Advanced Nutrition and Human Metabolism. Belmont, CA; Wadsworth Cengage Learning, 2009.
50. Hamalainen, EK, Adlercreutz, H, Puska, P, and Pietinen, P. Decrease of serum total and free testosterone during a low-fat high-fibre diet. J. Steroid Biochem. 18: 369-370, 1983.
51. Hamer, HM, Wall, BT, Kiskini, A, de Lange, A, Groen, BB, Bakker, JA, Gijsen, AP, Verdijk, LB, and van Loon, LJ. Carbohydrate co-ingestion with protein does not further augment post-prandial muscle protein accretion in older men. Nutr. Metab. (Lond) 10: 15-7075-10-15, 2013.
52. Hawley, JA, Burke, LM, Phillips, SM, and Spriet, LL. Nutritional modulation of training-induced skeletal muscle adaptations. J. Appl. Physiol. (1985) 110: 834-845, 2011.
53. Helms, ER, Aragon, AA, and Fitschen, PJ. Evidence-based recommendations for natural bodybuilding contest preparation: nutrition and supplementation. J. Int. Soc. Sports Nutr. 11: 20-2783-11-20. eCollection 2014, 2014.
54. Helms, ER, Zinn, C, Rowlands, DS, and Brown, SR. A systematic review of dietary protein during caloric restriction in resistance trained lean athletes: a case for higher intakes. Int. J. Sport Nutr. Exerc. Metab. 24: 127-138, 2014.
55. Hepburn, D, and Maughan, RJ. Glycogen availability as a limiting factor in the performance of isometric exercise. J. Physiol. 342: 52P-53P, 1982.
56. Heslin, MJ, Newman, E, Wolf, RF, Pisters, PW, and Brennan, MF. Effect of hyperinsulinemia on whole body and skeletal muscle leucine carbon kinetics in humans. Am. J. Physiol. 262: E911-8, 1992.
57. Holwerda, AM, Paulussen, KJM, Overkamp, M, Goessens, JPB, Kramer, IF, Wodzig, WKWH, Verdijk, LB, and van Loon, LJC. Dose-Dependent Increases in Whole-Body Net Protein Balance and Dietary Protein-Derived Amino Acid Incorporation into Myofibrillar Protein During Recovery from Resistance Exercise in Older Men. J. Nutr. 149: 221-230, 2019.
58. Ivy, J, and Ferguson-Stegall, L. Nutrient Timing: The Means to Improved Exercise Performance, Recovery, and Training. American Journal of Lifestyle Medicine: 1-14, 2013.
59. Ivy, JL. Glycogen resynthesis after exercise: effect of carbohydrate intake. Int. J. Sports Med. 19 Suppl 2: S142-5, 1998.
60. Jabekk, PT, Moe, IA, Meen, HD, Tomten, SE, and Hostmark, AT. Resistance training in overweight women on a ketogenic diet conserved lean body mass while reducing body fat. Nutr. Metab. (Lond) 7: 17-7075-7-17, 2010.
61. Joy, JM, Vogel, RM, Shane Broughton, K, Kudla, U, Kerr, NY, Davison, JM, Wildman, REC, and DiMarco, NM. Daytime and nighttime casein supplements similarly increase muscle size and strength in response to resistance training earlier in the day: a preliminary investigation. J. Int. Soc. Sports Nutr. 15: 24-018-0228-9, 2018.
62. Katsanos, CS, Kobayashi, H, Sheffield-Moore, M, Aarsland, A, and Wolfe, RR. A high proportion of leucine is required for optimal stimulation of the rate of muscle protein synthesis by essential amino acids in the elderly. Am. J. Physiol. Endocrinol. Metab. 291: E381-7, 2006.
63. Kawanaka, K, Nolte, LA, Han, DH, Hansen, PA, and Holloszy, JO. Mechanisms underlying impaired GLUT-4 translocation in glycogen-supercompensated muscles of exercised rats. Am. J. Physiol. Endocrinol. Metab. 279: E1311-8, 2000.
64. Kephart, WC, Pledge, CD, Roberson, PA, Mumford, PW, Romero, MA, Mobley, CB, Martin, JS, Young, KC, Lowery, RP, Wilson, JM, Huggins, KW, and Roberts, MD. The Three-Month Effects of a Ketogenic Diet on Body Composition, Blood Parameters, and Performance Metrics in CrossFit Trainees: A Pilot Study. Sports (Basel) 6: 10.3390/sports6010001, 2018.
65. Kerksick, C, Harvey, T, Stout, J, Campbell, B, Wilborn, C, Kreider, R, Kalman, D, Ziegenfuss, T, Lopez, H, Landis, J, Ivy, JL, and Antonio, J. International Society of Sports Nutrition position stand: nutrient timing. J. Int. Soc. Sports Nutr. 5: 17, 2008.

66. Kettelhut, IC, Wing, SS, and Goldberg, AL. Endocrine regulation of protein breakdown in skeletal muscle. Diabetes Metab. Rev. 4: 751-772, 1988.
67. Kim, DH, Kim, JY, Yu, BP, and Chung, HY. The activation of NF-kappaB through Akt-induced FOXO1 phosphorylation during aging and its modulation by calorie restriction. Biogerontology 9: 33-47, 2008.
68. Kimball, SR. Integration of signals generated by nutrients, hormones, and exercise in skeletal muscle. Am. J. Clin. Nutr. 99: 237S-242S, 2014.
69. Koopman, R, Manders, RJ, Jonkers, RA, Hul, GB, Kuipers, H, and van Loon, LJ. Intramyocellular lipid and glycogen content are reduced following resistance exercise in untrained healthy males. Eur. J. Appl. Physiol. 96: 525-534, 2006.
70. Koopman, R, Beelen, M, Stellingwerff, T, Pennings, B, Saris, WH, Kies, AK, Kuipers, H, and van Loon, LJ. Coingestion of carbohydrate with protein does not further augment postexercise muscle protein synthesis. Am. J. Physiol. Endocrinol. Metab. 293: E833-42, 2007.
71. Kumar, V, Atherton, P, Smith, K, and Rennie, MJ. Human muscle protein synthesis and breakdown during and after exercise. J. Appl. Physiol. 106: 2026-2039, 2009.
72. Lambert, CP, and Flynn, MG. Fatigue during high-intensity intermittent exercise: application to bodybuilding. Sports Med. 32: 511-522, 2002.
73. Lane, AR, Duke, JW, and Hackney, AC. Influence of dietary carbohydrate intake on the free testosterone: cortisol ratio responses to short-term intensive exercise training. Eur. J. Appl. Physiol. 108: 1125-1131, 2010.
74. Langfort, J, Zarzeczny, R, Pilis, W, Nazar, K, and Kaciuba-Uscitko, H. The effect of a low-carbohydrate diet on performance, hormonal and metabolic responses to a 30-s bout of supramaximal exercise. Eur. J. Appl. Physiol. Occup. Physiol. 76: 128-133, 1997.
75. Layman, DK. Protein quantity and quality at levels above the RDA improves adult weight loss. J. Am. Coll. Nutr. 23: 631S-636S, 2004.
76. Lemon, PW, Tarnopolsky, MA, MacDougall, JD, and Atkinson, SA. Protein requirements and muscle mass/strength changes during intensive training in novice bodybuilders. J. Appl. Physiol. 73: 767-775, 1992.
77. Levenhagen, DK, Gresham, JD, Carlson, MG, Maron, DJ, Borel, MJ, and Flakoll, PJ. Postexercise nutrient intake timing in humans is critical to recovery of leg glucose and protein homeostasis. Am. J. Physiol. Endocrinol. Metab. 280: E982-93, 2001.
78. Leveritt, M, and Abernethy, PJ. Effects of carbohydrate restriction on strength performance. 13: 52-57, 1999.
79. Lima-Silva, AE, Pires, FO, Bertuzzi, R, Silva-Cavalcante, MD, Oliveira, RS, Kiss, MA, and Bishop, D. Effects of a low- or a high-carbohydrate diet on performance, energy system contribution, and metabolic responses during supramaximal exercise. Appl. Physiol. Nutr. Metab. 38: 928-934, 2013.
80. Longland, TM, Oikawa, SY, Mitchell, CJ, Devries, MC, and Phillips, SM. Higher compared with lower dietary protein during an energy deficit combined with intense exercise promotes greater lean mass gain and fat mass loss: a randomized trial. Am. J. Clin. Nutr. 103: 738-746, 2016.
81. Lynch, CJ, Hutson, SM, Patson, BJ, Vaval, A, and Vary, TC. Tissue-specific effects of chronic dietary leucine and norleucine supplementation on protein synthesis in rats. Am. J. Physiol. Endocrinol. Metab. 283: E824-35, 2002.
82. MacDougall, JD, Ray, S, Sale, DG, McCartney, N, Lee, P, and Garner, S. Muscle substrate utilization and lactate production. Can. J. Appl. Physiol. 24: 209-215, 1999.
83. MacKenzie-Shalders, KL, King, NA, Byrne, NM, and Slater, GJ. Increasing Protein Distribution Has No Effect on Changes in Lean Mass During a Rugby Preseason. Int. J. Sport Nutr. Exerc. Metab. 26: 1-7, 2016.
84. Macnaughton, LS, Wardle, SL, Witard, OC, McGlory, C, Hamilton, DL, Jeromson, S, Lawrence, CE, Wallis, GA, and Tipton, KD. The response of muscle protein synthesis following whole-body resistance exercise is greater following 40 g than 20 g of ingested whey protein. Physiol. Rep. 4: 10.14814/ phy2.12893, 2016.
85. Mamerow, MM, Mettler, JA, English, KL, Casperson, SL, Arentson-Lantz, E, Sheffield-Moore, M, Layman, DK, and Paddon-Jones, D. Dietary Protein Distribution Positively Influences 24-h Muscle Protein Synthesis in Healthy Adults. J. Nutr., 2014.
86. Margolis, LM, Rivas, DA, Berrone, M, Ezzyat, Y, Young, AJ, McClung, JP, Fielding, RA, and Pasiakos, SM. Prolonged Calorie Restriction Downregulates Skeletal Muscle mTORC1 Signaling Independent of Dietary Protein Intake and Associated microRNA Expression. Front. Physiol. 7: 445, 2016.
87. McBride, A, Ghilagaber, S, Nikolaev, A, and Hardie, DG. The glycogen-binding domain on the AMPK beta subunit allows the kinase to act as a glycogen sensor. Cell. Metab. 9: 23-34, 2009.
88. McIver, CM, Wycherley, TP, and Clifton, PM. MTOR signaling and ubiquitin-proteosome gene expression in the preservation of fat free mass following high protein, calorie restricted weight loss. Nutr. Metab. (Lond) 9: 83-7075-9-83, 2012.
89. Meirelles, CM, and Gomes, PS. Effects of Short-Term Carbohydrate Restrictive and Conventional Hypoenergetic Diets and Resistance Training on Strength Gains and Muscle Thickness. J. Sports Sci. Med. 15: 578-584, 2016.
90. Mitchell, JB, DiLauro, PC, Pizza, FX, and Cavender, DL. The effect of preexercise carbohydrate status on resistance exercise performance. Int. J. Sport Nutr. 7: 185-196, 1997.
91. Moore, DR, Del Bel, NC, Nizi, KI, Hartman, JW, Tang, JE, Armstrong, D, and Phillips, SM. Resistance training reduces fasted- and fed-state leucine turnover and increases dietary nitrogen retention in previously untrained young men. J. Nutr. 137: 985-991, 2007.
92. Moore, DR, Robinson, MJ, Fry, JL, Tang, JE, Glover, EI, Wilkinson, SB, Prior, T, Tarnopolsky, MA, and Phillips, SM. Ingested protein dose response of muscle and albumin protein synthesis after resistance exercise in young men. Am. J. Clin. Nutr. 89: 161-168, 2009.
93. Moro, T, Tinsley, G, Bianco, A, Marcolin, G, Pacelli, QF, Battaglia, G, Palma, A, Gentil, P, Neri, M, and Paoli, A. Effects of eight weeks of time-restricted feeding (16/8) on basal metabolism, maximal strength, body composition, inflammation, and cardiovascular risk factors in resistance-trained males. J. Transl. Med. 14: 290, 2016.
94. Morton, RW, McGlory, C, and Phillips, SM. Nutritional interventions to augment resistance training-induced skeletal muscle hypertrophy. Front. Physiol. 6: 245, 2015.
95. Morton, RW, Murphy, KT, McKellar, SR, Schoenfeld, BJ, Henselmans, M, Helms, E, Aragon, AA, Devries, MC, Banfield, L, Krieger, JW, and Phillips, SM. A systematic review, meta-analysis and meta-regression of the effect of protein supplementation on resistance training-induced

gains in muscle mass and strength in healthy adults. Br. J. Sports Med., 2017.
96. Murphy, MG. Dietary fatty acids and membrane protein function. J. Nutr. Biochem. 1: 68-79, 1990.
97. Noreen, EE, Sass, MJ, Crowe, ML, Pabon, VA, Brandauer, J, and Averill, LK. Effects of supplemental fish oil on resting metabolic rate, body composition, and salivary cortisol in healthy adults. J. Int. Soc. Sports Nutr. 7: 31-2783-7-31, 2010.
98. O'Gorman, DJ, Del Aguila, LF, Williamson, DL, Krishnan, RK, and Kirwan, JP. Insulin and exercise differentially regulate PI3-kinase and glycogen synthase in human skeletal muscle. J. Appl. Physiol. 89: 1412-1419, 2000.
99. Okamura, K, Doi, T, Hamada, K, Sakurai, M, Matsumoto, K, Imaizumi, K, Yoshioka, Y, Shimizu, S, and Suzuki, M. Effect of amino acid and glucose administration during postexercise recovery on protein kinetics in dogs. Am. J. Physiol. 272: E1023-30, 1997.
100. Ortenblad, N, Westerblad, H, and Nielsen, J. Muscle glycogen stores and fatigue. J. Physiol. 591: 4405-4413, 2013.
101. Paoli, A, Grimaldi, K, D'Agostino, D, Cenci, L, Moro, T, Bianco, A, and Palma, A. Ketogenic diet does not affect strength performance in elite artistic gymnasts. J. Int. Soc. Sports Nutr. 9: 34-2783-9-34, 2012.
102. Parkin, JA, Carey, MF, Martin, IK, Stojanovska, L, and Febbraio, MA. Muscle glycogen storage following prolonged exercise: effect of timing of ingestion of high glycemic index food. Med. Sci. Sports Exerc. 29: 220-224, 1997.
103. Pasiakos, SM, Vislocky, LM, Carbone, JW, Altieri, N, Konopelski, K, Freake, HC, Anderson, JM, Ferrando, AA, Wolfe, RR, and Rodriguez, NR. Acute energy deprivation affects skeletal muscle protein synthesis and associated intracellular signaling proteins in physically active adults. J. Nutr. 140: 745-751, 2010.
104. Pasiakos, SM. Exercise and amino acid anabolic cell signaling and the regulation of skeletal muscle mass. Nutrients 4: 740-758, 2012.
105. Pasiakos, SM, and Carbone, JW. Assessment of skeletal muscle proteolysis and the regulatory response to nutrition and exercise. IUBMB Life 66: 478-484, 2014.
106. Phillips, SM. The science of muscle hypertrophy: making dietary protein count. Proc. Nutr. Soc. 70: 100-103, 2011.
107. Phillips, SM, and Van Loon, LJ. Dietary protein for athletes: from requirements to optimum adaptation. J. Sports Sci. 29 Suppl 1: S29-38, 2011.
108. Phillips, SM. Current Concepts and Unresolved Questions in Dietary Protein Requirements and Supplements in Adults. Front. Nutr. 4: 13, 2017.
109. Pitkanen, HT, Nykanen, T, Knuutinen, J, Lahti, K, Keinanen, O, Alen, M, Komi, PV, and Mero, AA. Free amino acid pool and muscle protein balance after resistance exercise. Med. Sci. Sports Exerc. 35: 784-792, 2003.
110. Power, O, Hallihan, A, and Jakeman, P. Human insulinotropic response to oral ingestion of native and hydrolysed whey protein. Amino Acids 37: 333-339, 2009.
111. Rasmussen, BB, Tipton, KD, Miller, SL, Wolf, SE, and Wolfe, RR. An oral essential amino acid-carbohydrate supplement enhances muscle protein anabolism after resistance exercise. J. Appl. Physiol. 88: 386-392, 2000.
112. Reidy, PT, Walker, DK, Dickinson, JM, Gundermann, DM, Drummond, MJ, Timmerman, KL, Fry, CS, Borack, MS, Cope, MB, Mukherjea, R, Jennings, K, Volpi, E, and Rasmussen, BB. Protein blend ingestion following resistance exercise promotes human muscle protein synthesis. J. Nutr. 143: 410-416, 2013.
113. Rennie, MJ, Bohe, J, Smith, K, Wackerhage, H, and Greenhaff, P. Branched-chain amino acids as fuels and anabolic signals in human muscle. J. Nutr. 136: 264S-8S, 2006.
114. Ribeiro, AS, Nunes, JP, Schoenfeld, BJ, Aguiar, AF, and Cyrino, ES. Effects of different dietary energy intake following resistance training on muscle mass and body fat in bodybuilders: a pilot study. J Hum Kinet. DOI: 10.2478/hukin-2019-0038, 2019.
115. Ribeiro, AS, Nunes, JP, and Schoenfeld, BJ. Should Competitive Bodybuilders Ingest More Protein than Current Evidence-Based Recommendations? Sports Med. 49: 1481-1485, 2019.
116. Richter, EA, Derave, W, and Wojtaszewski, JF. Glucose, exercise and insulin: emerging concepts. J. Physiol. 535: 313-322, 2001.
117. Rosqvist, F, Iggman, D, Kullberg, J, Cedernaes, J, Johansson, HE, Larsson, A, Johansson, L, Ahlstrom, H, Arner, P, Dahlman, I, and Riserus, U. Overfeeding polyunsaturated and saturated fat causes distinct effects on liver and visceral fat accumulation in humans. Diabetes 63: 2356-2368, 2014.
118. Rossato, LT, Schoenfeld, BJ, and de Oliveira, EP. Is there sufficient evidence to supplement omega-3 fatty acids to increase muscle mass and strength in young and older adults? Clin. Nutr., 2019.
119. Rozenek, R, Ward, P, Long, S, and Garhammer, J. Effects of high-calorie supplements on body composition and muscular strength following resistance training. J. Sports Med. Phys. Fitness 42: 340-347, 2002.
120. Ryan, AM, Reynolds, JV, Healy, L, Byrne, M, Moore, J, Brannelly, N, McHugh, A, McCormack, D, and Flood, P. Enteral nutrition enriched with eicosapentaenoic acid (EPA) preserves lean body mass following esophageal cancer surgery: results of a double-blinded randomized controlled trial. Ann. Surg. 249: 355-363, 2009.
121. Sallinen, J, Pakarinen, A, Ahtiainen, J, Kraemer, WJ, Volek, JS, and Häkkinen, K. Relationship between diet and serum anabolic hormone responses to heavy-resistance exercise in men. Int. J. Sports Med. 25: 627-633, 2004.
122. Schaafsma, G. The protein digestibility-corrected amino acid score. J. Nutr. 130: 1865S-7S, 2000.
123. Schoeller, DA. How accurate is self-reported dietary energy intake? Nutr. Rev. 48: 373-379, 1990.
124. Schoenfeld, BJ, Aragon, AA, and Krieger, JW. The effect of protein timing on muscle strength and hypertrophy: a meta-analysis. J. Int. Soc. Sports Nutr. 10: 53-2783-10-53, 2013.
125. Schoenfeld, BJ, Aragon, A, Wilborn, C, Urbina, SL, Hayward, SE, and Krieger, J. Pre- versus post-exercise protein intake has similar effects on muscular adaptations. PeerJ 5: e2825, 2017.
126. Schoenfeld, BJ, and Aragon, AA. How much protein can the body use in a single meal for muscle-building? Implications for daily protein distribution. J. Int. Soc. Sports Nutr. 15: 10-018-0215-1. eCollection 2018, 2018.
127. Simmons, E, Fluckey, JD, and Riechman, SE. Cumulative Muscle Protein Synthesis and Protein Intake Requirements. Annu. Rev. Nutr. 36: 17-43, 2016.
128. Slater, G, and Phillips, SM. Nutrition guidelines for strength sports: sprinting, weightlifting, throwing events, and bodybuilding. J. Sports Sci. 29 Suppl 1: S67-77, 2011.
129. Smith, GI, Atherton, P, Reeds, DN, Mohammed, BS, Rankin, D, Rennie, MJ, and Mittendorfer, B. Dietary omega-3 fatty acid supplementation increases the rate of

muscle protein synthesis in older adults: a randomized controlled trial. Am. J. Clin. Nutr. 93: 402-412, 2011.
130. Snijders, T, Trommelen, J, Kouw, IWK, Holwerda, AM, Verdijk, LB, and van Loon, LJC. The Impact of Pre-sleep Protein Ingestion on the Skeletal Muscle Adaptive Response to Exercise in Humans: An Update. Front. Nutr. 6: 17, 2019.
131. Sonmez, GT, Schoenfeld, BJ, and Vatansever-Ozen, S. Omega-3 fatty acids and exercise: a review of their combined effects on body composition and physical performance. Biomedical Human Kinetics 3: 23-29, 2011.
132. Staples, AW, Burd, NA, West, DW, Currie, KD, Atherton, PJ, Moore, DR, Rennie, MJ, Macdonald, MJ, Baker, SK, and Phillips, SM. Carbohydrate does not augment exercise-induced protein accretion versus protein alone. Med. Sci. Sports Exerc. 43: 1154-1161, 2011.
133. Stokes, T, Hector, AJ, Morton, RW, McGlory, C, and Phillips, SM. Recent Perspectives Regarding the Role of Dietary Protein for the Promotion of Muscle Hypertrophy with Resistance Exercise Training. Nutrients 10: 10.3390/nu10020180, 2018.
134. Tang, JE, Moore, DR, Kujbida, GW, Tarnopolsky, MA, and Phillips, SM. Ingestion of whey hydrolysate, casein, or soy protein isolate: effects on mixed muscle protein synthesis at rest and following resistance exercise in young men. J. Appl. Physiol. (1985) 107: 987-992, 2009.
135. Tarnopolsky, MA, Atkinson, SA, MacDougall, JD, Chesley, A, Phillips, S, and Schwarcz, HP. Evaluation of protein requirements for trained strength athletes. J. Appl. Physiol. (1985) 73: 1986-1995, 1992.
136. Timmons, JA. Variability in training-induced skeletal muscle adaptation. J. Appl. Physiol. 110: 846-853, 2011.
137. Tinsley, GM, Forsse, JS, Butler, NK, Paoli, A, Bane, AA, La Bounty, PM, Morgan, GB, and Grandjean, PW. Time-restricted feeding in young men performing resistance training: A randomized controlled trial. Eur. J. Sport. Sci. 17: 200-207, 2017.
138. Tinsley, GM, Moore, ML, Graybeal, AJ, Paoli, A, Kim, Y, Gonzales, JU, Harry, JR, VanDusseldorp, TA, Kennedy, DN, and Cruz, MR. Time-restricted feeding plus resistance training in active females: a randomized trial. Am. J. Clin. Nutr., 2019.
139. Tipton, KD, Ferrando, AA, Phillips, SM, Doyle, D,Jr, and Wolfe, RR. Postexercise net protein synthesis in human muscle from orally administered amino acids. Am. J. Physiol. 276: E628-34, 1999.
140. Tipton, KD, Gurkin, BE, Matin, S, and Wolfe, RR. Nonessential amino acids are not necessary to stimulate net muscle protein synthesis in healthy volunteers. J. Nutr. Biochem. 10: 89-95, 1999.
141. Tipton, KD, Elliott, TA, Cree, MG, Wolf, SE, Sanford, AP, and Wolfe, RR. Ingestion of casein and whey proteins result in muscle anabolism after resistance exercise. Med. Sci. Sports Exerc. 36: 2073-2081, 2004.
142. Tipton, KD, Elliott, TA, Ferrando, AA, Aarsland, AA, and Wolfe, RR. Stimulation of muscle anabolism by resistance exercise and ingestion of leucine plus protein. Appl. Physiol. Nutr. Metab. 34: 151-161, 2009.
143. van Wessel, T, de Haan, A, van der Laarse, WJ, and Jaspers, RT. The muscle fiber type-fiber size paradox: hypertrophy or oxidative metabolism? Eur. J. Appl. Physiol. 110: 665-694, 2010.
144. Vargas, S, Romance, R, Petro, JL, Bonilla, DA, Galancho, I, Espinar, S, Kreider, RB, and Benitez-Porres, J. Efficacy of ketogenic diet on body composition during resistance training in trained men: a randomized controlled trial. J. Int. Soc. Sports Nutr. 15: 31-018-0236-9, 2018.
145. Volek, JS, Kraemer, WJ, Bush, JA, Incledon, T, and Boetes, M. Testosterone and cortisol in relationship to dietary nutrients and resistance exercise. J. Appl. Physiol. (1985) 82: 49-54, 1997.
146. Volek, JS, Gomez, AL, Love, DM, Avery, NG, Sharman, MJ, and Kraemer, WJ. Effects of a high-fat diet on postabsorptive and postprandial testosterone responses to a fat-rich meal. Metabolism 50: 1351-1355, 2001.
147. Wax, B, Kavazis, AN, and Brown, SP. Effects of supplemental carbohydrate ingestion during superimposed electromyostimulation exercise in elite weightlifters. J. Strength Cond Res. 27: 3084-3090, 2013.
148. Whitehouse, AS, and Tisdale, MJ. Downregulation of ubiquitin-dependent proteolysis by eicosapentaenoic acid in acute starvation. Biochem. Biophys. Res. Commun. 285: 598-602, 2001.
149. Wilkinson, SB, Tarnopolsky, MA, Macdonald, MJ, Macdonald, JR, Armstrong, D, and Phillips, SM. Consumption of fluid skim milk promotes greater muscle protein accretion after resistance exercise than does consumption of an isonitrogenous and isoenergetic soy-protein beverage. Am. J. Clin. Nutr. 85: 1031-1040, 2007.
150. Witard, OC, Jackman, SR, Breen, L, Smith, K, Selby, A, and Tipton, KD. Myofibrillar muscle protein synthesis rates subsequent to a meal in response to increasing doses of whey protein at rest and after resistance exercise. Am. J. Clin. Nutr. 99: 86-95, 2014.
151. Wojtaszewski, JF, MacDonald, C, Nielsen, JN, Hellsten, Y, Hardie, DG, Kemp, BE, Kiens, B, and Richter, EA. Regulation of 5'AMP-activated protein kinase activity and substrate utilization in exercising human skeletal muscle. Am. J. Physiol. Endocrinol. Metab. 284: E813-22, 2003.
152. Wooding, DJ, Packer, JE, Kato, H, West, DWD, Courtney-Martin, G, Pencharz, PB, and Moore, DR. Increased Protein Requirements in Female Athletes after Variable-Intensity Exercise. Med. Sci. Sports Exerc. 49: 2297-2304, 2017.
153. Wu, G. Amino acids: metabolism, functions, and nutrition. Amino Acids 37: 1-17, 2009.
154. Yamada, S, Buffinger, N, DiMario, J, and Strohman, RC. Fibroblast growth factor is stored in fiber extracellular matrix and plays a role in regulating muscle hypertrophy. Med. Sci. Sports Exerc. 21: 173-180, 1989.
155. Yang, Y, Breen, L, Burd, NA, Hector, AJ, Churchward-Venne, TA, Josse, AR, Tarnopolsky, MA, and Phillips, SM. Resistance exercise enhances myofibrillar protein synthesis with graded intakes of whey protein in older men. Br. J. Nutr.: 1-9, 2012.
156. Young, K, and Davies, CT. Effect of diet on human muscle weakness following prolonged exercise. Eur. J. Appl. Physiol. Occup. Physiol. 53: 81-85, 1984.

Índice remissivo

A

Abdominais 243
Absorciometria por raios X de dupla energia 75
Achados de pesquisa 49, 55, 58, 64, 66, 81, 211, 218
Ácido(s)
　fosfatídico 44
　graxos 286
　graxos monoinsaturados 285
　graxos poli-insaturados 285, 286
　graxos saturados 284
Actina 2
Ações musculares 131, 133
　concêntricas e excêntricas 132
Adaptação(ões) 215
　ao estresse por exercício 1
　hipertróficas 18, 37, 165
　musculares 11, 60, 209, 293
　neural 9
Agachamento 119, 190, 269
Água corporal 79
Ahmadizad, S 250, 254
Ahtiainen, J 144, 198
Alimentação 286, 292
Alongamento
　com carga 175
　passivo 175
Ambiente metabólico 141
Aminoacidemia 279
Aminoácidos 224, 274, 275, 291, 294
Amirthalingam, T 98
Amplitude
　da eletromiografia 6
　de movimento 159, 163, 231, 238
Anabolismo 148
　tecidual 26
Análise de bioimpedância elétrica 77
Ângulo
　de torque 234
　de treinamento 230, 231
Anti-inflamatórios não esteroides 63, 64
Aparelho(s) 181
　de BIA multifrequência 78
　de volante de inércia 188
Aplicações práticas 73, 97, 114, 121, 129, 133, 143, 151, 156, 158, 163, 169, 182, 189, 195, 232, 235, 246, 280, 289, 292, 296
Apoptose 220
Arazi, H 110
Articulação 231
Asadi, A 110
Ativação muscular 7
Atividade
　das células satélites 62
　eletromiográfica 233
　muscular 243
　recreativa 288
Atletas 188, 191
Avaliação
　bioquímica da massa muscular 73, 74
　das dobras cutâneas 70
Avelar, A 160

B

Baker, D 250, 254
Balanço
　calórico 273
　energético 272, 273
　proteico 9, 287
Balsalobre, C 130
Barbalho, M 98
Barcelos, C 110
Base de apoio 242
Bell, ZW 198
Bem-estar 272
Ben-Sira, D 134
Benton, MJ 110
Bicicleta ergométrica 198
Bilby, GE 154
Biogênese 97
Bioimpedância elétrica 77
Biomecânica 229
Biópsia 91
　muscular 68, 89
Blazevich, AJ 134
Bloomquist, K 164
Bod Pod 74
Bottaro, M 98
Braço 239
　de momento 231
Brigatto, FA 110
Buford, TW 256
Buresh, R 144
Burke, DG 110
Burns, SP 114
Buskirk, ER 136

C

Cadore, EL 134
Caiaque 202
Cálcio intracelular 43
Calder, AW 110
Caminhada 200
Campos, GE 122
Candow, DG 110
Cannon, J 98
Capacidade
　anaeróbica do exercício 285
　neuromuscular 222
Carboidratos 279, 282, 283
Cardozo, DC 160
Carga 109, 121, 261
Carlson, L 150
Carneiro, NH 110
Carrol, KM 168
Células satélites 15, 16, 62
Chilibeck, PD 134
Cicloergômetro 193
Círculos de *fitness* 289

Circunferências 83, 84, 91
Citoesqueleto 54
Claflin, DR 150
Coativação do antagonista 9
Colquhoun, RJ 110
Componente sarcoplasmático do músculo 14
Composição corporal 68, 82, 260
Condição energética mitocondrial 193
Conlon, JA 250
Consumo
  de macronutrientes 274
  de proteínas 287
Contração 132
Corpo humano 126
Correa, CS 98
Corredores 197
Corrida 198, 200
Cortisol 283
Costas 237
Cotovelo 95, 239
Crescimento
  hipertrófico 273
  muscular 62, 129, 156, 248, 272
Cromossomo 217
Crucifixo 234

D

Dano muscular 54, 66, 132, 175
  induzido pelo exercício 54
da Silva, LX 168
de Lima, C 256
Depleção de glicogênio 48, 117
  muscular 281
Descanso 143
  intrassérie 177, 178
Descarga 260
Desempenho 245, 270, 275, 281
Desenvolvimento
  hipertrófico 214, 225
  muscular 233, 271, 276, 295
de Souza, EO 198, 250
Dieta 276, 282
  cetogênica 281, 284
  eucalórica 273
Digestibilidade proteica 279
Divisão da fibra muscular 19
Dobras cutâneas 68, 70, 71, 80, 248, 260

Domínio mionuclear 16
Dor muscular de início tardio 189
Doublet firing 9
Drop set 179, 180
Duração
  da repetição 146, 151
  do intervalo de descanso 133, 143

E

Edema celular 52, 65
Efeito(s)
  anabólico 41, 183, 274
  da ingestão de carboidratos e de proteínas pós-exercício sobre a hipertrofia muscular 293
  hipertrófico 192, 292
  sobre o desempenho 275, 281, 285
  teto 226
Elaboração de um programa para a hipertrofia máxima 229
Eletromiografia 48
Elevação de quadril 234
Endomísio 1
Envelhecimento 219
Enzima trimérica 5' proteína quinase ativada por AMP (AMPK) 44
Epimísio 1
Escala
  de medição 278
  de repetições em reserva 167
Esforço 163, 169
Espaçamento das mãos e dos pés 232
Espécies reativas de oxigênio 61
Espectro molecular 191
Estabilidade postural 235
Estado de sobretreinamento 260
Esteira rolante 204
Estímulo(s) 229
  extracelulares 216
  mecânico 16
Estratégias
  para a seleção de exercícios 235
  para reduzir a dor muscular de início tardio 189

Estresse 96
  metabólico 46, 49, 116, 175
Estrogênio 223
Estudos de treinamento de hipertrofia
  longitudinais 288
  que investigam a amplitude de movimento 164
  que investigam a duração da repetição 150
  que investigam a frequência de treinamento 110
  que investigam a intensidade de esforço 168
  que investigam a ordem dos exercícios 160
  que investigam a periodização linear *versus* linear reversa 258
  que investigam a periodização linear *versus* não linear 254
  que investigam a seleção de exercícios 130
  que investigam o comprimento do intervalo de repouso 144
  que investigam o volume de treinamento 98
  que investigam programas periodizados *versus* não periodizados 250
  que investigaram a carga de treinamento leve 122
  que investigaram o tipo de ação muscular 134
Evidências *in vitro* 175
Exercício(s) 105, 126, 157, 158, 235, 270, 271
  abdominal (*crunch*) 243
  aeróbico 194
  aeróbico de *endurance* 42
  concêntrico 132
  de força 232
  de resistência 6
  isométricos 244
  multiarticular 236, 239
  para treinar os flexores do cotovelo 240
  que visam os peitorais 238
  resistido 39
  resistido progressivo 214
  supervisionados 128

uniarticulares 232-235, 241
Exigências 276, 284, 286
Extensão de costas a 45° 234

F

Fadiga 106, 120, 222, 229
Falha 142, 166
Farthing, JP 134
Farup, J 134, 198
Fascículos 1
Fator(es)
   de crescimento mecânico 21, 29
   de crescimento semelhante à insulina-1 21
   de necrose tumoral alfa 224
   hereditários 215
   inibidor da leucemia 34
   que influenciam o desenvolvimento hipertrófico máximo 214
Fenótipo 214
Fernandez-Lezaun, E 110
Ferrara, CM 200
Fibra(s) 3, 48, 127, 224
   musculares 1, 5, 115, 217, 229, 291
Fink, J 144, 250
Fisher, J 160
Fisiculturistas 108, 226
Fisiologia do exercício 1
Flexibilidade 175
Fluxo sanguíneo 49, 50, 212
Foco de atenção 232
Fonseca, RM 130
Fonte de proteína 278
Força 229, 230, 246, 281
Fosforilação 227
   das proteínas 278
Franchi, MV 136
Franco, CM 122
Frequência 106, 114, 261
   da alimentação 286, 292
   do treinamento aeróbico 193

G

Galvao, DA 98
Ganhos 222
   energéticos 272
   hipertróficos 177, 219, 222, 248

Genes 217, 218
Genética 214
Genótipo 214
Gentil, P 110
Giessing, J 170
Glicogênio 14, 283, 291
   muscular 206, 209
Glicólise 295
Gomes, GK 110
Gordura 272, 278
   dietética 284
Goto, K 164, 170
Groeller, H 170
Grupos musculares 235

H

Hackett, Da 100
Häkkinen, K 110
Halteres 237
Halterofilistas 109
Harries, SK 256
Hartman, MJ 110
Heaselgrave, SR 100
Hepple, RT 200
Hidratação celular 65
Hidrodensitometria 68, 71, 80
Higbie, EJ 136
Hill-Haas, S 144
Hiperplasia 18, 217
Hipertrofia 11
   em paralelo 11, 12
   em série 11, 13
   sarcoplasmática 13
Hipótese do interruptor AMPK-Akt 192
Holm, L 122
Hormônio(s) 21, 158, 223
   do crescimento 21, 22
   endócrinos 20
Hortobagyi, T 136
Hudelmaier, M 200
Hunter, GR 250

I

Idosos 222
Imagem
   de TC 87
   microscópica de uma biópsia muscular 89
Imersão em água fria 182
Implicações hipertróficas 92
Impulso neural 6

Ingestão 274
   diária recomendada 276
   dos nutrientes 291, 296
Insuficiência ativa 230
Insulina 21, 24
Intensidade 193, 195, 208
   da carga 261
   de esforço 163, 169
Interferência crônica 207
Interleucinas 30
Intervalo de descanso 133
Izquierdo, M 200

J

Janela
   de adaptação 226
   de oportunidade anabólica 291, 292
Jessee, MB 122
Jones, DA 136
Jovens 222
Jubrias, SA 202

K

Karavirta, L 202
Karsten, B 170
Keeler, LK 150
Kim, SY 136
Kok, LY 256
Komi, PV 136
Kraemer, WJ 202, 252
Kramer, JB 252
Kubo, K 164

L

Lasevicius, T 112, 122
Leger, B 122
Leg press 181-185, 261
   unilateral 202
Leucina 276
Levantadores de peso 277
Lim, C 122
Limiar
   de leucina 276
   fisiológico 294
Lipólise 22

M

Macronutrientes 274, 280
Maeo, S 136
Mãos 232

Marcadores inflamatórios
  primários 224
Marino, FE 98
Martorelli, S 170
Marx, JO 252
Marzolini, S 100
Massagem 222
Massa
  livre de gordura 75, 296
  magra 47, 76, 269, 278
  muscular 11, 220
  muscular basal 214
Maximização
  da hipertrofia 104
  do crescimento muscular 156
Mayhew, JL 138
McBride, JM 100
McCarthy, JP 202
McLester, JR 112
McMahon, GE 164
Mecanismos de hipertrofia 36
Mecanossensores 37
Mecanotransdução 37, 38
Medição
  de dobras cutâneas 70
  indiretas de análise da
    composição corporal 68
Membrana celular 285
Memória epigenética 218
Menopausa 223, 225
Mensuração
  da hipertrofia 68, 250
  de circunferência 83
Mesociclos 246
  de hipertrofia 268
Mikkola, J 202
Miocinas 29, 34, 35, 51
Miofibrila 2, 4
Miofosforilase 54
Miogênese 32
Mionúcleo 17
Miosina 2
Miostatina 32
Mitchell, CJ 100, 124
Modelo
  de periodização 245, 249
  ex vivo 191
  lineares 260
  tradicional de periodização
    linear 246
Momento de ingestão dos
  nutrientes 291
Monteiro, GA 252, 256

Moore, DR 138
Morfologia muscular 216
Movimento de extensão do
  quadril 242
Munn, J 100, 150
Murlasits, Z 112
Musculação 289
Musculatura 277
  de trabalho 179
Músculo(s) 2, 79, 85-88, 147,
  162, 212, 217, 272
  biarticulares 239
  deltoide 238
  esquelético 1, 216
  gastrocnêmio 226
  latíssimo do dorso 237
  treinado 228

N

Nascimento, MA 112
Neils, CM 152
Nelson, AG 204
Neurônios motores 3
Neutrófilos 61
Nickols-Richardson, SM 138
Nobrega, SR 170
Nogueira, W 152
Nutricionista 283
Nutrição para a hipertrofia 272
Nutrientes 291, 296

O

Ochi, E 112
Ogasawara, R 124
Ombro 238
Oportunidade anabólica 292
Ordem dos exercícios 157, 158
Ostrowski, K 100

P

Padrão de carga 268
Papel
  das variáveis do treinamento
    de resistência na
    hipertrofia muscular 93
  do estresse metabólico na
    hipertrofia muscular 55
  do treinamento aeróbico na
    hipertrofia muscular 191
  hipertrófico do dano
    muscular 66

Pareja-Blanco, F 170
Partições musculares 127
Perimísio 1
Periodização 244, 245
  da intensidade da carga 261
  da seleção de exercícios 270
  linear tradicional 246
  linear *versus* não linear 254
  linear *versus* linear reversa
    258
  não linear 249
  ondulatória 249, 262
  reversa 249
  volume e a frequência 261
Períodos
  de descanso 142
  de descarga 260
Perna 243
Pés 232
Pesagem subaquática 72
Pesquisas que comparam as
  adaptações hipertróficas
  entre o treinamento
  aeróbico e o de
  resistência 198
Piirainen, JM 144
Pina, FL 112
Pinto, RS 164
Plano de movimento 230, 231
Pletismografia por
  deslocamento de ar 74
Poehlman, ET 204
Polissacarídeos 281
Pontes cruzadas 230
Pool das células satélites 15
Popov, DV 124
Práticas de treinamento
  avançado 175
Predisposição genética 219
Pré-exaustão 183
Prestes, J 258
Processos inflamatórios 60
Produção
  de miocinas 51
  sistêmica de hormônios 53
Programa(s) 210, 229
  de periodização linear
    modificado para carga
    264, 265
  de periodização ondulatória
    de 3 dias 262
  de periodização ondulatória
    de 4 dias 262, 263

de treinamento 28
de treinamento de resistência 289
de treinamento de resistência periodizados 247
periodizados *versus* não periodizados 250
Proteína(s) 274-292
C-reativa 224
de ação lenta 279
de ação rápida 279
musculares 94, 108, 224, 260, 272, 287
quinase ativada por 5'-AMP (AMPK) 39
quinase ativada por mitógenos (MAPK) 42
ribossômica 132
transportadora de glicose 295
Proteolíticas primárias 40
Protocolo(s) 95
de treinamento 217
Pullover com halteres 238
Pushdown 235
Puxada bíceps 240

Q

Quadril 240
Quinase de adesão focal 38

R

Radaelli, R 102
Radiação 75
Rana, SR 152
Recomendações de macronutrientes para maximizar a hipertrofia muscular 280
Recrutamento 7, 163, 215
de fibras 48
Recuperação 95, 182
Reeves, ND 138
Refeição 288, 289
Relação comprimento-tensão 229-231
Remodelação 227, 228
Repetição 140, 146, 151
Repouso 226, 230
Resistência anabólica 276
Respondedores hipertróficos 215
Resposta(s)
anabólica 227
ao exercício resistido 221
da dose aos efeitos do volume na hipertrofia 96
e adaptações ao estresse por exercício 1
e adaptações das miocinas 29
e adaptações de hormônios 20
hipertrófica 36, 222, 293
hormonais agudas *versus* crônicas 25
Ressonância magnética 68, 87, 91
Restrição
calórica 272
do fluxo sanguíneo 49, 118
Resultados individuais e de grupo 81
Revitalização 228
Rhea, MR 102
Ribeiro, AS 102, 112
Ribossomos 10, 104
Richardson, DL 112
Ronnestad, BR 104
Rosca
martelo 240
no banco inclinado 240
Rotina(s) 107
de dupla divisão 108
Ruas, CV 138
Rutherford, OM 136, 140

S

Sampson, JA 170
Sarcômeros 2
Sarcopenia 220
Saric, J 112
Saúde 272
Schiotz, MK 252
Schoenfeld, BJ 104, 112, 124, 144, 252
Schott, J 172
Schuenke, MD 124, 152
Seger, JY 138
Seleção de exercícios 126, 129, 143, 271
Séries 95
descendentes 179
Serra, R 112
Sessão de exercícios 279
Sexo 223
Sillanpää, E 204
Simao, R 160, 258
Sinais catabólicos 40
Sinalização
anabólica 118, 193
intracelular 37
Sincronização 215
da unidade motora 8
Síntese de proteínas 9
musculares pós-treino 277
Sipilä, S 204
Sistema(s)
endócrino, parácrino e autócrino 20
nervoso central 235
neuroendócrino 20, 269
neuromuscular 1, 93, 227
Smith, D 140
Sobrecarga excêntrica 186, 187
Sobretreinamento 206, 245, 260, 261
não funcional 212
Sooneste, H 104
Soro de leite 287
Souza, MF 254, 258
Spineti, J 160
Starkey, DB 104
Status
de treinamento 120, 225
nutricional 96
Stefanaki, DG 124
Stone, MH 254
Supercompensação 245
Superséries 183
compostas 184
Supino
declinado 238
horizontal 238
inclinado 238
Suplementação 286
nutricional 222

T

Taaffe, DR 112
Tamanho do músculo 223, 235
Tanimoto, M 124, 126, 152, 154
Tavares, LD 114
Taxa
de codificação 7, 215
de perda de massa muscular com a idade 220
Tecido

conjuntivo 31
danificado 291
Tensão 147
   mecânica 36, 37, 116, 175
Teodoro, JL 172
Teoria
   da síndrome de adaptação geral de Selye 245
   do filamento deslizante 3
Testosterona 21, 23, 224, 285
Thomas, SG 114
Tipo
   de ação muscular 131, 133
   de exercício 232
Tomeleri, CM 160
Tomografia computadorizada 68, 86, 91
Tórax 237
Tornozelo 243
Trabalho 164
Transcrição 10
   dos genes 218
Translação e transcrição de proteínas 10
Treinamento 225
   aeróbico 193, 195, 198
   aeróbico de *endurance* e resistência 42
   aeróbico isolado 192
   aeróbico na hipertrofia muscular 191
   aeróbico suplementar 224
   avançado 175
   com descanso intrassérie 177
   concorrente 206, 208, 211
   de alongamento com carga 175
   de resistência 11, 14, 93, 157, 179, 198, 221, 283
   de sobrecarga excêntrica 186
   de superséries 183, 186
   do tríceps 239
   excêntrico 131
   excessivo 190, 212
   resistido 208, 294
   superlento 147
   tradicional 147, 178
Turnover 5
Turpela, M 114

U

Ultrassonografia 68, 84-86, 91
Unidade motora 3, 8, 56, 163

V

Valamatos, MJ 164
Van Roie, E 126
Vasodilatador farmacológico 53
Via(s)
   de sinalização 39, 40
   fosfatidilinositol 3-quinase (PI3K)/Akt 40
   MAPK 42
Vikne, H 140
Villanueva, MG 144
Volume 93, 97, 235, 261
   de carga 142
   de treinamento 95
   de treinamento aeróbico 193
   máximo recuperável 270

W

Watanabe, K 154
Weiss, LW 126
Willis, LH 204

Y

Young, WB 154
Yue, FL 114

Z

Zaroni, RS 114
Zonas de carga 119